# 肛肠国萃

## ——安氏肛肠病疗法论文集

中日友好医院肛肠病安氏疗法中心

主　编　安阿玥　闫孝诚

副主编　王晏美　范学顺

中医古籍出版社

图书在版编目(CIP)数据

肛肠国萃：安氏肛肠病疗法论文集／安阿玥,闫孝诚主编 .－北京：中医古籍出版社,2013.4
ISBN 978-7-5152-0351-5

Ⅰ.①肛… Ⅱ.①安…②闫… Ⅲ.①肛门疾病－诊疗－文集②直肠疾病－诊疗－文集 Ⅳ.①R574-53

中国版本图书馆 CIP 数据核字 (2013) 第 069317 号

肛肠国萃——安氏肛肠病疗法论文集

安阿玥　闫孝诚　主编

责任编辑　刘从明
封面设计　陈　娟
出版发行　中医古籍出版社
社　　址　北京东直门内南小街 16 号 (100700)
印　　刷　三河市华东印刷厂
开　　本　850mm×1168mm　1/16
印　　张　19.25
字　　数　600 千字
版　　次　2013 年 4 月第 1 版　2013 年 4 月第 1 次印刷
印　　数　0001～2500 册
印　　数　ISBN 978-7-5152-0351-5
定　　价　48.00 元

# 作 者 简 介

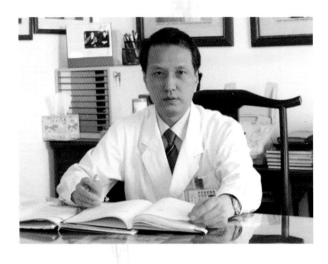

安阿玥，主任医师，教授，博士研究生导师，全国老中医药专家学术经验继承工作指导老师。中国人民政治协商会议第十一届、十二届全国委员会委员，民进中央科技医卫委员会委员。现任中日友好医院肛肠科及肛肠病安氏疗法中心主任，兼任中国医师协会肛肠科医师分会会长，中国医师协会肛肠专业委员会主任委员，中国医师协会技术协作联盟副主席，国际肛肠协会理事，中国医师协会理事，北京中医药大学兼职教授，中国人民解放军总医院普通外科客座教授，美国肛肠外科协会会员，美国南加州医科大学特邀客座教授。中央保健会诊专家，享受国务院政府特殊津贴，国家科学技术奖评审专家，《中国肛肠病杂志》及《中国医刊》等杂志编委。连续三届北京市朝阳区政协常委，民进中央科技医卫委员会委员。

专业特长：擅长治疗各种肛肠病，发明治疗肛肠病独特的"安氏疗法"及国家二类痔疮新药"芍倍注射液"（原名安氏化痔液），具有个人非职务发明专利和新药证书，被认为是目前注射治疗痔疮最安全有效的药物。20世纪80年代率先在国内提出了对口引流法治疗脓肿和复杂性肛瘘及近心端结扎、瘢痕固定和芍倍注射术治疗直肠脱垂，在中药治疗息肉病、便秘等方面有较高造诣。先后出访近二十个国家讲学和手术示范，多次被国内外主流媒体宣传报道。"安氏疗法"2004年起被纳入国家级继续医学教育项目和"卫生部面向农村和基层推广适宜技术十年百项计划"，中日友好医院以该方法成立"肛肠病安氏疗法中心"。2005年，卫生部中日友好医院成立"肛肠病安氏疗法中心"，目前已在全国举办培训班50余期，学员达4千余人。

主编《实用肛肠病学》《肛肠病学》《肛肠病诊疗图谱》《肛肠疾病问答》《安氏肛肠病疗法论文集》等五部著作，发表论文30余篇。

曾荣获第四十届布鲁塞尔世界发明博览会"社会事务部长奖"、个人研究最高奖"军官勋章"、项目"金牌奖"三项大奖，首届中日友好医院科技贡献个人奖，中日友好医院科技进步一等奖，2004年中华中医药学会科学技术二等奖，中华中医药学会优秀著作奖，2006年中华医学科技三等奖。并荣获国务院民族团结进步模范、中组部人事部全国先进老干部工作者等荣誉称号。2012年经卫生部推荐申报国家技术发明奖。

精研医术开拓
创新
安氏疗法造福
人民

一九九六年四月　崔月犁

真诚关心病人
医术精益求精

为中日友好医院安阿玥主任题

彭珮云　二〇〇五年六月

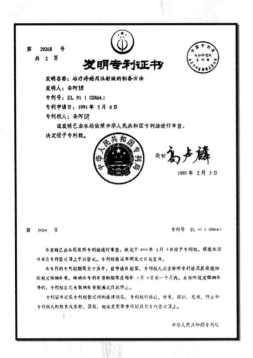

专利证书

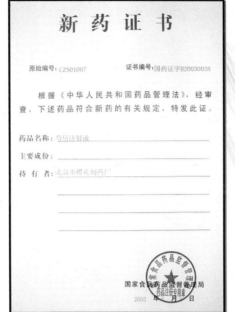

"芍倍注射液"新药证书

"十年百项"证书

中华中医药学会科
学技术二等奖

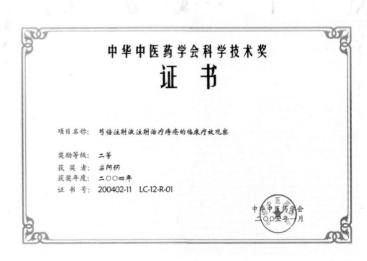

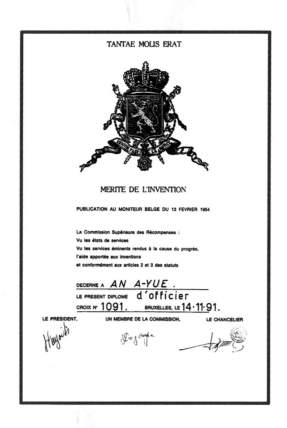

TANTAE MOLIS ERAT

MERITE DE L'INVENTION

PUBLICATION AU MONITEUR BELGE DU 13 FEVRIER 1954

La Commission Supérieure des Récompenses :
Vu les états de services
Vu les services éminents rendus à la cause du progrès,
l'aide apportée aux inventions
et conformément aux articles 2 et 3 des statuts

DECERNE A AN A-YUE.
LE PRESENT DIPLOME d'officier
CROIX N° 1091. BRUXELLES, LE 14·11·91.

LE PRESIDENT,    UN MEMBRE DE LA COMMISSION,    LE CHANCELIER

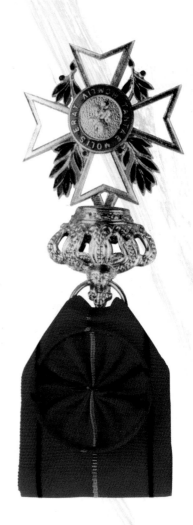

军官勋章及军官勋章证书

社会事务部长奖奖章及社会事务部长奖证书

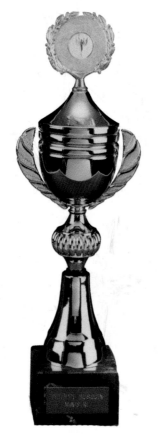

Publication au Moniteur Belge du 13 février 1954

Secrétariat : 573, Chaussée de Ninove - 1080 Bruxelles

Grade : Officier

M AN A-YUE

Adresse : R.P. de Chine

Croix n° 1091

Le Titulaire,                    Le Chancelier,

Le port des croix, rubans ou rosettes qui les rappellent est subordonné à l'application des lois belges.

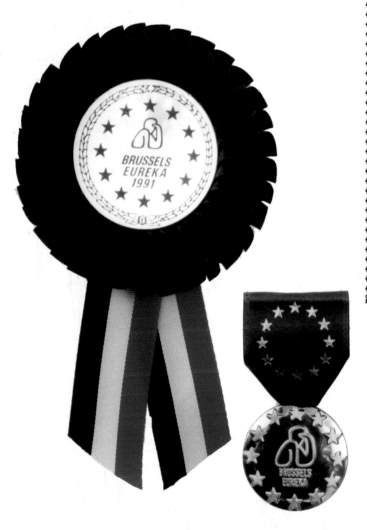

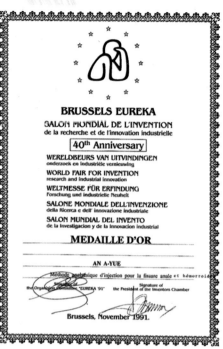

BRUSSELS EUREKA
SALON MONDIAL DE L'INVENTION
de la recherche et de l'innovation industrielle
**40th Anniversary**
WERELDBEURS VAN UITVINDINGEN
onderzoek en industriële vernieuwing
WORLD FAIR FOR INVENTION
research and industrial innovation
WELTMESSE FÜR ERFINDUNG
Forschung und industrielle Neuheit
SALONE MONDIALE DELL'INVENZIONE
della Ricerca e dell' innovazione industriale
SALON MUNDIAL DEL INVENTO
de la Investigacion y de la Innovacion industrial

**MEDAILLE D'OR**

AN A-YUE

Méthode sclérosique d'injection pour la fissure anale et hémorroïde

Signature of
the Organising Committee "EUREKA '91"        the President of the Inventors Chamber

Brussels, November 1991.

**项目金牌证书**

**项目金牌**

安阿玥共主编《实用肛肠病学》、《肛肠病学》、《肛肠疾病》、《肛肠病治疗图谱》四部著作，其中两部由医学出版最权威机构人民卫生出版社出版，这在国内肛肠界绝无仅有。四部著作各有侧重，从不同方面和角度诠释"安氏疗法"，诠释肛肠病的最新成果，确立在国内肛肠界的领先地位

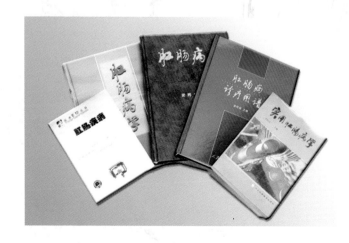

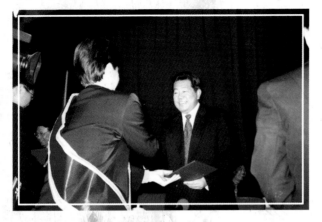

中央政治局常委、全国政协主席贾庆林为安阿玥主任颁奖

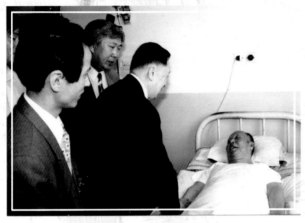

著名医学专家吴阶平 1994 年专程赴内蒙古考察"安氏疗法"，认为该疗法较以往的方法有突破。图为吴老亲自查房，了解芍倍注射液的治疗效果

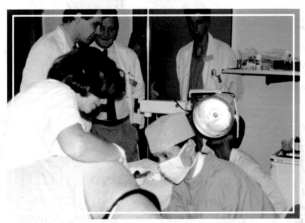

安氏疗法多次走出过门，有一定国际影响。图为 1991 年在比利时自由大学医学院手术表演

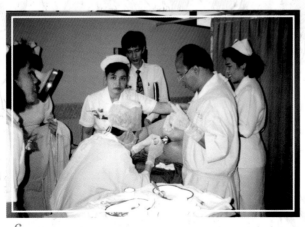

在卡地卡医院进行手术示范

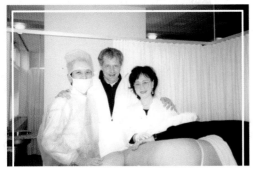

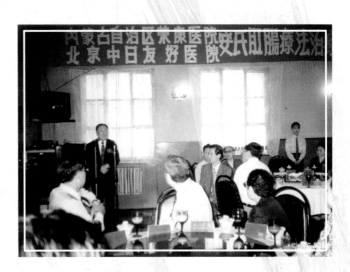

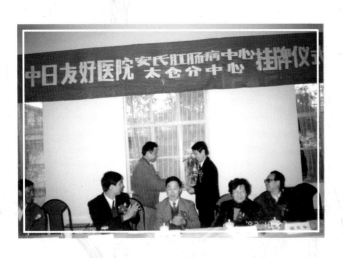

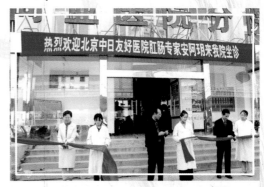

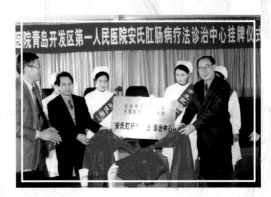

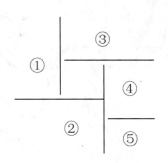

① 1998 年 11 月，安主任应邀来到奥地利茜斯堡大学医学院讲学和交流，术后与 Auer 教授合影

② 安氏疗法江苏太仓分中心

③ 1994 年与内蒙古荣康医院联合成立安氏疗法内蒙分中心。吴阶平教授亲自参加开业式

④ 2002 年 9 月安主任响应开发西部的号召来到新疆。图为安氏疗法落户乌鲁木齐开业剪彩仪式

⑤ 2002 年 12 月，安氏疗法落户青岛

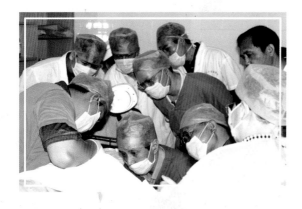

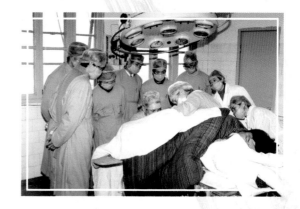

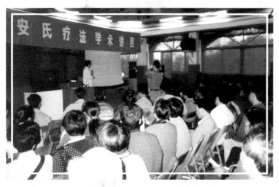

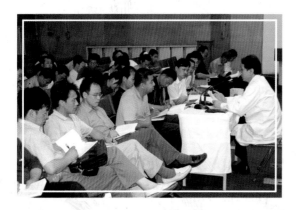

① 2004 年 5 月，安氏疗法同时落户广西自治区人民医院和南宁红十字会医院。图为安主任在进行手术示范

② 1999 年 11 月安主任一行来到革命胜地井冈山，将安氏疗法带给老区人民。图为安主任在位于井冈山脚下的泰和县人民医院为患者手术

③ 安主任在广西自治区灵山县人民医院做学术报告

④ 图为安阿玥主任在第三届中日友好医院安氏疗法学习班上为学员答疑

⑤ 安氏疗法已在全国全面推广，截止2005 年 6 月，已培训学员近千人。图为第三届中日友好医院安氏疗法学习班全体学员合影

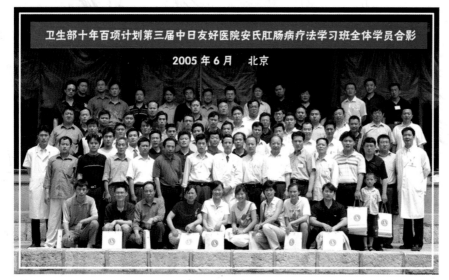

卫生部十年百项计划第三届中日友好医院安氏肛肠病疗法学习班全体学员合影

2005 年 6 月　北京

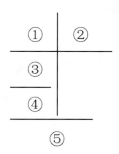

| ① | ② |
|---|---|
| ③ | |
| ④ | |
| ⑤ | |

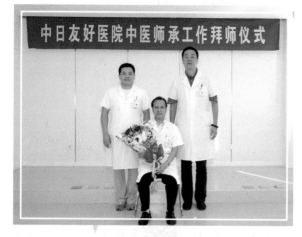

# 桃李满天下

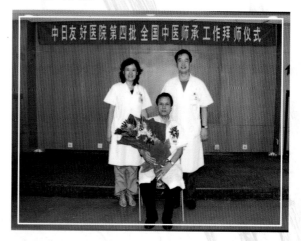

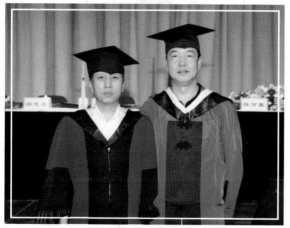

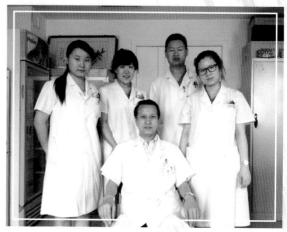

① 中日友好医院第四批全国师承工作拜师仪式，安教授与徒弟范学顺医生与郑丽华医生

② 中日友好医院第五批中医师承工作拜师仪式，安教授与李辉医生及冯大勇医生

③ 第四批中医师承毕业典礼范学顺医生结业照

④ 安教授与他的学生石玉迎、李俊娇、白志勇、向晶晶（从左向右）

⑤ 安教授为学生石玉迎、白志勇、李俊娇、向晶晶（从左向右）示范手术

⑥ 安教授与北京中医药大学研究生赵鑫（左）、黄子正（右）结业照

⑦ 安教授与北京中医药大学研究生石玉迎结业照

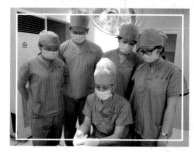

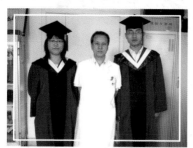

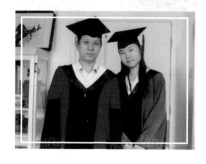

| ① | ② |
|---|---|
| ③ | ④ |

⑤

⑥

⑦

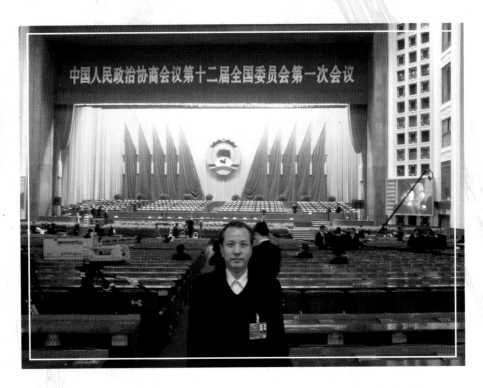

安阿玥教授参加政协第十二届全国委员会会议

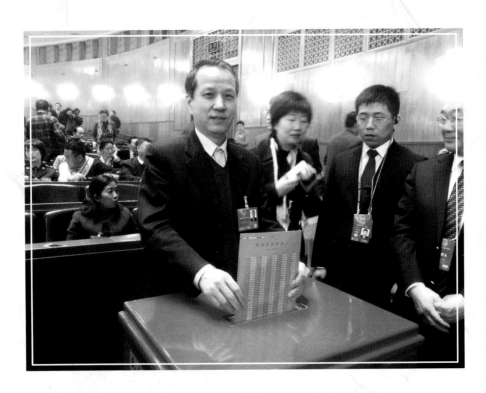

安阿玥教授在第十二届政协会议上投票

# 前　言

《肛肠国萃——安氏肛肠病疗法论文集》面世了，这本论文集用临床实践充分证明了"安氏肛肠病疗法"的先进性和实效性。全书近200篇文章共40余万字，实事求是的介绍了安阿玥主任医师在治疗痔疮、肛裂、直肠脱垂、肛周脓肿、肛瘘、家族性息肉、溃疡性结肠炎等肛肠病的新理论、新技术和新药物，这"三新"构成了"安氏疗法"的特色和优势。特别是他发明的国家二类新药（现归类为五类新药）——芍倍注射液，具有自主知识产权，实现了注射剂治疗痔疮的更新换代，其疗效显著，安全可靠。其《痔疮治疗技术的推广应用》被卫生部列为"面向农村和基层推广适宜技术十年百项计划"和国家医学继续教育重点项目，同时获得中华中医药科学技术二等奖。这些成就足能说明安阿玥主任对肛肠专业的突出贡献。不仅如此，《论文集·附篇》十余位安主任的同事、学生，用亲身的感受，赞美了安主任的精湛医术、高尚情操、全心全意为病人服务的精神和忘我的工作作风，情真意切，感人肺腑。

我在30年前任中国中医研究院广安门医院院长时，认识了安阿玥，那时他刚过30岁，听有关专家介绍，"安阿玥是肛肠科一把刀，手术麻利，疗效好，深受病人好评"。既然是好苗子，就应该创造条件让他脱颖而出。1986年秋，广安门医院在院外成立了肛肠分院，我任命他为院长。此时的他如鱼得水，尽量发挥自己的才能，独立工作。一干就是六年，治疗大量病人，发明了"安氏化痔液"（现名芍倍注射液）和治疗肛裂的"安氏肛痛宁"，并出版了《实用肛肠病学》专著。尤其令人振奋的是1991年，他带着技术和成果参加比利时第四十届布鲁塞尔世界发明博览会，荣获"社会事务部长奖"、"军官勋章"和"金牌奖"三项大奖，在国际国内引起轰动。自此以后，安阿玥和他的安氏疗法名扬四海。我为他的事业成就而高兴，也为他艰苦奋斗、勇攀科学高峰的精神所感动。

应用《肛肠国萃——安氏肛肠病疗法论文集》的出版发行，将极大鼓舞推广"安氏疗法"的医务工作者，也会对"安氏疗法"的提高和创新起重要促进作用。我预祝安阿玥主任和他的"安氏疗法"在防治肛肠疾病中不断取得新成绩，更好地造福广大病人。

本书原名《安氏肛肠病疗法论文集》，自书出版以来，获得很好反响。时光飞逝，转瞬又过十年。安氏疗法用于肛肠病，目前已经非常成熟，国内多家医院及专家学者均给予较高赞誉，应读者要求，我们在国内相关学术期刊中，又精选近十年的相关报道计约80余篇，与原书联合成册，以飨读者。

闫孝诚

2013年元月

# 目 录

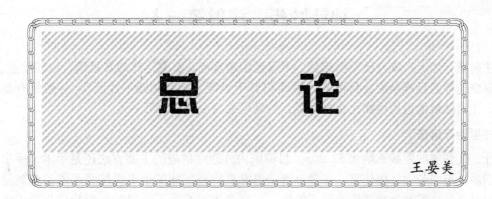

# 总　论

王晏美

"安氏疗法"的全称是"安氏肛肠病疗法"，它是中日友好医院肛肠科主任安阿玥教授经多年的不懈探索于八十年代发明创新的一套独特的肛肠病治疗新方法，临床应用近二十年来，以其理想的疗效，较小的痛苦将肛肠病的治疗水平提到一个崭新的高度，博得广泛赞誉，在国内外肛肠界引起轰动。

1991年这一成果被国家科委选送比利时第四十届布鲁塞尔世界发明博览会参展，神奇的方法，立竿见影的疗效震动整个博览会，一举获三项第一，这在我国历届参展项目中空前绝后。

安氏疗法更是受到数任卫生部部长、副部长的肯定，钱信忠、崔月犁、陈敏章、殷大奎、王陇德、余靖均给予极大的关怀和鼓励。已故老部长陈敏章曾对安主任说："你的创新不亚于攻克一个疑难杂症，肛肠病是常见病、多发病，应该将你这一套方法尽快向基层推广，造福广大患者"。医学泰斗吴阶平更是亲赴内蒙参加安氏肛肠病疗法内蒙分中心开业剪彩。王光英副委员长接受注射治疗后欣然命笔"手到痔除"表达切身感受。

国内各大媒体和一些国外媒体纷纷予以报道。健康报称安氏疗法有五大信心保证，即：不手术、不留医、不误工、无痛苦、一次治愈。

目前，安氏疗法已在国内除台湾和西藏外的其它各省市应用，协作单位已达百余家。在北京已成功举办二十期全国安氏疗法培训班，在广西和新疆生产建设兵团也已举办两期地方培训班，培训学员二千余人，学员满意度百分之百。安主任还出访新加坡、印尼、马来西亚、日本、越南、阿联酋、比利时、奥地利、挪威等国家和地区做手术表演和同道交流，尤其是在比利时、奥地利、挪威这些欧洲国家做手术要求是相当严格的。奥地利茜斯堡大学著名外科教授 Gerhard Auer 考察完这种方法说："安主任你以前在比利时获的奖太小，应获更大的奖，比如诺贝尔奖。"可以说这是中医真正走向世界的一个成功范例。

安阿玥主任发明的芍倍注射液已取得国家中药保密品种二类新药的证书，这是目前真正可以替代手术来治疗内痔、静脉曲张型混合痔的新药，该药的高效性、安全性是目前所有的硬化剂和坏死剂所无法比拟的。该药不仅可注射治疗痔疮，还可用来注射治疗直肠脱垂、肛周瘙痒、肛门直肠狭窄和腋臭。"芍倍注射液治疗痔的临床疗效和病理学观察"在中国肛肠病杂志2000年第十一期的头篇发表，许多专家认为这是目前肛肠专业临床和实验研究的最高水平。

系统介绍安氏疗法的专著《肛肠病学》和《肛肠病诊疗图谱》分别于1998年和2003年由人民卫生出版社出版发行，这是人卫至今出版的唯一系列肛肠专著。

1999年因其成绩突出和在民族团结方面作出的杰出贡献，安主任受到江泽民、贾庆林等党和国家领导人的接见。

安氏疗法2002年被国家中医药管理局授予国家级继续医学教育项目，2004年通过卫生部面向农村和基层推广适宜技术十年百项计划审批向全国推广，并获得当年度国内肛肠专业最高奖。2005年中日友好医院批准成立以姓氏命名的"中日友好医院肛肠病安氏疗法中心"。

# 神针妙药，注射第一人

一支注射器，加上一支自己发明的药，不仅能治愈痔疮、肛裂这样的常见病，也能治愈直肠脱垂、肛门直肠狭窄这样的疑难杂症，真可谓"妙药扫开千里雾，神针刺破一片云"。一根针有如此拨云见日之功力，注射法被他运用得如此左右逢源，的确堪称当今注射法第一人。

**一、注射治疗痔疮**

据统计，人痔疮的发病率约为52.2%。目前国内外治疗痔疮的主要方法还是手术，手术虽然能将痔疮一次切除，但痛苦大，损伤重。许多患者宁愿忍受痔疮的痛苦也不愿接受手术治疗就是鉴于手术会带来难以忍受的痛苦和造成严重的局部损伤。一百多年前诞生于英国的注射疗法是介于手术和药物的另一种痔疮治疗方法，这种方法由于避免了手术的痛苦和局部组织的严重损伤，同时能使药物直接作用于病灶，疗效又优于内服和外用药，一时间很受欢迎。但截至目前，不论国内还是国外，所使用的注射药无一能跳出硬化和坏死剂的范畴，这些药物对单纯的初期内痔效果尚可，对中度以上的就很难治愈，同时硬化坏死剂还存在致命的缺陷，就是安全性问题。临床注射的量和浓度极难掌握，稍有不慎，就会造成局部坏死大出血，这种出血不仅难以外科缝合，愈合也非常缓慢。

硬化剂同时造成局部硬结和肛门直肠狭窄等后遗症。湖南肛肠学会会长、肛肠病专家贺执茂在湖南全省范围内对消痔灵（硬化剂，主要成分明矾）使用情况作调查，结果显示，使用例数10395例，术后并发局部坏死3366例，占32.38%，肛门大出血42例，占0.4%，此外还有肛周脓肿15例，肛门狭窄2例。同时一些学者认为该药一次注射进入人体的重金属铝超过人体每日摄入量的数百倍，日久会造成人体的神经损伤和老年性痴呆。

鉴于硬化坏死剂的这些缺点，发明一种不仅可以替代手术而且使用又绝对安全的注射药物就成了安阿玥主任研究的目标。他发挥中医药的优势，经过十多年的不懈努力，终于成功地研制出芍倍注射液（原名"安氏化痔液"），该药适用于各期内痔和静脉曲张型混合痔，人体病理学研究揭示该药的作用机理不同于以往的硬化坏死剂。该药有如下特点：

1. 疗效肯定，作用迅速

万余例的临床应用表明，该药治疗内痔、静脉曲张型混合痔的总治愈率达98%，明显高于其它痔疮注射剂。1997年在北京市二龙路医院进行观察，芍倍注射液组30例，治愈率96.6%，消痔灵组30例，治愈率80%，两组差异显著。1999年在河南中医学院第一附属医院等四家单位进行观察，芍倍注射液组547例，治愈率91.04%，消痔灵组227例，治愈率75.33%，两组差异显著。

该药不仅疗效高，而且作用迅速。注射后10分钟，痔核外观即明显萎缩，从显微镜下可看到扩张迂曲的静脉闭缩，水肿疏松的间质组织冰晶样变，呈凝固状态。注射后3~7天，痔核外观完全萎缩，显微镜下见静脉闭缩，间质组织被降解吸收，毛细血管新生。痔疮完全治愈。整个疗程一般不超过一周。

2. 使用安全

使用安全是该药的另一大特点，临床应用十余年来，未发现有硬化和坏死剂出现的痔核坏死大出血、肛门直肠狭窄等后遗症。注射后局部不留硬结。显微镜下见痔核内药液浸润的部位发生变化，而痔黏膜完好无损。全部实验动物未见明显的全身中毒反应。有趣的是，临床用该药稀释后注射治疗肛门直肠狭窄，对硬化剂治疗后形成的硬结、瘢痕有明显的软化作用，效果十分理想。

3. 纯中药制剂，不含重金属

该药完全是按照中医的理、法、方、药和君、臣、佐、使来选药组方。所选中药少而精，且全部为草药，不含任何重金属。

4. 制备工艺独特，药品无色澄明

该药制备工艺独特，药品外观无色澄明，无其它中药注射剂所含的颜色，有效成分纯度高，杂质少，药品稳定性好。因而临床注射后刺激性小，疼痛轻。卫生部副部长殷大奎看完该药后说，中药提取到如此纯度十分不容易，一定要做好保密工作。一些评审专家说："该药确实是源于中医药，发展了中医药"。该药的制备方法1995年获国家个人发明专利。

5. 作用机理独特

由国内著名病理学专家干泰玲教授主持的研究表明，"芍倍注射液"注射后的作用机理与硬化剂有本质区别。其病理改变表现为：①局部组织蛋白凝固（包括痔内迂曲扩张的静脉管壁凝固，管腔闭合），其后组织蛋白降解，吸收；②炎症反应轻，主要为单核巨噬细胞对降解成分的清除；③再生迅速，间质内三天即见新生毛细血管长入，再通。用药后组织损伤轻，修复快，既不损伤痔表面黏膜，又不引起明显瘢痕，多组动物实验均反复证明了其作用并探讨了机理。王泰玲教授用"恰到好处"来评价该药注射后的作用过程，即治疗作用充分，而对组织的损伤轻，修复快。

### 二、注射治疗直肠脱垂

直肠脱垂，一种先天遗传性疾病，这种目前通过开腹悬吊手术方法都难于治愈的疾病，仅通过注射一次药物就能治愈，如果不是亲眼所见，确实叫人难以置信。安阿玥主任用芍倍注射液来注射治疗直肠脱垂已经十年，已成功治愈120例，治愈率90%。治疗时作脱出直肠黏膜下点状注射，同时在脱垂直肠的近心端行4点结扎，这样，就可以在直肠腔内形成一个支持的张力，从而可以起到固定直肠作用。方法巧妙合理，操作简单安全，疗程仅需一周。

### 三、注射治疗肛门直肠狭窄

肛门直肠狭窄有先天的，也有肛肠术后或注射硬化剂引起的后遗症，目前发病率有增高趋势。以往治疗该病都是采用挂线法，痛苦大，疗程长，术后造成的疤痕会影响肛门闭合。而安主任仅用他发明的安氏肛痛宁在狭窄环上作点状注射，片刻工夫，狭窄环软化，狭窄消失，次日大便即完全如常。安主任解释说，这是安氏肛痛宁中具有抗菌、化瘀、解痉功效的中药作用的结果。

### 四、注射治疗肛门瘙痒

肛门瘙痒是肛肠常见病，但十分顽固，很多医生对它毫无办法，一些患者在万般无奈的情况下用较热的水烫洗，虽一时痛快，但瘙痒的症状却越来越重。皮下注射美兰、手术切断皮下神经，这些当今经典的治疗方法所起到的作用也都是暂时的，半月、一月，最长超不过三月，瘙痒又都恢复如初。而用芍倍注射液的稀释液作肛周皮下点状注射，第二天就瘙痒全除。

### 五、注射治疗腋臭

用芍倍注射液治疗腋臭方法简单，疗效肯定，目前已成功治愈一百余例。用芍倍注射液在双侧腋窝皮下注射，注射后轻轻柔按，一般一周左右可使异味消除。

### 六、注射治疗肛裂

安氏肛痛宁是安阿玥主任发明的第二个注射药物，主要用于注射治疗肛裂。以往治疗肛裂的唯一方法是通过手术切断肛门内括约肌（也有叫栉膜带），这一方法是依据肛门内括约肌痉挛的肛裂发病学说，临床治愈率虽然高，但切断括约肌后易造成不同程度的肛门失禁，同时由于切口较深，局部易出血，易感染。真正用注射法取代手术治疗肛裂还是安阿玥主任的独家发明，用"安氏肛痛宁"注射入肛门内括约肌和肛裂口，有抗菌消炎，缓解痉挛和促进创口愈合的作用，一般注射一次就可完全治愈，疗程5~7天。

## 除病整容，肛肠一把刀

看过安主任手术的人无不由衷地赞叹，一把手术刀在他手中被用得如此得心应手，游刃有余。无论你多重的病，也无论你是长了几种病，手术过后，保你肛缘平复，内外新好如初，整个手术方法巧妙、合理。他说，外科医生在手术时一定要注意保护局部组织结构的功能，不能除了旧病添新病，局部美观不是我追求的目的，而是我注意保护肛门功能的结果。

### 一、治疗高位复杂性肛瘘取得突破

高位复杂性肛瘘一直是肛肠界公认的医学难题，说它是医学难题是因为，手术时如果想一次治愈，防止术后复发，就必须切断肛门括约肌，这样就会导致肛门失禁；而手术时如果顾及肛门括约肌功能而未能充分切开，术后就易复发。国内虽然采用挂线疗法，但术后仍存在痛苦大，愈合时间长，愈合后瘢痕沟深导致肛门不全失禁。

能否找到二者兼顾的方法，既能治愈肛瘘，又不影响或少影响肛门功能，为此，安阿玥主任经过了多年的探索。"主灶切开对口引流"手术方法就是他探索的结果，这种方法只切开肛瘘的主灶，而将肛缘外的瘘管旷置，外口扩创以便引流，这样既达到治愈目的，又少损伤肛门括约肌，使术后不留后遗症，从而巧妙地解决了这一国际医学难题。

主灶切开对口引流法还适用于马蹄和半马蹄型肛周脓肿。

### 二、除痔整形治疗环状混合痔

环状混合痔也是一种较难治的肛肠病，不论是以往的环切手术，还是现在的外剥内扎手术，均存在痛苦大，术后肛管皮肤缺损甚至肛门狭窄的不良反应。安阿玥主任采用的手术和药物注射相结合方法，不仅使痔疮消除，而且术后肛缘平整，有人戏称这是治病兼美容。这种治疗方法的创新在于外痔用一个个小切口潜行剥离替代原大面积的剥离，内痔尽量减少结扎点而用芍倍注射液注射代替，这样处理的结果是在去除痔疮的同时保护了肛门的正常生理结构和组织，术后痛苦小，愈合快，无后遗症。

### 三、急性嵌顿痔即刻治疗一次治愈

急性嵌顿痔是指内痔脱出形成血栓，嵌顿于肛门口不能还纳的一种疾病，临床发病急，疼痛剧烈。以往在治疗时考虑到局部水肿较重，即刻手术会造成组织过多损伤，而先采用药物治疗，等水肿消退后再行手术。但这一方法的弊端是治疗时间较长，患者要忍受较长时间的剧烈疼痛，同时痔核会坏死出血，甚者血栓脱落造成肺栓塞。安阿玥主任治疗该病大胆采用即刻手术，并在手术方法上作较大改进，对脱出形成嵌顿的痔核采用分段剥离，对内痔部分采用结扎并配合注射"芍倍注射液"。血栓的剥离可立即缓解局部的血运障碍，使疼痛立即减轻，由于采用分段法，又少损伤肛管皮肤。内痔通过结扎和注射来使之消除或萎缩。整个方法巧妙，可一次很快治愈。


# 厚积薄发，验方起沉疴


一位陕西的中学音乐老师千里迢迢来到北京，含着热泪向健康报、中央人民广播电台和电视台表述安主任对他的救命之恩，正是安主任寄来的一张张药方使他被多家医院判了死刑的病获得了康复。一位美国专家听说安主任有治绝症的药方，专门从美国赶来要买走他的专利回去开发用于抗癌。他说，现在有人抱怨中药效果差而且慢，那是因为你没有深入进去抓住它内在的东西。是的，他每取得一点成绩，无不是多年深厚积累的结果。

### 一、治疗家族性大肠息肉病

家族性大肠息肉病是一种先天遗传性疾病，癌变率相当高，可达 40% ~ 50%。目前有效的治疗方法是在镜下电切，或手术将结肠切除，但复发率十分高，同时手术的后遗症较多。

安阿玥主任根据中医理论，息肉为气机瘀阻、热毒内蕴、气滞血瘀于肠间所致，病久则伤气耗血，认为中药不仅可以治标，也可以治本。经多年临床实践，采用扶正祛邪、攻补兼施的中药内服及灌肠法治疗本病。内服方选用紫花地丁、蒲公英等，灌肠方选用乌梅、五倍子等。临床观察表明，该方法可以消除脓血便等临床症状，使部分或大部分息肉脱落，达到控制病情发展，提高生存质量的目的。这一方法曾两次被健康报记者采访报道。

## 二、治疗肛门尖锐湿疣

肛门尖锐湿疣是生长于肛门周围的疣状赘生物，由人类乳头瘤病毒引起，通过接触带病毒的物品和直接性接触感染所致，属性病范畴。目前治疗方法有药物腐蚀、激光、冷冻、手术等，其治疗结果是直接去除疣体，但缺点是不能杀灭病毒，常需数次治疗，对局部正常组织的损伤严重。安阿玥主任通过多年的临床摸索，筛选出大青叶、土茯苓等数味中药组成"安氏湿疣洗剂"，每日煎汤熏洗，不仅可使疣体枯萎脱落，同时可有效杀灭病毒，有治疗和预防复发的双重作用，一般使用 1~2 周即可治愈。

## 三、发明安氏熏洗剂

安氏熏洗剂是安阿玥主任研制的又一个有较好临床效果的药物，由瓦松、马齿苋等数味中药组成。有清热解毒，止痛消肿，软坚收敛作用，适用于痔瘘等肛门疾病的预防和治疗。临床上我们在肛肠术后使用，有较好的止痛消肿，促进创面愈合作用。使用时用开水浸泡 5 分钟，待药液不烫后坐浴 5 分钟即可，十分方便。

# 麻醉出新，创无痛手术

肛肠手术常用的局麻和骶麻被他用得炉火纯青，专职麻醉师都难望其项背，如今他又琢磨出一种专用于注射疗法的麻醉方法，叫肛管麻醉。现在，无论是手术还是注射疗法，术中无痛已变成现实。

既往肛肠手术的麻醉方法是肛门麻醉和骶管麻醉，其缺点是肛门麻醉进针时会引起剧痛，往往因此而导致患者过度紧张，一方面降低对麻药的敏感度，影响手术操作，另一方面使肛门不自主强烈收缩，导致尿潴留。同时此种麻醉方法的麻药浸润不到痔基底部，手术操作时不仅会引起疼痛，还会产生强烈的肛门坠胀、便意感。骶管麻醉的麻醉成功率通常只有 70% 左右，同时麻醉后尿潴留的发生率较高。

针对这两种麻醉存在的问题，安阿玥主任对痔疮治疗的麻醉方法进行创新，进针部位选择在齿线下缘，将麻药浸润在齿线和内痔的基底部，并命名这种麻醉方法叫肛管麻醉。通过比较发现，齿线下缘肛管不仅对痛觉相对迟钝，且从此处进针麻醉还可以避开神经丰富的肛周皮肤和肛门外括约肌，从而避免麻醉进针引起的剧痛。将麻药直接注入齿线及内痔基底部的内括约肌和肛提肌，不仅可以造成术野良好的麻醉环境，避免手术造成的疼痛、肛门坠胀、便意感、尿潴留，并能使肛管松弛充分，便于手术操作；同时可减少麻药用量，避免出现头晕、恶心、呕吐，甚至虚脱等麻药中毒反应；还可避免肛周进针因皱褶多消毒不严格可能引起的医源性感染。此外由于外括约肌没有麻醉，术后肛门正常闭合，可防止因肛门过度松弛致注射后的痔核脱出引起嵌顿水肿。可以说，肛管麻醉的应用，使痔疮治疗过程基本无痛苦。

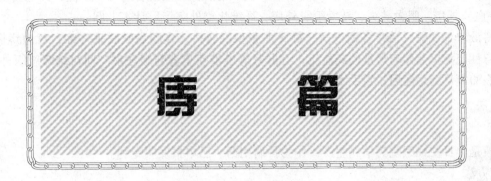

# 安氏化痔液治疗各期内痔混合痔
### （附 2727 例病例分析）

安阿玥 黄 跃（中医肛肠科）

**摘要** 用中医提纯制成的安氏化痔液既不是硬化剂，也不是坏死剂，而是一种新型的萎缩剂。它具有抑菌消炎、活血化瘀、收敛固涩之效。通过我科和全国各地 11 家医院采用安氏疗法治疗各期内痔混合痔共计 2527 例病例，总有效率为 97.35%，并对采用硬化剂治疗的 200 例比较，证实安氏疗法具有疗程短、方法简单、安全可靠，避免了交叉感染、坏死、大出血、肛门直肠狭窄等并发症和后遗症。该药无毒副作用，注射方法也有所创新。

**主题词** 安氏化痔液 内痔混合痔 安氏疗法

THE TREATMENT OF INTERNAL AND MIXED HEMORROIDS BY AN'S HUAZHI LIQUID（AN ANALYSIS OF 2727 CASES）

An Ayue, Huang Yue 1994, 8（4）：193

（Department of Chinese Traditional Anoreclal Surgery）

**Abstract** An's Huazhi Liquid from Chinese herbs is not a sclerosing and necrotising agent, but is a new kind of atrophy promoting agent. It has the actions of bacteriostasis, antiinflammation, promoting blood circulatory by removing blood stasis and astriction. Through the analysis of 2527 cases which have been treated in our department and other hospitals using An's Huazhi Liquid, the effective rate was 97.35%. Comparing with the group of 200 cases treated by sclerosing agent, it is proved that An's Huazhi Liquid has its advantages of short treating course, simple injection method and safty, without any side efforts, complications and sequelae, like infection, necrosis, massive bleeding and anorectal stenosis. It has been proved that no toxic and side effect and is injected by a new method.

**Key Word** An's Huazhi Liquid; internal and mixed hemorroids; An's therapy

痔发病者甚多，俗语"十人九痔"，是成年人的常见病、多发病。国内普查报道，肛门直肠疾病发病率占 59.1%，其中痔的发病率占肛门直肠疾病的 87.25%[1]。其治疗方法亦多种多样，如：保守疗法、手术疗法、注射疗法等。我们采用安氏化痔液（注射液，简称化痔液），1992 年 2 月～1994 年 2 月在我科及全国各地 11 家医院，以安氏疗法治疗各期内痔、混合痔 2527 例，取得满意的效果。报告如下。

## 1　临床资料

2727 例患者年龄 6～76 岁；男性 1885 例、女性 842 例。化痔液组 2527 例、消痔灵组 200 例。按痔的发展不同，据张荣庆氏分类法[2]将痔分为四期。其中化痔液组各期内痔共计 1626 例：Ⅰ°内痔 255 例、Ⅱ°内痔 551 例、Ⅲ°内痔 761 例、Ⅳ°内痔 59 例；静脉曲张型混合痔计 480 例；其他类型的混合痔（包括合并血栓外痔、肥大乳头、结缔组织外痔、纤维化型外痔等）计 421 例。

用化痔液单纯注射可治疗各期内痔、静脉曲张型混合痔、直肠黏膜脱垂等症，对内痔嵌顿发炎、肛管直肠急性炎症以及伴有严重的高血压、心肝肾等脏器疾患者暂缓注射。而对结缔组织外痔、血栓外痔、乳头瘤等病禁忌注射，需手术处理。

## 2　治疗方法

### 2.1　药物

化痔液是中日友好医院药学部生产，作为科研用药，已申报发明专利。

### 2.2　治疗方法

术前患者正常饮食，正常排便，便后清水清洗肛门。取侧卧位，肛周皮肤常规消毒，采用截石位 6、9、3 点进针，扇形局麻后，肛内用新洁而灭棉球消毒。肛内指诊排除其他疾患后，用喇叭状肛门镜放入肛内检查，并用新洁尔灭棉球消毒肠腔，看清痔核全貌，准备注射。

具体步骤：①痔核以上的直肠内松弛黏膜的注射（Ⅰ期内可不作此注射）。将预先备好的 2:1 化痔液（即两份化痔液，一份 0.5% 利多卡因），用 5ml 注射器 5 号注射针头长 5cm，在肛镜下，一般以 3、7、11 点区域点状注射，每次 1～2ml 之间。根据黏膜松弛程度总量在 5～10ml 之间。目的使松弛的黏膜下层组织得到改善，使其收敛、消炎、固定，减少痔形成的机会，恢复直肠的正常解剖结构。②痔核区内注射。从痔核最隆起处进针，有肌性抵抗感后缓缓退针，均匀给药。剂量多少取决于痔核的大小、病理分型。一般 3～5ml 打一个痔核，对大痔核或纤维化型的可加大到 6～8ml，使药液均匀分布到痔核，以黏膜表面呈粉红色为佳。目的是达到消炎、抗渗出和收敛的作用，减少痔的动脉、静脉的血供，使痔核萎缩。③齿线附近注射。将预先备好的 2:1 化痔液用 0.5% 利多卡因稀释到 1:3 的浓度，分别在各痔核的齿线附近注射，每次 2～3ml。对近齿线处的静脉曲张型外痔起治疗作用。如果静脉曲张型外痔区域较大，可将化痔液原液稀释为 1:4 的浓度在肛管皮肤处（即静脉曲张型外痔区延齿线）方向进针。扇形注射 3～5ml，并轻柔注射区域 3min。纱布加压固定。目的使扩张的静脉复原，另外使断裂的 Treitz 氏肌固定，重新起到支持作用。总计注射纯化痔液剂量为 10～30ml。注射完毕如有乳头肥大作结扎切除；有结缔组织外痔作梭形切除；血栓外痔剥离等。术毕用明胶海绵压迫伤口敷料、丁字带加压固定。

### 2.3　术后处理

术后正常饮食，适量用抗菌消炎药物 3～5d，根据注射用量及病情控制大便 24～36h；用中药"祛毒汤"每日坐浴；外用痔疮栓、痔疮膏、九华膏。

### 2.4　术后反应

对 600 例内痔混合痔患者详细观察，未发现明显的合并症，注射后无影响活动及饮食。依据 1975 年全国肛肠外科会议制定术后疼痛标准：Ⅰ°肛门轻度疼痛，不必处理者；Ⅱ°肛门疼痛，无明显的痛苦表情，服一般的止痛药即可缓解；Ⅲ°肛门疼痛较重，有痛苦表情，需用杜冷丁药物止痛。其中Ⅰ°疼痛者 575 人，占 95.84%，1～3h 后症状自行消失；Ⅱ°疼痛伴轻度坠胀者 25 人，需服止痛片 5～8h 后可消失（表 1）。观察住院患者，日平均体温均未超过 37.5℃。因注射操作不当，暴露部位不准确，对一个痔区反复注药而发生表浅坏死的仅有 4 例，未作特殊处理，4d 后肛镜查痔核消失，颜色正常，此 4 例患者（占 0.6%）注射后 1～3d 有轻度腹胀，大便欠畅，后逐渐正常。

**表1　600 例疗效与分期治疗关系统计**

| | Ⅱ°~Ⅳ°内痔 n | % | 静脉曲张型混合痔 n | % | 内痔并有乳头 n | % | 内痔并有血栓外痔 n | % | 内痔并有结缔组织外痔 n | % | 合计 n | % |
|---|---|---|---|---|---|---|---|---|---|---|---|---|
| 疼痛Ⅰ° | 204 | 34 | 178 | 29.7 | 90 | 15 | 68 | 11.3 | 35 | 5.83 | 575 | 95.83 |
| 疼痛Ⅱ° | - | | 8 | 1.33 | 4 | 0.67 | 4 | 0.67 | 9 | 1.5 | 25 | 4.17 |
| 疼痛Ⅲ° | - | | - | | - | | - | | - | | - | |
| 轻度腹胀 | 1 | 0.17 | - | | - | | 1 | 0.17 | 2 | 0.33 | 4 | 0.67 |
| 痔核表浅坏死 | 1 | 0.17 | - | | - | | 1 | 0.17 | 2 | 0.33 | 4 | 0.67 |
| 愈合时间 | 1~4 | | 2~5 | | 3~5 | | 4~6 | | 7~12 | | 3~6 | |

**表2　1626 例各期内痔疗效统计**

| 组　别 | n | 治愈 | % | 好转 | % | 无效 | % |
|---|---|---|---|---|---|---|---|
| Ⅰ°内痔 | 255 | 255 | 100 | 0 | 0 | 0 | 0 |
| Ⅱ°内痔 | 551 | 551 | 100 | 0 | 0 | 0 | 0 |
| Ⅲ°内痔 | 761 | 738 | 96.38 | 23 | 3.02 | 0 | 0 |
| Ⅳ°内痔 | 59 | 54 | 91.53 | 5 | 8.47 | 0 | 0 |

**表3　901 例各型混合痔疗效统计**

| 组　别 | n | 治愈 | % | 好转 | % | 无效 | % |
|---|---|---|---|---|---|---|---|
| 静脉曲张型 | 480 | 470 | 97.92 | 10 | 2.08 | 0 | 0 |
| 其它类型 | 421 | 392 | 93.11 | 28 | 6.65 | 1 | 0.04 |

**表4　584 例随访结果统计**

| | Ⅱ°~Ⅳ°内痔 n | % | 静脉曲张型混合痔 n | % | 内痔并有乳头 n | % | 内痔并有血栓外痔 n | % | 内痔并有结缔组织外痔 n | % | 合计 n | % |
|---|---|---|---|---|---|---|---|---|---|---|---|---|
| 正常 | 190 | 32.5 | 182 | 31.2 | 87 | 14.9 | 70 | 12 | 39 | 6.68 | 568 | 97.3 |
| 复发 | 4 | 0.68 | 2 | 0.34 | 6 | 1.03 | 1 | 0.17 | 3 | 0.51 | 16 | 2.74 |

**表5　化痔液组与消痔灵组治疗内痔情况对比**

| | n | 痊愈 | % | 好转 | % | 无效 | % | 继发性出血 | % | 肛门直肠狭窄 | % |
|---|---|---|---|---|---|---|---|---|---|---|---|
| 化痔液组 | 198 | 192 | 98.0 | 4 | 2.0 | 0 | 0 | 0 | 0 | 0 | 0 |
| 消痔灵组 | 181 | 145 | 80.0 | 35 | 11.92 | 0.7 | 3 | 1.66 | 16 | 8.84 | |

注：P＜0.05

**表6　化痔液组与消痔灵组治疗混合痔情况对比**

| | n | 痊愈 | % | 好转 | % | 无效 | % | 继发性出血 | % | 肛门直肠狭窄 | % |
|---|---|---|---|---|---|---|---|---|---|---|---|
| 化痔液组 | 24 | 23 | 97.4 | 1 | 2.6 | 0 | 0 | 0 | 0 | 0 | 0 |
| 消痔灵组 | 19 | 15 | 78 | 2 | 11 | 11 | 3 | 16.3 | 3 | 16.3 | |

注：P＜0.05

## 3　治疗结果

3.1　疗效标准（按 1975 年全国肛肠会议衡水会议所制订的标准）

治愈：便血、疼痛、痔脱出和水肿消失，检查痔核已消失。

好转：治疗后症状明显改善，检查痔核已明显缩小。

无效：症状及形态与治疗前后无变化。

### 3.2 注射次数

本疗法原则上是一次性注射。在我科所治内痔混合痔 600 例中，一次性注射 593 例，占 98.8%，2 次注射 7 例，占 1.2%。

### 3.3 疗效

3.3.1 根据疗效标准，临床采用动态观察，以术后第一次排便至术后一个月为疗效统计时间，一个月后为复查时间。以我科 600 例观察为例，其中愈合时间也包括了血栓剥离、外痔切除术后伤口愈合的时间在（表1）。据采用安氏疗法的 11 家医院汇总资料统计：各期内痔的疗效见表3。我科 600 例疗效结果统计，其中 584 例随访 0.5～1.5a 情况见表4。

3.3.2 胜利油田安氏疗法分中心在同等技术条件下所治 222 例化痔液组与采用消痔灵的 200 例情况对比见表5、6。

## 4 讨论

内痔、混合痔是肛肠疾病中发病率最高的疾病[3]，其治疗方法很多，大体分保守疗法、手术疗法、注射疗法 3 种。保守疗法只能改善症状，不能去除症状；手术疗法去除病灶，消除症状、疗效可靠，但患者痛苦大、病程长；注射疗法，以往不外乎硬化剂、坏死剂 2 种，与手术疗法比较虽痛苦小、疗程短，但可能发生坏死大出血、肛门直肠狭窄等后遗症和合并症。李雨农[4]详细论述了消痔灵（硬化剂）所致大出血及肛门直肠狭窄的情况。史兆歧等[4]1978～1979 年系统观察消痔灵治疗 200 例 3 期内痔，3 例术后发热，30 例黏膜表面有点状表浅性坏死，2 例出现痔核坏死。钱秉文[4]报道用消痔灵治疗 295 例，8 例注射痔核表面坏死，另有 5 例痔核坏死，其中 3 例在注射后 7～10d 发生继发性大出血，2 例内痔出血量在 1000ml 以上。

化痔液及安氏疗法的形成是根据祖国医学"酸可收敛、涩可固脱"的理论及现代医学的观点[5]。参考了肛垫学说、黏膜滑动学说，采用中药提纯制成的安氏化痔液并总结出一整套独特的安氏注射疗法。其药物具有抑菌消炎、活血化瘀、收敛固涩之效，药物本身无毒副作用，是一种新型的萎缩剂。其疗法具有痛苦小、疗程短、显效快的特点。从表1、2 可看出，平均治愈时间为 3～6d，较结扎疗法（疗程 6～18d，平均 14.6d[4]）都明显缩短了治疗时间。表5、6 可看出安氏注射疗法避免了继发性大出血、肛门直肠狭窄等一系列并发症及后遗症。不但能治疗各期内痔，还可对静脉曲张型混合痔的外痔部分进行注射，打破了国内外外痔不可注射的禁区。

安氏注射疗法安全可靠，不仅药物无毒副作用，而且可重复注射。硬化剂、坏死剂注射次数一多，药物渗透力差，效果也差。一般只注射 2 次，而安氏化痔液可反复使用。实践证明：化痔液不仅可治内、外痔，对 3～4 期内痔、静脉曲张型混合痔等疗效也很突出。由于随访时间尚短，其中、远期效果还需进一步观察。但可预见，安氏化痔液是继坏死剂、硬化剂之后治疗痔的一种新型萎缩剂，并在注射方法上有诸多改进与创新。

（本文的完成得到了山东胜利石油管理局肛肠病防治院、江苏省太仓市中医院、河南省周口市人民医院、山西省昔阳县城关镇医院、河北省邯郸市复兴区民政局肛肠门诊部、广西宾阳县新宾诊所、武警部队吉林总队支队卫生队、山东滨州地区中心医院、河北省廊坊市 52809 部队肛肠专科门诊部、新疆石河子市中医院、核工业总公司 711 医院等 11 家医院的支持并提供统计资料，在此一并致谢。）

## 5 参考文献

[1] 李润庭. 肛门直肠病学. 沈阳：辽宁科学技术出版社，1987. 101
[2] 张庆荣. 临床肛门大肠外科学. 天津：天津科技翻译出版公司. 1992. 123
[3] 安阿玥. 实用肛肠病学. 石家庄：河北科学技术出版社，1989. 105
[4] 李雨农. 中华肛肠病学. 重庆：科学技术文献出版社重庆分社，1990. 332
[5] 黄家驷. 外科学. 北京：人民卫生出版社，1975. 692

# 安痔注射液治疗痔的临床疗效和病理学观察

安阿玥　王晏美　范学顺　孙秋云（北京中日友好医院肛肠科 100029）
吴雪松　刘　霞　王泰龄（病理科）

**摘要**　为观察安痔注射液的临床疗效和进一步了解该药作用于痔组织后的病理变化，对用安痔注射液注射治疗的 100 例内痔、静脉曲张型混合痔患者进行了系统临床观察，同时对 25 例于注射后不同时间取活检做病理组织学观察。结果：100 例中治愈 98 例，占 98%。疗程平均 5.5 天。该药治疗痔，高效安全，副反应小，药效、病理学检查及临床观察结果均一致。
**主题词**　痔　安痔注射液　病理学　临床观察

安痔注射液（原名安氏化痔液）是一种治疗内痔、静脉曲张型混合痔的中药注射剂，于 1989 年开始用于临床，疗效较好。为进一步观察该药的临床效果和治疗机理，我们于 1997~1998 年对用安痔注射液注射治疗的 100 例内痔、静脉曲张型混合痔住院患者进行了系统临床观察，同时对 25 例于注射后不同时间取痔组织做病理组织学观察，现报告如下。

## 1　资料与方法

1.1　临床资料：100 例患者中，男 74 例，女 26 例；年龄 20~65 岁，平均 38 岁；病程 0.2~360 个月，平均 68.5 个月。内痔 48 例，其中一期 12 例，二期 19 例，三期 17 例；静脉曲张型混合痔 52 例。

1.2　注射方法：肛周碘酒、酒精消毒 2 遍，注射区用 1‰新洁尔灭消毒 3 遍。0.5%利多卡因肛门局部麻醉。对一二期内痔及静脉曲张型混合痔，在肛镜下暴露痔核，于痔核表面中心隆起部位斜刺进针，遇肌性抵抗感后退针注药，注药量以注后痔核均匀饱满充盈，表面黏膜颜色呈粉红色为度。对三期内痔和静脉曲张型混合痔伴直肠黏膜松弛者，除痔内注药外，还应在痔核上松弛直肠黏膜下及齿线附近注射，注射方法同上。注射药量 10~20ml，平均 15ml。

1.3　术后处理：控制排便 24h，使用抗生素 3~5 天，便后中药坐浴或温水清洗肛门。

1.4　病理资料：切取的痔标本 33 例，其中未经注射过标本 8 例，注射后标本 25 例，其中术后 10min 8 例，术后 3 天 7 例，术后 7 天 8 例，术后 2 个月、2.5 个月各 1 例。标本经 10%福尔马林液固定，常规脱水，石蜡包埋，HE 染色、Masson 染色及 ET+VG（弹力纤维）染色，切片由三名病理医师共同观察。

## 2　结果

2.1　临床结果：疗效判定标准参照卫生部 1993 年制订发布的《中药新药治疗痔疮的临床研究指导原则》，100 例中治愈 98 例，占 98%；显效 2 例，占 2%，其中一二期和三期内痔全部治愈；静脉曲张型混合痔 52 例治愈 50 例，占 95.8%，2 例显效，占 4.2%。3 日便血及脱垂消失率均为 100%。3 日痔核完全萎缩率为 82%，1 周完全萎缩率为 95%。疗程 3~9 天，平均 5.5 天。术后当日 5 例出现肛门疼痛，2h 后自行缓解；3 例出现小便不畅，5h 后自行缓解。无局部硬结、痔核坏死、肛门狭窄，全身无不良反应。术后半年随访 90 例，有效率 100%，其中治愈 85 例，占 94.4%，显效 5 例，占 5.6%。

2.2　病理结果

2.2.1　未经注射的痔病理变化：痔黏膜下层均见多数迂曲扩张的静脉，管壁厚，周围有弹力纤维环绕，其中 2 例有管腔内血栓形成。间质水肿，胶原纤维间可见散在弹力纤维，呈线型波状。

2.2.2　注射后 10min 痔的病理变化：药物影响范围限于黏膜下痔中心区组织，组织轮廓尚清，但其间质结缔组织包括大血管壁等均呈粉染均质状，似蛋白凝固性改变，大血管多收缩闭合，管腔狭窄，血管内皮细胞核依稀可辨。间质胶原多有崩解，弹力纤维部分断裂。表面黏膜及黏膜下组织保持完好，无充血水肿、出血及糜烂等急性炎症改变。

2.2.3  注射后 3 天痔的病理变化：临床取材时痔核明显缩小，镜下见组织仍呈均质性，但较 10min 者致密，其间仍可见闭合的血管轮廓，管壁厚，其外弹力纤维环绕，周围崩解的组织间出现活跃增生的成纤维细胞，并有散在的巨噬细胞。

2.2.4  注射后 7 天痔的病理变化：痔核进一步缩小，组织更致密，可见皱缩的大血管，管腔难辨。另见完全为内皮细胞及成纤维细胞增生机化的静脉内血栓，其周围管壁结构不清，与间质相融合。弹力纤维染色中，还发现间质内有不规则的纤维化灶，其周围有大量弹力纤维呈向心性聚集，提示此处原为大血管所在，经注药后管腔、管壁结构消失。

2.2.5  注射后 2 月及 2.5 个月痔的病理变化：仅见黏膜下有少量密集的纤维组织，其中未见迂曲扩张的大血管，亦未见明显瘢痕形成。

## 3  讨论

安痔注射液是根据中医"酸可收敛，涩可固脱"的理论，由纯中药（不含重金属砷、铝等）提炼而成，具有收敛固涩，凉血止血，活血化瘀作用。药效学试验表明，该药有明显的促止血和凝血、抗急性渗出性炎症及慢性增生性炎症作用，并有一定的体外抗菌作用（北京中医药大学药理教研室报告）。适用于各期内痔、静脉曲张型混合痔。

临床观察表明，该药有如下特点：①作用迅速，注射 10min 后即可见痔核明显萎缩，3～7 天痔核完全萎缩；②疗效高，观察 100 例中一次注射治愈 98 例，占 98%；③不良反应少，注射后除短时间内有轻微局部刺激症状外，未发现有痔核坏死出血、肛门狭窄等并发症和后遗症。

为进一步了解安痔注射液作用后组织变化的病理学基础，我们选取部分病例做组织活检。未经注射的痔核中黏膜下存在较多扩张充盈的静脉，间质水肿，并有 2 例静脉内血栓形成。而注射该药后，短期内即有明显的大血管收缩反应，使痔核组织含血量减少，而后部分血管腔完全闭合。同时，间质组织呈粉染均质化改变，似蛋白凝固变性，仅保留血管轮廓。注射后 3 天见吞噬细胞出现，清除崩解组织，随之出现活跃增生的纤维母细胞及内皮细胞，修复变性组织，在此过程中，部分变性的大血管壁消失，被新生纤维及毛细血管代替。有血栓形成的 2 例痔核，在注药后，于第 7 日见血栓完全为纤维母细胞和内皮细胞机化，原大血管改建为许多小的毛细血管。可见，安痔注射液作用于痔核以后，7 天之内即可消除痔内大静脉，使痔得以治愈。与硬化剂不同，安痔注射液作用于组织，不发生明显的炎症、出血、坏死等改变，其直接作用是引起组织发生一种非炎症性的蛋白凝固样变性，且这种变性可逆，容易"复活"，经过 3～7 天，可原位修复，无瘢痕形成。

总之，安痔注射液治疗痔疮，具有高效安全，副反应小的优点，药效、病理学检查及临床观察结果均一致。

《中医肛肠病杂志》2000 年第 20 卷第 11 期

# 安痔注射液及消痔灵应用后的病理观察

安阿玥[1]    王晏美[1]    刘    霞[2]    王泰龄[2]    赵恭华[2]
（1. 中日友好医院肛肠科，北京    100029；
2. 中日友好医院 病理科，北京    100029）

摘要  目的：对痔内注射安痔注射液及消痔灵后的组织病理学变化进行观察与比较。方法：35 例内痔混合痔患者中，注射安痔注射液治疗 25 例、注射消痔灵治疗 10 例。分别于治疗后的不同时间取活检标本，做病理组织学观察。结果：注射安痔注射液后引起组织发生一种非炎症性的蛋白凝固变性，血管收缩闭合，此变性可逆，容易"复活"，经过 3～7d，可原位修复，无瘢痕形成，其间不发生明显的炎症、出血、坏死等改变。消痔灵注射后引起的是一种无菌性的炎症，组织内出现明显水肿、出血、炎症反应，扩张静脉内血栓形成以及有瘢痕形成。结论：消痔灵引起的水肿、出血、炎症反应等改变均明显重于安痔注射液，7d 后的血栓机化、内皮细胞生长不如安痔注射液活跃，且在组织中引起瘢痕形成。

主题词　安痔注射液；消痔灵；病理；痔

中图分类号：R657.1＋8　文献标识码：A　文章编号：1001－0025（2001）02－0077－03

Pathological examination of piles treated with Anzhi Injection and Xiaozhiling// AN A－yue，WANG Yan－mei，et al//Journal of China－Japan Friendship Hospital，2001 Apr，15（2）：77－79

**Abstract**　Objective：To find out the pathologic changes of piles treated with Anzhi Injection and Xiaozhiling and evaluate effectiveness of these injections. Methods：Biopsies of piles were taken from 25 cases of Anzhi Injection and 10 cases of Xiaozhiling at different times after injections. Result. In the early period after Anzhi Injection，tissues showed protein－coagulation degeneration in whuch vessels contracted or disappeared. This kind of degeneration was reversible. Tissues got revived in 3 to 7 days. There were no obvious inflammation，hemorrhage and necrosis during this period. And there was no scar formation. Tissues that injected with Xiaozhiling showed asepsis inflammation，obvious edema hemorrhage and inflammation reactions. In addition，there were thrombosis in expanded veins and scars in tissues. Conclusion：Edema，hemorrhage and inflammation of Xiaozhiling group were much obvious than those of Anzhi group. 7 days after injection，organization of thrombus and regeneration of epithelium in Xiaozhiling group were not so active as those in Anzhi group Moreover，there was scar formation in Xiaozhiling group.

**Key Words**　Anzhi Injection；Xiaozhiling；pathology；pilesAuthor's Address Department of Chinese Traditional Anoretology，100029

　　安痔注射液（原名安氏化痔液）是一种治疗内痔、静脉曲张型混合痔的中药注射剂，于1989年开始用于临床，疗效显著。为进一步观察该药的治疗机理及与硬化剂的区别，选取1997年4月～1998年5月间在我科治疗的35例内痔、静脉曲张型混合痔住院患者，于注射后不同时间取活检标本做病理组织学观察，现报告如下。

## 1　资料与方法

　　35例中，男20例、女15例；年龄34～60岁，平均45岁。均经肛门镜检查诊断为内痔、静脉曲张型混合痔，分为安痔注射液组和消痔灵组。

　　安痔注射液组（25例）采用安痔注射液（北京市樱花制药厂生产，批号971010）10ml～20ml痔内一次注射。取标本时间，术后10min者8例，术后3d者7例，术后7d者8例，术后2个月、2个半月各1例。

　　消痔灵组（10例）以消痔灵（北京第四制药厂生产，批号971110）10ml～20ml痔内一次注射。取标本时间，术后10min者4例，术后3d者3例，术后7d者2例，术后7d复发者1例，该患者曾于1982年、1987年、1991年分别3次行消痔灵注射。

　　2组组织标本均经10%福尔马林液固定，常规脱水，石蜡包埋，HE染色、Masson染色及ET＋VG（弹力纤维）染色，切片由3名病理医师共同观察。

## 2　结果

### 2.1　安痔注射液组的病理变化

#### 2.1.1　注射后10min痔疮的病理变化

　　药物影响范围限于黏膜下痔中心区组织，组织轮廓尚清，但间质结缔组织包括大血管壁等均呈粉染均质状，似蛋白凝固性改变，大血管多收缩闭合，管腔狭窄，血管内皮细胞核依稀可辨。间质胶原多有崩解，弹力纤维部分断裂。表面黏膜及黏膜下组织保持完好，无充血水肿、出血及糜烂等急性炎症改变。

#### 2.1.2　注射后3d痔疮的病理变化

　　临床取材时痔核明显减小，镜下见组织仍呈均质性，但较10min者致密，其间仍可见闭合的血管轮廓，管壁厚，其外弹力纤维环绕，周围崩解的组织间出现活跃增生的成纤维细胞，并有散在的巨噬细胞。

#### 2.1.3　注射后7d痔疮的病理变化

　　痔核进一步缩小，组织更致密，可见皱缩的大血管，管腔难辨。另见完全为内皮细胞及成纤维细胞增生机化的静脉内血栓，其周围管壁结构不清，与间质相融合。弹力纤维染色中，还发现间质内有不规则的纤维化灶，其周围有大量弹力纤维呈向心性聚集，提示此处原为大血管所在，注射药物后管腔、管壁结构消失。

### 2.1.4　注射后2个月及2个半月痔疮的病理变化

仅见黏膜下有少量密集的纤维组织，其中未见迂曲扩张的大血管，亦未见明显瘢痕形成。

## 2.2　消痔灵组的病理变化

### 2.2.1　消痔灵注射后10min的病理变化

痔黏膜组织注射局部高度水肿，水肿范围自黏膜下直达黏膜固有层，在黏膜下可见限局间质密集，但以水肿为主要特征，间质内胶原纤维及弹力纤维因之稀疏散在，并可见到程度不等的出血，重者出血较弥漫。无明显组织凝聚均质化或崩解现象。

### 2.2.2　消痔灵注射后3d的病理变化

痔黏膜组织呈现明显炎症坏死及溃疡形成，2例黏膜下组织内炎症较重，伴大量纤维素渗出，扩张静脉内有血栓形成。另1例发生深部溃疡，溃疡底大量急性炎性渗出物，下方横纹肌间弥漫炎症、水肿。

### 2.2.3　消痔灵注射后7d的病理变化

组织呈中度炎症，间质内见散在的淋巴细胞及少量嗜酸性白细胞浸润，水肿虽然较轻，但组织间尚可见成片渗出的纤维素沉积，高倍镜下见增生活跃的成纤维细胞及较多新生毛细血管，伴有局部胶原增多，并见扩张静脉内血栓形成，伴有早期机化，有少数内皮细胞自血栓周边长入。

### 2.2.4　消痔灵注射后7a的病理变化

此例黏膜下纤维组织增多，肌层肌纤维为纤维瘢痕分隔为孤立的肌细胞集团，其间的胶原纤维较致密。

## 3　讨论

### 3.1　安痔注射液疗效好、使用安全

安痔注射液是根据中医"酸可收敛，涩可固脱"的理论，由纯中药提炼而成，不含砷、铝，具有收敛固涩、凉血止血、活血化瘀作用。药效学试验表明，该药有明显的促止血和凝血作用、抗急性渗出性炎症及慢性增生性炎症作用、一定的体外抑菌作用。临床观察表明，安痔注射液作用迅速，疗程短（3～7d）、疗效好（治愈率97.5%）、不良反应少，注射后除短时间内有轻微局部刺激症状外，未发现有痔核坏死出血、肛门狭窄等并发症和后遗症[1]。

### 3.2　安痔注射液起效快、预后好

为进一步了解安痔注射液作用后组织变化的病理学基础及与硬化剂的区别，我们选取35例做组织活检。注射安痔注射液后，短期内即有明显的大血管收缩反应，使痔核组织含血量减少，而后部分血管腔完全闭合。同时，间质组织呈粉染均质化改变，似蛋白凝固变性，仅保留血管轮廓。3d时见吞噬细胞出现，清除崩解组织，随之出现活跃增生的纤维母细胞及内皮细胞，修复变性组织，在此过程中，部分变性的大血管壁消失，被新生纤维及毛细血管代替。有血栓形成的2例痔核，在注药后，于7d见血栓完全为纤维母细胞和内皮细胞机化，原大血管改建为许多小的毛细血管。可见，安痔注射液作用于痔核以后，7d之内即可消除痔内大静脉，治愈痔疮。

### 3.3　安痔注射液的作用机理

与以往使用的硬化剂不同，安痔注射液作用于组织，不发生明显的炎症、出血、坏死等改变，其直接作用是引起组织发生一种非炎症性的蛋白凝固样变性，且这种变性可逆，容易"复活"，经过3～7d，可原位修复，无瘢痕形成。

另一种临床常用药消痔灵注射后，则引起一种急性无菌性炎症，局部伴发血管炎、动静脉血栓及增生性动脉内膜炎。张远等[2]的实验结果显示，这一系列变化最终可导致内痔的萎缩与消退。我们观察消痔灵注射入痔核后的结果与其报告一致，组织除有明显水肿、出血外，常伴有弥漫性炎症及深部溃疡。1例反复注射消痔灵7a的患者，镜下见到明显的瘢痕组织。

2种注射液相比，消痔灵引起的水肿、出血及炎症反应等改变均明显重于安痔注射液，7d后的血栓机化、内皮细胞生长不如安痔注射液活跃，且在组织中引起瘢痕形成。病理结果显示安痔注射液作用迅速、疗效确切、使用安全，为临床应用提供了可靠依据。

**3　参考文献**

［1］安阿玥，黄跃. 安氏化痔液治疗各期内痔混合痔（附2727例病例分析）［J］. 中日友好医院学报，1994，8（4）：193－196.

［2］张远，廖松林，马述仕，等. "消痔灵注射液"的实验研究［J］. 中医杂志，1980，45（7）：69－70.

《中日友好医院学报》2001年第15卷第2期

# 芍倍注射液注射治疗痔疮的临床疗效观察

安阿玥　王晏美　范学顺　张金泉　王　孝　李　辉　王泰龄

（中日友好医院肛肠科，北京　100029）

**摘要**　采用芍倍注射液注射治疗内痔静脉曲张型混合痔，并在疗效和安全性方面与消痔灵注射液进行对比，治疗组431例，痊愈率、显效率和有效率分别为91.42%、99.53%、100%；对照组110例，痊愈率、显效率和有效率分别74.55%、92.73%、99.09%。组间比较，痊愈率、显效率治疗组显著优于对照组，差别有高度显著性（P＜0.01）。两组对全身均无影响，肛门局部不良反应发生率，治疗组和对照组分别为0.93%、81.82%，治疗组明显低于对照组，差别有显著性（P＜0.01）。

**主题词**　芍倍注射液；注射；痔

Clinical Study on Shaobei zhusheye in Treatment of internal hemorrhoids and varicose mixed hemorrhoids

An ayue, et al.

The Coloproctology Dept. of China－Japan Friendship Hospital，Beijing 100029

**Abstract**　The Shaobei zhusheye injection was performed to treat internal hemorrhoids and varicose mixed hemorrhoids，and in the curative effective and side effect compared with the Xiaozhiling zhusheye. The curative rate was 91.42%，the effectual rate was 99.53%，the effective rate was 100% in the experimental group（the 431 cases）；and the curative rate was 74.55%，the effectual rate was 92.73%，the effective rate was 99.09% in the contrast group（the 110 cases）. The curative rate and the effectual rate in the experimental group was much better than that in the contrast group（P＜0.05）. The vital signs was not affectd in the two group. The adverse reaction rate was 0.93%，81.82% in the experimental group and in the contrast group，the experimental group was much fewer than that in the contrast group（P＜0.01）.

**Key Words**　Shaobei zhusheye；injection；hemorrhoids

芍倍注射液是安阿玥医师发明的二类痔疮新药，原名安氏化痔液、安痔注射液，临床已使用十余年，2003年获得新药证书（国药准字H20030036）并生产应用。自2000年至2003年我们在临床对其进行与消痔灵注射液的对照观察，结果显示治疗组的疗效和安全性均优于对照组。

## 1　资料和方法

**1.1　临床资料**：芍倍注射液组：共431例。性别，男188、女243；年龄16~85岁，平均41.3岁；病种，内痔249例、静脉曲张型混合痔182例，其中Ⅰ、Ⅱ、Ⅲ期分别为82、118、49例；病程0.5~28年，平均3.2年。

消痔灵注射液组：共110例。性别，男57、女53；年龄19~69岁，平均40.5岁；病种：内痔、63例，静脉曲张型混合痔47例，其中Ⅰ、Ⅱ、Ⅲ期分别为22、31、10例；病程2月~24年，平均3.0年。

两组计量指标由于非正态分布，故采用非参数方差方法检验（Wilcoxon检验）。计数资料统计量为卡方值，计量资料统计量为Z值。结果显示两组性别、诊断、内痔分期、年龄、病程差别无显著性，两组均衡性基本良好，具有可比性。

**1.2　药品**：芍倍注射液，北京市樱花制药厂生产，批号：990429，规格10ml/支。消痔灵注射液，北京第四制药厂生产，批号：98102002.2，规格10ml/支。

1.3　观察指标：疗效：a. 时间效应：疗后3、7、10天效应；b. 症状：包括便后出血、痔脱垂等；c. 体征：痔大小及黏膜情况。安全性：a. 一般体格检查；b. 血、尿、便常规化验，出、凝血时间与抗凝实验；c. 心（心电图、GOT、肌酸磷酸激酶），肝（GPT、总胆红素、直接胆红素），肾（BUN、Cr）功能检查，胸透。d. 局部刺激、并发症、后遗症。

1.4　方法：治疗组：肛周碘酒、酒精消毒，0.5%利多卡因局部麻醉。肛门镜下用碘伏消毒肛管及直肠下端，肛门镜下检查内痔分布及大小。将芍倍注射液与0.5%的利多卡因按2：1比例稀释，用带5号长针头的5ml注射器抽取药液开始注射。按先小后大、先上后下顺序，在齿线上直肠下端隆起或松弛的黏膜中心点快速进针，针头刺破黏膜后少量推注药液，注射部位立刻均匀隆起，说明注射位置正确，继续推药并缓慢推针，使局部完全均匀饱满充盈，同时黏膜表面颜色变浅。同一部位可重复注射，一处用量一般为1~5ml。总量视痔核大小而定，一般10~40ml。术毕无需包扎，术后无需换药，正常进食和排便。对静脉曲张型混合痔只对其内痔部分执行同上的注射方法。

对照组：按使用说明书所述分四步注射。

## 2　结果

2.1　疗效判断标准（中药新药临床研究指导原则　第一辑）

痊愈：便后无出血、无脱出，肛镜检查痔黏膜、皮肤恢复正常，痔完全萎缩；显效：便后无出血、无脱出，肛镜检查痔明显消退，痔黏膜轻度充血，痔变小；有效：便后仍有少量出血，伴轻度脱垂，肛镜检查痔黏膜轻度充血；无效：达不到有效标准，甚至加重者。

2.2　疗效

（1）症状改善：治疗前两组症状无差异，治疗后各时间点便血和痔脱出治疗组低于对照组，差别有显著性，$P < 0.05$，见表1。

### 表1　两组治疗后症状改善

| 组　别 | 疗前(%) | | 疗后3天(%) | | 疗后7天(%) | | 疗后10天(%) | |
|---|---|---|---|---|---|---|---|---|
| | 便血 | 脱出 | 便血 | 脱出 | 便血 | 脱出 | 便血 | 脱出 |
| 治疗组 | 313(72.62) | 305(70.77) | 5(1.16) | 12(2.78) | 2(0.46) | 3(0.70) | 1(0.23) | 3(0.70) |
| 对照组 | 81(73.64) | 79(71.82) | 29(26.36) | 38(34.55) | 20(18.18) | 25(22.73) | 14(12.73) | 16(14.55) |

（2）痔黏膜修复：治疗前两组无差异，治疗后7、10天时痔表面黏膜糜烂发生率治疗组低于对照组，差别有显著性，$P < 0.05$，3天时差别无显著性，见表2。

### 表2　两组治疗后黏膜糜烂改善

| 组　别 | 疗前（例） | 疗后3天（%） | 疗后7天（%） | 疗后10天（%） |
|---|---|---|---|---|
| 治疗组 | 129（29.93） | 99（22.97） | 28（6.50） | 3（0.70） |
| 对照组 | 32（29.10） | 27（24.55） | 19（17.27） | 10（9.09） |

（3）痔萎缩：治疗后7、10天时痔残留治疗组低于对照组，差别有显著性，$P < 0.05$，说明治疗组萎缩痔核的效果优于对照组，3天时差别无显著性，见表3。

### 表3　两组治疗后痔萎缩情况

| 组　别 | 疗前 | 疗后3天（%） | 疗后7天（%） | 疗后10天（%例） |
|---|---|---|---|---|
| 治疗组 | 431 | 295（68.45） | 78（18.10） | 14（3.25%） |
| 对照组 | 110 | 82（75.55） | 41（37.27） | 26（23.64） |

（4）综合疗效：痊愈率和显效率治疗组显著高于对照组，$P < 0.05$；有效率和无效率两组差异无显著性，$P > 0.05$，见表4。

**表 4　综合疗效**

| 组　别 | N | 痊愈 | | 显效 | | 有效 | | 无效 | |
|---|---|---|---|---|---|---|---|---|---|
| | | 例数 | % | 例数 | % | 例数 | % | 例数 | % |
| 治疗组 | 431 | 394 | 91.42 | 429 | 99.53 | 431 | 100 | 0 | 0.00 |
| 对照组 | 110 | 82 | 74.55 | 102 | 92.73 | 109 | 99.09 | 1 | 0.91 |

## 2.3　不良反应

（1）全身

基本生命体征：两组收缩压、舒张压指标在疗前、疗后组间比较差别有显著性，但均在正常范围，无临床意义。两组体温、呼吸、脉搏治疗前后差别无显著性且均在正常范围。

检验检查指标分析比较：芍倍注射液组疗后新增异常项目有 5 例血常规、2 例心电图、尿常规粪常规和 GPT 各 1 例，均无临床意义；消痔灵注射液组疗后新增异常项目有 10 例血常规、总胆红素和直接胆红素各 1 例，均无临床意义。对照治疗前后由异常转正常的项目和数量及组间比较，考虑原因主要由检验检查误差所致，而与试验药物无关联。

（2）局部

局部不良反应发生，治疗组 4 例，发生率 0.93%，对照组 90 例，发生率 81.82%，组间有显著差异，$P < 0.01$，见表 5。

**表 5　两组不良反应发生情况**

| 组　别 | 合计（%） | 硬结（%） | 直肠狭窄（%） | 坏死出血（%） | 肛门疼痛（%） | 其它（%） |
|---|---|---|---|---|---|---|
| 治疗组 | 4（0.93） | 2（0.46） | 0 | 0 | 0 | 2（0.46） |
| 对照组 | 90（81.82） | 81（73.64） | 2（1.82） | 2（1.82） | 3（2.73） | 2（1.82） |

注：表中其它项，治疗组 2 例为肛门坠胀；对照组为 1 例局部脓肿、1 例便秘。

## 3　讨论

注射疗法是目前国内外普遍使用的一种非手术疗法，其优点是治疗内痔的效果几乎可以和手术比较，痛苦小，治疗时间短。但由于目前临床所使用的注射药物在治疗后存在不同程度的不良反应[1~3]，尤其是治疗后局部硬结、直肠狭窄、坏死大出血的频发使许多医生不得不减量和降低药物浓度来试图避免，但这一提高安全性的方法会反过来降低临床疗效。目前临床广泛使用的硬化剂和坏死剂均存在这一矛盾。降低或避免注射疗法的不良反应与提高临床疗效同等重要。

芍倍注射液是依据中医对痔的认识理论和中药配伍原则提取中药乌梅、五倍子和赤芍的有效成分枸橼酸、没食子酸和芍药苷组成，多年的临床使用和实验室研究显示该药在消除症状、萎缩痔核的同时不产生局部硬结、不坏死，在安全性方面较以往的注射剂有显著提高。《素问·生气通天论》有"因而饱食，筋脉横解，肠澼为痔"。《内经知要》认为"脉入肛，故为痔"，"痔乃筋脉"。历代医家较一致的观点认为痔是"筋脉迟缓、血液瘀积"的血管经脉病变。针对此认识，运用《黄帝内经》"散者收之"，"下者举之"，"酸可收敛"，"涩可固脱"，立收敛固涩、凉血止血、活血化瘀治法。据《景岳全书》"用五味子、乌梅之类，以固之涩之"等经验，筛选出乌梅、五倍子、赤芍三味中药组成处方，其中乌梅、五倍子酸涩收敛，为君、臣，赤芍活血化瘀起反佐作用。拆方试验证实，三味中药的有效成分柠檬酸、没食子酸和芍药苷同样保持这种配伍关系，将三成分的不同配伍进行对 Wistar 大鼠足跖部皮下注射的致炎试验和对小鼠腹腔注射致扭体试验，结果显示，枸橼酸 + 没食子酸在局部注射后，产生较为强烈的致炎、致痛作用；配伍芍药苷不仅可以缓解其致炎性，亦发挥了芍药苷的解痉止痛功效，三药相辅相制相成。

人体病理学研究结果显示，芍倍注射液注射后痔表面黏膜完整保留，黏膜下组织蛋白成分迅即凝固，组织均质化，扩张的静脉收缩，静脉壁结构同样发生蛋白凝固，不伴出血或明显炎症反应，2 天后大部凝固成分崩解、吸收，修复过程无明显肉芽组织或瘢痕形成，均质化的迂曲静脉壁或消失或纤维化致管腔变小，或通过机化管腔闭塞[4]。这与临床中注射后痔核立刻萎缩，萎缩后局部不留硬结不坏死的结果一致。消痔灵注射后坏死组织及其周围的炎症和水肿反应重，修复过程中，炎症带内或增生纤维组织中有较多异物巨细胞及炎性肉芽肿形成，局部胶原沉积较多，有瘢痕形成倾向。

本次临床观察结果显示芍倍注射液治疗内痔和静脉曲张型混合痔在症状和体征两方面的改善均优于消痔灵注射液，在术后不良反应的发生尤其是局部硬结的发生显著低于消痔灵注射液，与病理研究结果一致。1999 年我们曾进行过一次两药的临床疗效对照观察，共收治病例 240 例，剔除 7 例，实际进入统计芍倍注射液组 116 例，消痔灵注射液组 117 例。两组有效率均为 100%，显效率芍倍注射液组 100% 显著高于消痔灵注射组 91.38%（P＜0.01），痊愈率芍倍注射液组 91.38% 显著高于消痔灵注射液组 76.07%（P＜0.01）。两组安全性观察，均未出现全身不良反应。肛门局部不良事件，芍倍注射液组 11 例，其中无不良反应；消痔灵注射液组 115 例均属不良反应，不良反应发生率 98.29%。两组不良事件和不良反应比较均有显著差异（P＜0.01）。此结果与本次观察结果一致。

针对目前一些不切实际的注射方法[5]，芍倍注射液的发明人安阿玥也进行了创新，遵循将合适的量注入至合适的部位的原则，提出"见痔进针、先小后大、退针给药、饱满为度"十六字法，可以说是对注射法的简化和规范，便于推广时使用者掌握。

综上，芍倍注射液是治疗各期内痔、静脉曲张型混合痔的安全、有效药物，且安全性、有效性优于对照药消痔灵注射液。

## 4　参考文献

[1] 李德勇. 硬化剂注射治疗痔术后大出血 12 例. 美国中华国际医学杂志，2003 年，1（3）：80.
[2] 章勇. 注射消痔灵引起直肠狭窄 1 例. 中华普通外科杂志. 2001 年，16（6）：367.
[3] 王松保，何福莲. 消痔灵注射内痔致并发症分析. 中国肛肠病杂志. 1996 年，16（3）：16.
[4] 安阿玥，王晏美. 安痔注射液治疗痔的临床疗效和病理学观察. 中国肛肠病杂志，2000 年，20（11）：3.
[5] 王玉成. 肛管周围疾病诊治现状. 中国实用外科杂志，2001 年，21（11）：24.

《中国医药学报》2004 年第 19 卷增刊

# 芍倍注射液治疗内痔静脉曲张型混合痔临床研究

王晏美　范学顺　李　辉　郑丽华　指导：安阿玥

（北京中日友好医院肛肠科，北京　1000029）

**摘要**　采用芍倍注射液注射治疗内痔静脉曲张型混合痔，并在疗效和安全性方面与消痔灵注射液进行对比，治疗组 431 例，痊愈率、显效率和有效率分别为 93.97%、99.54%、100%；对照组 110 例，痊愈率、显效率和有效率分别 76.36%、87.27%、97.27%。组间比较，痊愈率、显效率治疗组显著优于对照组，差别有高度显著性（P＜0.01）。两组对全身均无影响，肛门局部不良反应发生率，治疗组和对照组分别为 0.93%、81.82%，治疗组明显低于对照组，差别有显著性（P＜0.01）。

**主题词**　芍倍注射液；注射；痔

芍倍注射液是我科安阿玥主任发明的二类痔疮新药，原名安痔注射液，临床已使用十余年，2003 年获得新药证书（国药证字 H20030036）并生产应用。2000 年起我们对其进行与消痔灵注射液的对照观察，结果显示治疗组的疗效和安全性均优于对照组。

## 1　资料和方法

1.1　临床资料：芍倍注射液组：共 431 例。性别，男 188、女 243；年龄 16～85 岁，平均 41.3 岁；病种，内痔 249 例、静脉曲张型混合痔 182 例，其中Ⅰ、Ⅱ、Ⅲ期分别为 82、118、49 例；病程 0.5～28 年，平均 3.2 年。

消痔灵注射液组：共 110 例。性别，男 57、女 53；年龄，19～69 岁，平均 40.5 岁；病种，内痔 63 例、静脉曲张型混合痔 47 例，其中Ⅰ、Ⅱ、Ⅲ期分别为 22、31、10 例；病程 2 月～24 年，平均

3.0 年。

两组计量指标由于非正态分布，故采用非参数方差方法检验（Wilcoxon 检验）。计数资料统计量为卡方值，计量资料统计量为 Z 值。结果显示两组性别、诊断、内痔分期、年龄、病程差别无显著性，两组均衡性基本良好，具有可比性。

1.2 药品：芍倍注射液，北京市樱花制药厂生产，批号：990429，规格 10ml/支。消痔灵注射液，北京第四制药厂生产，批号：98102002.2，规格 10ml/支。

1.3 观察指标：疗效：a. 时间效应：疗后 3、7、10 天效应；b. 症状：包括便后出血、痔脱垂等；c. 体征：痔大小及黏膜情况。安全性：a. 一般体格检查；b. 血、尿、便常规化验，出、凝血时间与抗凝实验；c. 心（心电图、GOT、肌酸磷酸激酶），肝（GPT、总胆红素、直接胆红素），肾（BUN、Cr）功能检查，胸透。d. 局部刺激、并发症、后遗症。

1.4 方法：治疗组：肛周碘酒、酒精消毒，0.5% 利多卡因局部麻醉。肛门镜下用碘伏消毒肛管及直肠下端，肛门镜下检查内痔分布及大小。将芍倍注射液与 0.5% 的利多卡因按 2：1 比例稀释，用带 5 号长针头的 5ml 注射器抽取药液开始注射。按先小后大、先上后下顺序，在齿线上直肠下端隆起或松弛的黏膜中心点快速进针，针头刺破黏膜后少量推注药液，注射部位立刻均匀隆起，说明注射位置正确，继续推药并缓慢推针，使局部完全均匀饱满充盈，同时黏膜表面颜色变浅。同一部位可重复注射，一处用量一般为 1～5ml。总量视痔核大小而定，一般 10～40ml。术毕无需包扎，术后无需换药，正常进食和排便。对静脉曲张型混合痔只对其内痔部分执行同上的注射方法。

对照组：按使用说明书所述分四步注射。

## 2 结果

### 2.1 疗效判断标准（中药新药临床研究指导原则 第一辑）

痊愈：便后无出血、无脱出，肛镜检查痔黏膜、皮肤恢复正常，痔完全萎缩；显效：便后无出血、无脱出，肛镜检查痔明显消退，痔黏膜轻度充血，痔变小；有效：便后仍有少量出血，伴轻度脱垂，肛镜检查痔黏膜轻度充血；无效：达不到有效标准，甚至加重者。

### 2.2 疗效

（1）症状改善：治疗前两组症状无差异，治疗后各时间点便血和痔脱出治疗组低于对照组，差别有显著性，P < 0.05，见表 1。

表 1　两组治疗后症状改善

| 组　别 | 疗前（%） | | 疗后 3 天（%） | | 疗后 7 天（%） | | 疗后 10 天（%） | |
| --- | --- | --- | --- | --- | --- | --- | --- | --- |
| | 便血 | 脱出 | 便血 | 脱出 | 便血 | 脱出 | 便血 | 脱出 |
| 治疗组 | 313(72.62) | 305(70.77) | 5(1.16) | 12(2.78) | 2(0.46) | 3(0.70) | 1(0.23) | 3(0.70) |
| 对照组 | 81(73.64) | 79(71.82) | 29(26.36) | 38(34.55) | 20(18.18) | 25(22.73) | 14(12.73) | 16(14.55) |

（2）痔黏膜修复：治疗前两组无差异，治疗后 7、10 天时痔表面黏膜糜烂发生率治疗组低于对照组，差别有显著性，P < 0.05，3 天时差别无显著性，见表 2。

表 2　两组治疗后黏膜糜烂改善

| 组　别 | 疗前（例） | 疗后 3 天（%） | 疗后 7 天（%） | 疗后 10 天（%） |
| --- | --- | --- | --- | --- |
| 治疗组 | 129 (29.93) | 99 (22.97) | 28 (6.50) | 3 (0.70) |
| 对照组 | 32 (29.10) | 27 (24.55) | 19 (17.27) | 10 (9.09) |

（3）痔萎缩：治疗后 7、10 天时痔残留治疗组低于对照组，差别有显著性，P < 0.05，说明治疗组萎缩痔核的效果优于对照组，3 天时差别无显著性，见表 3。

表 3　两组治疗后痔萎缩情况

| 组　别 | 疗前 | 疗后 3 天（%） | 疗后 7 天（%） | 疗后 10 天（%例） |
| --- | --- | --- | --- | --- |
| 治疗组 | 431 | 295 (68.45) | 78 (18.10) | 14 (3.25%) |
| 对照组 | 110 | 82 (75.55) | 41 (37.27) | 26 (23.64) |

（4）综合疗效　痊愈率和显效率治疗组显著高于对照组，P < 0.05；有效率和无效率两组差异无显著性，P > 0.05，见表4。

表4　综合疗效

| 组　别 | N | 痊愈 | | 显效 | | 有效 | | 无效 | |
|---|---|---|---|---|---|---|---|---|---|
| | | 例数 | % | 例数 | % | 例数 | % | 例数 | % |
| 治疗组 | 431 | 405 | 93.97 | 429 | 99.54 | 431 | 100 | 0 | 0.00 |
| 对照组 | 110 | 84 | 76.36 | 96 | 87.27 | 107 | 97.27 | 3 | 2.73 |

## 2.3　不良反应

（1）全身

基本生命体征：两组收缩压、舒张压指标在疗前、疗后组间比较差别有显著性，但均在正常范围，无临床意义。两组体温、呼吸、脉搏治疗前后差别无显著性且均在正常范围。

检验检查指标分析比较：芍倍注射液组疗后新增异常项目有5例血常规、2例心电图、尿常规粪常规和GPT各1例，均无临床意义；消痔灵注射液组疗后新增异常项目有10例血常规、总胆红素和直接胆红素各1例，均无临床意义。对照治疗前后由异常转正常的项目和数量及组间比较，考虑原因主要由检验检查误差所致，而与试验药物无关联。

（2）局部

局部不良反应发生，治疗组4例，发生率0.93%，对照组90例，发生率81.82%，组间有显著差异，P < 0.01，见表5。

表5　两组不良反应发生情况

| 组　别 | 合计（%） | 硬结（%） | 直肠狭窄（%） | 坏死出血（%） | 肛门疼痛（%） | 其它（%） |
|---|---|---|---|---|---|---|
| 治疗组 | 4（0.93） | 2（0.46） | 0 | 0 | 0 | 2（0.46） |
| 对照组 | 90（81.82） | 81（73.64） | 2（1.82） | 2（1.82） | 3（2.73） | 2（1.82） |

注：表中其它项，治疗组2例为肛门坠胀；对照组为1例局部脓肿、1例便秘。

## 3　讨论

注射疗法是目前国内外普遍使用的一种非手术疗法，其优点是治疗内痔的效果几乎可以和手术比较，痛苦小，治疗时间短。但由于目前临床所使用的注射药物在治疗后存在不同程度的不良反应[1~3]，尤其是治疗后局部硬结、直肠狭窄、坏死大出血的频发使许多医生不得不减量和降低药物浓度来试图避免，但这一提高安全性的方法会反过来降低临床疗效。目前临床广泛使用的硬化剂和坏死剂均存在这一矛盾。降低或避免注射疗法的不良反应与提高临床疗效同等重要。

芍倍注射液是依据中医对痔的认识理论和中药配伍原则提取中药乌梅、五倍子和赤芍的有效成分枸橼酸、没食子酸和芍药苷组成，多年的临床使用和实验室研究显示该药在消除症状、萎缩痔核的同时不产生局部硬结、不坏死，在安全性方面较以往的注射剂有显著提高。《素问·生气通天论》有"因而饱食，筋脉横解，肠澼为痔"。《内经知要》认为"脉入肛，故为痔"，"痔乃筋脉"。历代医家较一致的观点认为痔是"筋脉迟缓、血液瘀积"的血管经脉病变。针对此认识，运用《黄帝内经》"散者收之"，"下者举之"，"酸可收敛"，"涩可固脱"，立收敛固涩、凉血止血、活血化瘀治法。据《景岳全书》"用五味子、乌梅之类，以固之涩之"等经验，筛选出乌梅、五倍子、赤芍三味中药组成处方，其中乌梅、五倍子酸涩收敛，为君、臣，赤芍活血化瘀起反佐作用。拆方试验证实，三味中药的有效成分柠檬酸、没食子酸和芍药苷同样保持这种配伍关系，将三成分的不同配伍进行对Wistar大鼠足跖部皮下注射的致炎试验和对小鼠腹腔注射致扭体试验，结果显示，枸橼酸 + 没食子酸在局部注射后，产生较为强烈的致炎、致痛作用；配伍芍药苷不仅可以缓解其致炎性，亦发挥了芍药苷的解痉止痛功效，三药相辅相制相成。

人体病理学研究结果显示，芍倍注射液注射后痔表面黏膜完整保留，黏膜下组织蛋白成分迅即凝固，组织均质化，扩张的静脉收缩，静脉壁结构同样发生蛋白凝固，不伴出血或明显炎症反应，2天后大部凝固成分崩解、吸收，修复过程无明显肉芽组织或瘢痕形成，均质化的迂曲静脉壁或消失或纤维化致管腔变小，或通过机化管腔闭塞[4]。消痔灵注射后坏死组织及其周围的炎症和水肿反应重，修复过程中，炎症带内或增生纤维组织中有较多异物巨细胞及炎性肉芽肿形成，局部胶原沉积较多，有瘢痕形成倾向。

本次临床观察结果显示芍倍注射液治疗内痔和静脉曲张型混合痔在症状和体征两方面的改善均优于消痔灵注射液，在术后不良反应的发生尤其是局部硬结的发生显著低于消痔灵注射液，与病理研究结果一致。

针对目前一些不切实际的注射方法[5]，芍倍注射液的发明人安阿玥也进行了创新，遵循将合适的量注入至合适的部位的原则，提出"见痔进针、先小后大、退针给药、饱满为度"十六字法，可以说是对注射法的简化和规范，便于推广时使用者掌握。

综上，芍倍注射液是治疗各期内痔、静脉曲张型混合痔的安全、有效药物，且安全性、有效性优于对照药消痔灵注射液。

## 4 参考文献

[1] 李德勇. 硬化剂注射治疗痔术后大出血12例. 美国中华国际医学杂志, 2003年, 1 (3)：80.
[2] 章勇. 注射消痔灵引起直肠狭窄1例. 中华普通外科杂志. 2001年, 16 (6)：367.
[3] 王松保, 何福莲. 消痔灵注射内痔致并发症分析. 中国肛肠病杂志. 1996年, 16 (3)：16.
[4] 安阿玥, 蒋建婷, 王晏美. 安痔注射液治疗痔的临床疗效和病理学观察. 中国肛肠病杂志, 2000年, 20 (11)：3.
[5] 王玉成. 肛管周围疾病诊治现状. 中国实用外科杂志, 2001年, 21 (11)：24.

《中国肛肠病杂志》2005年第3期

# 母痔区剥扎加注射术治疗Ⅲ期环状混合痔120例

王晏美　安阿玥*　孙秋云

（中日友好医院肛肠科，北京　100029）

**摘要**　目的：观察母痔区剥扎加注射术治疗Ⅲ期环状混合痔的疗效。方法：对环状混合痔的3、7、11点3个母痔区行外痔剥离内痔结扎，对其余内痔用安痔注射液注射治疗，术中不松解肛门括约肌。结果：120例治愈112例，占93.33%；显效8例，占6.67%。全部有效，疗程14天~25天，平均16.5天。术后半年随访，有随访结果93例，除3例偶有肛门潮湿外，无一例继发肛裂和肛门狭窄。结论：母痔区剥扎消除原发痔，配合注射术，对组织损伤轻，疗效较好，术后无后遗症；术中不切开肛门括约肌，可防止远期复发。

**主题词**　母痔区剥扎　注射　环状混合痔

Ⅲ期环状混合痔治疗难度较大，尤其是结缔组织型，以往多采用环切或分段结扎法。1994年7月至1999年5月间笔者采用母痔区外剥内扎，其它部位内痔采用安痔注射液注射治疗，共观察120例，效果满意，现报告如下。

## 1 资料和方法

### 1.1 临床资料

120例中男性73例、女性47例；年龄28~76岁，平均43.5岁；病程5年以下35例、6年~10年49例、11年~20年24例、20年以上12例；病理分型，外痔属结缔组织型90例，属静脉曲张型50例；既往采用过注射治疗者13例、手术治疗者8例；主痔核（最隆起的痔）完全位于母痔区（肛门截石位3、7、11点）者110，占91.67%，不完全位于母痔区者10例，占8.33%。

### 1.2 治疗方法

**1.2.1** 术前准备：排空大便，清洗肛门，进少量饮食。对过度紧张患者于术前半小时肌肉注射苯巴妥钠0.2g。

### 1.2.2　手术操作

患者取侧卧位，行骶管阻滞麻醉，骶管裂孔畸形者行局部浸润麻醉。碘酒、酒精消毒肛周，1‰新洁尔灭消毒肛管和齿线上痔区3遍，然后用干棉球2个填塞直肠腔。

选择3个母痔区作为外剥内扎部位，对部分主痔不在母痔区者则选择主痔区作剥扎点，3个剥扎点之间留皮桥和黏膜桥。剥扎时用组织钳将外痔隆起的顶部夹住轻提，从肛缘外沿提起的痔两侧切开皮肤，剥离皮下结缔组织及静脉丛，剥离时在肛门外括约肌的表面留少量血管丛及结缔组织，将剥离组织向肛内游离，至齿线处时用大弯止血钳从游离痔核的基底部连同齿线上的内痔一并夹住，在止血钳下端行"8"字贯穿缝扎，保留0.5cm长残端，其余予以剪除，然后推回肛内。修剪两侧皮缘，使外痔切口呈"V"字形向外放射状，保持引流通畅。若切口两侧有皮下静脉怒张，结缔组织增生或血栓，应于潜行剥离。

在肛门镜下对未结扎的内痔用2∶1浓度（2份安痔注射液加1份0.5%利多卡因）的安痔注射液注射，注射进针刺破痔黏膜时速度要快，遇肌性抵抗感后缓慢退针给药，使药液均匀充盈痔核。注射完毕后取出术前填塞直肠腔的干棉球，退出肛门镜，用绷带加压包扎。

### 1.2.3　术后治疗：

术后24小时可排大便，大便后用中药坐浴，京万红少量涂创面，并纳凡士林油纱条。

### 1.2.4　疗效标准

临床疗效分为四级：治愈：痔核脱出和出血等症状完全消失，肛缘平整，肛镜下见内痔消失和萎缩。显效：痔核脱出和出血等症状完全消失，肛缘皮桥处轻度隆起，肛镜下见结扎的内痔消失，注射的痔核萎缩≥50%。好转：痔核脱出和出血等症状较术前减轻，注射的痔核萎缩<50%。无效：痔核脱出和出血等症状较术前无明显改善，注射的痔核萎缩<25%。

## 2　结果

### 2.1　疗效：

治愈112例，占93.33%；显效8例，占6.67%。全部有效，疗程14天~25天，平均16.5天。

### 2.2　术后反应：

术后当日发生尿潴留4例，有7例患者因疼痛服用强痛定片。无发烧、肛门大出血等并发症。

### 2.3　复发情况：

术后半年随访，有随访结果91例，3例主诉偶有肛门潮湿，用温水坐浴后好转，余皆正常。

## 3　讨论

环状混合痔有一定特殊性，其手术处理有较大难度，采用一般外剥内扎无法处理3个以上的较大痔核，若切除过多，不易保留足够的皮肤黏膜桥，容易导致肛门狭窄；若切除不足，多余的皮瓣易水肿，须作分次处理，影响治疗的彻底性[1]。笔者在治疗时对母痔区痔采用剥切，其它部位的痔采用具有活血化瘀、收敛固涩功能的安痔注射液[2]注射治疗，既不需要切开肛门括约肌来预防肛门狭窄，又可一次治愈。

### 3.1　母痔区问题

肛门截石位3、7、11点是痔的最常见部位，人们认为这3点是痔的原发部位，即母痔区。Miles[3]提出母痔区的形成与直肠上动脉的分支类型有关，他在研究中发现直肠上动脉的黏膜支分布于直肠柱内，其右前、右后及左中之处的血管特别密集，因而原发内痔常发生于此。丁义山等[4]采用树脂铸型扫描电镜法对17例因急性创伤死亡的成人肛门直肠部壁内微血管分布、构成及特点进行观察研究，结果发现该处的静脉丛有区域差别，可纵向区分为相间的3个密集区和3个稀疏区，密集区内静脉粗大，吻合较多，从而肯定母痔特发区的存在。根据母痔区为原发痔部位这一特点，笔者选择这些部位作为剥扎点，可消除环状混合痔的发病源，虽然剥扎点不超过3个，但近期及远期疗效均较好。

### 3.2　肛门括约肌松解

为防止术后皮桥水肿和肛门狭窄，目前混合痔外剥内扎术多对肛门括约肌进行切开松解[5]。笔者以往也采用这种方法，但远期疗效差。国内一些学者通过研究发现，肛门括约肌功能下降是痔发生的重要原因。刘爱华等报道[6]，切断家兔肛门神经主干和给予肛门镜持续过度扩肛，可在肛门形成类似人痔样病理改变。丁义山等也报道[4]，肛门括约肌松弛可使肛门静脉泵功能下降而形成痔。笔者在临床中也观察到一些肛门括约肌受损和先天性肛门括约肌松弛的患者大多伴有严重的内痔。刘爱华认为[6]这是一种代偿性反应。为此，笔者在术中不对括约肌行松解术，而是通过合理选择切口及其部位，尽量少损伤肛缘皮肤和组织来防止术后皮桥水肿和肛门狭窄，这样既避免术后并发症和后遗症的发生，又保证了远期效果。

### 3.3　静脉团剥离

以往在外剥时，都是将皮下至肌层的静脉团及结缔组织彻底剥离，郝希伊认为静脉丛剥离彻底可以避免肛缘水肿[7]。但术后创口愈合慢，愈合后瘢痕较重，还可继发肛裂。笔者手术时在肌表面保留少量血管丛及结缔组织，这样有利于创面愈合，可减轻愈合后瘢痕。

### 3.4　外痔切口

外痔切口的形状和长短直接影响到术后肛门的疼痛、皮桥水肿和创口愈合。切口形状应呈梭形（或"V"字形）向外放射状，长短视剥离痔核大小而定，对较大的痔核，切口尽量向肛缘外延长，这样不仅有利于创面引流，避免皮桥水肿，愈合后瘢痕呈纵形不会形成环状狭窄。

### 3.5　注射注意事项

注射前必须严格消毒。注射时遵循"见痔注射，退针给药"原则。注射进针切忌过深，尤其是肛门前侧，防止刺伤前列腺。较大的痔核可呈扇形注射，但在调换方向时必须将针头退至进针处再向痔核另一侧进针注射，切忌在痔核内乱刺，或在痔表面穿孔过多，使药液外溢。

### 4　参考文献

[1] 李省吾，周禾平，王子甲，等. 环状痔分段结扎改良术式的临床应用. 中国肛肠病杂志，1994；14（1）：23.
[2] 安阿玥. 肛肠病学. 北京：人民卫生出版社，1998. 101
[3] 张东铭. 肛肠外科解剖生理学. 西安：陕西　科学技术出版社，1989. 144
[4] 丁义山，真丙攸，张云鹏，等. 内痔本质的探讨. 中国肛肠病杂志，1990；10（3）：3.
[5] 潘维庆，查绍文. 分段结扎术治疗环形混合痔241 例. 中国肛肠病杂志，1994；14（1）：43.
[6] 刘爱华，刘纪崇. 内痔发病机制的研究－括约肌功能下降学说. 中国肛肠病杂志，1989；9（1）：3.
[7] 郝稀伊. 切扎缝三部疗法治疗Ⅲ期内痔. 中国肛肠病杂志，1997；17（5）：39.

《中日友好医院学报》2000 年第 14 卷第 1 期

# 不同剥扎术式治疗环状混合痔 112 例

王晏美　李立　安阿玥

（中日友好医院肛肠科，北京　100029）

**摘要**　目的：观察依据病理分型采用不同剥扎术式治疗环状混合痔的疗效，并探讨肛门括约肌功能异常与混合痔发病的关系。方法：对环状混合痔采用分段外痔剥离内痔结扎及非结扎部位内痔用"安痔注射液"注射，并对其中结缔组织型行肛门括约肌松解，对静脉曲张型不松解肛门括约肌。结果：112 例治愈 108 例，占 96.43%；显效 4 例，占 3.57%。全部有效，疗程 12～20d，平均 16.5d。术后半年随访，有随访结果 95 例，除 3 例偶有肛门潮湿外，无一例复发和继发肛裂及肛门狭窄。结论：结缔组织型环状混合痔患者，其肛门括约肌紧张，弹性差，术中作肛门括约肌松解可减轻术后疼痛，防止术后局部水肿及肛门狭窄；静脉曲张型环状混合痔患者，其肛门括约肌大多松弛，术中不松解肛门括约肌，可防止远期复发。肛门括约肌功能异常与混合痔发病之间的关系值得进一步探讨。

**主题词**　病理分型　剥扎术　环状混合痔

中图分类号：R657.1$^{+}$8　文献标识码：A

环状混合痔治疗难度较大，目前较多采用的是分段剥扎法，而在术中是否松解肛门括约肌却存在两种截然相反的观点。1996 年 7 月至 2000 年 1 月间笔者对环状混合痔采用分段外剥内扎及非结扎部位内痔用安痔注射液注射，并依据病理分型对其中结缔组织型行肛门括约肌松解，而静脉曲张型不松解肛门括约肌，共观察 112 例，效果满意，现报告如下。

## 1　资料和方法

### 1.1　临床资料

112 例中男性 69 例、女性 43 例；年龄 21～76 岁，平均 46.5 岁；病程 5 年以下 31 例、6 年～10 年 48 例、11 年～20 年 25 例、20 年以上 8 例；病理分型，外痔属结缔组织型 38 例，属静脉曲张型 84 例；分期，结缔组织型中 Ⅰ、Ⅱ、Ⅲ期分别为 2 例、19 例和 17 例，静脉曲张型中 Ⅰ、Ⅱ、Ⅲ期分别为 5 例、34 例和 45 例；既往治疗，药物治疗者 87 例，注射治疗者 21 例、手术治疗者 6 例。

### 1.2　治疗方法

#### 1.2.1　术前准备：排空大便，清洗肛门，进少量饮食。对过度紧张患者于术前半小时肌肉注射苯巴妥钠 0.2g。

#### 1.2.2　手术操作

患者取侧卧位，行骶管阻滞麻醉，骶管裂孔畸形者行局部浸润麻醉。碘酒、酒精消毒肛周，1‰新洁尔灭消毒肛管和齿线上痔区 3 遍，然后用干棉球 2 个填塞直肠腔。

选择 2～3 个外痔隆起最明显处作为外剥内扎部位，剥扎点之间留皮桥和黏膜桥。剥扎时用组织钳将外痔隆起的顶部夹住轻提，从肛缘外沿提起的痔两侧切开皮肤，剥离皮下结缔组织及静脉丛，剥离时在肛门外括约肌的表面留少量血管丛及结缔组织，将剥离组织向肛内游离，至齿线处时用大弯止血钳从游离痔核的基底部连同齿线上的内痔一并夹住，在止血钳下端行"8"字贯穿缝扎，保留 0.5cm 长残端，其余予以剪除，然后推回肛内。修剪两侧皮缘，使外痔切口呈"V"字形向外放射状，保持引流通畅。若切口两侧有皮下静脉怒张，结缔组织增生或血栓，应于潜行剥离。对结缔组织型者选择最大的外痔剥离切口在直视下切断外括约肌皮下部及浅部的部分肌纤维，内括约肌也作部分切开，其结果为创口向外引流通畅，指诊肛门紧束感消失，麻醉状态下可顺利纳入 3～4 指。

在肛门镜下对未结扎的内痔用 2：1 浓度（2 份安痔注射液加 1 份 0.5% 利多卡因）的安痔注射液注射，注射进针刺破痔黏膜时速度要快，遇肌性抵抗感后缓慢退针给药，使药液均匀充盈痔核。注射完毕后取出术前填塞直肠腔的干棉球，退出肛门镜，用绷带加压包扎。

#### 1.2.3　术后治疗：术后 24 小时可排大便，大便后用中药坐浴，京万红少量涂创面，并纳凡士林油纱条。

#### 1.2.4　疗效标准

临床疗效分为四级：治愈：痔核脱出和出血等症状完全消失，肛缘平整，肛镜下见内痔消失和萎缩。显效：痔核脱出和出血等症状完全消失，肛缘皮桥处轻度隆起，肛镜下见结扎的内痔消失，注射的痔核萎缩 ≥50%。好转：痔核脱出和出血等症状较术前减轻，注射的痔核萎缩 <50%。无效：痔核脱出和出血等症状较术前无明显改善，注射的痔核萎缩 <25%。

## 2　结果

### 2.1　疗效：治愈 108 例，占 96.43%；显效 4 例，占 3.57%。全部有效，疗程 12～20d，平均 16.5d。

### 2.2　术后反应：术后当日发生尿潴留 3 例，有 9 例患者因疼痛服用强痛定片。无发烧、肛门大出血等并发症。

### 2.3　复发情况：术后半年随访，有随访结果 95 例，3 例主诉偶有肛门潮湿，用温水坐浴后好转，余皆正常。

## 3　讨论

环状混合痔目前普遍采用外剥内扎术治疗，针对术后较易出现的疼痛、皮桥水肿及肛门狭窄多主张对肛门括约肌进行切开松解[1]。笔者在治疗时除对 2～3 处主痔区采用剥切术外，其它部位的痔采用具有活血化瘀、收敛固涩功能的安痔注射液[2]注射治疗，而肛门括约肌松解与否则依据肛管的松紧度来定。肛管紧，术中通过肛门括约肌松解确实起到预防术后肛缘水肿和肛门狭窄的作用；肛管松弛，则不作肛门括约肌松解，这样可防止术后复发，提高远期疗效。

## 3.1 混合痔病理分型与肛管松紧度

笔者通过长期临床观察发现，结缔组织型和静脉曲张型混合痔患者，其肛管松紧度并不一致，两者存在较大差异。术前对每例患者通过指诊和肛门镜检查，结果显示：结缔组织型指诊时肛门有紧束感，肛门镜插入困难，强行放置肛门镜时患者痛苦大，表明肛管紧，故术中对此类混合痔行肛门括约肌松解；静脉曲张型指诊时肛门松弛感，肛门镜插入时患者无明显痛苦，表明肛管松，术中对此类混合痔未行肛门括约肌松解。

## 3.2 肛门括约肌与混合痔的形成

笔者认为，由于肛门括约肌的不同异常状态才形成不同病理类型的混合痔。结缔组织型混合痔中的结缔组织是肛缘局部炎症和水肿后组织再生修复的产物。由于慢性炎症的刺激，肛门括约肌持续痉挛、增厚，导致肛管紧束，弹性差，排便时粪便又压迫，造成肛缘毛细血管压力增高，淋巴回流障碍，组织水钠潴留引起局部水肿。淋巴水肿反复发作，一方面引起间质纤维母细胞增生和胶原纤维形成增多，另一方面，由于淋巴是细菌和真菌的良好培养基，又引起反复再生性炎症。伴随水肿和炎症的不断产生、消退，局部结缔组织也不断再生，结果结缔组织型混合痔形成。静脉曲张型混合痔则是局部代偿性反应的产物。由于先天肛门括约肌发育不全和后天长期便秘、排便时间过长导致肛门括约肌过度疲劳，结果肛管松弛，静脉压降低，局部代偿性出现静脉曲张，最终形成静脉曲张型混合痔。

## 3.3 肛门括约肌松解

由于环状混合痔外剥内扎术创口都在 2 个以上，术中切除的皮肤和肛缘组织使得愈合后肛管较术前要紧，弹性差。但这只是相对术前，结缔组织型混合痔术后肛管的直径和弹性要更加小于正常值，因而适当的肛管松解是十分必要的。静脉曲张型混合痔术后肛管的直径和弹性要更加接近正常值，因而不必作肛管松解，盲目的松解会导致肛门括约肌更加松弛，影响远期疗效。国内一些学者通过研究发现，肛门括约肌功能下降是痔发生的重要原因。刘爱华等报道[3]，切断家兔肛门神经主干和给予肛门镜持续过度扩肛，可在肛门形成类似人痔样病理改变。丁义山等也报道[4]，肛门括约肌松弛可使肛门静脉泵功能下降而形成痔。笔者在临床中也观察到一些肛门括约肌受损和先天性肛门括约肌松弛的患者大多伴有严重的内痔。刘爱华认为[3]这是一种代偿性反应。

## 3.4 静脉团剥离

以往在外剥时，都是将皮下至肌层的静脉团及结缔组织彻底剥离，郝希伊认为静脉丛剥离彻底可以避免肛缘水肿[5]。但术后创口愈合慢，愈合后瘢痕较重，还可继发肛裂。笔者手术时在肌表面保留少量血管丛及结缔组织，这样有利于创面愈合，可减轻愈合后瘢痕。

## 3.5 外痔切口

外痔切口的形状和长短直接影响到术后肛门的疼痛、皮桥水肿和创口愈合。切口形状应呈梭形（或"V"字形）向外放射状，长短视剥离痔核大小而定，对较大的痔核，切口尽量向肛缘外延长，这样不仅有利于创面引流，避免皮桥水肿，愈合后瘢痕呈纵形不会形成环状狭窄。

## 3.5 注射注意事项

注射前必须严格消毒。注射时遵循"见痔注射，退针给药"原则。注射进针切忌过深，尤其是肛门前侧，防止刺伤前列腺。较大的痔核可呈扇形注射，但在调换方向时必须将针头退至进针处再向痔核另一侧进针注射，切忌在痔核内乱刺，或在痔表面穿孔过多，使药液外溢。

## 4 参考文献

[1] 潘维庆，查绍文. 分段结扎术治疗环形混合痔241 例. 中国肛肠病杂志，1994；14（1）：43.

[2] 安阿玥. 肛肠病学. 北京：人民卫生出版社，1998. 101

[3] 刘爱华，刘纪崇. 内痔发病机制的研究 - 括约肌功能下降学说. 中国肛肠病杂志，1989；9（1）：3~6.

[4] 丁义山，真丙攸，张云鹏，等. 内痔本质的探讨. 中国肛肠病杂志，1990；10（3）：3~8.

[5] 郝希伊. 切扎缝三部疗法治疗Ⅲ期内痔. 中国肛肠病杂志，1997；17（5）：39~40.

# 小切口潜行剥离术治疗环状外痔68例

王晏美　　安阿玥

（中日友好医院肛肠科，北京　100029）

环状外痔用传统的分段剥离术治疗，术后皮桥水肿，继发肛裂和肛门狭窄发生率较高，笔者自1992年以来采用分段小切口潜行剥离术治疗，效果满意，现报告如下。

## 1　临床资料和方法

### 1.1　临床资料

病例为我院1992年7月至2000年12月的住院患者。68例中男性43例、女性25例；年龄18～83岁，平均41.2岁。病理分型，静脉曲张型40例，结缔组织型28例，有7例静脉曲张型合并血栓形成。病程0.5年～37年，平均8年。

### 1.2　方法

#### 1.2.1　手术方法：肛周碘酒酒精消毒，肛管新洁尔灭消毒，局麻或骶管麻醉。视外痔的隆起情况将其分为3至5个自然段，在每段的最隆起处用剪刀剪除表皮，切口呈向肛外放射状的长梭形，内端达齿线，外端尽量向肛外延伸，超过痔隆起边缘1～1.5cm。用组织钳钳夹切口内痔组织并轻轻提起，用剪刀从两侧沿皮下潜行剥离，剥离的宽度不超过本自然段，深度达外括约肌表面，从肛外向肛内游离，至齿线处予以切除或结扎。根据肛管的松紧状况，对紧者（麻醉状态下难纳3指），在剥离后选择一处较大的切口，切断外括约肌皮下部、浅部和部分内括约肌，松解肛管，术中注意结扎出血点。术后创面覆盖明胶海绵，纱布加压包扎。

#### 1.2.1　术后处理：手术48h后大便，每次大便后用安氏熏洗剂坐浴，并予以京万红软膏外涂创口，直至愈合。

## 2　结果

治愈：创口愈合，外痔消除，肛缘平63例，占92.65%。显效：创口愈合，1至2处皮桥轻度隆起，肛缘基本平，5例，占7.35%。有效率100%，疗程10～23d，平均13.4d。

## 3　讨论

目前治疗环状外痔最多采用的方法是分段切除或剥离，由于切口过大，即使切口间留有皮桥，术后仍可能继发肛裂或肛门狭窄，同时张力过大，皮桥水肿后残留外痔使治疗不彻底。笔者在术中除对其进行自然分段外，在切口的选择上采用小切口尽量向肛缘外延长，小切口对局部皮肤损伤小，可尽量多保留皮桥，能减轻术后疼痛，利于创口愈合；切口向外延长，可减轻其张力，防止皮桥水肿愈合后遗留皮赘；对痔组织潜行剥离，保证治疗的彻底性；根据术后肛管的松紧度对较紧者适度切断肛门内外括约肌松解肛管可减轻疼痛防止肛门狭窄。本方法也适用环型混合痔的外痔部分处理。

《中日友好医院学报》2001年第15卷第2期

# 孕产妇合并痔的手术治疗

王晏美 安阿玥 李 辉 范学顺

（中日友好医院 100029）

1992～2001 年，我们对 110 名孕产妇痔疮急性发作即刻采用外剥内扎加注射术治疗，取得满意效果，现报告如下。

## 1 临床资料

本组年龄 23～29 岁。孕妇 72 例，产妇 38 例；孕 28 周以下 6 例，29～31 周 13 例，32～35 周 23 例，36 周以上 30 例。全部病例均为急性发作，病程 1～7 天。单纯炎性外痔 25 例。既往有痔疮史 34 例，其中内痔 10 例，外痔 5 例，混合痔 19 例。9 例伴痔面溃破流血。

## 2 治疗方法

单纯炎性外痔和血栓性外痔采用小切口剥离加括约肌松解术，若为环状应视外痔的隆起情况将其分为 3～5 个自然段，以环状外痔的纵沟为分界线。手术时在最隆起处用剪刀剪除表皮，切口呈向肛外放射状的长梭形，内端达齿状线，外端尽量向肛外延伸，超过痔隆起边缘 1～1.5cm。用组织钳钳夹切口内炎性组织和血栓组织并轻轻提起，用剪刀从两侧沿皮下潜行剥离，剥离的宽度不要超过本自然段，深度达外括约肌表面，从肛外向肛内游离，至齿状线处予以切除或结扎。根据肛管的松紧状况，在剥离后的切口内切断外括约肌皮下部和部分内括约肌松解肛管，术中注意结扎出血点。两切口之间要保留 0.5cm 的皮桥。术后创面覆盖明胶海绵，纱布加压包扎。

内嵌顿痔和混合痔嵌顿采用外剥内扎安痔注射液注射术，外痔剥离和分段同上面术式。将外痔剥离组织向肛内游离，至齿状线处时用大弯止血钳从游离痔核的基底部连同齿状线上的内痔一并夹住，在止血钳下端行 8 字贯穿缝扎，保留 0.5cm 长残端，其余予以剪除，然后推回肛内。结扎部位选择 2～3 处较大的内痔。若两切口之间的皮桥下有静脉曲张、结缔组织增生或血栓，应予潜行剥离。选择 2～3 处较大的外痔剥离切口，在直视下切断外括约肌皮下部及齿状线下部分内括约肌。在肛门镜下对未结扎的内痔用 2：1（2 份安痔注射液加 1 份 0.5 利多卡因）的安痔注射液注射。

## 3 疗效

治愈 103 例，占 93.6%；显效 7 例，占 6.4%，有效率 100%。疗程 12～25 天，平均 17.5 天。术后当日发生尿潴留 4 例，2 例术后 1 周内分娩，分别为孕 34 周和 36 周，母子正常。术后半年随访 85 例，3 例主诉偶有肛门潮湿，用温水坐浴后好转，4 例肛缘有小皮赘，余皆正常。

## 4 讨论

在妊娠手术应谨慎，孕 28 周前，除非出现嵌顿痔坏死、出血，一般采用外用药治疗；孕 28 周后可以视病情需要在严格的胎心率监测下采用创伤小，痛苦轻的手术治疗；分娩后可以及时手术。炎性、血栓性外痔和嵌顿痔急性期痛苦较大，早期手术是治疗急性嵌顿痔的最好时机。采用的小切口潜行外剥加安氏注射液注射术，外痔切口采用梭形或 V 形向外放射状，并尽量向肛缘外延长，有利于创面引流，避免皮桥水肿，愈合后瘢痕呈纵形不会形成环状狭窄。对环状痔进行肛门括约肌切开松解可减轻术后疼痛，防止皮桥水肿及术后肛门狭窄。安痔注射液注入痔核内可使组织发生可逆性非炎症性的蛋白凝固样变性，并且原位无瘢痕性修复，从而使痔核在 3～7 天内完全萎缩。

《中国肛肠病杂志》2002 年第 22 卷第 11 期

# 外剥内扎法治疗急性嵌顿痔62例

范学顺 安阿玥 王林清 李 辉

（中医肛肠科）

## 1 临床资料

1992年10月~1996年10月，采用外剥内扎法治疗急性嵌顿痔62例，均获满意疗效。

62例均系住院患者，其中男性50例、女性12例；年龄22~68岁，平均36岁。病程2~7d；其中Ⅱ期内痔11例、Ⅲ期内痔36例、混合痔15例。致病因素：大便干结22例、劳累后20例、辛辣刺激20例；伴坏死出血者5例，伴排尿不畅者14例。

## 2 治疗方法

2.1 手术方法：患者左侧卧位，常规消毒，骶管麻醉，1‰新洁尔灭消毒暴露痔核及肠腔3遍，根据痔嵌顿部位及数量决定切口位置。先用组织钳夹住痔核外露部分，并在该痔外方与肛门呈放射状做一梭形切口，将齿线外方的静脉丛及血栓连同嵌顿痔一同剥离至齿线上2mm~5mm处，再用中弯钳夹住痔核内半基底部，以10号丝线贯穿结扎，在结扎线外3mm~5mm处剪除痔组织，清除残留于皮下组织中的血栓，彻底止血，以同样方法处理其它嵌顿痔。对两痔间的静脉丛可做潜行分离切除，以保留足够的皮桥，修剪创缘并做一放射状减压口，最后以肛门镜暴露痔核上方。如有黏膜松弛者，以安氏化痔液10~15ml点状注射于松弛黏膜下层，使之均匀。术毕用赛霉安粉加油纱条外敷创面，方纱固定。

2.2 术后治疗：术后常规口服消炎药3~5d；24h后可以正常排便。便后中药坐浴，常规换药。

## 3 结果

本组62例患者均获一次痊愈，无1例有并发症发生。术后疗程最长18d、最短12d，平均16d。出院后0.5a随访48例，无1例复发。

## 4 讨论

嵌顿痔治疗方法有保守治疗和手术治疗等。如果嵌顿痔在未达到坏死出血时，尚可采用补液抗炎及中药外洗等保守疗法，以达消肿止痛功效。如果患者发病较重，疼痛剧烈或出现坏死出血时应及早手术，可彻底减轻痛苦。嵌顿痔的手术治疗，从根本上解除了痔脱出→痉挛→嵌顿痔的恶性循环，使局部血液循环及淋巴回流得以通畅，从而有效地防止了感染及坏死出血的发生。另外，术后因肛门括约肌痉挛得以解除，尿道括约肌痉挛亦随之缓解，因而术后无排尿不畅现象。

直肠黏膜松弛者使用安氏化痔液注射治疗有良好的粘连固定作用；安氏化痔液注射治疗直肠脱垂和Ⅱ期、Ⅲ期内痔的效果已得到证实。基于这种原理，我们对痔嵌顿并有直肠黏膜松弛者，采用外剥、内扎加注射疗法，既能达到痔的治疗，又能很好地防止痔的复发，从而使疗效更加肯定。

《中日友好医院学报》1997年第11卷第3期

# 注射疗法治疗内痔的问题及展望

范学顺　王晏美　李　辉

（中日友好医院肛肠科，北京　100029）

中图分类号：R657.1 + 8　文献标识码：A　文章编号：1001 - 0025（2003）04 - 0249 - 02

　　自 1869 年 Morgan 首先介绍把硫酸亚铁溶液注入痔核治疗痔以来，已有一百多年的历史[1]。20 世纪 90 年代以前，注射疗法治疗痔疮一直占据了很大地位，虽获得了一定效果，但也存在很多问题。近些年，随着科技进步，医学水平的不断提高，对注射疗法又有了新的认识和看法。1994 年安阿玥提出了软化、萎缩疗法治疗痔疮的新观点，突破了传统以硬化剂及坏死剂治疗内痔的理论范畴，现综述如下。

## 1　注射疗法的代表药物及临床疗效

### 1.1　注射疗法的代表药物及主要作用机理

　　目前，注射疗法的药物和制剂可列出数十种之多，根据药物对痔组织产生的作用，主要有硬化剂和坏死剂 2 种类型。硬化剂的代表药物为消痔灵注射液、5% 鱼肝油酸钠、10% 石炭酸甘油等。其作用机理是在局部产生无菌性炎症反应使血管闭塞，通过纤维硬化粘连而达到防止痔脱出、出血的目的；坏死脱落剂的代表药物为枯脱油、枯痔油，新六号、痔全息等。其作用机理一方面药物直接作用于组织引起蛋白质变性，另一方面药物作用于血管和血液有形成分，使之形成血栓阻断远端的组织血液供应[2]。

### 1.2　临床疗效

　　目前硬化剂对于早期内痔出血或Ⅰ度脱出有较好疗效。出血常在术后 2 ~ 3d 停止，甚至痔核不再脱出。但注射时需小心谨慎，尤其是药物的浓度、剂量和注射的深浅，如掌握有误随时可出现并发症。对Ⅱ度以上内痔，单纯注射效果不可靠，需配合手术进行治疗。巢玉秀[2]认为，以硬化治疗机理的现有认识，硬化剂对已经发生纤维变的Ⅲ期内痔，恐难以获得理想效果，而且往往在注射后发生不同程度的坏死，因而认为硬化剂注射治疗对三期内痔并不是很好的选择。对于严重的内痔及各种混合痔患者，在注射的同时需配合传统的结扎术才可获较好的效果。王远根[3]报道，用消痔灵注射剥离结扎术治疗混合痔 1368 例，治愈 1358 例，占 99.3%；好转 10 例，占 0.73%；其中术后大出血 7 例，感染 4 例，直肠下端狭窄 4 例，肛门狭窄 3 例。我们认为，出现并发症除了与手术不当有关，与硬化剂副作用有直接关系。黄乃健[4]认为，操作得当可收到理想效果；操作不当可引起坏死不全，留下残根从而延长愈合时间；注射剂量、浓度不当可引起继发出血。

## 2　目前存在的问题

　　硬化剂对内痔出血、痔核脱出虽有一定的疗效，但术后并发症却是临床医生面临的重大问题。因硬化剂与坏死剂之间很难分清其界限，硬化剂注射的量少，可起到硬化作用，若注射过多，则因局部压力过高，阻断痔的血流，致痔组织缺血坏死。巢玉秀[2]认为，因坏死剂与硬化剂之间没有本质的区别，坏死剂和硬化剂是药物的致炎作用所致的不同结果，致炎作用既可引起在炎症期血管内血栓形成、阻断血供而致缺血坏死，又可引起组织纤维化而起到硬化作用，二者仅有强与弱的不同。坏死剂因凝固性坏死而使痔核脱落，坏死后易形成溃疡、感染和出血，特别是组织坏死和感染，不但治疗时间长，而且瘢痕收缩可造成肛管直肠狭窄等后遗症，即使注射少量也会出现不可逆转的局部硬结，这种患者复发后最典型的特征为局部不易再行注射治疗，且黏膜组织脆弱极易出血。注射硬化剂及坏死剂的并发症可归纳如下：

## 2.1 大出血

出血时间常出现在术后的 7～10d 之内。出血量的多少与坏死溃疡面的范围有直接关系，溃疡面越大，出血量越多。安阿玥[5]报道消痔灵注射内痔 295 例，注射后大多数患者当天即有下坠感，8 例痔核表面坏死，5 例痔核坏死，3 例于注射后 7～10d 大出血。盖德法[6]报道，注射消痔灵术后 7d 突然大量便血，3 次便血量达 600ml，陈传兰[7]报道以枯脱油注射治疗内痔后 5d 致大出血并伴发休克 1 例，局部检查见 3 处痔核出现坏死溃疡。分析出血的主要原因均为注入硬化剂或坏死剂后，因浓度过高，药量过大，使痔核坏死、脱落，损伤血管引起。

## 2.2 直肠狭窄

注射疗法后，由于局部纤维蛋白凝固，产生无菌性炎症反应，继而出现炎性肉芽肿，形成瘢痕组织，因而极易出现术后瘢痕性狭窄。任德成[8]报道，硬化剂注射治疗内痔后可致严重直肠狭窄；朱庄庄等[9]亦报道硬化剂注射内痔致肛管直肠狭窄 1 例。其原因主要为注射硬化剂致使痔黏膜下纤维化，使纤维结缔组织增生、挛缩，形成不可逆转的瘢痕性环状狭窄。

## 2.3 直肠阴道瘘

女性直肠与阴道相邻，如直肠溃破、损伤常可造成直肠阴道瘘发生。赵自星[10]报道注射痔全息后引起直肠阴道瘘 1 例，检查时发现直肠阴道壁可见 3cm×5cm 穿孔。牛虹[11]报道了 1 例因注射消痔灵而致直肠阴道瘘的病例，局部检查直肠阴道壁可见 2cm×2cm 穿孔。2 例病例均有粪便自阴道溢出的现象，考虑为坏死剂坏死后，局部感染，出现溃疡所致。

## 2.4 全身重要脏器损害及死亡

虽为个别情况，但必须引起高度注意。坏死的主要器官是肝脏，因痔内静脉丛位于齿状线上方的黏膜下层，汇集成数支小静脉，穿过直肠肌层成为直肠上静脉，经肠系膜下静脉回到门静脉至肝脏。因此，坏死剂可直接引起肝脏的坏死。1990 年高占军等人即有因注射坏死剂而致肝坏死的报道。后高辉[12]也做了痔核注射硬化剂致急性肝坏死 1 例的报道，发生原因为药物直接经痔静脉丛入门静脉系统，在肝脏引起肝脏和胆囊坏死。孙广新[13]报告痔全息注射 34h 后致肛门静脉内血栓形成死亡 1 例，认为坏死剂脱落物随血液循环进入血管系统，形成血栓，进而引起肠麻痹及中毒性休克而死亡。

## 3 注射疗法的展望

虽然注射疗法的弊病较多，但与手术切除相比，其操作相对简单，因此这种方法一直沿用至今。近年来，随着科技的进步与发展，人们在探索与实践中不断发展了这种方法，并创造出较科学的治疗药物，并提出新的理论。安阿玥[14]根据多年的临床经验及试验总结，对痔的发病机理作了深入研究，认为痔形成的主要病理改变是局部血管高度扩张，并以此为根据，拟出以活血化瘀、抗菌抗炎、收敛固涩为主的治疗方案，并提出了软化萎缩的新观点，同时发明了"安痔注射液"。通过药物的注射使痔核萎缩消失。王健民等[15]在安痔注射液Ⅱ期临床研究中，客观地评价"安痔注射液"治疗各期内痔和静脉曲张型混合痔的疗效及安全性。方法：采用一次性注射疗法，观察 10d，并与消痔灵对照。结果：治疗组 30 例，痊愈 28 例，痊愈率 93.33%；对照组 30 例，痊愈 24 例，痊愈率 80%。结论：安痔注射液疗效明显高于对照药消痔灵注射液（$P < 0.05$）。安阿玥等[16]对用"安痔注射液"治疗的 100 例内痔、静脉曲张型混合痔住院患者进行系统临床观察，得出如下结论：①作用迅速。注射 10min 后即可见痔核明显萎缩，3～7d 痔核完全萎缩；②疗效高。观察 100 例中一次注射治愈 98 例，占 98%；③不良反应少。注射后除短时间内有轻微局部刺激症状外，未发现有痔核坏死、出血、肛门狭窄等并发症和后遗症。为了进一步了解"安痔注射液"作用后组织变化的病理学基础，取其中 25 例患者作组织活检，发现未经注射的痔核中，黏膜下存在较多扩张充盈的静脉，间质水肿，并有 2 例静脉内血栓形成。注射药物后，短期内即有明显的大血管收缩反应，使痔核组织含血量减少，而后部分血管完全闭合。同时，间质组织呈粉染均质化改变，似蛋白凝固变性，仅保留血管轮廓。注射后 3d 见吞噬细胞出现，清除崩解组织，随之出现增生活跃的纤维母细胞及毛细血管代替。有血栓形成的 2 例痔核，注药后于 7d 见血栓完全为纤维母细胞和内皮细胞机化，原大血管改建为许多小的毛细血管。可见与硬化剂不同，"安痔注射液"作用于组织无明显炎症、出血、坏死等改变，其直接作用是引起组织发生一种非炎症性的蛋白凝固样变性，且这种变性可逆，容易"复活"。经过 3～7d，可原位修复，无瘢痕形成，1 周内可重复注射。该方法机理与硬化剂所引起的不可逆现象（如硬结、瘢痕狭窄等）截然相反。

因此治疗起来安全可靠。

综上所述，我国使用硬化剂及坏死剂已半个多世纪，虽起到了一定的临床治疗作用，但其存在的毒副作用逐渐被人们所认识，肛肠科医生们也在探求一种新的更安全的疗法。"安痔注射液"因其优良的效果及无明矾等药的毒副作用而被临床广泛应用，值得向临床推广。

## 4　参考文献

[1] 胡伯虎主编. 实用痔瘘学. 第2版［M］. 北京：科学技术文献出版社，1998. 106.

[2] 巢玉秀. 硬化注射治疗内痔的某些问题［J］. 中国肛肠病杂志，1996，16（3）：31.

[3] 土远根. 消痔灵注射剥离结扎术治疗混合痔1368例分析［J］. 大肠肛门病外科杂志，1996，4（1）：26.

[4] 黄乃健主编. 中国肛肠病学［M］. 第1版. 山东：科学技术出版社，1996，620.

[5] 安阿玥主编. 肛肠病学［M］. 第1版. 北京：人民卫生出版社，1998. 98.

[6] 盖德法. 消痔灵术后大出血1例［J］. 中国肛肠病杂志，2000，20（5）：32.

[7] 陈传兰. 枯脱灵注射内痔致大出血1例［J］. 中国肛肠病杂志，2000，20（3）：22.

[8] 任德成. 硬化剂注射治疗内痔后致严重直肠狭窄1例［J］. 南京部队医药，1994，10：20.

[9] 朱庄庄. 硬化剂注射治疗内痔致肛管直肠狭窄1例［J］. 中国肛肠病杂志，1996，16（3）：30.

[10] 赵自星. 内痔注射痔全息后引起直肠阴道瘘1例［J］. 中国肛肠病杂志，1998，18（3）：25.

[11] 牛虹. 注射消痔灵致直肠阴道瘘1例［J］. 中国肛肠病杂志，1998，18（5）：25.

[12] 高辉. 内痔注射硬化剂致急性肝坏死1例直肠阴道瘘1例［J］. 中国肛肠病杂志，1996，10（3）：29.

[13] 孙广新. 痔全息注射致门静脉内血栓形成死亡1例直肠阴道瘘1例［J］. 中国肛肠病杂志，1995，15（5）：36.

[14]［16］安阿玥. 安痔注射液对痔核病理变化的临床观察［J］. 中国肛肠病杂志，2000，20（11）：5.

[15] 王健民. 安痔注射液Ⅱ期临床试验研究［J］. 安徽中医学院学报，2001，20（1）：21－22.

《中日友好医院学报》2003年第17卷第4期

# "V"型切剥、结扎加注射术治疗重度混合痔328例观察

范学顺　王晏美　李　辉　郑丽华　指导：安阿玥

（北京中日友好医院肛肠科　100029）

我们采用V型切除、剥离外痔到齿线以上，结扎2/3内痔加注射的手术方法治疗重度混合痔328例，取得了很好的效果，介绍如下。

## 1　临床资料

本组男211例，女117例，年龄21～72岁，病程1～22年。其中单发痔38例，环状痔290例。合并肛乳头肥大32例，黏膜糜烂出血59例，便秘128例。

## 2　治疗方法

骶管麻醉。一般以3、7、11点为中心段，在外痔隆起处作一放射状V型切口（切口需超过外痔约1cm），用弯血管钳夹住V型皮瓣，以尖头弯剪将皮瓣分离至齿线上0.5cm，以组织钳夹住对应内痔的下2/3部位，提起外痔皮瓣及夹住的内痔部分，用中弯钳夹住内痔基底并行8字贯穿结扎，剪除残端，止血，同法处理其他母痔区痔核。修剪外痔切口皮下静脉丛，如有血栓一并剥离干净。剩余外痔段，仔细修剪，可作多个小切口至齿线处，对个别子痔可再行小范围结扎，切口之间需保留皮桥。置入喇叭型肛门镜，抽取2：1芍倍注射液（2份0.5%利多卡因加1份芍倍注射液）约20～30ml，自上而下充分注射松弛直肠黏膜及结扎外痔核部分，至黏膜及痔核充盈隆起呈水泡状为止，每注射点约1～3ml。术毕以肛内进入两指为宜，给予明胶海绵及凡士林油纱条外敷创面，小方纱塔型加压固定。

## 3　治疗结果

328例一次手术成功315例（96.0%），13例（4.0%）因合并水肿及血栓形成而行2次手术剥离，

总有效率为 100%。疗程 12~16d。术后当天合并尿潴留 9 例，疼痛需用止痛针者 11 例；术后 7~11 天便血 17 例，给予止血粉后血止。本组病例无 1 例出现肛门、直肠狭窄及大出血。术后 2 年随访 281 例（85.7%），均肛缘平整，无 1 例复发。

## 4　讨论

重度混合痔因内外痔体积较大，我科改用外痔隆起处 "V" 型切口，内痔部分结扎的方法，损伤小，可减轻肛门周围皮肤的张力，防止过度挛缩而造成的肛管狭窄发生。重度混合痔除 3 个区域手术外，其他部位的环状痔相对孤立，极易水肿，我们采取在保留有充分皮桥下多区域切除外痔部分，并使创口延长，尽量保持皮桥之间的平整对合，即使愈合后不至于引起瘢痕狭窄。

传统理论认为，内痔结扎不宜超过 3 处。我们在中心点结扎以外，常根据具体情况在其他子痔区给予小范围外剥内扎，结扎不在一个平面上，在本组病例最多结扎 5 处痔核，并未引起肛门狭窄。

芍倍注射液不仅能起到良好的止血效果，还能防止脱出复发及因黏膜松弛而出现的便秘现象，防止痔脱落引起的大出血。

《中国肛肠病杂志》2005 年第 25 卷第 6 期

# 芍倍注射液治疗内痔、混合痔 1980 例临床观察及机理探讨

范学顺　王晏美　李　辉　郑丽华　贾兰斯　热　娜

（北京中日友好医院肛肠病安氏疗法中心　100029）

**摘要**　探讨芍倍注射液治疗内痔、混合痔的方法、机理及临床疗效，单纯内痔或静脉曲张型混合痔采用单纯注射法，治愈率为 100%；单个皮赘性混合痔或环状痔采用小切口加内痔注射术治愈率为 97.12%，好转率为 2.88%；特大型混合痔或嵌顿痔采用 "V" 型切剥、2/3 内痔结扎加注射术，治愈率为 100%。与硬化剂及坏死剂比较，芍倍注射液具有安全、可靠、毒副作用小，无术后大出血、肛门狭窄等并发症发生。

**主题词**　芍倍注射液；痔；临床观察及机理探讨

Clinical Observation And Mechanism Study onThe Treatment of 1, 980 Cases of Internal Hemorrhoid And Mixed Hemorrhoids With Shao Bei Injection

Fan Xue Shun et al

Center of An, s Therapy For Anal – Colon Disease, China – Japan Friendship Hospital, Beijing 10029

**Abstract**　Study the method、mechanism and clinical curative effect on the treatment of internal hemorrhoid and mixed hemorrhoids. A 100 percent cure rate is gained on the treatment of pure internal hemorrhoid or phlebeurysma – typed hemorrhoid. A 97.12 cure rate has been reached by the treatment of circumference mixed hemorrhoids, with a possible improved rate of 2.88%. A V – shape incision and 2/3 ligation plus injection are applied with big circumference mixed hemorrhoids or insert hemorrhoid, the cure rate is 100%. Shao Bei Injection is superior to others with its safety, efficiency and less toxicity, and no occurrence of massive hemorrhage and anal stricture.

**Key Word**　Shao Bei Injection; Hemorrhoid; Clinical observation and Mechanism study

自 1869 年英国医生摩根（Morgan）首次介绍把硫酸亚铁溶液注入痔核治疗痔疮以来已有 100 多年的历史，其作用机理主要是通过局部组织硬化、坏死达到治疗目的[1]。我国解放后应用中药制剂注射治疗痔疮，扩大了国外坏死、硬化疗法的适应症，取得了一定效果，但由于仍属于硬化及坏死的范畴，因而术后的并发症不可避免。直到上世纪 90 年代初安阿玥[2]提出软化萎缩法治疗痔疮的新观念后，原来的理论才有所改变。安氏根据多年的临床观察认为痔的形成病理改变与局部血管高度扩张有关[3]，以此为根据，拟出以活血化瘀、抗菌消炎、收敛固涩为主的治疗方法，同时创制了痔的软化萎缩剂芍倍注射液，较好地解决了以往注射液带的不足之处。现将 2000 年 1 月~2003 年 12 月我院采用芍倍注射液治疗内痔、混合痔 1980 例住院患者的临床资料及其机理探讨如下。

## 1　资料与方法

### 1.1　临床资料

本组患者共 1980 例，其中男 1200 例，女 780 例；年龄 23～82 岁，平均 48.6 岁；病程 1 月～30 年，平均 8.2 年。

按照 2000 年中华医学会外科分会肛肠外科学组制定的《痔诊治暂行标准》的诊断及分级标准，Ⅰ期内痔 225 例（11.36%），Ⅱ期内痔 478 例（24.14%），Ⅲ期内痔 388 例（19.60%），静脉曲张性混合痔 121 例（6.11%），皮赘性混合痔 499 例（25.20%），混合痔嵌顿 269 例（13.59%）。其中合并直肠黏膜内脱垂 366 例（18.48%）；536 例（27.07%）例患者曾行其他药物注射治疗或手术治疗后复发。

### 1.2　手术方法

**1.2.1　单纯内痔注射术：**适用于Ⅰ～Ⅲ期内痔及静脉曲张性混合痔患者。手术基本步骤：肛周碘酒、酒精消毒 2 遍，注射区用碘氟消毒 3 遍。以 0.5% 利多卡因局部麻醉。事先配好 2：1 的芍倍注射液（2 份的芍倍注射液及 1 份的注射用水或 0.5% 利多卡因）以备注射之用，在肛门镜下充分暴露痔核，于痔核表面中心隆起部位斜刺进针，遇肌抵抗感后退针给药，注射量以注射后痔核均匀饱满充盈，表面黏膜颜色呈粉红色为度。如为Ⅲ期内痔和静脉曲张性混合痔伴直肠黏膜松弛者，除内痔注药外，还在痔核上松弛直肠黏膜下及齿线附近注射，注射方法同上。注射量为 15～30ml。

**1.2.2　小切口外痔剥离加内痔注射术：**适用于单个皮赘性混合痔或环状混合痔患者。手术基本步骤：消毒、麻药方法同注射术。以中弯钳轻轻提起外痔部分，另一手持剪刀在外痔基底部做放射状小切口至齿线处，结扎止血；环状混合痔手术方法相同但各个切口之间需留有足够的皮桥；内痔部分注射方法同单纯注射术。

**1.2.3　"V"型切剥、2/3 内痔结扎加注射术：**适用于每处痔体已超过 $3 \times 5cm^2$ 的特大型混合痔或混合痔嵌顿患者。手术基本步骤：麻醉成功后，以 1‰新洁尔灭消毒肛管及直肠下段 3 遍。设计好主要外剥内扎部位，一般以 3、7、11 点为中心段。在外痔隆起处作一放射状"V"型切口（切口需超过外痔约 1cm），用弯血管钳夹住"V"型皮瓣，以尖头弯剪将皮瓣分离至齿线上 0.5cm；以艾力丝钳夹住对应内痔的下 2/3 部位，提起外痔皮瓣及夹住的内痔部分，用中弯钳夹住内痔基底并行"8"字贯穿结扎，剪除残端，注意止血，同法处理其他母痔区痔核；修剪外痔切口皮下静脉丛，合并有皮下血栓者一并剥离干净；重点区结扎后，对剩余的外痔段，需仔细修剪，以防水肿或留有皮赘，可作多个小切口至齿线处，对个别子痔可再行小范围结扎，切口之间需保留皮桥；置入喇叭型肛门镜，抽取 2：1 芍倍注射液约 20～30ml，自上而下充分注射松弛直肠黏膜及结扎之外的痔核部分并边注射边退针给药，至黏膜及痔核充盈隆起呈水泡状为止，每注射点约 1～3ml。术毕以肛内进入两指为宜，给予明胶海绵及凡士林油纱条外敷创面，小方纱塔型加压固定。

术后均给予常规口服抗生素或补液抗炎 3～6 天，控制 24 小时排便，每天便后以中药肛肠洗剂坐浴，凡士林油纱条或痔疮栓换药。

## 2　结果

### 2.1　疗效标准：

治愈：经注射或注射加手术后，症状（便血、脱出或疼痛）消失，随访 3 个月以上未复发。有效：便血、脱出症状大部分消失，但因大便干，排便努挣后或因其它原因引起少量便血及部分脱出。无效：经注射或注射加手术后，便血、脱出仍反复发作，治疗前后无明显变化。

### 2.2　治疗结果

单纯内痔注射的 1212 例各期内痔及静脉曲张痔的患者治愈率为 100%，无任何并发症的发生，疗程 3～5d，平均 4.1d；小切口外痔剥离加内痔注射术治疗的 499 例治愈率为 97.12%，好转率为 2.88%，其中 15（3.00%）例于手术当日出现排尿不畅，均经诱导或临时导尿而缓解，23（4.61%）例疼痛较重，需注射杜冷丁缓解，疗程 7～12d，平均 9.2d；"V"型切剥、2/3 内痔结扎加注射术治疗 269 例治愈率为 100%，其中 6（2.23%）例术后出现尿潴留，11（4.08%）例疼痛明显，疗程 9～15d，平均 11.2d。

## 3　机理探讨

### 3.1　芍倍注射液与硬化、坏死剂的区别。

以往注射液注入痔核治疗痔疮，其作用机理主要是通过局部组织硬化、坏死达到治疗目的。硬化剂的代表药物为消痔灵注射液、5%鱼肝油酸钠、10%石炭酸甘油等，其作用机理是在局部产生无菌性炎症使血管闭塞，通过纤维硬化粘连而达到防止痔脱出、出血的目的；坏死脱落剂的代表药物为枯脱油、枯痔油、新六号、痔全息等。痔注射作用机理一是药物直接作用于组织，引起蛋白质变性；二是药物作用于血管和血液有形成分，使之形成血栓阻断远端组织的血液供应。硬化、坏死剂治疗痔疮虽然获得了一定效果，但临床上有很多问题逐渐暴露出来。据文献报道，硬化、坏死剂带来的主要并发症是术后大出血、直肠狭窄、直肠阴道瘘，个别病例可出现脏器的损坏甚至引起死亡[4]。芍倍注射液以活血化瘀、抗菌消炎、收敛固涩为目的方法治疗痔疮，解决了以往注射液带来的诸多弊病。王健民等[5]在芍倍注射液Ⅱ期临床试验研究中，客观地评价了本药在治疗各期内痔和静脉曲张形混合痔的疗效及安全性，并通过与硬化剂消痔灵的比较发现芍倍注射液在各方面均优于消痔灵。

3.2    改进痔注射方法。安氏疗法在治疗各期内痔及静脉曲张混合痔时均以单纯注射方法达到一次治愈。Ⅰ期内痔临床表现主要为大便滴鲜血或便后喷射状出血，其病理改变为痔黏膜下层静脉迂曲扩张，通过芍倍注射液注射能使扩张迂曲的血管收缩闭合而达到止血的目的。Ⅱ～Ⅲ期除有Ⅰ期内痔的临床表现表现外，尚存在痔核脱出的问题，其病理改变为痔核的黏膜下弹力纤维断裂所致，通过注射芍倍注射液达到痔核萎缩并使黏膜下的弹力纤维再生，从而解决了痔核脱出的问题。环状静脉曲张痔由于外痔皮下静脉丛与内痔静脉丛相通，因此通过内痔的黏膜下注射使内痔萎缩的同时，外痔也有部分回缩，但与普通内痔注射所不同的是需在齿线处进一步注射以加大外痔静脉丛萎缩效果。

此外，对痔疮伴有直肠黏膜松弛所致便秘或排便不尽的病人，安氏疗法主张在注射内痔的同时，在痔上方黏膜区进行注射，通过观察也取得了很好的效果。

3.3    对于结缔组织混合痔在注射的同时采用小切口处理外痔区域。传统的手术方法采用外剥内扎法治疗混合痔，外痔区域损伤大，恢复慢，瘢痕重。安氏疗法采用内痔区域注射，外痔部分小切口切除的办法很好地解除了痛苦大、恢复慢的问题。此外，小切口的创面自然对合，不仅能够最大范围的减少术后水肿发生，还能充分保留各创口之间的皮桥，有效地减少术后痛苦发生并能积极地预防创口瘢痕挛缩所致的术后狭窄现象。

3.4    "V"型切剥、2/3内痔结扎加注射术    对特大型混合痔或混合痔嵌顿患者，安氏疗法主张在外痔部分的顶端行"V"型切剥以保证术后恢复期的创缘平整和引流通畅，由于创口损伤小，术后肛门张力正常，还能有效地防止肛门狭窄的发生；对于内痔部分只结扎痔体的2/3部分，其余部分则以芍倍注射液注射治疗以达到止血和防止再次脱出的现象。此外，2/3痔结扎还能有效地防止因结扎过大而出现的基底部瘢痕大、瘢痕过度挛缩所致直肠狭窄的发生。

## 4   小结

我们通过人体注射痔核后病理发现，芍倍注射液作用于组织无明显炎症、出血、坏死等改变，其直接作用是引起组织发生一种非炎症性的蛋白凝固样变性，且这种变性可逆，容易"复活"，经过3～7天，可原位修复，无瘢痕形成，1周内可重复注射[6]。因该药的优良特点，因而在治疗内痔时痛苦小、恢复快、毒副作用小。

即使对于环状混合痔及严重的嵌顿痔，由于安氏疗法采用的小切口配合注射方法，也较之以前的纯外剥内扎等手术方法痛苦小，并发症低，且疗效可靠，因此得到广大患者的欢迎。

## 5   参考文献

[1]  胡伯虎主编. 大肠肛门病治疗学. 北京：科学技术出版社，2001. 266.
[2]  安阿玥，等. 安氏化痔液治疗各期内痔混合痔. 中日友好医院学报. 1994，8（3）；193－196.
[3]  安阿玥主编. 肛肠病学. 北京：人民卫生出版社，1998. 280.
[4]  范学顺，等. 注射疗法治疗内痔的问题及展望. 中日友好医院学报. 2003，17（4）；249－250.
[5]  王健民，等. 安痔注射液Ⅱ期临床试验研究. 安徽中医学院学报. 2001，20（1）；21－22.
[6]  安阿玥，等. 安痔注射液对痔核疗效的临床病理观察. 中国肛肠病杂志. 2000，0（11）；1－3.

（本文承蒙胡伯虎教授的指导，在此深表感谢！）
《中国肛肠病杂志》2005年第25卷第11期

# 安氏化痔液注射治疗环状混合痔嵌顿 96 例

郑丽华 李 辉

（北京中日友好医院肛肠科 100029）

## 1 临床资料

**1.1** 一般资料：1993 年 8 月～1996 年 8 月我科临床应用安氏化痔液（以下简称安痔液）注射治疗环状混合痔嵌顿 96 例，疗效满意。96 例中男性 58 例、女性 38 例；年龄最小 18 岁、最大 69 岁，平均 38 岁。病程最短 1d，最长 4.5d。

**1.2** 药物：安痔液由中日友好医院药学部生产，无色透明液体，每支 10ml。

**1.3** 适应证：混合痔嵌顿水肿，无血栓形成者。

**1.4** 治疗方法：患者取右侧卧位，术区常规消毒，0.5% 利多卡因局麻，1‰新洁尔灭棉球消毒肠腔及嵌顿痔核 3 遍，将嵌顿痔核揉按送入肛内。然后行安氏 2 步注射法。第 1 步：痔核上松弛黏膜区注射。以 3：1 安痔液（即 3 份安痔液加 1 份 0.5% 利多卡因）在环状内痔上方直肠黏膜下点状注射，每点注射 2～3ml，总量约 15～20ml。黏膜松弛明显者，可改为原液注射。第 2 步：痔核区注射。以 3：1 的安痔液从 3、7、11 点母痔区进针，有肌性抵抗感后缓慢退针，均匀给药，每处约给 4～5ml，总量约 15ml。以食指轻揉痔核 1min～2min。对静脉曲张外痔较重者，不作注射治疗，可作 2 个～3 个减压切口，伴结缔组织外痔者，可作部分切除。术毕，敷料压迫包扎。

**1.5** 术后处理：①术后 24h 内应卧床休息，24h～48h 后排便；②常规应用抗菌素 3～5d；③每日排便后用中药洗剂坐浴，前 3d 用庆大霉素 8 万单位灌入肛内。结缔组织外痔切除者，用京万红软膏和九华栓换药至痊愈；④保持大便通畅。

**1.6** 术后观察：术后每日指检 1 次，出院前行肛镜检查，术后 6 个月复查。

## 2 疗效标准及结果

痊愈：无疼痛、便血、无脱出物、痔核消失者 92 例，占 95.84%。好转：症状明显改善、痔核明显减小者 4 例，占 4.16%。总有效率 100%。疗程最短 3d，最长 15d，平均疗程 9d。

## 3 讨论

环状混合痔嵌顿临床上以急性发作，痔核脱出、水肿，不能还纳，血栓形成，甚至感染、坏死、出血为特征。一旦发作，痛苦甚大，病程越长病情越重。因此，早期治疗，预后良好。在嵌顿早期（水肿而未形成血栓者），以补液抗炎及中药坐浴等保守疗法治疗，虽能缓解症状，但不能达到根治目的。另外，有些患者因保守治疗无效反而延误病情，给患者造成更大痛苦。

安痔液是北京中日友好医院研制的一种新型注射剂，目前正在作为制剂，临床试用。其作用是使痔核软化、萎缩而达到治愈。我们应用安痔液注射治疗早期嵌顿痔达到良好效果。通过注射，使脱出痔核复原、萎缩，并能迅速缓解水肿，因而达到治疗目的。早期注射安痔液能有效地抑制痔脱出－痉挛－嵌顿的恶性循环，并能有效地改善局部血液、淋巴回流，及早控制病情发展。早期注射安痔液与外剥内扎术疗法相比具有痛苦小、疗程短、并发症少、易操作及安全、可靠等优点，通过临床实践，拓宽了早期嵌顿痔的治疗。

（感谢安阿玥副主任医师的指导）

《中日友好医院学报》1997 年 0 卷第 4 期

# 嵌顿性混合痔中西医治疗方法比较

郑丽华　范学顺　王晏美　李　辉　安阿玥指导

（北京中日友好医院肛肠科　100029）

我院采用早期外剥内扎术及药物治疗嵌顿痔137例进行对比，结果表明早期手术治疗无论在症状的缓解上，还是治疗效果上均由于保守治疗，现报告如下。

## 1 资料与方法

**1.1** 一般资料：急性嵌顿性混合痔137例，男85例，女52例；年龄20～70岁。病程平均2.6天。临床特点主要有肛门剧烈疼痛，肛门肿胀，环状突出物不能回纳，色紫暗，分泌物增多，大便困难。随机分成两组。

**1.2** 治疗方法：手术组69例，采用外剥内扎术。方法：在1%利多卡因骶管麻醉下，根据痔嵌顿部位及数目确定切口位置。每处做梭形切口，切口间留皮桥，剥离至齿线，剥离血栓，"8"字缝扎内痔黏膜，剥离其余血栓，切断内括约肌下缘，修剪创面，明胶海绵止血，纱布绷带固定。术后局部换药至创口愈合。观察天数为2周。

药物组68例，单纯中药熏洗，外敷金黄膏。中药熏洗方组成：鱼腥草30g、苦楝皮30g、朴硝30g、瓦松30g、马齿苋30g、苦参25g、生地榆30g、黄柏10g、白头翁10g、玄参25g、生地15g，先煎成500ml的汤剂，水温降至35℃左右后坐浴15分钟，早晚各一次，坐浴后外敷金黄膏，连用2周。

**1.3** 疗效标准：治愈：疼痛消失，肿胀完全消退，环状突出物能自行回纳肛门。好转：疼痛消失，肿胀不完全消退，环状突出物部分回纳肛门。无效：疼痛或肿胀无明显变化，环状突出物不能回纳肛门。疼痛分级判定标准：Ⅰ级：轻度疼痛；记分1。Ⅱ级：一般止痛药可止，记分2。Ⅲ级：有痛苦表情，需杜冷丁止痛，记分3。分别采用t检验、卡方检验方法。

## 2 结果

手术组疼痛术后第3、5、7、14天的改善比为46.9%、55.5%、72.2%、98.9%，药物组分别为28.4%、32.9%、46.4%、89.7%（改善比＝术前疼痛分数－当天疼痛分数/术前疼痛分数），配对t检验，P＜0.05，局部疼痛的改善差异有显著性，见表1。手术组发生尿潴留2例，便秘15例，药物组发生尿潴留14例，便秘28例，进行卡方双尾检验，P＜0.025，两组发生尿潴留及便秘的情况差异有显著性，两组患者治疗2周后效果比较：手术组治愈60例，好转9例，治愈率86.9%；药物组治愈42例，好转20例，无效6例，治愈率61.7%。

**表1 疼痛改善比较**

| 组别 | n | 术前及用药前 | | | 第3天 | | | 第5天 | | | 第7天 | | | 第14天 | | |
|---|---|---|---|---|---|---|---|---|---|---|---|---|---|---|---|---|
| | | Ⅰ | Ⅱ | Ⅲ | Ⅰ | Ⅱ | Ⅲ | Ⅰ | Ⅱ | Ⅲ | Ⅰ | Ⅱ | Ⅲ | Ⅰ | Ⅱ | Ⅲ |
| 手术组 | 69 | 0 | 9 | 60 | 35 | 32 | 2 | 50 | 19 | 0 | 15 | 20 | 0 | 2 | 0 | 0 |
| 用药组 | 68 | 0 | 10 | 58 | 15 | 35 | 18 | 25 | 24 | 19 | 35 | 30 | 3 | 10 | 5 | 0 |

## 3 讨论

嵌顿痔均由内痔脱出发展而来，当患者体制较弱或劳累后易于发作。其主要病理变化为，痔核脱出后不能及时还纳，压迫肛门组织，使淋巴、静脉回流不畅，血管内淤血，血栓形成，痔组织水肿，肛门疼痛剧烈，肛门内括约肌痉挛，痔组织水肿更加剧烈。如不及时治疗，可引起脱出的痔组织缺氧，代谢产物不能及时排除，出现嵌顿痔坏死出血，从而加重了病情，耽误了手术时机，也加重了患者的痛苦。在治疗方法上，目前多采用保守治疗和手术治疗两种方案对于嵌顿痔轻者，通过中药熏洗，达到清热解毒，消肿止痛的作用，使嵌顿痔的症状得以减轻，有些能够痊愈，但缺点是疗程较长，且恢复时间较慢。对于嵌顿痔重者，单纯中药熏洗，效果较差。通过对比可见手术疗法可使疼痛、肿胀等症状迅速缓解，并发症少，且治疗彻底，恢复快，疗程短。嵌顿痔的手术治疗，从根本上解除了痔脱出－痉挛－嵌顿痔的恶性循环，使局部血液淤积及淋巴滞流得以引流通畅，从而有效地防止了感染及坏死出血的发生，且手术时间越早，临床效果越好。

对于急性期嵌顿痔的手术方法首先应考虑骶管麻醉方法，以减轻局部的刺激。其次，手术操作时应采取放射状梭形切口，并在两切口之间保留充分的皮桥，以防因创面较多而引起肛门狭窄。切口长度应适当超过水肿的外痔部分，一般来说，切口越长，术后水肿机会越小。对于内痔部分结扎时，我们采用了 2/3 痔结扎法，即结扎时只将内痔的下 2/3 部分进行结扎，这样能够有效地防止因结扎较多而引起的直肠狭窄，并能够防止内痔再次脱出，相对于传统的方法，这样能减小局部瘢痕并减少出血机会。其次，为了有利于减少肛门齿线的刺激，做外痔切口时，我们将切口尽量剪至齿线的上方 5mm 处，本方法还有助于内痔的早期脱落。

关于内括约肌部分，除传统外剥内扎术外，应尽可能切断内括约肌下缘。这样，能彻底解除肛门的痉挛状态，使局部血运得以通畅，从而有效地防止术后肛门剧烈疼痛、术后水肿、术后尿潴留地发生，因血运通畅，还能够加速创口及早愈合。

《中国临床医生》2002 年第 30 卷第 7 期

# 安痔注射液加改良术式治疗环状混合痔

（北京中日友好医院肛肠科 100029）

李 辉 安阿玥 范学顺 李 立

1998～2000 年，我们使用安痔注射液注射治疗内痔及松驰黏膜，配合改良外剥内扎术治疗环状混合痔 586 例，疗效满意，现报告如下。

## 1 临床资料

本组男 325 例，女 261 例；年龄 22～78 岁；病程半年至 40 余年。结缔组织性混合痔 367 例，静脉曲张性混合痔 219 例。

## 2 治疗方法

取侧卧位，常规消毒，局麻或骶管阻滞麻醉。（1）改良外剥内扎术：以母痔区或较大的痔核的位置为依据，以痔核先大后小为顺序，分别行结扎术。首先以组织钳轻轻提起外痔部分，放射状剪开外痔皮肤，创口呈乒乓球拍形，剥离皮瓣至齿状线处，合并静脉曲张者潜行剥离静脉团，以弯止血钳自基底部夹住内痔痔核下 1/2～2/3，行 8 字贯穿缝扎，切除残端。在每个痔结扎区之间，必须保留 0.5cm 以上的黏膜皮肤桥，以防止术后肛门狭窄，肛管皮桥与黏膜桥应尽可能保留在痔核凹陷。以此方法，同一平面可依次结扎 3 处痔核。其余外痔部分可作梭形切除，切口可尽量向外侧延长以利于引流通畅。（2）安痔注射液注射术：肛镜下观察痔核的大小位置，充分暴露手术视野，对伴有直肠黏膜内脱垂者，以 1：1 的安痔注射液（一份安痔注射液比一份 0.5% 利多卡因或 0.5% 布比卡因）点状均匀注射于松驰黏膜下，使之充盈；然后暴露痔核区，以 2：1 安痔注射液注射于结扎后尚保留的 1/3～1/2 部分痔核及其余内痔，注射需快速刺透黏膜，遇肌性抵抗感后退针给药，药量的多少取决于痔核的大小，以痔核黏膜充盈饱满为度。

## 3 结果

本组 586 例，治愈 577 例，占 98.5%，好转 9 例，有效率 100%。疗程 12～22 天，平均 15.7 天。未发生感染、大出血、肛门狭窄等并发症和后遗症。术后 345 例随访 1～3 年，未见复发。

## 4　讨论

　　环状混合痔手术治疗的目的是祛除体征，消除症状，同时应避免并发症及后遗症的发生。注射与手术相结合治疗环状混合痔达到了损伤小、痛苦小、疗程短、无并发症及后遗症的目的。安痔注射液注射治疗弥补了手术的缺陷，经注射后可使痔核萎缩消失，内脱垂松弛黏膜收敛固定，从而有效地消除痔核出血、内脱垂等症状。改良外剥内扎术则体现了损伤小、操作简单的特点，外剥创口由 V 形改为乒乓球拍形，有利于淋巴回流，减轻疼痛，防止术后创口水肿，同时损伤肛管皮肤少；内扎部分不同于传统术式需结扎痔核全部，只结扎痔核下 1/2 ~ 2/3 部分，这样结扎范围小、损伤组织小，脱落后瘢痕挛缩轻，经临床观察同一平面结扎 3 处痔核不会引起肛门狭窄，而痔核上保留的 1/3 ~ 1/2 部分以安痔注射液注射后萎缩消失，避免了术后复发。

《中国肛肠病杂志》2002 年第 22 卷第 11 期

# 安痔注射液 II 期临床研究

王健民　汤　勇　王　惠　卢灿省

（安徽中医学院第一附属医院肛肠科　230031）

**摘要**　目的：客观地评价安痔注射液治疗各期内痔和静脉曲张型混合痔的疗效及安全性。方法：采用一次性注射疗法，观察 10d，并与消痔灵对照。结果：治疗组 30 例，痊愈 28 例，痊愈率 93.33%；对照组 30 例，痊愈 24 例，痊愈率 80.00%。结论：安痔注射液疗效高于对照药消痔灵注射液（$P < 0.05$）。

**主题词**　安痔注射液；内痔；静脉曲张型混合痔

中图分类号：R657.18 文献标识码：B　文章编号：1000 - 2219（2001）01 - 0021 - 02

　　根据国家食品药品监督管理局药品注册司（1999）ZL - 002 号《新药临床研究批件》，按照《安痔注射液 2 期临床研究计划》，1999 年 5 月至 1999 年 8 月，为了观察安痔注射液治疗内痔和静脉曲张型混合痔的疗效及安全性，采用随机、分层、非盲对照的方法，进行临床试验，现将结果报告如下。

## 1　临床资料

1.1　一般资料：60 例来自门诊和住院病人，治疗组 30 例，对照组 30 例。其中男 38 例，女 22 例；年龄 18 ~ 70 岁，平均 35.4 岁；病程 6 个月 ~ 20 年，平均 3.6 年；内痔 27 例，静脉曲张型混合痔 33 例；内痔、混合痔诊断及分期符合《中医病证诊断疗效标准》，临床表现：①大便时出血（滴血或射血）；②炎性肿痛，不适或坠痛；③肛门缘静脉曲张，增加腹压时痔核变大，或痔脱出肛外，劳累后加重。肛镜检查可见直肠下可有隆起的痔核，痔黏膜充血，或伴糜烂。

1.2　观察方法：观察安全性（治疗前后检查血常规、尿常规、血抗凝试验、心电图、心肌酶谱、肝功能、肾功能）、时间效应（3d 效应、7 ~ 10d 效应、平均痊愈天数）、症状与体征（便血、脱垂）、指诊（直肠硬结及狭窄）、肛镜检查（痔核大小、颜色、黏膜和皮肤情况）。

## 2　治疗方法

2.1　术前准备：器械：喇叭形肛门镜、5ml 注射器、5 号针头及止血钳各 1 个。常规无菌操作。肛门周围用 5 ~ 10ml/L 利多卡因局部麻醉。

2.2　治疗组：对 1、2 期内痔及静脉曲张型混合痔，用 1：1 浓度的安痔注射液（即安痔注射液用 5g/L 利多卡因注射液等量稀释）。在肛镜下暴露每处痔核，于痔核表面中心隆起部位斜刺进针，遇肌性抵抗后退针给药，每处注射量以痔核均匀、饱满、充盈，表面黏膜颜色呈粉红色为度。对 3 期内痔、静脉曲张型混合痔伴直肠黏膜松弛者，还应在痔核上松弛直肠黏膜下及齿线附近用 1：1 浓度的安痔注射液注射。共使用药量 10 ~ 20ml，平均 15ml。

2.3　对照组：痔上动脉区注射：用 1：1 浓度（即消痔灵液用 5ml/L 利多卡因注射液对等量稀释）。

痔区动脉注射：用2∶1浓度（即消痔灵液用5ml/L利多卡因注射液1/2量稀释），在痔核中部进针，刺入黏膜下层后作扇形注射，使药液尽量充满黏膜下层血管丛中，注入药品量的多少，以痔核弥漫肿胀为度。痔区黏膜固有层注射：当第二步注射完毕，缓慢退针，多数病例有落空感，为针尖退到黏膜肌板上的标志，注药后黏膜呈水泡状。洞状静脉区注射：用1∶1浓度，在齿线上0.1cm处进针，刺入痔体的斜上方0.5~1cm，作扇形注射。使用药量：1次注射总量15~20ml。

## 3　疗效观察

### 3.1　疗效标准

痊愈：便后无出血、无脱出、肛镜检查痔黏膜、皮肤恢复正常，痔核完全萎缩；显效：便后无出血、无脱出，肛镜检查痔核明显消退，痔黏膜轻度充血，痔核变小；有效：便后仍有少量便血，伴轻度脱垂，肛镜检查痔黏膜轻度充血；无效：达不到有效标准。

### 3.2　治疗结果

①肛镜下痔核黏膜治前组间无显著差异，治疗3、10d治疗组恢复情况非常显著地优于对照组。②肛镜下观察，治疗后10d治疗组痔核萎缩情况显著优于对照组。③指诊检查，两组在注射前无显著差异，在注射后3、10d，对照组注射部位硬结发生率为100%，而治疗组则无硬结发生。④注射后两组便血、痔核脱出、肛门疼痛、坠胀不适、肛门潮湿均消失，治疗组肛门坠胀和潮湿的消失时间优于对照组。两组临床疗效比较见表1，经$\chi^2$检验，两组痊愈率有显著性差异。

**表1　两组临床疗效比较［例数（%）］**

| 组　别 | n | 痊　愈 | 显　效 | 有　效 | 无　效 | 痊愈率 |
|---|---|---|---|---|---|---|
| 对照组 | 30 | 24 | 6 | 0 | 0 | (80.0) |
| 治疗组 | 30 | 28 | 2 | 0 | 0 | (93.3) |

与对照组比较，$P<0.05$

## 4　讨论

本院运用安痔注射液治疗内痔、静脉曲张型混合痔的临床试验表明，安痔注射液治疗该病的治愈率为93.33%，对照组消痔灵注射液治愈率为80.00%，组间有显著差异（$P<0.05$）。经对影响疗效的各因素统计分析，发现治疗组与对照组无明显差异（$P>0.05$）。安痔注射液由北京中日友好医院安阿玥主任医师依据中医"瘀血流注"、"筋脉横解"等对痔病机的认识，在"酸可收敛，涩可固脱"理论指导下，选用具有"收敛、固涩、化瘀"作用的中药制成的注射剂，用于治疗各期内痔、静脉曲张型混合痔，经病理观察，局部注射后痔核血管收缩，痔内组织发生蛋白凝固均质化，局部炎症反应轻，表层直肠或肛门黏膜保留，修复过程中部分凝固坏死组织崩解、清除，组织间有毛细血管及成纤维细胞增生，组织修复后，原痔内迁曲静脉消失或管腔经机化闭合，与消痔灵注射液治疗后病理改变相比，安痔注射液引起组织水肿、出血、炎症反应等较轻，黏膜坏死及溃疡发生率低，组织修复早，无明显硬结和瘢痕，因此临床并发症及后遗症少，加之治疗操作简单，安全系数大（LD50为（7.33±0.75）ml/kg），值得推广应用。

《安徽中医学院学报》2001年第20卷第1期

# 安痔注射液治疗内痔混合痔的临床观察

廖　明　陈　莉　顾丽嫦

（广西省西樵人民医院肛肠科）

安痔注射液（现商品名芍倍注射液）是中日友好医院安阿玥教授发明，用于治疗内痔、静脉曲张型混合痔的一种纯中药新型注射液，具有显著收敛固脱、止血作用，为观察该药的临床疗效，我院于2002年6月~2003年10月用安痔注射液治疗106例各期内痔、静脉曲张型混合痔，获满意疗效，现报告如下：

## 1 临床资料

全部病例均来自住院病人，随机分为安痔注射液组（试验组）和消痔灵注射液组（对照组），试验组106例，男72例，女34例，年龄19~80岁，平均43岁，病程0.7~42年，平均5年，本组中内痔66例，Ⅰ期至Ⅳ期分别为9例、25例、22例、10例，混合痔40例。对照组100例，男58例，女42例，年龄18~76岁，平均38岁，病程0.9~40年，平均3.5年，本组中内痔62例，Ⅰ期至Ⅳ期分别为11例、24例、20例、7例，混合痔38例，两组资料具有可比性。

## 2 治疗方法

### 2.1 试验组

2.1.1 药物：安痔注射液由中日友好医院协作提供。

2.1.2 注射方法：术前患者排空大便，肛周常规消毒，肛门局部麻醉，插入肛门镜查清痔核全貌，注射区用1‰新洁尔灭棉球消毒，开始注射：①痔核区注射（适用于各期痔疮），用浓度为2：1的安痔注射液（2份安痔注射液比1份0.5%利多卡因），分别注入11、7、3点母痔区黏膜下，至痔核均匀爆满，表面黏膜呈粉红色为度。②痔核上松弛黏膜区注射（适用于Ⅱ期以上痔伴直肠黏膜松弛者）用安痔注射液原液在痔核上方松弛直肠黏膜下点状注射，每点注药3~4ml。③痔核下区注射（适用于Ⅱ期以上痔），用浓度为1：1的安痔注射液在齿状线上5mm范围内点状注射，此外对静脉曲张型混合痔外痔部分用安痔注射液原液释为1：4的浓度注射，每位患者一次注射量10~30ml。

### 2.2 对照组：采用消痔灵注射液按四步注射法注射治疗，术后处理同试验组。

## 3 观察指标

3.1 疗效观察：主要观察注射后3天和7天，便血、痔核脱出症状的改善情况及痔核的萎缩程度。

3.2 局部不良反应观察：主要观察注射后当日、三天及一周后肛门疼痛，小便不畅，局部硬结，痔核坏死，继发出血、肛门狭窄发生的情况。

## 4 结果

### 4.1 疗效评价标准（按1975年全国肛肠外科会议所制定的标准）

治愈：症状（便血、脱出或疼痛）消失，检查痔核已消失。显效：治疗后症状明显改善，检查痔已明显缩小。无效：症状及形态与治疗前无变化。

### 4.2 疗效评价结果：见表1。

表1 两组注射前后疗效比较

| 症状与体征 | 试验组 | | | 对照组 | | |
|---|---|---|---|---|---|---|
| | 注射前n | 注射后三天 | 注射后七天 | 注射前 | 注射后三天 | 注射后七天 |
| 便血 | 106 | 6 | 0 | 100 | 9 | 4 |
| 脱出 | 97 | 2 | 0 | 89 | 5 | 2 |
| 痔核 | N=230 | | | N=215 | | |
| 完全萎缩 | | 52 | 227 | | 38 | 201 |
| 缩小 | | 178 | 3 | | 174 | 11 |
| 无明显变化 | | 0 | 0 | | 3 | 3 |
| P<0.01 | VS 对照组 | | | | | |

### 4.3 局部不良反应发生结果：见表2。

表2　两组术后不良反应发生情况对比

| 症状与体征 | 试验组 | | | 对照组 | | |
|---|---|---|---|---|---|---|
| | 术后当天 n | 术后三天 n | 术后七天 n | 术后当天 n | 术后三天 n | 术后七天 n |
| 肛门疼痛 | 6 | 0 | 0 | 11 | 5 | 2 |
| 小便不畅 | 5 | 0 | 0 | 10 | 0 | 0 |
| 局部硬结 | 0 | 0 | 0 | 0 | 12 | 12 |
| 痔核浅表坏死 | 0 | 0 | 0 | 9 | 7 | 4 |
| 继发出血 | 0 | 0 | 0 | 2 | 7 | 3 |
| 肛门狭窄 | 0 | 0 | 0 | 0 | 0 | 0 |

P<0.01　　VS 对照组

## 5　讨论

痔是临床上极为常见的肛肠疾病，发生率达46.7%，其治疗方法多种多样，但不外于手术和非手术疗法。自1975年，Thomson提出，治疗痔的目的，主要是消除痔核引起的出血，局部不适，脱出等症状，而不是消除痔体本身。这一观点，目前已被越来越多的专家学者和临床医生所接受，所以非手术疗法应是痔治疗的首选，局部病灶注射给药治疗的方向是正确的，关键在于注射药物的成分和注射方法。硬化剂注射疗法，目前仍然是国内广泛采用的注射方法，但笔者在多年使用硬化剂注射的临床实践中，认为目前硬化剂注射疗法仍存在以下缺点：①硬化剂与坏死剂并没有明显的本质区别，注射时的浓度和剂量难以准确掌握；②治疗范围小，对静脉曲张型混合痔仍需配合手术、结扎治疗。③注射后并发症及后遗症较多，1978年以来，史兆岐、钱秉文等学者先后报道用消痔灵硬化剂注射痔后出现痔核坏死、大出血、直肠狭窄等并发症多例。故注射疗法治疗痔所选用注射药物的成分剂注射方法的改进是痔治疗成功的关键。

安痔注射液（即现在芍倍注射液），是针对坏死剂和硬化剂的缺点，根据"酸可收敛，涩可固脱"的理论，研制而成的新一代纯中药痔疮注射剂，适用于各期内痔、静脉曲张型混合痔。药效学研究证实，该药具有显著的促止血和凝血，抑菌消炎，以及较强的收敛固脱、活血化瘀之效[1]。

本文通过对安痔注射液与消痔灵注射液治疗痔的系统临床观察，表明安痔注射液相对以往的硬化剂具有如下优点：①高效、疗程短、恢复快，从表1看到，安痔注射液组一次治愈率达97%，一周便血及脱出消失率均为100%，一周痔核完全萎缩率达98%，疗程3~8天，平均4.5天，消痔灵组治愈率仅86%，无效率3%，这些数据充分反映出安痔注射液的高效性；②安全、无毒、毒作用小，由于安痔注射液作用机理不同于硬化剂，而是通过引起痔核组织发生非炎性的蛋白凝固样变性，裂解，毛细血管新生而使痔核软化萎缩，从病理性痔恢复回生理性痔，整个过程不发生明显的炎症、出血，痔表面黏膜组织保留不被破坏，亦无肉芽组织及瘢痕形成，从而避免了出血，局部硬化，肛门直肠狭窄等并发症（2）。从表2监测的结果看到，安痔注射液组106例仅6出现轻度肛门疼痛，并在3小时后缓解，5例出现排尿不畅，在4小时后缓解，未出现局部感染，痔核坏死、肛门直肠狭窄，全身无不良反应；③注射方法简便、治疗范围广，安痔注射液不仅对内痔、静脉曲张型混合痔有效，而对经过手术和其他药物治疗无效复发的病例仍然有非常好的疗效，本试验组有3例曾注射过消痔灵的患者术前局部有硬结，安痔注射液注射后，硬结完全消失，在注射方法上，安痔注射液的三步注射法也较消痔灵的四步注射法更合理、简便。

临床观察结果表明，安痔注射液治疗内痔、静脉曲张型混合痔疗效显著，安全可靠，副反应小，术后不引起痔核坏死、出血、局部无硬结，无肛门直肠狭窄等并发症，疗效优于硬化剂，值得推广使用。

## 6　参考文献

[1]　安阿玥. 肛肠病学 [M]. 北京：人民卫生出版社，1997：574.
[2]　安阿玥，范学顺，王晏美 [J]，等. 安痔注射液对痔疗效的临床及病理观察. 中国肛肠病杂志. 2002，17（11）：3~5.

# 以化痔液注射为主治疗 298 例痔的临床观察

李红梅[1]　王云英[2]　范学顺[3]　李　立[3]　廖　明[4]

（1. 河南省新乡市新华医院肛肠科　453000；

2. 吉林省辽源市中医院肛肠科　136200；

3. 北京中日友好医院肛肠科　100029；

4. 广东省高州市人民医院肛肠科　121200）

我们于 2001～2002 年采用以化痔液注射术为主配合其他疗法治疗内痔、混合痔等 298 例，疗效满意，经系统的观察与总结现报道如下。

## 1 临床资料与方法

本组中男 213 例，女 85 例；年龄 15～75 岁，平均 45 岁，病程 1a～20a，平均 10.5a，其中单纯内痔 49 例、混合痔 139 例；合并肛裂 78 例、合并肛瘘 32 例，298 例患者均有不同程度便血、脱出、肿痛等症状。

术前患者正常饮食，排空大便，清水清洗肛门，取侧卧位，常规消毒肛周皮肤，局麻或骶麻后，肛内用 0.1% 新洁尔灭消毒后指诊排除肛管直肠其他疾患，置入肛门镜，准备注射。

具体操作步骤：（1）痔核以上的直肠内松弛黏膜的注射（Ⅰ期内痔可不作此注射）：将准备好的 2∶1 化痔液（即 2 份化痔液，1 份 0.5% 利多卡因），用 5ml 注射器在肛镜下，以 3、7、11 点为注射点，每次 1～2ml，根据黏膜松弛程度，给药总量在 5～10ml 之间。（2）痔核区内注射：从痔核最隆起处进针，有肌性抵抗感后缓缓退针，均匀给药，剂量多少取决于痔核大小，一般每个痔核约 3～5ml，大痔核或纤维化的痔核可加大到 6～8ml，使药液均匀分布痔核，以黏膜表面呈粉红色为佳。（3）齿线附近注射：将 2∶1 的化痔液用 0.5% 利多卡因稀释至 1∶3 浓度（即 1 份稀释后的化痔液加 3 份利多卡因），分别在各痔核的齿线附近注射，每次 2～3ml，如果静脉曲张型外痔区域较大，可将化痔液原液稀释为 1∶4 的浓度在肛管皮肤处（即静脉曲张型外痔区延长线）进针，扇形注射 3～5ml，注射完毕后，如有外痔、肛裂、肛瘘可一并手术治疗。术毕给抗生素及润肠药 3～5d，次日在排便前后用中药坐浴～10min，换药至痊愈。

## 2 结果

本组一次治愈 290 例，治愈率达 97.3%，8 例经 2 次治疗痊愈，愈合时间：单纯内痔组 2～6d，平均 4d；混合痔、肛裂组 6～8d，平均 7d；合并肛瘘组 9～21d，平均 15d，未发现明显并发症。

## 3 讨论

化痔液是根据中医"酸可收敛，涩可固脱"的理论，由纯中药（不含砷、铝等）提炼而成，具有收敛固涩、凉血止血、活血化瘀的作用。该药由明显的促止血和凝血，抗急性渗出性炎症及慢性增生性炎症的作用，并有一定的体外抗菌作用，适用于各期内痔、静脉曲张型混合痔，与硬化剂不同，该药作用与组织，不发生明显的炎症、出血、坏死等改变，其直接作用是引起组织发生一种非炎症性的蛋白凝固样变性，且这种变性可逆，容易"复活"，经过 3～7d，可原位修复，无瘢痕形成[1]，且以化痔液注射术治疗痔，具有安全高效、副反应小、痛苦少、疗程短、显效快、操作简单，易于掌握等优点，值得推广。

## 4 参考文献

[1] 安阿玥，蒋建婷，王晏美，等. 安痔注射液治疗痔的临床疗效和病理学观察 [J]. 中国肛肠病杂志，2000，20（11）：3-5.

# 安氏化痔液注射加外剥扎术治疗急性嵌顿痔

肖遵福　张士成　董洪新　安阿玥指导

（山东省东营市胜利石油管理局肛肠病防治院　257077）

急性嵌顿痔多为排便时用力过猛或腹泻，使脱出的痔核不能回纳而刺激肛门括约肌痉挛所致，出现肛门肿胀，剧烈疼痛。本病为肛肠科急症，需及时处理，常规的非手术治疗，多需 1 周以上方可逐日缓解。自 1993 年以来，我院采用中日友好医院研制的安氏化痔液，行早期内痔注射加外剥扎手术治疗急性嵌顿痔 102 例，取得较好的疗效。现报告如下。

## 1　临床资料

本组男 82 例，女 20 例；年龄最大 65 岁，最小 21 岁，但以 30～50 岁男性较多。嵌顿痔就医时间为 1～5 天。其中环状混合痔 92 例，一侧或单个痔嵌者 10 例。临床表现为起病急骤，疼痛较剧，痔核脱出肛外不能回纳，局部水肿，部分糜烂及血栓形成，约 1/4 患者伴发热，大便干燥或排尿困难。

## 2　治疗方法

2.1　术前准备：①备皮；②普鲁卡因和精制破伤风抗毒素过敏实验；③术前 4 小时用软皂清洁灌肠；④术前 30 分钟肌肉注射鲁米那针 0.1g。

2.2　手术方法：骶麻，左侧卧位，常规消毒铺巾。扩肛约 3～4 指，充分显露痔核，在肛门镜下，抽取预先备好的 2 比 1 化痔液（即 2 份化痔液，1 份 0.5% 利多卡因），作主要内痔黏膜下点状注射及部分较松弛的直肠黏膜，注射药量一般为 10～15ml，轻揉约 1 分钟，使部分痔核回纳萎缩。对外痔水肿较重者，在水肿最明显处或有血栓处行放射状 "V" 字形切口，顿性剥离外痔静脉丛，达齿线上 0.5cm 处，用 7 号线结扎黏膜部分，切口最多不能超过 4 处，切口之间要保留皮桥。若肛门较紧者可行内括约肌侧方或后方松解术。术毕肛内放置油沙条，"丁" 字绷带固定。

2.3　术后处理：①常规注射抗生素 5～7 天；②术后控制排便 24 小时，便后用福成光熏洗剂坐浴后，痔科换药；③适量服用麻仁丸以保持大便成形。

## 3　疗效观察

治愈：嵌顿痔核完全消失，手术创面全部修复，本组病例符合此标准达 97.05%，且无术后并发症及后遗症。其中 3 例患者因嵌顿痔时间长，痔核大部分坏死，入院后行复位失败，经抗炎治疗后行二期手术，术后效果满意。本组治疗时间最长 32 天，最短 14 天。术后随访 82 例无 1 例复发及肛门狭窄，治疗均达到满意效果。

## 4　讨论

嵌顿痔主要是局部水肿和括约肌痉挛，使内痔常不能自行复位。首先应该解决 "嵌顿" 这个主要矛盾。过去常采用 50% 硫酸镁湿敷，全身及局部抗炎治疗，待肛门周围皮肤水肿消失，痔复位后再考虑手术治疗，这种方法治疗时间长，痛苦大，有时还可发生坏死、溃疡等。

嵌顿痔治疗关键是尽早解决肛门括约肌痉挛。安氏化痔液是采用中药提纯制成的针剂，具有抑菌消炎、活血化瘀、收敛固涩之效，不会引起坏死和溃疡形成，内注外剥术能解除其痉挛状态，使静脉回流障碍得以恢复，其次是改善了因淤血所致的缺氧状态，使局部营养状况得以改善，增加抗感染的能力。而且肛内注射化痔液，肛外结扎切除了嵌顿的内痔块，从根本上解除内痔和混合痔，去除了日后复发的病理学基础，打断了脱出－痉挛－嵌顿的恶性循环。

急性痔嵌顿早期手术，从理论及实践中基本得到了广大学者认可。我们通过 102 例治疗观察认为应提倡急性期手术，因为痔急性期水肿是静脉回流受阻，而并非炎症所致，即使有炎症也系在表面而不在深层，同时肛门组织对细菌有较强的抵抗力，并不影响手术。因此内注外剥术，不仅能迅速解除痛苦，而且能缩短疗程，根治引起嵌顿痔原发病。同时我们认为治疗中必须注意两个要点：第一要掌握适应症，抓住手术时机，一般早期手术、及时减压是较理想的治疗方法。第二对较严重病例，尽量一次手术完成，无需分期手术，否则局部症状得不到明显改善。

《中国医刊》1999 年第 34 卷第 1 期

# 安氏化痔液注射加外剥扎术治疗急性嵌顿痔 102 例

肖遵福　焦安康（山东胜利石油管理局肛肠病防治院　257077）

急性嵌顿痔多为三期内痔或混合痔，由于排便时用力过大或腹泻，使脱出的痔核不能回纳而刺激肛门括约肌痉挛所致，出现肛门肿胀，剧烈疼痛，严重者难以忍受。本病为肛肠科急症，需及时处理，常规的非手术治疗，多需一周以上方可逐日缓解，自 1993 年以来，我院采用北京中日友好医院研制安氏化痔液行早期内注射加外剥扎术，治疗急性嵌顿痔 102 例，取得较好的疗效。现报告如下。

## 1 临床资料

1.1 一般资料：本组男 82 例，女 20 例，年龄最大 65 岁，最小 21 岁。痔嵌顿就医时间为 1～5 天。其中环状混合痔 92 例，一侧或单个痔嵌顿者 10 例，临床表现为起病急骤，疼痛较剧，痔核脱出肛外不能回纳，局部水肿部分糜烂及血栓形成，约 1/4 伴发热、大便干燥或排尿困难。

1.2 治疗方法：骶麻，患者取左侧卧位，常规消毒铺巾。扩肛 3～4 指，充分显露痔核。在肛门镜下将预先备好的 2：1 化痔液（即两份化痔液，一份 0.5% 利多卡因）。抽取化痔液作主要内痔黏膜下点状注射及部分较松弛的直肠黏膜，注射药量一般为 10～15ml，轻柔片刻使部分痔核回纳萎缩。外痔水肿较重者，在水肿最明显处或有血栓处行放射状 "V" 字行切口，钝性剥离外痔静脉丛，达齿线上 0.5cm 处，用 7 号线结扎黏膜部分，切口最多不能超过四处，切口之间要保留皮桥。若肛门较紧者可行内括约肌侧方或后方松解术。术毕肛内放置油纱条，包扎，"丁"字带固定。

1.3 疗效观察：治愈标准：嵌顿痔核完全消失，手术创面全部修复，本组病例符合此标准达 97.05%。无术后并发症及后遗症。其中 3 例患者因嵌顿时间长，嵌顿痔核大部分坏死，入院后行复位失败，经抗炎治疗后行二期手术，术后效果满意。本组患者治疗疗程最长 32d，最短 14d。术后随访 82 例，无复发或肛门狭窄病例。

## 2 讨论

嵌顿痔主要是局部水肿和括约肌痉挛，使内痔常不能自行复位。过去常采用 50% 硫酸镁高渗溶液湿敷，全身及局部抗炎治疗，待肛门周围皮肤水肿消失，痔复位后再考虑手术治疗。担心急性期局部感染扩散导致门静脉炎等并发症。近年来国内外学者对早期手术治疗进行大胆探讨和尝试，英国 Jones 认为[1]对嵌顿痔 "立即作痔切除术是一个极好可选择方法"。日本三枝纯郎指出[2]，"内痔当发生嵌顿时把疼痛当作良机，实行根治术为宜"。国内喻德洪[3]主张对痔嵌顿行早期手术，术后满意。

痔嵌顿治疗关键是尽早解除肛门括约肌痉挛。安氏化痔液[4]是采用中药提纯制成的安氏化痔液，具有抑菌消炎、活血化瘀、收敛固涩之效，不会引起坏死和溃疡形成，是一种新型萎缩剂。内注外剥术能解除其痉挛状态，使静脉回流障碍得以恢复。由于肛内注射化痔液，肛外结扎切除了嵌顿的内痔块，从而取得了较满意的效果。

## 3 参考文献

[1] 喻德洪. 痔的病因及治疗近况. 肛肠外科新技术学习班讲义, 1989. 5
[2] 张有生译. 临床肛门外科学. 辽宁中医学院, 1986. 41
[3] 喻德洪. 肛肠外科疾病问答. 上海：上海科学技术出版社, 1983. 106
[4] 肖遵福. 安氏肛肠病报告论文集. 中日友好医院, 1994. 7

《大肠肛门病外科杂志》1997 年第 3 卷第 2 期

# 芍倍注射液治疗痔的临床观察

吕 军 程守纲 （河北省任丘市华北石油东风医院肛肠病治疗中心 062552）

我院自 2001 年始用芍倍注射液（原安氏化痔液）治疗各期内痔、混合痔 200 例，现将结果报告如下。

## 1 临床资料

200 例中，男 145 例，女 55 例；年龄 26～78 岁；病史 4d 至 42 年。内痔 125 例，其中 I 期 6 例，II 期 82 例，III 期 37 例；混合痔 75 例，其中 I 期 12 例，II 期 36 例，III 期 27 例。200 例中 156 例伴有不同程度的直肠黏膜松弛。

## 2 治疗方法

患者取侧卧位，常规消毒，局麻。芍倍注射液用 0.5% 利多卡因稀释 1 倍。内痔及静脉曲张型混合痔，在肛门镜下暴露痔核，于痔核表面中心隆起部位斜刺进针，遇肌性抵抗感后退针给药，每处注射量以痔核均匀、饱满、充盈、表面黏膜颜色呈分红色为度，每处 3～5ml。对 III 期内痔、静脉曲张型混合痔伴有直肠黏膜松弛者，在痔核上松弛直肠黏膜下，3、7、11 点的位置注射，注射后肠腔可呈三角形。每点用量 1～3ml。退肛门镜、暴露痔，III 期内痔的注射方法同 I、II 期内痔。每位患者一次可用药 10～20ml，注射 1 次，术后用庆大霉素 16 万 U 直肠灌注，常规包扎。以炎性血栓性外痔、结缔组织性外痔及嵌顿性内痔为主的混合痔需行手术切除。

## 3 疗效

内痔全部治愈，治疗时间 3～12d；混合痔 73 例一次治愈，治愈时间为 7～15d，2 例直肠黏膜松弛较重行二次注射，10d 内痊愈。

注射时肛门有坠胀感，部分患者有小腹疼痛，一般在注射后 30min 内症状消失。6 例术后排尿不畅，但都可自行缓解。200 例患者中，均未发生狭窄、出血、局部硬结、感染、溃疡等并发症。

## 4 讨论

临床观察，40 岁以上患者 80% 有不同程度的直肠黏膜松弛，在黏膜下注射可使松弛的黏膜萎缩拉紧，使脱垂的内痔及黏膜向上牵拉，不再脱垂。肛垫上提复位后恢复了肛管区正常的解剖层次与结构，改善了肛门自制功能，降低了肛管内压，使盆底肌群逐渐恢复正常的功能状态。提高患者排便质量，减少直肠炎的发生，明显降低痔和肛周病再发率。

应用芍倍注射液后，单纯 I～III 期内痔患者，无需手术，注药后第 2d 可排便，无疼痛、出血，3～5d 可以痊愈。需配合手术的混合痔及嵌顿内痔应用芍倍注射液注射后，可减少混合痔的手术范围及切除程度，使术后疼痛控制在 I 度内，较常规手术缩短愈合期 3～5d。芍倍注射液疗效确切，术后不引起硬结、狭窄、出血、溃疡等并发症，值得推广应用。

《中国肛肠病杂志》2005 年第 25 卷第 3 期

# 安氏化痔液治疗内痔、混合痔 60 例临床观察

赵洪良 （青岛市北肛肠医院 266012）

**摘要** 应用安氏化痔液治疗内痔、静脉曲张混合痔 60 例，取得了满意的临床疗效。避免了常规硬化剂注射疗法所引起的肛门狭窄、溃疡出血等并发症。

**主题词**　安氏化痔液　内痔　混合痔　注射疗法

内痔、混合痔是肛肠科常见病、多发病，目前治疗方法较多，如：激光、冷冻、套扎、切除、硬化剂注射等，但均有不同程度的并发症。我院于 1994 年应用安氏化痔液治疗内痔、混合痔 60 例无 1 例并发症及后遗症，治愈率达 97% 以上。本文主要介绍安氏化痔液的临床应用，注射方法及疗效。

## 1　临床资料

本组 60 例，男 42 人，女 18 人；年龄 16～75 岁，平均 45.5 岁；病程最短 3 个月，最长 35 年。其中一期内痔 2 例，二期内痔 37 例，三期内痔 10 例，静脉曲张型混合痔 11 例。

## 2　方法

2.1　适应症：各期内痔[1]，静脉曲张型混合痔，直肠黏膜松弛、脱垂均可。

2.2　禁忌症：肛管、直肠急性炎症，内痔嵌顿发炎水肿，严重心、肝、肾疾患及造血机能障碍者均应暂缓注射。

2.3　操作方法：患者术前均应排空大小便，取侧卧位，常规肛周消毒，0.5% 利多卡因局麻成功后，1‰ 新洁尔灭棉球消毒肠腔，插入肛门镜确定内痔部位、数量、大小后行第一步痔上动脉区注射：取 5ml 穿刺方向，每点注药约 1.5～2ml。如伴有直肠黏膜松弛者，可适当增加药量。第二步痔核区注射：从痔核的中央直接进针至黏膜下层，抽吸无回血后再行注药（2∶1 液）注药时边退针边注药，以黏膜表层稍隆起、血管网清晰为度。注药的多少按痔核的大小，病理分型决定，一般每痔核 2～6ml 不等。第三步痔核下区注射：将药液稀释为 1∶3（1 份化痔液，3 份 0.5% 利多卡因）在痔核下，齿线上约 0.1cm 处进针至黏膜下层，每次注药 2ml 左右。混合痔齿线消失、模糊不清时，可在约齿线处直接进针，针头倾向上方至黏膜下层注药即可。第四步静脉曲张外痔注射：用调配好的 1∶4 液（1 份化痔液，4 份 0.5% 利多卡因）在静脉曲张外痔上直接进针，一般注药 1.5～2.5ml，如为环状静脉曲张外痔可多点部位注射，其总量不超过 10ml 为宜。注射后充分按柔使药液均匀分布，如有肥大肛乳头，一并结扎切除。无静脉曲张外痔此步操作省略。

## 3　治疗结果

### 3.1　疗效标准

3.1.1　痊愈：自觉症状消失，大便时无便血，无痔核脱出。肛门镜检查痔核消失。

3.1.2　基本痊愈：无明显自觉症状，大便时已无便血及明显肿物脱出。肛门镜检查仍有部分残余痔核。

3.1.3　好转：大便时仍有间歇性少量鲜血及便后轻度肿物脱出，但可自行还纳。肛门镜检查仍有部分痔核存在。

3.1.4　无效：同治疗前无任何变化。

3.2　结果：本组 60 例患者均于术后 1 周及 1 月后两次复查，其中痊愈 48 例，基本痊愈 10 例，好转 2 例，无一例无效。治愈率达 97% 以上。

## 4　讨论

安氏化痔液系采用纯中药提取精制而成。具有活血化瘀、消炎收敛，改善局部血液循环之功效。经观察该药液无毒副作用，避免了坏死剂、硬化剂所带来的并发症及后遗症；如术后大出血、溃疡坏死、肛门狭窄等均有所报道。该药液对静脉曲张外痔亦可注射，打破了外痔不能注射的禁区。本疗法操作简单、安全可靠、疗程短、收效快，是目前国内外治疗痔疮较理想的疗法之一，值得推广应用。

## 5　参考文献

[1] 胡伯虎，李宁汉. 实用痔瘘学. 科学技术出版社第一版. 1988；125.

[2] 谢宝慈. 内痔注射疗法后并发症 3 例. 中国肛肠病杂志. 1993；1（13）：27.

[3] 单万松，等. 内痔消痔灵注射后出血原因防治的附 2 例分析. 河北中医杂志. 1990；12（5）：10.

[4] 王朝光. 消痔灵注射后致肛门狭窄二例. 辽宁中医杂志. 1987；11（3）：34.

# 安氏化痔液治疗内痔、混合痔 182 例临床小结

许建娥（江苏太仓市中医院）

**摘要**　我科应用中日友好医院肛肠科安阿玥主任发明研制的安氏化痔液治疗内痔、混合痔，取得了满意的效果。安氏化痔液是一种纯中药制剂，注入痔核后能使痔核活血化瘀，软化萎缩，局部不产生硬结，避免了感染，大出血，肛门直肠狭窄等并发症的发生。治愈率达 97.4%，好转率 2.6%。

**主题词**　内痔、混合痔、安氏化痔液、安氏疗法。

　　我科应用北京中日友好医院肛肠科安阿玥主任发明研制的安氏化痔液，用安氏注射法治疗内痔，混合痔 182 例均取得满意的效果。现将半年来临床观察的情况小结如下：

## 1　临床资料

　　本组 182 例中，Ⅰ期内痔 12 例，Ⅱ期内痔 21 例，Ⅲ期内痔 32 例，混合痔 117 例，其中男性 144 例，女性 38 例。

## 2　适应症与禁忌症

2.1　适应症：内痔出血、各期内痔及由Ⅲ期内痔发展而成的静脉曲张型混合痔、直肠黏膜脱垂。

2.2　禁忌症：内痔嵌顿发炎、外痔皮赘、肛管、直肠急性炎症以及严重的高血压、心肝肾疾病等暂缓注射。

## 3　操作方法及注射剂量

　　患者注射前应排空二便，取侧卧位，肛周皮肤常规消毒，肛周局麻，肛内用新洁尔灭棉球涂擦。肛内指诊排除肛管、直肠其它疾病后，用石蜡油棉球涂擦肛管，插入喇叭状肛门镜，在肛镜内再次用新洁尔灭棉球涂擦，看清痔核全貌，将预先备好的 2：1 安氏液（即 2 份安氏液，1 份利多卡因或奴夫卡因），先在痔核的顶端直肠黏膜层注射（Ⅰ期内痔可不做此注射），一般以 3、7、11 点为穿刺方向，每次注射约 1~2ml，总量 5ml 左右，如果直肠黏膜较松弛可以稍增剂量，一般是 3~8ml，退针时采取边注射边缓慢退针，以黏膜表面稍有突起，血管纹理清晰为度，痔核注射完毕，将 2：1 化痔液稀释成 1：3 的浓度，分别在各痔核区的齿线附近进针至黏膜下层，每次注射 2~3ml，最后注射于肛管皮肤处（即静脉曲张外痔区），用 1：4 的浓度根据痔大小注射，每次 2~4ml 总计注射安氏化痔液的剂量约 10~25ml，一般为 20ml，注射完毕如有肥大乳头作结扎或切除，并有结缔组织外痔者作梭形切除。术毕用止血海绵或止血纱布，凡士林纱条填塞肛管，压迫伤口，外用敷料胶布固定。

## 4　术后处理

4.1　适当用抗菌消炎药物 3~5 天。

4.2　控制大便 24~36 小时。

4.3　用中药"祛毒汤"坐浴每日一剂，肛内用痔疮栓塞肛每日 1~2 枚约一周左右。

## 5　术后反应

　　一般均有 3~5 小时肛门坠胀及轻度疼痛，3~5 小时后自行消失，小便均能自解，无一例小便困难，无发热现象，一月后肛内指诊无硬结、无溃疡、无出血，无肛门直肠狭窄，大便正常，极少数病人于注射后的 1~3 天内有轻度腹胀现象，大便欠畅，一月后逐渐正常。

## 6　治疗效果

　　本组病例均采取注射后一周复查做肛内指诊及肛门镜检查。

6.1　疗效标准：术后无便血，无异物外脱、肛门镜检查内痔萎缩，肛管平滑为痊愈；大便时无便血，无内痔脱出，肛镜检查仍有部分痔核存在或痔核比原来缩小为基本痊愈；便时有小量出血或有部分异

物外脱但能自行回纳为好转；同治疗前无变化者为无效。

6.2　治疗结果：本组病例 182 中，一周后来院复查的有 151 例，其中痊愈 141 例，基本痊愈的有 9 例，好转 4 例，13 例中 11 例病人做了第二次补注，总的治愈率达 97.4%，好转率 2.6%，无无效者。

## 7　体会

7.1　内痔、混合痔是肛肠疾病中发病率最高的疾病，其治疗方法很多。有保守治疗、手术治疗、注射治疗等。保守治疗能改善症状，但不能去除病灶；手术治疗能去除病、消除症状，疗效可靠，但不可避免的要出现一些并发症，如术后伤口疼痛，大小便困难，感染、大出血、肛门直肠狭窄等而且疗程长；注射疗法中以往不外乎坏死剂，硬化剂两种，与手术治疗相比痛苦少，疗程短，但也不能完全避免上述一系列并发症的发生。安氏化痔液是一种纯中药制剂的软化剂，注入痔核后能使痔核活血化瘀，软化萎缩，局部不产生硬结，从而避免了感染、溃疡、大出血、肛门直肠狭窄等一系列并发症的发生。因此安全度大。

7.2　目前注射疗法中，坏死剂已少采用，大多数注射硬化剂，硬化剂注射次数太多，药物渗透力差，效果也差，所以一般只注射两次不注射三次，而安氏化痔液可反复使用不影响效果。本文 11 例病人第二次补注因局部无硬结同第一次操作一样。

7.3　痛苦小、疗程短、显效快、疗效好是本疗法的特点，本组病例均在注射后 3～5 小时肛门坠胀疼痛感消失。注射后第一次大便无便血及异物外脱，一周后肛镜下复查痔核萎缩或基本萎缩。治愈率 97.4%。此疗法确实是痔疮患者的福音，值得大力推广应用。

《全国痔病专题学术会议》1993 年 6 月上海大会宣读论文

# 安氏化痔液治疗嵌顿痔 65 例临床分析

王立平　马晓勤　吴文忠　韩广林　安阿玥指导
（黑龙江省虎林县迎春林业局医院　158403）

治疗内痔嵌顿的关键是及时解除嵌顿，消除水肿，减轻疼痛。我院于 1993～1995 年间共收治嵌顿痔 65 例，均采用安氏化痔液注射加外痔血栓剥离治疗，现报道如下。

## 1　资料与症状

### 1.1　临床资料

1.1.1　性别和年龄：本组 65 例中，男 42 例，女 23 例；年龄为 19～61 岁，平均 32 岁。

1.1.2　嵌顿类型：三期内痔 21 例，混合痔 36 例，环状混合痔合并血栓形成 8 例。

1.1.3　嵌顿时间：最短 3 小时，最长 24 小时，平均为 18.5 小时。

### 1.2　主要症状：均表现为痔核脱出，局部肿胀不能还纳，活动受限，并有持续性坠痛。

## 2　治疗方法

2.1　适应证：嵌顿不超过 24 小时，无局部炎性反应，无发热，血象正常者。

2.2　禁忌证：肛周感染、腹泻、糖尿病、肝硬化、发热、凝血机制异常者。

2.3　注射方法：取侧卧位，肛门局部常规消毒，肛管直肠用 1‰新洁尔灭消毒，行骶管麻醉或局麻，生效后行安氏化痔液三步注射法：①痔核以上的直肠内松弛黏膜的注射，将预先备好的 2∶1 安氏化痔液（即两份化痔液，一份 0.5% 的利多卡因）用 5ml 注射器加 5 号注射针头（针常 5cm），在肛镜下，一般以 3、7、11 点区域点状注射，每次 1～2ml。根据黏膜松弛程度总量在 5～10ml。目的是使松弛的黏膜下层组织得到收敛、消炎、固定恢复直肠正常解剖结构。②痔核区内注射。以痔核最隆起处进针，有肌性抵抗感后缓缓进针，均匀注药，剂量的多少取决于痔核的大小，一般用 3～5ml 注射一个痔核，对大痔核或纤维化型者可加大到 6～8ml，使药液均匀分布于痔核内，以黏膜表面呈粉红色为佳，以达到消炎、抗渗出和收敛的目的，减少痔的动、静脉的血供，使痔核萎缩。③齿线附近注射，将2：1的化痔液用0.5%利多卡因稀释成1：3的浓度，分别在各痔核的齿线附近注射，每次用2～3ml。对近齿线静脉曲张型外痔并治嵌顿的内痔，可将2：1的化痔液稀释成1：4的浓度在肛管皮肤处沿齿线方向进针，扇形注射3～5ml，并轻柔注射区域，嵌顿的痔核可慢慢回缩于肛管内，解除嵌顿，使疼痛缓解。如环状混合痔嵌顿时间达24小时，痔核体积大、并有血栓形成者，可先行化痔液按上述方法注射，然后采用小的放射状切口剥离出血栓，术毕用明胶海绵敷利多卡因胶浆，压迫创面止血，以敷料、丁字带加压固定。

2.4　术后处理：①适当应用抗菌消炎药3～5天。②根据注射药量及病情控制大便24～36小时。③安氏熏洗剂（主要成分：鱼腥草、苦楝皮、苦参、侧柏叶、生甘草等）水煎坐浴。④外用痔疮栓、痔疮膏。

2.5　疗效标准：治愈：嵌顿的痔核经安氏化痔液注射后即可完全回缩于肛管内，解除嵌顿。大便时无痔核脱出、无便血。1周后行肛门镜检查见内痔萎缩消失。好转：指大便无明显内痔脱出，肛门镜检查仍见部分内痔存在。无效：同治疗前比较无明显变化。

2.6　治疗结果：经6个月～1年的随访，在65例病人中，痊愈者63例，好转者2例，治愈率97%。

## 3　讨论

嵌顿痔往往是由于痔核脱出肛门外，不及时还纳而造成肛门组织血运障碍，组织内酸性产物瘀积，刺激末梢神经而产生剧烈的坠胀痛。疼痛使肛门括约肌痉挛，静脉回流更加受阻，痔内血管淤血，血栓形成，体积增大，更不能还纳。嵌顿早期痔核黏膜水肿、渗出，晚期则由于动脉供血不足或衣裤摩擦，致表面黏膜糜烂、溃破，甚至发生坏死。以往多采用保守疗法，如外用九华膏、痔疮栓，或服祛毒汤、止痛汤，待局部炎症消退后，注射硬化剂加外痔切除术等，但治疗时间较长，痛苦较大，且有时有并发症。

安氏化痔液是根据祖国医学"酸可收敛，涩可固脱"的理论，采用中药乌梅、白芍、甘草、五倍子等提纯制成，具有抑菌消炎、活血化瘀、收敛固涩之效，可反复使用，且不影响操作及疗效，对早期嵌顿的痔核无血栓形成者只需注射即可。通过临床观察，此种疗法简单易行，容易掌握，近期效果和远期效果均较满意，治疗后痛苦较小，不影响活动和饮食，无感染和肛门狭窄等并发症和后遗症，是治疗嵌顿痔的一种比较理想的方法。

《中级医刊》1997年第32卷第6期

# 安氏化痔液治疗痔288例报告

穆希贤（河南周口市人民医院　466000）

自1993年以来，我科以安氏化痔液注射治疗内痔、静脉曲张型混合痔288例，效果满意，现报告如下。

## 1　临床资料

本组288例，男124人，女164人；年龄14～78岁；病程6个月～16年。分型：Ⅰ期内痔32例，Ⅱ期内痔125例，其中纤维化型混合痔26例，静脉曲张型131例。

## 2　治疗方法

2.1　药物：安氏化痔液（由中日友好医院药学部生产，为科研用药），规格10ml，为透明液体。

2.2　治法：右侧卧位，肛门局部常规消毒，以1%利多卡因局部浸润麻醉，肠腔以新洁尔灭消毒。指诊排除肛肠其他疾患后，用喇叭状肛门镜探查痔核全貌，以5ml注射器抽取预先备好的2：1安氏化痔液（2份化痔液，1份1%利多卡因），以5号长针头，在肛镜下分三步注射：①痔上区松弛黏膜点状注射，用量约5ml。②痔区黏膜下注射至充盈隆起，用量平均每个痔核3～5ml。③痔核齿线区注射，将药液进一步稀释成1：3或1：4浓度，在各痔核齿线区注射。对静脉曲张型混合痔，可将药液稀释成1：4，在齿线下外痔部分均匀注射3～5ml，并轻柔注射区域，促进药液吸收，纱布加压固定，以防水肿形成。一次性治疗，纯化痔液最大用量30ml。注射时注意先小后大、先上后下的顺序。注射要缓慢均匀。术毕敷料固定。

2.3 术后处理：适当选用抗菌药物使用3～5天，控制排便24～48小时，便秘者适当口服润肠药物，便后以中药坐浴，肛内纳痔疮栓或痔疮膏。

## 3 治疗结果

3.1 疗效标准及疗效：术后无便血、无异物脱出，肛门镜检内痔萎缩，肛管平滑者为痊愈。无便血、无内痔脱出，镜检仍有部分痔核存在或比原来缩小为好转。同治疗前相比无变化者为无效。本组一次治愈者284例，二次治愈者4例，一次性治愈率98.6%，好转率1.4%，总有效率100%。

3.2 术后反应：患者术后轻度坠胀及疼痛感，休息30分钟后即缓解。本组经注射治疗后，未出现大出血、感染及尿潴留等不良反应。

3.3 随访：284例患者，注射后1周复查，全部治愈，4例复查时仍有部分痔核存在，行第2次注射后1周复查治愈。术后1年随访131例静脉曲张型混合痔者，治愈129例，占98.5%，复发2例，占1.5%。

## 4 讨论

目前治疗内痔、混合痔的方法很多，以注射疗法运用较广，所用药物多为硬化剂、坏死剂，李雨农报告[1]，硬化剂注射后可出现大出血、继发感染及肛门直肠狭窄。安氏化痔液是继硬化剂之后出现的一种新型软化萎缩剂，由乌梅、五倍子、芍药等纯中药提炼而成，具有收敛、消炎作用，注射后局部不产生硬结、坏死，避免了大出血、肛管直肠狭窄等并发症。临床尚未发现毒副作用。该药注射于松弛的直肠黏膜下，引起粘连，起到固定作用，恢复直肠黏膜正常形态，以利脱出型痔核的回复并减少痔形成的机会。痔核内注射起到消炎、抗渗出和收敛作用，使痔萎缩。齿线附近、直肠上下动静脉和肛门动静脉互相交通吻合，并有细小的动脉与静脉直接吻合，构成洞状静脉，在此处注射能使洞状静脉起始部萎缩，对于提高药效防止复发具有重要意义。对静脉曲张型外痔区域较大者，作肛管下低浓度注射（不能过浅），目的使静脉复原，另外使断裂的Treitz肌固定，重新起到支持作用[2]。对硬化剂治疗后复发者，可用安氏化痔液再次注射，并可软化硬化剂所致的硬结。由于我们开展此疗法时间短，对5年以上的远期疗效有待进一步观察总结。

## 5 参考文献

[1] 李雨农. 中华肛肠病学. 重庆：科学技术文献出版社重庆分社，1990，332.
[2] 安阿玥，等. 安氏化痔液治疗各期内痔混合痔（附2727例病例分析）. 中日友好医院学报，1994，8（4）：194.

《中级医刊》1995年第30卷第12期

# 芍倍注射液临床试验总结报告

刘佃温（河南中医学院第一附属医院肛肠科）
王健民（安徽中医学院第一附属医院肛肠科）
安立学（白求恩医科大学第二附属医院肛肠科）
董　平（北京二龙路医院）

芍倍注射液在临床应用已十余年，取得了较好的疗效，为客观评价其临床效果，本次研究单位分别为河南中医学院第一附属医院肛肠科、安徽中医学院第一附属医院肛肠科、白求恩医科大学第二附属医院肛肠科和北京二龙路医院。时间为1999年～2002年，方法采用两阶段、随机、单盲、对照法，对照药为消痔灵注射液。由于在第一阶段试验中对照组出现较多病例的硬结和一定的直肠狭窄，第二阶段方案的制定是在尊重试验单位的意见后，将对照治疗缩小在河南中医学院第一附属医院肛肠科和安徽中医学院第一附属医院肛肠科两中心完成。

# （一）方案

## 1　目的

客观、准确地评价该药品治疗各期内痔和静脉曲张型混合痔的疗效。真实、正确地评价该药品应用后的安全性，包括局部刺激性、其它并发症和后遗证。与已知有效药物做对照，重点从疗效和安全性方面比较其优劣。

## 2　病例选择标准

### 2.1　诊断标准

#### 2.1.1　内痔

a. 症状：①便时出血（滴血或射血）；②痔脱出，劳累后加重。

b. 视诊：肛门缘正常，或便后痔脱出肛外。

c. 肛镜：直肠下端齿线上见黏膜隆起，或伴黏膜充血，或伴糜烂。

具备 a 中 1～2 项、c，或 b，即可诊断。

内痔分期判定标准：

Ⅰ期　以便血为主，可为大便带血，滴血或射血，不脱出。肛镜检查：痔较小，质软，色鲜红或有糜烂。

Ⅱ期　便时痔脱出，便后可自行复位，便血或多或少。肛镜检查：痔较大，质较软，色鲜红或青紫，或有糜烂及分泌物。

Ⅲ期　便时痔脱出，便后不能自行复位，需用手托或平卧，或热敷后才能复位。肛镜检查：内痔多呈环状，近齿线处黏膜可有部分纤维化，齿线下常伴有痔变。

#### 2.1.2　静脉曲张型混合痔

a. 症状：①便时出血（滴血或射血）；②痔脱出，劳累后加重。

b. 视诊：肛门缘静脉曲张，增加腹压时痔变大，或痔脱出肛外。

c. 肛镜：直肠下端齿线上见黏膜隆起，或伴黏膜充血，或伴糜烂。

具备 a 中 1～2 项、b 及 c，即可诊断。

### 2.2　纳入标准

a. 年龄 18～65 岁，住院病人≥1/3。

b. 内痔、静脉曲张型混合痔。

### 2.3　排除标准

a. 年龄＜18 岁，＞65 岁。

b. 妊娠或哺乳期妇女，有药物、食品、花粉、气候过敏史者，中医辨证属虚寒证者。

c. 肛周脓肿、复杂性肛瘘、肠道感染性疾病等。

d. 合并有心血管、肝、肾和造血系统等严重原发性疾病、恶性肿瘤、精神病患者。

### 2.4　剔除标准

a. 不符合纳入标准者。

b. 未按规定进行试验，影响疗效判断者。

c. 资料不全，影响疗效及安全性判断者。

## 3　试验指标

### 3.1　安全性观测

a. 一般体格检查

b. 血、尿、便常规化验，出、凝血时间与抗凝实验。

c. 心（心电图、GOT、肌酸磷酸激酶），肝（GPT、总胆红素、直接胆红素），肾（BUN、Cr）功能检查，胸透。

  d. 局部刺激、并发症、后遗症和全身其它不良反应观察。

## 3.2　疗效性观测

  a. 时间效应：即时效应、每日效应、一周至10天效应，疗程。

  b. 症状：包括便后出血、痔脱垂等。

  c. 体征：痔大小及黏膜情况等。

## 4　试验方法、步骤

  第一阶段为对照阶段，设计总样本200例，1∶1平行对照，共100对，各中心25对。第二阶段为扩大对照阶段，扩大治疗320例，各中心80例。对照治疗采用1∶1平行对照，设计样本数200例，100对，在两中心完成，各50对。

## 5　随机区组表

### 表1　第一阶段随机区组表

| 编号 | 01 | 02 | 03 | 04 | 05 | 06 | 07 | 08 | 09 | 10 |
|---|---|---|---|---|---|---|---|---|---|---|
| 分组 | 2 | 2 | 1 | 1 | 1 | 2 | 2 | 1 | 2 | 1 |
| 编号 | 11 | 12 | 13 | 14 | 15 | 16 | 17 | 18 | 19 | 20 |
| 分组 | 1 | 2 | 1 | 2 | 1 | 1 | 2 | 1 | 2 | 2 |
| 编号 | 21 | 22 | 23 | 24 | 25 | 26 | 27 | 28 | 29 | 30 |
| 分组 | 2 | 1 | 1 | 2 | 1 | 2 | 2 | 1 | 1 | 2 |
| 编号 | 31 | 32 | 33 | 34 | 35 | 36 | 37 | 38 | 39 | 40 |
| 分组 | 1 | 2 | 2 | 2 | 1 | 1 | 1 | 2 | 2 | 1 |
| 编号 | 41 | 42 | 43 | 44 | 45 | 46 | 47 | 48 | 49 | 50 |
| 分组 | 2 | 1 | 2 | 1 | 2 | 2 | 2 | 1 | 2 | 1 |
| 编号 | 51 | 52 | 53 | 54 | 55 | 56 | 57 | 58 | 59 | 60 |
| 分组 | 1 | 2 | 1 | 2 | 1 | 2 | 1 | 1 | 2 | 2 |

  注：1为A组，2为B组。该表区组分段长度为10。

### 表2　第二阶段随机区组表一（中心1）

| 序号 | 随机号 | 分组 | 区组 | 序号 | 随机号 | 分组 | 区组 | 序号 | 随机号 | 分组 | 区组 | 序号 | 随机号 | 分组 | 区组 |
|---|---|---|---|---|---|---|---|---|---|---|---|---|---|---|---|
| 1 | 1 | B | ǀ | 29 | 29 | A | ǀ | 57 | 57 | B | ǀ | 85 | 85 | B | ǀ |
| 2 | 2 | B | ǀ | 30 | 30 | A | ǀ | 58 | 58 | A | ǀ | 86 | 86 | B | ǀ |
| 3 | 3 | A | ǀ | 31 | 31 | B | ǀ | 59 | 59 | A | ǀ | 87 | 87 | B | ǀ |
| 4 | 4 | A | ǀ | 32 | 32 | A | + | 60 | 60 | B | ǀ | 88 | 88 | A | + |
| 5 | 5 | A | ǀ | 33 | 33 | B | ǀ | 61 | 61 | A | ǀ | 89 | 89 | A | ǀ |
| 6 | 6 | B | ǀ | 34 | 34 | A | ǀ | 62 | 62 | A | ǀ | 90 | 90 | A | ǀ |
| 7 | 7 | B | ǀ | 35 | 35 | A | ǀ | 63 | 63 | B | ǀ | 91 | 91 | A | ǀ |
| 8 | 8 | A | + | 36 | 36 | A | ǀ | 64 | 64 | B | + | 92 | 92 | A | ǀ |
| 9 | 9 | A | ǀ | 37 | 37 | A | ǀ | 65 | 65 | A | ǀ | 93 | 93 | B | ǀ |
| 10 | 10 | A | ǀ | 38 | 38 | B | ǀ | 66 | 66 | A | ǀ | 94 | 94 | B | ǀ |
| 11 | 11 | A | ǀ | 39 | 39 | B | ǀ | 67 | 67 | A | ǀ | 95 | 95 | A | ǀ |
| 12 | 12 | A | ǀ | 40 | 40 | B | + | 68 | 68 | A | ǀ | 96 | 96 | B | + |
| 13 | 13 | B | ǀ | 41 | 41 | A | ǀ | 69 | 69 | B | ǀ | 97 | 97 | A | ǀ |
| 14 | 14 | B | ǀ | 42 | 42 | A | ǀ | 70 | 70 | B | ǀ | 98 | 98 | B | ǀ |
| 15 | 15 | B | ǀ | 43 | 43 | B | ǀ | 71 | 71 | B | ǀ | 99 | 99 | B | ǀ |

续表

| 序号 | 随机号 | 分组 | 区组 | 序号 | 随机号 | 分组 | 区组 | 序号 | 随机号 | 分组 | 区组 | 序号 | 随机号 | 分组 | 区组 |
|---|---|---|---|---|---|---|---|---|---|---|---|---|---|---|---|
| 16 | 16 | B | + | 44 | 44 | B | │ | 72 | 72 | B | + | 100 | 100 | A | │ |
| 17 | 17 | A | │ | 45 | 45 | B | │ | 73 | 73 | A | │ | 101 | 101 | B | │ |
| 18 | 18 | B | │ | 46 | 46 | A | │ | 74 | 74 | B | │ | 102 | 102 | A | │ |
| 19 | 19 | B | │ | 47 | 47 | A | │ | 75 | 75 | B | │ | 103 | 103 | A | │ |
| 20 | 20 | B | │ | 48 | 48 | A | + | 76 | 76 | A | │ | 104 | 104 | A | + |
| 21 | 21 | A | │ | 49 | 49 | A | │ | 77 | 77 | B | │ | 105 | 105 | B | │ |
| 22 | 22 | A | │ | 50 | 50 | B | │ | 78 | 78 | A | │ | 106 | 106 | B | │ |
| 23 | 23 | A | │ | 51 | 51 | B | │ | 79 | 79 | A | │ | 107 | 107 | A | │ |
| 24 | 24 | B | + | 52 | 52 | A | │ | 80 | 80 | B | + | 108 | 108 | B | │ |
| 25 | 25 | B | │ | 53 | 53 | A | │ | 81 | 81 | A | │ | 109 | 109 | B | │ |
| 26 | 26 | B | │ | 54 | 54 | B | │ | 82 | 82 | A | │ | 110 | 110 | A | │ |
| 27 | 27 | A | │ | 55 | 55 | A | │ | 83 | 83 | B | │ | 111 | 111 | A | │ |
| 28 | 28 | B | │ | 56 | 56 | B | + | 84 | 84 | A | │ | 112 | 112 | A | + |

表3　第二阶段随机区组表二（中心3）

| 序号 | 随机号 | 分组 | 区组 | 序号 | 随机号 | 分组 | 区组 | 序号 | 随机号 | 分组 | 区组 | 序号 | 随机号 | 分组 | 区组 |
|---|---|---|---|---|---|---|---|---|---|---|---|---|---|---|---|
| 113 | 113 | B | │ | 141 | 141 | A | │ | 169 | 169 | B | │ | 197 | 197 | A | │ |
| 114 | 114 | A | │ | 142 | 142 | B | │ | 170 | 170 | A | │ | 198 | 198 | A | │ |
| 115 | 115 | B | │ | 143 | 143 | B | │ | 171 | 171 | A | │ | 199 | 199 | A | │ |
| 116 | 116 | B | │ | 144 | 144 | B | + | 172 | 172 | B | │ | 200 | 200 | B | + |
| 117 | 117 | A | │ | 145 | 145 | A | │ | 173 | 173 | B | │ | 201 | 201 | A | │ |
| 118 | 118 | B | │ | 146 | 146 | B | │ | 174 | 174 | A | │ | 202 | 202 | A | │ |
| 119 | 119 | A | │ | 147 | 147 | A | │ | 175 | 175 | A | │ | 203 | 203 | A | │ |
| 120 | 120 | A | + | 148 | 148 | A | │ | 176 | 176 | B | + | 204 | 204 | B | │ |
| 121 | 121 | A | │ | 149 | 149 | B | │ | 177 | 177 | A | │ | 205 | 205 | A | │ |
| 122 | 122 | A | │ | 150 | 150 | A | │ | 178 | 178 | A | │ | 206 | 206 | B | │ |
| 123 | 123 | B | │ | 151 | 151 | B | │ | 179 | 179 | B | │ | 207 | 207 | B | │ |
| 124 | 124 | B | │ | 152 | 152 | B | + | 180 | 180 | B | │ | 208 | 208 | B | + |
| 125 | 125 | B | │ | 153 | 153 | B | │ | 181 | 181 | B | │ | 209 | 209 | A | │ |
| 126 | 126 | A | │ | 154 | 154 | A | │ | 182 | 182 | A | │ | 210 | 210 | B | │ |
| 127 | 127 | B | │ | 155 | 155 | B | │ | 183 | 183 | A | │ | 211 | 211 | A | │ |
| 128 | 128 | A | + | 156 | 156 | B | │ | 184 | 184 | B | + | 212 | 212 | B | │ |
| 129 | 129 | A | │ | 157 | 157 | A | │ | 185 | 185 | B | │ | 213 | 213 | A | │ |
| 130 | 130 | B | │ | 158 | 158 | A | │ | 186 | 186 | B | │ | 214 | 214 | B | │ |
| 131 | 131 | B | │ | 159 | 159 | B | │ | 187 | 187 | B | │ | 215 | 215 | A | │ |
| 132 | 132 | A | │ | 160 | 160 | A | + | 188 | 188 | A | │ | 216 | 216 | A | + |
| 133 | 133 | B | │ | 161 | 161 | A | │ | 189 | 189 | A | │ | 217 | 217 | A | │ |
| 134 | 134 | B | │ | 162 | 162 | B | │ | 190 | 190 | B | │ | 218 | 218 | B | │ |
| 135 | 135 | A | │ | 163 | 163 | B | │ | 191 | 191 | A | │ | 219 | 219 | A | │ |
| 136 | 136 | A | + | 164 | 164 | A | │ | 192 | 192 | A | + | 220 | 220 | A | │ |
| 137 | 137 | A | │ | 165 | 165 | B | │ | 193 | 193 | B | │ | 221 | 221 | B | │ |
| 138 | 138 | A | │ | 166 | 166 | A | │ | 194 | 194 | B | │ | 222 | 222 | A | │ |
| 139 | 139 | B | │ | 167 | 167 | A | │ | 195 | 195 | B | │ | 223 | 223 | A | │ |
| 140 | 140 | A | │ | 168 | 168 | B | + | 196 | 196 | A | │ | 224 | 224 | B | + |

本表由计算机产生，应用软件为 SAS（6.12）。

分组 = 2，A 为试验组，B 为对照组。

区组分段长度 = 8。

总例数 = 224，单位 = 2。

每单位随机例数 = 112，种子数 = 90101516。

## 6　药物与用法

### 6.1　药物

芍倍注射液：北京樱花制药厂生产提供，批号：990429，规格 10ml/支。

消痔灵注射液：北京第四制药厂生产，批号：98102002.2，规格 10ml/支。

### 6.2　术前准备与麻醉

术前准备：正常进食，排便一次，清洗肛门。器械：喇叭型肛门镜、5ml 注射器、5 号针头及止血钳各一个。常规消毒。

麻醉：肛门局部麻醉。麻药用 0.5% ~1% 利多卡因。

### 6.3　治疗方法

#### 6.3.1　A 组

注射方法：

遵循"见痔进针、先小后大、退针给药、饱满为度"原则。对 Ⅰ、Ⅱ 期内痔及静脉曲张型混合痔，用 1：1 浓度的芍倍注射液（即芍倍注射液用 0.5% 利多卡因注射液稀释 1 倍）。在肛门镜下暴露齿线上每处内痔，见痔进针，注射时于内痔表面中心隆起部位斜刺进针，遇肌性抵抗感后退针给药，注射后使痔均匀、饱满、充盈，表面黏膜颜色呈粉红色，每处用量 3 ~5ml。

对 Ⅲ 期内痔、静脉曲张型混合痔伴直肠黏膜松弛者，肛门镜深插，首先暴露痔上松弛直肠黏膜，用 1：1 浓度的芍倍注射液注入松弛直肠黏膜下，使其充盈，每点用量 1 ~3ml；退肛门镜，暴露痔，注射方法同 Ⅰ、Ⅱ 期内痔。

使用药量：10 ~20ml，平均 15ml。

#### 6.3.2　B 组

用不同浓度的消痔灵注射液，分四步注射（该药说明书）：

a. 痔上动脉区注射：用 1：1 浓度（即消痔灵液用 1% 普鲁卡因液稀释 1 倍）。

b. 痔区黏膜下层注射：用 2：1 浓度，在痔中部进针，刺入黏膜下层后作扇形注射，使药液尽量充满黏膜下层血管丛中，注入药量的多少，以痔弥漫肿胀为度。

c. 痔区黏膜固有层注射：当第二步注射完毕，缓慢退针，多数病例有落空感，为针尖退到黏膜肌板上的标志。注药后，黏膜呈水泡状。

d. 洞状静脉区注射：用 1：1 浓度，在齿线上 0.1 厘米处进针，刺入痔体的斜上方 0.5 ~1cm，作扇形注射。

使用药量：一次注射总量 15 ~20 毫升。

注射完毕，肛门内放入凡士林纱条，外覆盖纱布，用宽胶布固定。

### 6.4　疗程：用药 1 次，系统观察 10 天。

### 6.5　辅助治疗与术后处理：可用抗生素预防感染；尽量保持 24h 后大便；便后温水或中药坐浴。

## 7　疗效判断标准

中药新药临床研究指导原则第一辑，中华人民共和国卫生部制订发布。

痊愈：便后无出血、无脱出，肛镜检查痔黏膜、皮肤恢复正常，痔完全萎缩。

显效：便后无出血、无脱出，肛镜检查痔明显消退，痔黏膜轻度充血，痔变小。

有效：便后仍有少量出血，伴轻度脱垂，肛镜检查痔黏膜轻度充血。

无效：达不到有效标准，甚至加重者。

## 8　数据库的建立

在本试验研究中，我们采用 EXCEL 软件进行数据录入管理。

为了保证统计分析数据来源的可靠性，在录入数据的过程中，对于遇到的问题，录入员应及时报告，数据管理者填写疑问表送交临床研究者。进而核查原始病历资料，对试验数据的产生过程进行查证分析。最后把疑问解答返回数据管理者。

数据录入采用双份录入法。然后进行两个数据库的比较，不一致地方对照原始数据修改。在 SAS 软件中我们用 COMPARE 程序来完成两个数据库比较。

在建立数据库时，认真执行临床试验方案，统计分析人员按照临床试验方案对数据库做最后的核查，通过基本的统计描述进行逻辑检错，发现不符合试验入选标准的病历以及疑问的数据，及时向临床研究者报告，并协助临床研究者一起对数据库和原始数据资料进行核查，做数据质量的最后把关。保证数据的准确性、有效性和完整性。最后锁定数据库。

## 9　统计分析方法

应用 SAS（6.12）软件，进行统计学处理和分析。本试验研究的统计学显著性检验均采用双侧检验，以 $P \leq 0.05$ 作为判断差别有显著性的标准。

对于计数资料采用卡方检验、精确概率法等；对于等级资料采用 Ridit 分析；对于计量资料，总体服从正态分布的资料，采用 t 检验和配对 t 检验、方差分析；对于非正态分布资料采用非参数方法，如 Wilcoxon 秩和检验、Kruskal – wallis 的 H 检验等，使用的统计分析方法均按统计分析计划进行。

表中 Fisher 表示 Fisher 精确概率法检验。

## （二）第一阶段临床观察

**摘要**　时间为 1999 年 5 月~1999 年 8 月，单位为河南中医学院第一附院［组长单位］、白求恩医科大学第二临床医院、安徽中医学院第一附院及北京二龙路医院（以下分别称中心 1、中心 2、中心 3、中心 4）。共收治病例 240 例，剔除 7 例，实际进入统计 A 组 116 例，B 组 117 例。两组有效率均为 100%，显效率 A 组 100% 显著高于 B 组 91.45%（$P < 0.01$），痊愈率 A 组 91.38% 显著高于 B 组 76.07%（$P < 0.01$）。两组安全性观察，均未出现全身不良反应。肛门局部不良事件，A 组 11 例，其中无不良反应；B 组 115 例均属不良反应，不良反应发生率 98.29%。两组不良事件和不良反应比较均有显著差异（$P < 0.01$）。A 组的 11 例不良事件为 2 例肛门疼痛和 9 例肛门坠胀，未经治疗均在 8 天内消失。B 组 115 例不良反应除肛门疼痛、肛门坠胀等外，主要为 112 例局部硬结和 3 例肛门狭窄，这两种不良反应属严重的不可逆的后遗症。

## 1　临床资料

1. 剔除病例及原因

### 表 4　两组剔除病例及原因

| 组　别 | 中心 | 例数 | 随机号 | 原　因 |
|---|---|---|---|---|
| A 组 | 中心 1 | 2 | 28、50 | 不符合纳入标准（超过 65 岁） |
|  | 中心 2 | 1 | 57 | 不符合纳入标准（超过 65 岁） |
|  | 中心 4 | 1 | 29 | 不符合纳入标准（超过 65 岁） |
| B 组 | 中心 1 | 2 | 21、37 | 不符合纳入标准（超过 65 岁） |
|  | 中心 4 | 1 | 1 | 不符合纳入标准（超过 65 岁） |
| 合　计 |  | 7 |  |  |

无脱落病例。

2. 病例分布分析比较

**表5　各中心各组病例数分布**

| 组别 | 中心1 | | | 中心2 | | | 中心3 | | | 中心4 | | | 合计 |
|---|---|---|---|---|---|---|---|---|---|---|---|---|---|
| | 男 | 女 | 计 | 男 | 女 | 计 | 男 | 女 | 计 | 男 | 女 | 计 | |
| A | 19 | 9 | 28 | 14 | 15 | 29 | 20 | 10 | 30 | 1 | 28 | 29 | 116 |
| B | 21 | 7 | 28 | 13 | 17 | 30 | 18 | 12 | 30 | 0 | 29 | 29 | 117 |
| 计 | 40 | 16 | 56 | 27 | 32 | 59 | 38 | 22 | 60 | 1 | 57 | 58 | 233 |

注：中心1：$X^2 = 0.35$，$P = 0.554$；中心2：$X^2 = 0.15$，$P = 0.70$；中心3：$X^2 = 0.29$，$P = 0.592$；中心4：Fisher 精确概率法 $P = 1.00$

表5表明各中心病例数的性别分布情况，各中心两组男女比例均衡。

3. 用药依从性分析比较

**表6　用药依从性分析**

| 组别 | 依从性良好 | 依从性不好 | 统计值 | P值 |
|---|---|---|---|---|
| A组 | 116 | 0 | 0.00 | 1.00 |
| B组 | 117 | 0 | | |

表6说明两组的依从性良好。

4. 基本资料分析比较

**表7　基本资料分析比较**

| 指标 | | A组 | B组 | 统计量 | P值 |
|---|---|---|---|---|---|
| 性别 | 男 | 54 | 52 | 0.104 | 0.747 |
| | 女 | 62 | 65 | | |
| 诊断 | 内痔 | 66 | 67 | 0.003 | 0.955 |
| | 静脉曲张型混合痔 | 50 | 50 | | |
| 内痔分期 | I | 20 | 23 | 3.98 | 0.137 |
| | II | 28 | 35 | | |
| | III | 18 | 9 | | |
| 合并症 | | 20 | 29 | 2.096 | 0.148 |
| 住院 | | 81 | 87 | 0.595 | 0.441 |
| 门诊 | | 35 | 30 | | |
| 合并症并手术 | 有 | 15 | 26 | 3.468 | 0.063 |
| | 无 | 101 | 91 | | |
| 既往治疗 | 有 | 76 | 67 | 1.673 | 0.196 |
| | 无 | 40 | 50 | | |
| 过敏史 | | 0 | 0 | | |
| 年龄（岁） | | $42.28 \pm 10.90$ | $41.09 \pm 10.80$ | 0.829 | 0.407 |
| 痔病程（年） | | $6.96 \pm 7.26$ | $6.08 \pm 6.79$ | 0.501 | 0.617 |
| 加重病程（天） | | $32.84 \pm 93.94$ | $15.16 \pm 20.62$ | 1.287 | 0.198 |

注：以上计量指标，由于非正态分布，故采用非参数方差方法检验（Wilcoxon 检验）。计数资料统计量为卡方值，计量资料统计量为 Z 值。

表7显示两组性别、诊断、内痔分期、合并症、既往治疗、年龄、病程、加重病程差别无显著性，表明两组均衡性良好，具有可比性。

## 2　疗效结果

### 1. 症状

**表7　两组治疗前后症状比较**

| 指　标 | | 疗　前 | | 疗后1天 | | 疗后3天 | | 疗后6天 | | 疗后10天 | |
|---|---|---|---|---|---|---|---|---|---|---|---|
| | | A组 | B组 | A组 | B组 | A组 | B组 | A组 | B组 | A组 | B组 |
| 便血 | 无 | 13 | 5 | 104 | 67 | 111 | 93 | 115 | 112 | 116 | 116 |
| | 便带血 | 22 | 29 | 12 | 39 | 5 | 23 | 1 | 5 | 0 | 1 |
| | 滴　血 | 63 | 68 | 0 | 11 | 0 | 1 | 0 | 0 | 0 | 0 |
| | 喷　血 | 18 | 15 | 0 | 0 | 0 | 0 | 0 | 0 | 0 | 0 |
| | Rid值(P) | 0.505(P>0.05) | | 0.667(<0.05) | | 0.581(<0.05) | | 0.517(>0.05) | | 0.504(>0.05) | |
| 痔脱出 | 无 | 33 | 30 | 111 | 99 | 112 | 110 | 116 | 115 | 111 | 115 |
| | 脱可还纳 | 46 | 65 | 2 | 17 | 4 | 7 | 0 | 2 | 0 | 2 |
| | 脱难还纳 | 37 | 22 | 3 | 1 | 0 | 0 | 0 | 0 | 0 | 0 |
| | Rid值(P) | 0.463(>0.05) | | 0.553(<0.05) | | 0.513(>0.05) | | 0.508(0.05) | | 0.509(>0.05) | |
| 肛门疼痛 | 有 | 74 | 64 | 88 | 49 | 75 | 50 | 68 | 59 | 90 | 95 |
| | 无 | 42 | 53 | 28 | 68 | 41 | 67 | 48 | 58 | 26 | 22 |
| | $X^2$(P值) | 1.99(0.158) | | 27.76(0.001) | | 11.26(0.001) | | 1.58(0.209) | | 0.46(0.496) | |
| 坠胀不适 | 有 | 65 | 51 | 78 | 45 | 70 | 31 | 69 | 49 | 91 | 87 |
| | 无 | 51 | 66 | 38 | 72 | 46 | 86 | 47 | 68 | 25 | 30 |
| | $X^2$(P值) | 3.61(0.057) | | 19.36(0.001) | | 27.18(0.001) | | 7.22(0.007) | | 0.54(0.462) | |
| 肛门潮湿 | 有 | 73 | 70 | 90 | 78 | 73 | 64 | 62 | 62 | 81 | 92 |
| | 无 | 43 | 47 | 26 | 39 | 43 | 53 | 54 | 55 | 35 | 25 |
| | $X^2$(P值) | 0.24(0.627) | | 3.45(0.063) | | 1.63(0.202) | | 0.005(0.944) | | 2.36(0.124) | |
| 大便困难 | 有 | 100 | 97 | 99 | 91 | 70 | 65 | 59 | 52 | 86 | 82 |
| | 无 | 16 | 20 | 17 | 26 | 46 | 52 | 57 | 65 | 30 | 35 |
| | $X^2$(P值) | 0.49(0.486) | | 2.22(0.137) | | 0.55(0.459) | | 0.96(0.327) | | 0.48(0.490) | |

表7中显示：两组疗前便血、痔脱出、肛门疼痛、坠胀不适、肛门潮湿、大便困难差别无显著性，$P > 0.05$。

疗后便血、痔脱出两组差别无显著性（$p > 0.05$），表明两组在便血、痔脱出症状上的疗效基本上是一致的；但疗后3天的无便血率A组（94.19%）显著高于B组（72.41%），$P < 0.05$；肛门疼痛、坠胀不适、肛门潮湿、大便困难疗后1天、3天差别均有显著性，A组明显好于B组，在疗后6天肛门疼痛、坠胀不适、大便困难有显著性。在疗后10天除坠胀不适其它差别无显著性。表明A组能够很快改善肛门疼痛、坠胀不适、肛门潮湿、大便困难症状，B组则慢，10天时除坠胀不适外是一致的。坠胀不适在疗后疗效上A组始终优于B组。

### 2. 体征

#### 2.1　痔表面黏膜修复

**表8　痔表面黏膜改善比较**

| 指　标 | 疗　前 | | | | 疗后3天 | | | | 疗后10天 | | | |
|---|---|---|---|---|---|---|---|---|---|---|---|---|
| | A | B | Rid | P | A | B | Rid | P | A | B | Rid | P |
| 正　常 | 3 | 3 | 0.48 | >0.05 | 47 | 24 | 0.65 | <0.05 | 110 | 71 | 0.67 | <0.05 |
| ％ | 2.59 | 2.56 | | | 40.52 | 22.86 | | | 94.83 | 60.68 | | |
| 轻度充血 | 40 | 45 | | | 53 | 54 | | | 6 | 22 | | |
| 明显充血 | 35 | 32 | | | 16 | 27 | | | 0 | 21 | | |
| 糜　烂 | 38 | 37 | | | 0 | 12 | | | 0 | 3 | | |

表 8 显示疗前组间差别无显著性，疗后 3 天、10 天两组按等级资料在疗效上差别有显著性，A 组优于 B 组，P＜0.05。A 组的 3 天正常率 40.52%、10 天的正常率 94.83% 显著高于 B 组的 3 天正常率 22.86%、10 天的正常率 60.68%（P＜0.01）。表明 A 组对痔表面黏膜的改善效果明显优于 B 组。

## 2.2　痔萎缩情况比较分析

**表 9　治疗前截石位 3、7、11 点痔分布**

| 组别 | 3 点 | | | | 7 点 | | | | 11 点 | | | |
|---|---|---|---|---|---|---|---|---|---|---|---|---|
| | 无 | 有 | $X^2$ | P | 无 | 有 | $X^2$ | P | 无 | 有 | $X^2$ | P |
| A | 13 | 103 | 6.16 | 0.013 | 23 | 93 | 0.69 | 0.407 | 28 | 88 | 2.82 | 0.093 |
| B | 28 | 89 | | | 29 | 88 | | | 18 | 99 | | |

表 9 显示疗前截石位 7、11 点痔两组比较，差别均无显著性。3 点差别有显著性，由于疗后比较有痔部位的转化，故而对疗后评价影响不大。

**表 10　治疗后截石位 3、7、11 点痔大小变化比较**

| 术后 | 组别 | 3 点 | | | | 7 点 | | | | 11 点 | | | |
|---|---|---|---|---|---|---|---|---|---|---|---|---|---|
| | | n | 完全萎缩 | 变小 | 无变 | n | 完全萎缩 | 变小 | 无变 | n | 完全萎缩 | 变小 | 无变 |
| 3 天 | A | 103 | 29 | 74 | 0 | 93 | 30 | 61 | 2 | 88 | 32 | 56 | 0 |
| | B | 89 | 19 | 62 | 8 | 88 | 17 | 63 | 8 | 99 | 24 | 69 | 6 |
| Rid | P | | 0.55 | ＜0.05 | | | 0.58 | ＜0.05 | | | 0.58 | ＜0.05 | |
| 10 天 | A | 103 | 102 | 1 | 0 | 93 | 91 | 2 | 0 | 88 | 85 | 3 | 0 |
| | B | 89 | 67 | 21 | 1 | 88 | 67 | 21 | 0 | 99 | 72 | 27 | 0 |
| Rid | P | | 0.61 | ＜0.05 | | | 0.60 | ＜0.05 | | | 0.62 | ＜0.05 | |

观察痔萎缩情况，是针对注射过药物的部位，本表中 n 值是表 9 中各点"有"的值。

表 10 显示疗后痔 3、7、11 点情况两组比较在 3 天、10 天经 Ridit 分析差别均有显著性，P＜0.05。10 天 A 组的完全萎缩率 3 点（99.02%）、7 点（97.85%）、11 点（96.59%），均明显高于 B 组的完全萎缩率 3 点（75.28%）、7 点（76.14%）、11 点（72.73%），经卡方检验，差别均有高度显著性（P＜0.01）。

## 3.　综合疗效

### 3.1　各中心疗效比较

**表 11　各中心疗效比较**

| 中心 | 痊愈 | | 显效 | | 有效 | | 无效 | | 合计 | |
|---|---|---|---|---|---|---|---|---|---|---|
| | A 组 | B 组 | A 组 | B 组 | A 组 | B 组 | A 组 | B 组 | A 组 | B 组 |
| 中心 1 | 24 | 20 | 4 | 2 | 0 | 6 | 0 | 0 | 28 | 28 |
| 中心 2 | 28 | 24 | 1 | 4 | 0 | 2 | 0 | 0 | 29 | 30 |
| 中心 3 | 28 | 24 | 2 | 6 | 0 | 0 | 0 | 0 | 30 | 30 |
| 中心 4 | 26 | 21 | 3 | 6 | 0 | 2 | 0 | 0 | 29 | 29 |

A 组、B 组各中心疗效比较经 Ridit 分析：P＞0.05，差别均无显著性。

表 11 显示各中心各组内的疗效一致，同属同一总体。

### 3.2　组内各中心疗效比较

**表 12　组内各中心疗效比较**

| 中心 | A 组 | | | B 组 | | |
|---|---|---|---|---|---|---|
| | 有效率 | 显效率 | 痊愈率 | 有效率 | 显效率 | 痊愈率 |
| 中心 1 | 28/28（100.00） | 28/28（100.00） | 24/28（85.71） | 28/28（100.00） | 22/28（78.57） | 20/28（71.43） |
| 中心 2 | 29/29（100.00） | 29/29（100.00） | 28/29（96.55） | 30/30（100.00） | 28/30（93.33） | 24/30（80.00） |
| 中心 3 | 30/30（100.00） | 30/30（100.00） | 28/30（93.33） | 30/30（100.00） | 30/30（100.00） | 24/30（80.00） |
| 中心 4 | 29/29（100.00） | 29/29（100.00） | 26/29（89.66） | 29/29（100.00） | 27/29（93.10） | 21/29（72.41） |

表 12 显示 A 组、B 组各中心的有效率均为 100% ，差别无显著性。显效率 A 组各中心均为 100% ，差别无显著性；但 B 组的显效率各中心不一致，差别有显著性（P = 0.025 精确概率法），从表中可见中心 3 最高，中心 1 最低，这可能与 B 组治疗的方法存在疗效波动性较大有关。痊愈率 A 组各中心一致差别无显著性（P = 0.437 精确概率法），B 组各中心一致，差别无显著性（P = 0.788）。

### 3.3　两组疗效比较

**表 13　两组疗效比较**

| 组　别 | 痊　愈 | 显　效 | 有　效 | 无　效 | 合　计 |
|---|---|---|---|---|---|
| A | 106 | 10 | 0 | 0 | 116 |
| B | 89 | 18 | 10 | 0 | 117 |
| 合计 | 195 | 26 | 10 | 0 | 233 |

Ridit 值：0.58　P < 0.05.

表 13 显示 A 组疗效显著好于 B 组（P < 0.01）。

**表 14　两组有效率、显效率比较（%）**

| 组别 | 有效率 | P 值 | 显效率 | P 值 | 痊愈率 | P 值 |
|---|---|---|---|---|---|---|
| A | 116/116（100.00） | 1.00 | 116/116（100.00） | 1.60E − 03 | 106/116（91.38） | 0.002 |
| B | 117/117（100.00） | | 107/117（91.45） | | 89/117（76.07） | |

表 14 显示两组有效率均为 100% ，但显效率 A 组 100% 显著高于 B 组 91.45%（P < 0.01）。痊愈率 A 组 93.10% 显著高于 B 组 76.07%（P < 0.01）。

### 3.4　两组观察天数

**表 15　两组观察天数**

| 指　标 | A 组 | B 组 | 统计量 | P 值 |
|---|---|---|---|---|
| 观察天数 | 10.01 ± 0.39 | 11.75 ± 4.22 | − 4.199 | 0.0001 |

两组观察天数比较 A 组小于 B 组，这在一定程度上说明 A 组的疗程小于 B 组，差别有高度显著性（P < 0.01）。

## 3　安全性结果

### 1.　全身

#### 1.1　基本生命体征

**表 16　两组治疗前后基本生命体征比较分析**

| 指标 | A 组 | | | | B 组 | | | |
|---|---|---|---|---|---|---|---|---|
| | 疗前（116） | 疗后（116） | t | P | 疗前（117） | 疗后（117） | t | P |
| 体温 | 36.8 ± 0.25 | 36.45 ± 0.21 | 1.52 | 0.131 | 36.53 ± 0.28 | 36.64 ± 0.48 | 2.21 | 0.029 |
| 脉搏 | 78.89 ± 6.78 | 78.53 ± 5.19 | 0.69 | 0.486 | 78.61 ± 7.17 | 79.15 ± 6.98 | 1.07 | 0.298 |
| 呼吸 | 19.12 ± 2.05 | 19.03 ± 1.64 | 0.69 | 0.483 | 19.14 ± 2.09 | 19.12 ± 1.33 | 0.13 | 0.900 |
| 收缩压 | 114.67 ± 14.39 | 114.47 ± 13.52 | 0.50 | 0.616 | 118.16 ± 13.24 | 117.35 ± 12.98 | 1.15 | 0.253 |
| 舒张压 | 74.69 ± 8.27 | 74.42 ± 7.55 | 0.55 | 0.585 | 76.09 ± 9.06 | 75.74 ± 7.73 | 0.72 | 0.473 |

注：组间比较"*"表示差别有显著性。

表 16 显示表中指标在疗前、疗后组间比较差别均无显著性。各指标组内试验前后比较除 B 组体温外，差别均无显著性（P > 0.05）。B 组治疗前后体温虽有差异，但均在正常范围，无临床意义。

#### 1.2　检验检查指标分析比较

出、凝血时间，溶血与血栓，总胆红素和直接胆红素，Cr，胸部 X 线治疗前后均无异常项目。血、尿常规，GPT、GOT、CPK、BUN 及心电图在治疗前后均存在异常项目，疗后较疗前减少，但治疗前后比较差别无显著性，A、B 组间比较差别亦无显著性。粪常规两组均为疗后异常率降低，差别有高度显著性（P < 0.01），A、B 组间比较差别无显著性。统计结果显示，两组治疗对检验检查指标无影响。

## 2　局部

### 2.1　硬结狭窄发生情况

**表 17　截石位 3 点痔指诊**（n：A = 116，B = 117）

| 项　目 | | 疗前 | | 疗后即刻 | | 疗后 3 天 | | 疗后 10 天 | |
|---|---|---|---|---|---|---|---|---|---|
| | | A 组 | B 组 | A 组 | B 组 | A 组 | B 组 | A 组 | B 组 |
| 硬结 | 无 | 113 | 117 | 114 | 106 | 115 | 40 | 116 | 30 |
| | 有 | 3 | 0 | 2 | 11 | 1 | 77 | 0 | 87 |
| X² (P 值) | | Fisher 0.122 | | 6.25 (0.011) | | 110.34 (0.001) | | 137.66 (0.001) | |
| 狭窄 | 无 | 115 | 116 | 116 | 116 | 116 | 116 | 116 | 113 |
| | 有 | 1 | 1 | 0 | 1 | 0 | 1 | 0 | 4 |
| X² (P 值) | | Fisher (1.000) | | Fisher (1.000) | | Fisher (1.00) | | Fisher (0.122) | |

表 17 显示 3 点痔指诊检查结果：

硬结在疗前两组差别无显著性，疗后即刻、疗后 3 天、疗后 10 天两组比较差别均有高度显著性，P < 0.05，表明 A 组疗后无新的硬结发生，硬结发生率显著低于 B 组疗后即刻（9.40%）、3 天（65.81%）、10 天（74.35%）的硬结发生率。

**表 18　截石位 7 点痔指诊**（n：A = 116，B = 117）

| 项　目 | | 疗前 | | 疗后即刻 | | 疗后 3 天 | | 疗后 10 天 | |
|---|---|---|---|---|---|---|---|---|---|
| | | A 组 | B 组 | A 组 | B 组 | A 组 | B 组 | A 组 | B 组 |
| 硬结 | 无 | 116 | 117 | 116 | 106 | 115 | 42 | 116 | 34 |
| | 有 | 0 | 0 | 0 | 11 | 1 | 75 | 0 | 83 |
| X² (P 值) | | Fisher 1.000 | | 11.45 (0.001) | | 105.99 (0.001) | | 127.83 (0.001) | |
| 狭窄 | 无 | 105 | 116 | 116 | 116 | 116 | 116 | 116 | 113 |
| | 有 | 1 | 1 | 0 | 1 | 0 | 1 | 0 | 4 |
| X² (P 值) | | Fisher 1.000 | | Fisher 1.000 | | Fisher 1.000 | | Fisher (0.122) | |

表 18 显示 7 点痔指诊检查结果：

硬结在疗前两组差别无显著性，疗后即刻、疗后 3 天、疗后 10 天两组比较差别均有高度显著性，P < 0.01，表明 A 组疗后即刻（0.00%）、3 天（0.86%）、10 天（0.00%）的硬结发生率显著低于 B 组疗后即刻（9.40%）、3 天（64.10%）、10 天（70.94%）的硬结发生率。

**表 19　截石位 11 点痔指诊**（n：A = 116，B = 117）

| 项　目 | | 疗前 | | 疗后即刻 | | 疗后 3 天 | | 疗后 10 天 | |
|---|---|---|---|---|---|---|---|---|---|
| | | A 组 | B 组 | A 组 | B 组 | A 组 | B 组 | A 组 | B 组 |
| 硬结 | 无 | 114 | 117 | 115 | 106 | 116 | 42 | 116 | 25 |
| | 有 | 2 | 0 | 1 | 11 | 0 | 75 | 0 | 92 |
| X² (P 值) | | Fisher 0.247 | | 8.69 (0.003) | | Fisher 0.000 | | Fisher 0.000 | |
| 狭窄 | 无 | 115 | 116 | 116 | 116 | 116 | 116 | 116 | 113 |
| | 有 | 1 | 1 | 0 | 1 | 0 | 1 | 0 | 4 |
| X² (P 值) | | Fisher 1.000 | | Fisher 1.000 | | Fisher 1.000 | | Fisher (0.122) | |

表 19 显示 11 点痔指诊检查结果：

硬结在疗前两组差别无显著性，疗后即刻、疗后 3 天、疗后 10 天两组比较差别均有高度显著性，

P<0.05，A组疗后无新硬结发生，硬结发生率显著低于B组疗后即刻（9.40%）、3天（64.10%）、10天（78.63%）的硬结发生率。

3、7、11点位置，两组在疗前各有1例狭窄，疗后A组狭窄消失，B组在疗后10天时增加至4例，说明A组对狭窄有治疗作用，B组会导致狭窄。

## 2.2 不良事件及不良反应

### 表20 不良事件发生情况

| 组别 | 不良事件 有 | 无 | 发生率% | 卡方值 | P | 判定可能不良反应 有 | 无 | 发生率% | 卡方值 | P |
|---|---|---|---|---|---|---|---|---|---|---|
| A组 | 11 | 105 | 9.48 | 184.99 | 0.001 | 0 | 116 | 0 | Fisher | 9.76E－66 |
| B组 | 115 | 2 | 98.29 | | | 115 | 2 | 98.29 | | |
| 合计 | 126 | 107 | | | | 115 | 118 | | | |

表20显示A组的不良事件发生率及不良反应发生率均明显低于P<0.01）。

表明A组的治疗相对B组的治疗具有不良事件发生率低、不良反应少的优点，且优势很明显。

### 表21 不良事件发生例次表

| 组别 | 表现特征 | 例次 | 发生时间 | 处理 | 转归 | 发生率（%） |
|---|---|---|---|---|---|---|
| A组 | 肛门疼痛 | 2 | 注射后1~2天 | 未处理 | 1~3天消失 | |
| | 肛门坠胀 | 9 | 注射后1~3天 | 未处理 | 2~8天消失 | |
| B组 | 大便带血 | 1 | 注射后当天 | 未处理 | 10天未消失 | |
| | 肛门疼痛 | 5 | 注射后 | 未处理 | 4~10天消失 | |
| | 肛门坠胀 | 4 | 注射后 | 未处理 | 1~10天消失 | |
| | 肛门潮湿 | 2 | 注射后 | 未处理 | 4~7天消失 | |
| | 局部硬结 | 112 | 注射后当天44例 注射后3天55例 注射后10天13例 | 未处理 | 10天内未消失 | |
| | 肛门狭窄 | 3 | 注射后10天 | 未处理 | 10天内未消失 | |

注：1. 河南B组第19号病例，注射前后均有狭窄，注射后又出现硬结；B组第38号病例在注射后出现硬结及轻度狭窄。2. 局部硬结和肛门狭窄同一患者不论发生几处，均作1例计。

## 4 总结

共收治病例240例，剔除7例，实际进入统计A组116例，B组117例。综合四中心试验数据，统计结果表明：A组，痊愈率91.38%，有效率和显效率均为100%；B组，痊愈率76.07%，显效率91.45%，有效率100%。两组对比，除有效率无显著差异外，痊愈率和显效率A组均显著高于B组（P<0.01）。说明A组疗效优于B组。

症状改善，疗后便血、痔脱出两组差别无显著性，表明两组在便血、痔脱出症状上的疗效基本上一致；但疗后3天的无便血率A组（94.19%）显著高于B组（72.41%）；肛门疼痛、坠胀不适、肛门潮湿、大便困难疗后1天、3天差别均有显著性，A组明显好于B组，在疗后6天肛门疼痛、坠胀不适、大便困难有显著性。在疗后10天除坠胀不适其它差别无显著性。表明A组能够很快改善肛门疼痛、坠胀不适、肛门潮湿、大便困难症状，B组则相对慢，10天时除坠胀不适外是一致的。坠胀不适在疗后疗效上始终A组优于B组。

痔黏膜改善，疗后3天、10天两组按等级资料在疗效上差别有显著性，A组优于B组，P<0.05。A组的3天正常率40.52%、10天的正常率94.83%显著高于B组的3天正常率22.86%、10天的正常率60.68%（P<0.01）。表明A组对痔表面黏膜的改善效果明显优于B组。

痔萎缩，疗后痔3、7、11点情况两组比较在3天、10天经Ridit分析差别均有显著性，P<0.05。10天A组的完全萎缩率3点（99.02%）、7点（97.85%）、11点（96.59%），均明显高于B组的完全萎缩率3点

（75.28%）、7点（76.14%）、11点（72.73%），经卡方检验，差别均有高度显著性（P<0.01）。

注射后不良事件发生情况，试验过程中通过对血、尿、便常规，出凝血时间、止血与溶栓实验、肝肾功能测定、心电图与X线胸透检查和全身体检，未发现两药对上述指标有明显影响。肛门局部不良事件，A组11例，其中无不良反应；B组115例，其中属不良反应115例，不良反应发生率98.29%。两组不良事件和不良反应比较均有显著差异（P<0.01）。A组的11例不良事件为2例肛门疼痛和9例肛门坠胀，未经治疗均在8天内消失。B组115例不良反应除肛门疼痛、肛门坠胀等外，主要为110例局部硬结和3例肛门狭窄，这两种不良反应属严重的不可逆的后遗症。

痔的注射疗法在注射后2~3日内出现轻度的肛门疼痛、坠胀等局部刺激症状，属正常现象，若持续较长时间不消失，则属不良反应。本次试验中，B组术后出现的症状持续时间较A组长，说明消痔灵注射液对局部的刺激较芍倍注射液强，这与芍倍注射液的药效学研究结果[9]一致。B组在注射后出现了较高的硬结发生率和一定的狭窄发生率，说明消痔灵注射液确实是通过使痔硬化来达到治疗目的。A组无一例出现局部硬结，说明芍倍注射液与硬化剂有本质区别。

芍倍注射液前期病理学研究揭示，它使迂曲的静脉团产生非炎症性蛋白凝固，伴随变性组织的修复，变性的大静脉壁纤维化，使血管管腔变小；通过机化，使血管管腔闭塞；间质均质化后使大血管结构消失，新的毛细血管再生。注射后不引起出血和炎症反应，变性的组织通过降解被吸收，修复过程中无明显瘢痕形成，痔黏膜保留不遭破坏。本次临床研究A组未发生一例局部硬结和狭窄的结果与前期病理研究结果完全一致。A组在注射前的硬结和狭窄在注射后消失，可能也与芍倍注射液的这一药理特性相关。

综上，芍倍注射液适用于各期内痔、静脉曲张型混合痔的治疗，临床疗效高，确实具有收敛固涩、活血化瘀、凉血止血的功能。使用安全，无明显局部不良反应，对主要脏器无损害，对全身情况无影响。它不同于以往的硬化剂。试验结果表明，该药的安全性、有效性显著优于对照药消痔灵注射液（P<0.01）。

## （三）第二阶段临床观察

**摘要**　时间为1999年7月~2002年8月，单位为河南中医学院第一附属医院［组长单位］、白求恩医科大学第二附属临床医院、安徽中医学院第一附属医院、北京市二龙路医院（以下分别称中心1、中心2、中心3、中心4）。对照观察在中心1和中心3，采用随机、单盲、1［gchk1］：1平行对照。结果：经检验分析，两次试验A组属同一总体，故合并。两次合计，治疗组431例，痊愈率91.42%（394/431），显效率99.53%（429/431），有效率100%（431/431）；对照组110例，痊愈率74.55%（82/110），显效率92.73%（102/110），有效率99.09%（109/110）。组间比较，痊愈率、显效率A组显著优于B组，差别有高度显著性（P<0.01），有效率差别无显著性（P>0.05）。安全性，两组对全身均无影响，肛门局部不良反应，A组4例，B组90例，A组明显低于B组，差别有显著性（P<0.01）。

## 1　临床试验资料

### 1. 两次试验基本情况

**表22　两次试验病例分布情况**

| 时间 | 组别 | 中心1 男 | 中心1 女 | 中心2 男 | 中心2 女 | 中心3 男 | 中心3 女 | 中心4 男 | 中心4 女 | 合计 |
|---|---|---|---|---|---|---|---|---|---|---|
| 第 | A | 39 | 42 | 42 | 36 | 49 | 29 | 1 | 79 | 317 |
| 1 | B | 0 | 0 | 0 | 0 | 0 | 0 | 0 | 0 | 0 |
| 次 | 计 | 39 | 42 | 42 | 36 | 49 | 29 | 1 | 79 | 317 |
| 第 | A | 30 | 26 | — | — | 27 | 31 | — | — | 114 |
| 2 | B | 24 | 32 | — | — | 33 | 21 | — | — | 110 |
| 次 | 计 | 54 | 58 | — | — | 60 | 52 | — | — | 224 |
| 总计 | | 93 | 100 | 42 | 36 | 109 | 81 | 1 | 79 | 541 |

第 2 次中心 1A 组间性别比较，$X^2 = 1.287$，$P = 0.257$；中心 3A 组间性别比较，$X^2 = 2.383$，$P = 0.123$；差别均无显著性。

### 表 23　中心 1 两次试验基本情况及疗效比较

| 指　标 | | A　组 | | | | B　组 | | 第 2 次组间比较 | |
|---|---|---|---|---|---|---|---|---|---|
| | | 第 1 次 | 第 2 次 | 统计量 | P 值 | 第 1 次 | 第 2 次 | 统计量 | P 值 |
| 性别 | 男 | 39 | 30 | 0.390 | 0.533 | – | 24 | 1.29 | 0.257 |
| | 女 | 42 | 26 | | | – | 32 | | |
| 诊断 | 内痔 | 62 | 40 | 0.455 | 0.500 | – | 39 | 0.04 | 0.836 |
| | 混合痔 | 19 | 16 | | | – | 17 | | |
| 内痔 | Ⅰ | 13 | 17 | 5.571 | 0.062 | – | 14 | 1.09 | 0.577 |
| 分期 | Ⅱ | 34 | 17 | | | – | 21 | | |
| | Ⅲ | 15 | 6 | | | – | 4 | | |
| 既往 | 有 | 56 | 22 | Fisher | 0.0008 | – | 26 | 0.583 | 0.445 |
| 治疗 | 无 | 25 | 34 | – | 30 | | | | |
| 疗效 | 痊愈 | 66 | 49 | Ridit | > 0.05 | – | 40 | Ridit | < 0.05 |
| | 显效 | 14 | 6 | 0.446 | | – | 14 | 0.42 | |
| | 有效 | 1 | 1 | | | – | 2 | | |
| | 无效 | 0 | 0 | | | – | 0 | | |

### 表 24　中心 3 两次试验基本情况及疗效的比较

| 指　标 | | A　组 | | | | B　组 | | 第 2 次 | 组间比较 |
|---|---|---|---|---|---|---|---|---|---|
| | | 第 1 次 | 第 2 次 | 统计量 | P 值 | 第 1 次 | 第 2 次 | 统计量 | P 值 |
| 性别 | 男 | 49 | 27 | 3.571 | 0.059 | – | 33 | 2.38 | 0.123 |
| | 女 | 29 | 31 | 1.309 | 0.253 | – | 21 | | |
| 诊断 | 内痔 | 38 | 34 | | | – | 24 | 2.25 | 0.134 |
| | 混合痔 | 40 | 24 | | | – | 30 | | |
| 内痔 | Ⅰ | 16 | 16 | | | – | 8 | 4.46 | 0.108 |
| 分期 | Ⅱ | 16 | 16 | | | – | 10 | | |
| | Ⅲ | 6 | 2 | | | – | 6 | | |
| 既往 | 有 | 14 | 19 | 3.970 | 0.046 | – | 19 | 0.073 | 0.786 |
| 治疗 | 无 | 64 | 39 | | | – | 35 | | |
| 疗效 | 痊愈 | 71 | 57 | Ridit | > 0.05 | – | 42 | Ridit | > 0.05 |
| | 显效 | 7 | 1 | 0.46 | | – | 6 | | |
| | 有效 | 0 | 0 | | | – | 5 | 0.60 | |
| | 无效 | 0 | 0 | | | – | 1 | | |

以上主要从基本情况和疗效分析，既往治疗在疗前差别有显著性，考虑其对疗效的影响甚微，在此可忽略。可见中心 1 与中心 3 的两次试验结果，差别无显著性，可以认为来自同一总体，故两中心的两次结果合并，进行临床总结。

2. 综合分析

2.1　剔除及脱落病例

**表 25　两组剔除病例及原因**

| 组　别 | 中心 | 例　数 | | 原　因 |
|---|---|---|---|---|
| | | 第 1 次 | 第 2 次 | |
| A　组 | 中心 1 | 0 | 0 | |
| | 中心 2 | 2 | 0 | 超过 65 岁 |
| | 中心 3 | 10 | 0 | 超过 65 岁 |
| | 中心 4 | 0 | 0 | |
| B　组 | 中心 1 | 0 | 0 | |
| | 中心 4 | 0 | 0 | |
| 合　计 | | 12 | 0 | |

## 2.2　各中心病例分布比较分析

**表 26　各中心各组病例分布**

| 组　别 | 中心 1 | | | 中心 2 | | | 中心 3 | | | 中心 4 | | | 合　计 |
|---|---|---|---|---|---|---|---|---|---|---|---|---|---|
| | 男 | 女 | 计 | 男 | 女 | 计 | 男 | 女 | 计 | 男 | 女 | 计 | |
| A | 69 | 68 | 137 | 42 | 36 | 78 | 76 | 60 | 136 | 1 | 79 | 80 | 431 |
| B | 24 | 32 | 56 | – | – | – | 33 | 21 | 54 | – | – | – | 110 |
| 计 | 93 | 100 | 193 | 42 | 36 | 78 | 109 | 81 | 190 | 1 | 79 | 80 | 541 |

注：中心 1：$X^2 = 0.897$，$P = 0.343$；中心 3：$X^2 = 0.432$，$P = 0.511$；

表 26 表明各中心病例数的性别分布情况，各中心两组男女比例均衡。

## 2.3　用药依从性分析比较

**表 27　用药依从性分析**

| 组　别 | 依从性良好 | 依从性不好 | 统计值 | P 值 |
|---|---|---|---|---|
| A 组 | 431 | 0 | 0.00 | 1.00 |
| B 组 | 110 | 0 | | |

表 27 说明两组的依从性良好。

## 2.4　基本资料分析比较

**表 28　基本资料分析比较**

| 指　标 | | A 组 | B 组 | 统计量 | P 值 |
|---|---|---|---|---|---|
| 性别 | 男 | 188 | 57 | 2.377 | 0.123 |
| | 女 | 243 | 53 | | |
| 诊断 | 内　痔 | 249 | 63 | 0.009 | 0925 |
| | 静脉曲张型混合痔 | 182 | 47 | | |
| 内痔分期 | Ⅰ | 82 | 22 | 0.480 | 0787 |
| | Ⅱ | 118 | 31 | | |
| | Ⅲ | 49 | 10 | | |
| 既往治疗 | 有 | 234 | 45 | 6.285 | 0.012 |
| | 无 | 197 | 65 | | |
| 过敏史 | 无 | 0 | 0 | | |
| 年龄（岁） | ［中位数］ | 41.16 ± 11.76［40.0］ | 41.98 ± 11.96［40.5］ | 0.553 | 0.580 |
| 痔病程（年） | ［中位数］ | 6.24 ± 6.23［3.0］ | 6.11 ± 6.23［3.0］ | 0.492 | 0.623 |
| 加重病程（天） | ［中位数］ | 33.27 ± 188.51［9.0］ | 28.03 ± 83.79［7.0］ | 1.396 | 0.163 |

注：以上计量指标，由于非正态分布，故采用非参数方差方法检验（Wilcoxon 检验）。计数资料统

计量为卡方值，计量资料统计量为 Z 值。

表 28 显示两组性别、诊断、内痔分期、年龄、病程、加重病程差别无显著性；合并症、既往治疗两组差别有显著性，考虑其非主要因素，且对试验的影响不大，故认为两组均衡性基本良好，两组具有可比性。

## 2 疗效结果

### 1. 症状

#### 表 29　两组治疗前后症状比较

| 指标 | | 疗前 A组 | 疗前 B组 | 疗后1天 A组 | 疗后1天 B组 | 疗后3天 A组 | 疗后3天 B组 | 疗后6天 A组 | 疗后6天 B组 | 疗后10天 A组 | 疗后10天 B组 |
|---|---|---|---|---|---|---|---|---|---|---|---|
| 便血 | 无 | 18 | 6 | 339 | 80 | 390 | 90 | 422 | 104 | 430 | 110 |
| | 带血+滴血 | 271 | 98 | 91 | 30 | 41 | 20 | 9 | 6 | 1 | 0 |
| | 喷血 | 42 | 6 | 1 | 0 | 0 | 0 | 0 | 0 | 0 | 0 |
| | Rid 值(P) | 0.437(>0.05) | | 0.53(P>0.05) | | $X^2$=6.85 P=0.010 | | $X^2$ 3.12 P=0.055 | | P=1.000 | |
| 痔脱出 | 无 | 126 | 35 | 413 | 107 | 422 | 108 | 425 | 108 | 426 | 108 |
| | 脱可还纳 | 178 | 48 | 18 | 2 | 9 | 1 | 6 | 1 | 5 | 1 |
| | 脱难还纳 | 127 | 27 | 0 | 1 | 0 | 1 | 0 | 1 | 0 | 1 |
| | Rid 值(P) | 0.47(P>0.05) | | 0.49(P>0.05) | | 0.50(P>0.05) | | 0.50(P>0.05) | | 0.50(P>0.05) | |
| 肛门疼痛 | 无 | 276 | 104 | 367 | 91 | 405 | 96 | 428 | 106 | 430 | 110 |
| | 有 | 155 | 6 | 64 | 19 | 26 | 14 | 3 | 4 | 1 | 0 |
| | $X^2$(P值) | 39.02(0.001) | | 0.396(0.529) | | 5.736(0.017) | | 5.932(0.015) | | 0.256(0.613) | |
| 坠胀不适 | 无 | 203 | 42 | 216 | 7 | 317 | 14 | 406 | 40 | 424 | 106 |
| | 有 | 228 | 68 | 215 | 103 | 114 | 96 | 25 | 70 | 7 | 4 |
| | $X^2$(P值) | 2.813(0.094) | | 69.24(0.001) | | 136.51(0.001) | | 202.12(0.001) | | 1.78(0.182) | |
| 肛门潮湿 | 无 | 333 | 87 | 358 | 91 | 405 | 100 | 426 | 108 | 426 | 109 |
| | 有 | 98 | 23 | 73 | 19 | 26 | 10 | 5 | 2 | 5 | 1 |
| | $X^2$(P值) | 0.17(0.681) | | 0.01(0.933) | | 1.32(0.251) | | 0.29(0.586) | | 0.05(0.822) | |
| 大便困难 | 无 | 369 | 94 | 395 | 105 | 410 | 108 | 419 | 109 | 420 | 108 |
| | 有 | 62 | 16 | 36 | 5 | 21 | 2 | 12 | 1 | 11 | 2 |
| | $X^2$(P值) | 0.00(0.966) | | 1.81(0.178) | | 2.01(0.156) | | 1.31(0.252) | | 0.20(0.654) | |

表 29 显示：疗前便血若按四级症状分组，差别有显著性，疗后无可比性，由于带血和滴血在临床上较为接近，故把带血与滴血合并一级，按三级症状分组，再分析如上表，疗前差别无显著性，可比性好，疗后 3 天，组间差别有显著性，A 组便血改善优于 B 组，其它时间点差别无显著性。疗前肛门疼痛组间比较差异有显著性，疗后可比性不好，考虑其主观性较大，且非主要疗效指标，故不作深入分析，但从表 10 中可以看出两组在疗后均有较好的改善。其它症状疗前差异均无显著性，疗后可比性好。

疗后 1、3、6 天时肛门坠胀，组间比较差异有显著性，B 组坠胀发生率高于 A 组。其余项目在各时间点组间均无显著差异。

疗后 10 天时以上 6 项症状的消失率依次为：A 组 99.76%、98.36%、99.35%、96.93%、94.90%、82.26%，B 组 100%、97.33%、100%、94.12%、95.65%、87.50%。组间比较差异均无显著性，两组均有较好的改善。

### 2. 体征

#### 2.1 痔表面黏膜修复

**表30　痔表面黏膜改善比较**

| 指标 | 疗前 | | | | 疗后3天 | | | | 疗后10天 | | | |
| --- | --- | --- | --- | --- | --- | --- | --- | --- | --- | --- | --- | --- |
| | A | B | Rid | P | A | B | Rid | P | A | B | Rid | P |
| 正常 | 13 | 3 | 0.50 | >0.05 | 160 | 18 | 0.59 | <0.05 | 412 | 90 | 0.57 | <0.05 |
| % | 3.02 | 2.73 | | | 37.12 | 16.36 | | | 95.59 | 81.82 | | |
| 轻度+明显充血 | 286 | 73 | | | 267 | 92 | | | 18 | 20 | | |
| 糜烂 | 132 | 34 | | | 4 | 0 | | | 1 | 0 | | |

由于痔黏膜改变按四级分组，疗前两组差别有显著性，疗后无可比性。故按三级分组，轻度与明显充血合并一级，按三级分组，疗前差别无显著性，疗后有可比性，疗后3天、7天，A组优于B组，差异有显著性，P<0.05。

### 2.2　痔萎缩情况比较分析

**表31　治疗前截石位3、7、11点痔分布**

| 组别 | 3点 | | | | 7点 | | | | 11点 | | | |
| --- | --- | --- | --- | --- | --- | --- | --- | --- | --- | --- | --- | --- |
| | 无 | 有 | $X^2$ | P | 无 | 有 | $X^2$ | P | 无 | 有 | $X^2$ | P |
| A | 48 | 383 | 0.04 | 0.840 | 71 | 360 | 0.77 | 0.382 | 41 | 390 | 3.23 | 0.072 |
| B | 13 | 97 | | | 22 | 88 | | | 17 | 93 | | |

表31显示疗前截石位3、7、11点痔两组比较，差别均无显著性。

**表32　治疗后截石位3、7、11点痔大小变化比较**

| 术后 | 组别 | 3点 | | | | 7点 | | | | 11点 | | | |
| --- | --- | --- | --- | --- | --- | --- | --- | --- | --- | --- | --- | --- | --- |
| | | n | 完全萎缩 | 变小 | 无变 | n | 完全萎缩 | 变小 | 无变 | n | 完全萎缩 | 变小 | 无变 |
| 3天 | A | 383 | 155 | 222 | 6 | 360 | 161 | 199 | 0 | 390 | 184 | 201 | 5 |
| | B | 97 | 18 | 73 | 6 | 88 | 12 | 70 | 6 | 93 | 7 | 79 | 7 |
| Rid | (P) | 0.62（P<0.05） | | | | 0.67（P<0.05） | | | | 0.71（P<0.05） | | | |
| 10天 | A | 383 | 365 | 18 | 0 | 360 | 348 | 12 | 0 | 390 | 368 | 21 | 1 |
| | B | 97 | 80 | 16 | 1 | 88 | 75 | 9 | 4 | 93 | 71 | 21 | 1 |
| Rid | (P) | 0.56（P<0.05） | | | | 0.56（P>0.05） | | | | 0.59（P<0.05） | | | |

观察痔萎缩情况，是针对注射过药物的部位，本表中n值是表8中各点"有"的值。

表13显示：疗后3天各点，10天除7点外其余各点的痔萎缩效果，A、B组间差异均有显著性，P<0.05。疗后十天时3、7、11点痔完全萎缩率，A组分别为95.30%、96.67%、94.36%；B组分别为82.47%、85.23%、76.34%。组间比较，A组各点高于B组，差异有显著性。

### 3.　综合疗效

### 3.5　各中心疗效比较

**表33　各中心疗效比较**

| 中心 | 痊愈 | | 显效 | | 有效 | | 无效 | | 合计 | |
| --- | --- | --- | --- | --- | --- | --- | --- | --- | --- | --- |
| | A组 | B组 | A组 | B组 | A组 | B组 | A组 | B组 | A组 | B组 |
| 中心1 | 115 | 40 | 20 | 14 | 2 | 2 | 0 | 0 | 137 | 56 |
| 中心2 | 77 | 0 | 1 | 0 | 0 | 0 | 0 | 0 | 78 | 0 |
| 中心3 | 128 | 42 | 8 | 7 | 0 | 5 | 0 | 1 | 136 | 54 |
| 中心4 | 74 | 0 | 6 | 0 | 0 | 0 | 0 | 0 | 0 | 0 |

A组、B组各中心疗效比较经Rid分析：A组$X^2$=6.80，P>0.05；B组Rid=0.48，P>0.05。表33显示各中心各组内的疗效一致，同属同一总体。

## 3.6 组内各中心疗效比较

### 表34　组内各中心疗效比较

| 中心 | A 组 | | | B 组 | | |
|------|------|------|------|------|------|------|
| | 有效率 | 显效率 | 痊愈率 | 有效率 | 显效率 | 痊愈率 |
| 中心1 | 100.00 (137/137) | 98.54 (135/137) | 83.94 (115/137) | 100.00 (56/56) | 96.43 (54/56) | 71.42 (40/56) |
| 中心2 | 100.00 (78/78) | 100.00 (78/78) | 98.72 (77/78) | 0.00 (0/0) | 0.00 (0/0) | 0.00 (0/0) |
| 中心3 | 100.00 (136/136) | 100.00 (136/136) | 94.12 (128/136) | 98.15 (53/54) | 88.89 (48/54) | 77.78 (42/54) |
| 中心4 | 100.00 (80/80) | 100.00 (80/80) | 92.50 (74/80) | 0.00 (0/0) | 0.00 (0/0) | 0.00 (0/0) |

　　组间比较，中心1有效率、显效率A、B两组差别无显著性（P>0.05）；痊愈率$X^2=3.94$，P=0.047，A组优于B组，差别有显著性。中心3有效率A、B两组差别无显著性（P>0.05）；显效率$X^2=15.60$，P=0.001，痊愈率$X^2=10.96$，P=0.001，显效率、痊愈率A组优于B组，差别有显著性。

　　组内各中心比较，A组，有效率、显效率各中心差别均无显著性，差别无显著性；痊愈率$X^2=16.44$，P=0.001，差别有显著性，中心1低于其它三个中心。B组有效率、显效率中心1、3一致，差别无显著性（P=0.128）；痊愈率，$X^2=0.58$，P=0.445，差别无显著性。

## 3.7 两组疗效比较

### 表35　两组疗效比较

| 组　别 | 痊　愈 | 显　效 | 有　效 | 无　效 | 合　计 |
|--------|--------|--------|--------|--------|--------|
| A | 394 | 35 | 2 | 0 | 431 |
| B | 82 | 20 | 7 | 1 | 110 |
| 合计 | 476 | 55 | 9 | 1 | 541 |

Ridit 值：0.59，P<0.05.

表35显示A组疗效显著好于B组（P<0.01）。

### 表36　两组有效率、显效率比较（%）（%）

| 组别 | 有效率 | P值 | 显效率 | P值 | 痊愈率 | P值 |
|------|--------|-----|--------|-----|--------|-----|
| A | 100.00 (431/431) | 0.203 | 99.53 (429/431) | 0.001 | 91.42 (394/431) | 0.001 |
| B | 99.09 (109/110) | | 92.73 (102/110) | | 74.55 (82/110) | |

　　表36显示两组有效率差别无显著性，但显效率A组99.53%显著高于B组92.73%（x2=22.39，P=0.001）。痊愈率A组91.42%显著高于B组74.55%（x2=23.59，P=0.001）。

### 3.7 两组观察天数

### 表37　两组观察天数

| 指　标 | A 组 | B 组 | 统计量 | P值 |
|--------|------|------|--------|-----|
| 观察天数 | 10.14±9.64 | 10.00±0.00 | 1.46 | 0.145 |

　　分析采用非参数方法，统计量为Z值。

## 3 安全性结果

### 1 全身

#### 1.1 基本生命体征

表38显示表中A组收缩压、舒张压指标在疗前、疗后组间比较差别有显著性。两组脉搏差别有显著性。这些指标虽有差异，但均在正常范围，无临床意义。

**表 38　两组治疗前后基本生命体征比较分析**

| 指标 | A 组 | | | | B 组 | | | |
|------|------|------|------|------|------|------|------|------|
| | 疗前 (431) | 疗后 (431) | t | P | 疗前 (110) | 疗后 (110) | t | P |
| 体温 | 36.66 ± 0.48 | 36.66 ± 0.48* | 0.20 | 0.840 | 36.55 ± 0.49 | 36.39 ± 0.49 | 3.023 | 0.003 |
| 脉搏 | 77.46 ± 7.90* | 77.01 ± 5.96* | 1.41 | 0.159 | 74.09 ± 9.21 | 74.14 ± 8.73 | 0.15 | 0.882 |
| 呼吸 | 18.92 ± 1.86 | 18.80 ± 1.51 | 1.86 | 0.064 | 19.41 ± 6.12 | 19.23 ± 6.08 | 1.23 | 0.221 |
| 收缩压 | 120.70 ± 15.44 | 119.21 ± 13.43 | 3.56 | 0.000 | 119.40 ± 18.15 | 118.74 ± 14.44 | 0.92 | 0.359 |
| 舒张压 | 78.98 ± 8.95 | 78.26 ± 7.98 | 2.84 | 0.005 | 77.17 ± 8.61 | 77.62 ± 7.04 | 0.63 | 0.529 |

注：组间比较"*"表示差别有显著性。

a）检验检查指标分析比较

血常规疗前疗后、尿便常规疗前，组间差异有显著性 P < 0.05。这些差别由于多无临床意义的异常结果所致，具体分析如下：

**表 39　治疗前后均异常的检验检查项目**

| 组别 | 血常规 | 尿常规 | 粪常规 | 总胆红素 | 直接胆红素 | X 线 | 心电图 | 合计 |
|------|--------|--------|--------|----------|------------|------|--------|------|
| A | 62 | 12 | 1 | 1 | 0 | 1 | 18 | |
| B | 35 | 2 | 1 | 1 | 1 | 0 | 4 | |

**表 40　治疗前异常治疗后正常的检验检查项目**

| 组别 | 血常规 | 尿常规 | 粪常规 | 总胆红素 | GPT | GOT | X 线 | 心电图 | 合计 |
|------|--------|--------|--------|----------|-----|-----|------|--------|------|
| A | 9 | 9 | 37 | 2 | 3 | 1 | 0 | 8 | |
| B | 19 | 9 | 0 | 3 | 2 | 2 | 1 | 0 | |

**表 41　治疗前正常治疗后异常的检验检查项目**

| 组别 | 项目 | 中心 | 随机号 | 单位 | 疗前值 | 疗后值 | 分析 |
|------|------|------|--------|------|--------|--------|------|
| | | 1 | 100 | LY% | 30.8 | 54.6 | 无临床意义，与试验药无关联 |
| | | 3 | 138 | PLT ($10^9$/L) | 140 | 94 | 无临床意义，与试验药无关联 |
| | 血常规 | 3 | 175 | PLT ($10^9$/L) | 135 | 96 | 无临床意义，与试验药无关联 |
| | (7) | 3 | 178 | WBC ($10^9$/L) | 4.2 | 3.9 | 无临床意义，与试验药无关联 |
| | | 3 | 197 | WBC ($10^9$/L) | 4.5 | 3.9 | 无临床意义，与试验药无关联 |
| | | 3 | 205 | MCHC (g/l) | 355 | 366 | 无临床意义，与试验药无关联 |
| | | 3 | 219 | PCT | 0.243 | 0.470 | 无临床意义，与试验药无关联 |
| | 尿常规 | 3 | 203 | NTT | − | + | 无临床意义，与试验药无关联 |
| | 粪常规 | 1 | 68 | 酶菌 | − | + + | 无临床意义，与试验药无关联 |
| A | GPT | 1 | 47 | IU/L | 14 | 42 | 无临床意义，与试验药无关联 |
| | 心电图 | 3 | 2 | | 正常 | 窦不齐过缓 | 无临床意义，与试验药无关联 |
| | (3) | 3 | 9 | | 正常 | 窦不齐 | 无临床意义，与试验药无关联 |
| | | 3 | 28 | | 正常 | S − T 段改变 | 有临床意义，与试验药无关联 |
| B | 血常规 | 1 | 33 | RBC ($10^12$/L) | 5.1 | 5.7 | 无临床意义，与试验药无关联 |
| | (10) | 1 | 40 | HCT% | 48.5 | 51.5 | 无临床意义，与试验药无关联 |
| | | 1 | 42 | LY% | 29 | 70.4 | 无临床意义，与试验药无关联 |
| | | 1 | 101 | LY% | 37.9 | 45.1 | 无临床意义，与试验药无关联 |
| | | 3 | 133 | PCT | 0.11 | 0.485 | 无临床意义，与试验药无关联 |
| | | 3 | 151 | HCT% | 0.426 | 0.337 | 无临床意义，与试验药无关联 |

续表

| | | | | | |
|---|---|---|---|---|---|
| | 3 | 156 | HGB（g/l） | 135 | 103 | 无临床意义，与试验药无关联 |
| | 3 | 179 | PLT（$10^9$/L） | 107 | 55 | 无临床意义，与试验药无关联 |
| | 3 | 181 | MCV（fL） | 89.2 | 100.3 | 无临床意义，与试验药无关联 |
| | 3 | 204 | WBC（$10^9$/L） | 7.0 | 3.8 | 无临床意义，与试验药无关联 |
| 总胆红素 | 1 | 20 | uMol/L | 9.3 | 39.79 | 无临床意义，与试验药无关联 |
| 直接胆红素 | 1 | 20 | uMol/L | 2.8 | 8.4 | 无临床意义，与试验药无关联 |

从治疗前后由阳转阴和由阴转阳的具体项目和数量上分析，考虑主要与检验或检查误差有关，而与试验药物无关联。

## 2 局部

### 2.2 硬结狭窄发生情况

**表42　截石位 3 点痔指诊（n：A = 431，B = 110）**

| 项　目 | | 疗前 | | 疗后即刻 | | 疗后 3 天 | | 疗后 10 天 | |
|---|---|---|---|---|---|---|---|---|---|
| | | A 组 | B 组 | A 组 | B 组 | A 组 | B 组 | A 组 | B 组 |
| 硬结 | 无 | 425 | 104 | 425 | 77 | 426 | 49 | 428 | 58 |
| | 有 | 6 | 6 | 6 | 33 | 5 | 61 | 3 | 52 |
| $X^2$（P 值） | | 6.67（0.010） | | 107.22（0.001） | | 241.18（0.001） | | 208.16（0.001） | |
| 狭窄 | 无 | 425 | 107 | 427 | 108 | 429 | 109 | 430 | 109 |
| | 有 | 6 | 3 | 4 | 2 | 2 | 1 | 1 | 1 |
| $X^2$（P 值） | | 0.96（0.328） | | 0.63（0.426） | | 0.32（0.575） | | 1.09（0.296） | |

表42 显示 3 点痔指诊检查结果：疗前硬结组间差异有显著性，A 组有 3 例硬结在疗后消失，3 例无变化，B 组疗前的 6 例硬结在疗后无变化；狭窄疗前无显著差异，疗后两组也无新的发生。

由于硬结在疗前差别有显著性，故分析两组疗前无硬结病例注射后发生硬结的情况，见下表。

**表43　3 点硬结发生情况**

| 项　目 | | 疗后即刻 | | 疗后 3 天 | | 疗后 10 天 | |
|---|---|---|---|---|---|---|---|
| | | A 组 | B 组 | A 组 | B 组 | A 组 | B 组 |
| 硬结 | 未发生 | 425 | 77 | 425 | 49 | 425 | 58 |
| | 发 生 | 0 | 27 | 0 | 55 | 0 | 46 |
| Fisher | | 0.000 | | 0.000 | | 0.000 | |

表43 显示：疗后各时间点 B 组硬结发生率显著高于 A 组（P < 0.01），A 组疗后无新的硬结发生。

**表44　截石位 7 点痔指诊（n：A = 431，B = 110）**

| 项　目 | | 疗前 | | 疗后即刻 | | 疗后 3 天 | | 疗后 10 天 | |
|---|---|---|---|---|---|---|---|---|---|
| | | A 组 | B 组 | A 组 | B 组 | A 组 | B 组 | A 组 | B 组 |
| 硬结 | 无 | 425 | 106 | 423 | 81 | 426 | 57 | 427 | 67 |
| | 有 | 6 | 4 | 8 | 29 | 5 | 53 | 4 | 43 |
| $X^2$（P 值） | | 2.43（0.119） | | 82.61（0.001） | | 202.44（0.001） | | 160.89（0.001） | |
| 狭窄 | 无 | 425 | 106 | 426 | 107 | 428 | 108 | 430 | 109 |
| | 有 | 6 | 4 | 5 | 3 | 3 | 2 | 1 | 1 |
| $X^2$（P 值） | | 2.43（0.119） | | 1.48（0.224） | | 1.21（0.272） | | 1.09（0.296） | |

表44 显示 7 点痔指诊检查结果：硬结，疗前组间无显著差别，疗后各时间点两组差别有显著性，B 组均高于 A 组，P < 0.01。狭窄两组均无新的发生。

#### 表45　截石位11点痔指诊（n：A＝431，B＝110）

| 项目 | | 疗前 | | 疗后即刻 | | 疗后3天 | | 疗后10天 | |
|---|---|---|---|---|---|---|---|---|---|
| | | A组 | B组 | A组 | B组 | A组 | B组 | A组 | B组 |
| 硬结 | 无 | 425 | 106 | 420 | 11 | 420 | 38 | 421 | 51 |
| | 有 | 6 | 4 | 11 | 42 | 11 | 72 | 10 | 59 |
| $X^2$（P值） | | 2.43（0.119） | | 125.89（0.001） | | 266.97（0.001） | | 207.39（0.001） | |
| 狭窄 | 无 | 425 | 106 | 427 | 106 | 428 | 109 | 430 | 110 |
| | 有 | 6 | 4 | 4 | 4 | 3 | 1 | 1 | 0 |
| $X^2$（P值） | | 2.43（0.119） | | 4.41（0.036） | | 0.05（0.816） | | 0.26（0.613） | |

表45显示11点痔指诊检查结果：硬结，疗前组间无显著差别，疗后各时间点两组差别有显著性，B组均高于A组，P＜0.01。狭窄两组均无新的发生。

#### 2.2　不良事件及不良反应

#### 表46　不良事件发生情况（病例数）

| 组别 | 不良事件 | | 发生率% | 统计量 | P | 判定可能不良反应 | | 发生率% | 统计量 | P |
|---|---|---|---|---|---|---|---|---|---|---|
| | 有 | 无 | | | | 有 | 无 | | | |
| A组 | 38 | 393 | 8.82 | 248.55 | 0.001 | 4 | 427 | 0.93 | 257.75 | 0.001 |
| B组 | 88 | 22 | 80.00 | | | 90 | 20 | 81.82 | | |
| 合计 | 126 | 415 | | | | 123 | 418 | | | |

表46显示A组的不良事件发生率及不良反应发生率均明显低于B组＜0.01）。表明A组的治疗相对B组的治疗具有不良事件发生率低、不良反应少的优点，且优势很明显。

#### 表47　不良反应发生例次表

| 表现特征 | A组 | | | | 计 | B组 | | | | 计 |
|---|---|---|---|---|---|---|---|---|---|---|
| 中　心 | 1 | 2 | 3 | 4 | 1 | 2 | 3 | 4 | |
| 肛门疼痛 | 0 | 0 | 0 | 0 | 0 | 0 | － | 0 | － | 0 |
| 大便不畅 | 0 | 0 | 0 | 0 | 0 | 0 | － | 0 | － | 0 |
| 局部硬结 | 4 | 0 | 0 | 0 | 4 | 35 | － | 53 | － | 88 |
| 黏膜糜烂 | 0 | 0 | 0 | 0 | 0 | 0 | － | 0 | － | 0 |
| 出　血 | 0 | 0 | 0 | 0 | 0 | 0 | － | 0 | － | 0 |
| 坠胀不适 | 0 | 0 | 0 | 0 | 0 | 0 | － | 0 | － | 0 |
| 肛门狭窄 | 0 | 0 | 0 | 0 | 0 | 1 | － | I | － | 2 |
| 总　计 | 4 | 0 | 0 | 0 | 4 | 36 | － | 54 | － | 90 |

＊局部硬结和肛门狭窄同一患者不论发生几处，均作1例计。

#### 4　总结

两次试验合计，A组431例，B组110例。

有效性结果：

（1）总疗效，A组431例，痊愈率91.42%（394/431），显效率99.53%（429/431），有效率100%（431/431）；B组110例，痊愈率74.55%（82/110），显效率92.73%（102/110），有效率99.09%（109/110）。组间比较，痊愈率、显效率A组显著高于B组，差别显著性（P＜0.01），有效率差别无显著性（P＞0.05）。

（2）症状改善：疗前便血若按四级症状分组，差别有显著性，疗后无可比性，由于带血和滴血在临床上较为接近，故把带血与滴血合并一级，按三级症状分组，再分析如上表，疗前差别无显著性，可比性好，疗后 3 天，组间差别有显著性，A 组便血改善优于 B 组，其它时间点差别无显著性。疗前肛门疼痛组间比较差异有显著性，疗后可比性不好，考虑其主观性较大，且非主要疗效指标，故不作深入分析，但从表 10 中可以看出两组在疗后均有较好的改善。其它症状疗前差异均无显著性，疗后可比性好。疗后 1、3、6 天时肛门坠胀，组间比较差异有显著性，B 组坠胀发生率高于 A 组。其余项目在各时间点组间均无显著差异。疗后 10 天时 6 项症状的消失率依次为：A 组 99.76%、98.36%、99.35%、96.93%、94.90%、82.26%，B 组 100%、97.33%、100%、94.12%、95.65%、87.50%。组间比较差异均无显著性，两组均有较好的改善。

（3）体征改善：①痔黏膜改善：由于痔黏膜改变按四级分组，疗前两组差别有显著性，疗后无可比性。故按三级分组，轻度与明显充血合并一级，按三级分组，疗前差别无显著性，疗后有可比性，疗后 3 天、7 天，A 组优于 B 组，差异有显著性，$P < 0.05$。

②痔萎缩情况，疗后 3 天各点，10 天除 7 点外其余各点的痔萎缩效果，组间差异均有显著性，A 组优于 B 组，$P < 0.05$。疗后十天时 3、7、11 点痔完全萎缩率，A 组分别为 95.30%、96.67%、94.36%；B 组分别为 82.47%、85.23%、76.34%。组间比较，A 组各点高于 B 组，差异有显著性。

安全性结果：

（1）基本生命体征，A 组收缩压、舒张压指标在疗前、疗后组间比较差别有显著性。两组脉搏差别有显著性。这些指标虽有差异，但均在正常范围，无临床意义，且与试验药无关。

（2）检验检查，A 组疗后新增异常项目有 7 例血常规、3 例心电图、尿常规粪常规和 GPT 各 1 例，其中除 1 例心电图出现 S－T 段改变有临床意义（但与试验药物无关联）外，其余均无临床意义；B 组疗后新增异常项目有 10 例血常规、总胆红素和直接胆红素各 1 例，均无临床意义。对照治疗前后由异常转正常的项目和数量及组间比较，考虑原因主要由检验检查误差所致，而与试验药物无关联。

（3）注射局部改变，硬结出现，A、B 组分别为 4 例（0.93%）和 90 例（81.82%），差异显著（$P < 0.01$）。

综上，芍倍注射液治疗各期内痔、静脉曲张型混合痔疗效高于对照药消痔灵注射液（$P < 0.05$），局部不良反应发生率芍倍注射液显著低于消痔灵注射液（$P < 0.01$）。

根据观察结果进一步认为芍倍注射液是治疗各其内痔、静脉曲张型混合痔的安全、有效药物，且安全性、有效性优于对照药消痔灵注射液。


# 中药研发要遵循自身规律

### 访名中医、"芍倍注射液"发明人安阿玥

#### 刘燕玲（本刊特约记者）

安阿玥教授是我国肛肠界首屈一指的专家，他所发明的"安氏疗法"改写了肛肠科的治疗史，并处于国内外领先水平；他所研发的国家二类治痔新药"芍倍注射液"，在中药注射液问题层出不穷的当今，从未有过负面报道，问世十多年仍被认为是注射治疗痔疮最安全有效的药物，"安氏疗法"已被卫生部纳入"十年百项"计划向全国推广。来自医疗第一线的安阿玥教授是怎样研制出如此优秀的中药注射液？他有哪些心得体会？又是如何看待现今新药研发的现状及政策？今后，他还有哪些中药研发思路呢？

#### "手到痔除"与"芍倍注射液"

在中日友好医院肛肠科安阿玥主任的办公室里，记者看到了"手到痔除"四个悬挂在墙上的大字。这是原全国人大副委员长王光英亲身经历安氏疗法后给安阿玥的题词，也是广大患者对安阿玥高超医术的精炼总结。

俗话说"十人九痔"。在 20 世纪 80 年代初时，我国治疗痔疮的方法主要是以手术为主，病人术后

痛苦大，恢复慢。安阿玥曾在发明著名的"消痔灵"注射疗法的中国中医科学院广安门医院掌握了这项独特的肛肠技术。中药消痔灵治疗痔疮与手术相比，具有见效快、疗程短、病人痛苦少的优点。但是，随着时间的延长，病人的增多，作为硬化剂的消痔灵，其缺憾也逐渐显现：只能用于轻中度痔疮，对重度无效，少量病人注射后出现硬节、肛门狭窄，甚至坏死、大出血，而且这种出血很难止住。当时年仅32岁的安阿玥决心研制一种既安全、又有效的新中药注射剂，而且还不能是注射疗法常用的硬化剂或坏死剂。

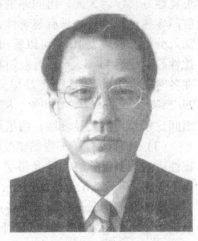

安阿玥教授

"处处留心皆学问"。安阿玥的舅舅是做古董复制工作的，他说他有一种配方"能把针都熬化了，夏天多热这种药也不坏"。安阿玥灵机一动：这种药一定能软坚散结、防腐消炎受到启发的安阿玥结合中医"酸可收敛，涩可固脱"的理论，从60多种中药中筛选出3种中药：能收敛的五倍子和乌梅，再加上能化瘀的赤芍。"收敛化瘀"，符合中医理论也体现了自己要找到兼具收敛和化瘀功能中药的初衷。他先在自己腿上试。再喝，都没事，再进实验室。结果证明，这种药可使痔核内原高度扩张的血管收缩或闭合，间质的炎症和水肿发生蛋白凝固样变，以后被吞噬细胞清除。在临床上，病人注射10min后，即可见痔核明显萎缩，3~7d后即可痊愈。术前术后无需禁食禁便，也不用服用止痛镇静等药。

药有了，安阿玥又总结出了"见痔进针、先小后大、退针给药、饱满为度"的十六字方针及"三步注射法"，使这项技术更加安全和完善，而且与消痔灵相比，扩大了适应症，对各期内痔、静脉曲张型混合痔的治愈率高达98%，也不会发生硬化、坏死、出血等后遗症。"芍倍注射液"不仅能治疗痔疮，而且由于其源于"收敛化瘀"中医理论，还能治疗符合这一治则的其他肛肠科疾病，如肛门直肠狭窄、直肠脱垂、肛周瘙痒、腋臭。安阿玥为"芍倍注射液"申报了专利。

### "作为医生个人无力开发新药"

2005年，"芍倍注射液"获得了中华中医药学会科技进步二等奖，并以1050万的"天价"转让给某药厂生产，创下了当时中医药科技转让费的最高纪录。然而，这一多年来耗尽安阿玥心血、并为此自掏腰包交了多年专利费的"个人发明"，在获得经济效益后却被他无偿奉献了。一张由中日友好医院开具的证明上明白写道："安主任无偿提供给医院的安氏注射剂专利中药，由药厂开发新药"。

很多人大惑不解，也有很多人深受感动。安阿玥发自内心地说："药是好药，病人也欢迎，但作为医生个人我没钱也没时间去开发，如果不能成为正式的国家新药，就很难在临床上大面积推广，病人还是用不上，交给医院就不同了，有人有力。不管怎样，事办成了，全国患者受益就是好事经济上我不计较。"

作为中药现代制剂，芍倍注射液提取了3味中药的有效成分：柠檬酸、没食子酸和芍药苷，其纯度达到了98%。以有效成分入药，不仅没有降低疗效，还在成分含量控制、药物的刺激性及稳定性等方面，实现了优化和提高。同时，按照中医理论，三药一主一辅一佐，各司其职，相辅相成；拆方实验证明，3种有效成分同样遵循了原药的配伍关系。更可贵的是，将该药稀释后，还可注射治疗肛门直肠狭窄，对硬化剂和坏死剂治疗后形成的硬结、瘢痕，还有明显的软化作用。现在，该药已成为国家中药保密品种并取得了二类新药证书，在临床广为使用，十多年来，至今未发现有硬化剂和坏死剂使用后常出现的痔核坏死大出血、肛门直肠狭窄等后遗症。

### "中药研究必须从临床到实验"

作为肛肠界的大牌专家，安阿玥仍然是一年365天全是工作日。他平均每个月亲自做手术近百例，一年就是千余例，而且从未出过医疗差错或事故。他常说："我之所以能研发出芍倍注射液这样的新药，主要是由于有大量的临床依据，知道哪味药对什么样的症状有效，应该如何搭配，用药后有何反应。这都是第一手资料，比实验室准确多了！"

谈起目前的中药新药开发，安阿玥直摇头。他认为，对于历来中药新药研发的主体——中医医生来说，现行药政政策有较大扭曲。最主要的是用研究化学药的标准要求中药，过分看重实验室指标而轻视临床疗效。他说，一种好的中药不是从实验室里"攒"出来的，而是医生在中医理论指导下，从多年的治病救人中体验和积累出来的。现在最突出的问题是，有实践经验和体会的临床医生没有时间研发新药，有时间专门研发新药的人员又缺乏临床经验，甚至不懂中医，造成中医药这门非常强调"医"、"药"结合的学问出现严重的临床与研究脱节。安阿玥说："有经验的医生医疗任务过重，病人永远看不完，很难抽出时间去研究新药。即便是有了临床研究结果，也没有财力、物力、时间和人际关系去报批新药。我的芍倍注射液就是报上去一批批了 7 年！"

日前，安阿玥手中还有多种临床应用多年、非常得心应手的"新药"。如治疗肛裂的专利产品、中药 1% AC 注射液，具有可缓解痉挛、消炎和促进创口愈合作用，一般注射 1 次即可见疗效；治疗家族性大肠息肉的中药内服及灌肠的协定处方，可消除脓血便，使部分或大部分息肉脱落；治疗肛门尖锐湿疣的"安氏湿疣洗剂"，不仅可使疣体枯萎脱落，同时可杀灭病毒，具有治疗和预防复发双重作用；"安氏肛肠洗剂"适用于痔瘘等肛门疾病的预防和治疗，有清热解毒，止痛消肿，软坚收敛作用，肛肠术后使用还能止痛消肿，促进创面愈合。仅此 1 种药，即每年给医院创造上百万元的效益。但由于无力也无暇开发，至今他研究的这些好药还仅在一家医院使用，有些由于没有报批医院制剂，只能被束之高搁，白白闲置。

"那您今后还计划将这些药报批新药或再研发新药吗？"记者问。"研究我还是要做，并且一直在做，但开发新药在现行政策下，一个单枪匹马的医生恐怕是难了！"

如果说安阿玥教授改写了肛肠科的治疗史，那么，现在的新药审批办法就是改写了中药研发使用源于临床实践的千年史。

链接：

### 安阿玥教授简介

安阿玥，教授，主任医师，博士研究生导师，全国老中医药专家学术继承工作指导老师，中央保健会诊专家，享受国务院政府特殊津贴。现任中日友好医院肛肠科及中日友好医院肛肠病安氏疗法中心主任，兼任中国医师协会肛肠专业委员会主任委员，国际肛肠协会理事，中国医师协会理事，美国肛肠外科协会会员。国家科学技术奖评审专家，第十一届全国政协委员。

《中国现代中药》2010 年第 12 卷第 6 期

# 收敛化瘀法治疗痔的研究及临床应用

安阿玥　王晏美　范学顺　李　辉　郑丽华
（中日友好医院肛肠科　100029）

**摘要**　目的：探讨收敛与化瘀结合治疗痔的理论依据及作用机制。方法：对芍倍注射液成分柠檬酸、没食子酸和芍药苷进行分别和组合的致炎、致痛的拆方试验，观察成分间的协同及拮抗作用。对用芍倍注射液治疗后不同时间点的人体痔进行病理学观察，并与消痔灵组和空白组对照。结果：枸橼酸＋没食子酸在局部注射后，产生较为强烈的致炎、致痛作用；配伍芍药苷可缓解其致炎和致痛性。芍倍注射液注射后收敛痔组织及化除局部瘀血迅速，作用范围仅限痔组织，不损伤痔表黏膜，修复后无瘢痕。结论：收敛与化瘀法结合有相辅相成作用。其有效性在于其迅速缩闭痔血管和凝固蛋白作用，其安全性在于注射组织的变性而非坏死及非瘢痕性修复。

**关键词**　收敛化瘀；芍倍注射液；痔；实验研究

　　局部药物注射是目前内痔的最主要方法。笔者依据中医理论采用收敛与化瘀相结合研制出新的注射药物芍倍注射液，在临床已取得满意效果[1]。为探讨这两种方法相结合的科学依据及作用机制，笔者对芍倍注射液进行拆方试验并进行注射前后的人体痔病理学观察，现将结果报告如下。

## 1　资料与方法

1.1　药物资料：针对《素问·生气通天论》中关于痔的病机为"因而饱食，筋脉横解，肠澼为痔"，立收敛化瘀法，筛选出五倍子、乌梅和赤芍三味中药，其中五倍子、乌梅一君一臣，具有收敛作用，赤芍有化瘀作用。提取三味中药的有效成分柠檬酸、没食子酸和芍药苷直接入药，制成芍倍注射液。该药适用于内痔和静脉曲张性混合痔的注射治疗，使用方法为黏膜下注射，用量 10～30ml。

### 1.2　拆方实验方法

1.2.1　致炎试验：分别给予 Wistar 大鼠足跖部皮下注射生理盐水、枸橼酸＋没食子酸、芍药苷、枸橼酸＋没食子酸＋芍药苷（全处方液），0.1ml/只。于注射前和注射后 1、3、5、7、24 小时，分别测量足跖部周径，计算肿胀率，进行组间统计学处理，组间统计采用 $t$ 检验。

1.2.2　致扭体试验：分别将生理盐水、枸橼酸＋没食子酸、芍药苷、枸橼酸＋没食子酸＋芍药苷（全处方）给予小鼠腹腔注射，0.2ml/只（不再另外给其他口服或肌肉注射药品）。仔细观察并记录小鼠在注射后 30 分钟、60 分钟内扭体的次数。将所得各组动物的试验数值，进行组间统计学处理，组间统计用 $t$ 检验。

1.3　人体病理学研究方法：共观察 50 例人体痔组织标本，14 例标本不全未予统计，实际 36 例。其中，未用药组 8 例，芍倍注射液治疗组 18 例，消痔灵注射液对照组 10 例。用药组分别于注射后 10 分钟、3 日、7 日活检取材，进行病理组织学观察。

## 2　结果

2.1　拆方试验：致炎作用："枸橼酸＋没食子酸"注射入动物皮下组织可产生显著的致炎作用；"芍药苷"无致炎作用；"芍药苷＋枸橼酸＋没食子酸"（全处方）三药合用时，致炎程度明显减轻，说明芍药对枸橼酸、没食子酸所引起的炎症反应有明显的抑制，起到了反佐毒性的作用。说明三味药配伍，有相辅相成作用，可使处方收敛痔核而无不良反应。致扭体作用："枸橼酸＋没食子酸"有较强且较为持久的致痛作用；"芍药苷"无致痛作用；"枸橼酸＋没食子酸＋芍药苷"（全处方）腹腔注射后，小鼠在 30 分钟后的扭体次数与"枸橼酸＋没食子酸"相比有减少的趋势，表明芍药苷对枸橼酸＋没食子酸所引起的疼痛反应有一定抑制。

2.2　人体病理学

2.2.1　未用药组：静脉高度迂曲扩张，部分伴血管内血栓形成，间质水肿、炎症明显。

2.2.2　芍倍注射液治疗组：注射后痔内组织即刻发生蛋白凝固均质化，大血管收缩，间质密集，无明显炎症反应。3 天时开始修复，修复过程中，凝固组织崩解并被吞噬细胞清除，组织间有毛细血管及成纤维细胞增生，未见肉芽组织，痔表面黏膜和直肠肌层未受侵袭保留完好。组织修复后，痔内原迂曲扩张的静脉消失或管腔缩小恢复正常状态，黏膜下正常结缔组织形成，未见瘢痕组织形成。

2.2.3　消痔灵注射液组：注射后即刻，组织广泛水肿、弥漫出血、炎症明显。与芍倍注射液组的组织凝固、间质密集相反，间质组织成疏松散布。3 天时并未开始修复，静脉高度扩张瘀血、炎症仍广泛，表面黏膜溃疡，深部横纹肌大量炎细胞浸润。7 天时炎症反应仍较重，间质水肿未消，大血管仍存，黏膜下血管内血栓形成，并出现富含血管的早期瘢痕组织。7 年时瘢痕仍存。

## 3　讨论

3.1　痔注射疗法现状：注射疗法其实是药物疗法的一种，所不同的是，是将特殊药物直接注射入痔内作用于病灶而获得治疗目的，该方法最早见于 1869 年英国都柏林的 Morgan 医生，我国在 20 世纪中叶开始在临床使用。从使用本意并不希望注射后局部出现坏死，但这种情况却经常发生，所以有今天的坏死剂和硬化剂之分。但无论是坏死或硬化，不仅影响了疗效的进一步提升，也伴随着许多不良反应的发生，如大出血、直肠狭窄、直肠阴道瘘甚至脏器损害致死[2~5]等。所以，100 多年来欧美等国家只是将其用于门诊止血的一种保守方法在应用。国内虽然出现一些更加有效的药物，但安全性问题依然没有解决。

　　笔者认为硬化坏死剂的局限性就在于其硬化和坏死的特性，坏死剂在坏死脱落过程中大出血、创面感染难以避免，坏死灶修复是以瘢痕形式；硬化剂注射后局部也是坏死，只不过程度略轻，表面黏膜可以保存不至于形成脱落的开放创面，但仍是瘢痕修复，所以局部遗留硬结。瘢痕硬结过重就导致局部狭窄。所以注射疗法的发展和出路是必须走出硬化坏死范畴。

3.2　收敛化瘀法应用：过去的注射药物大多是单一成分，在使用时对技术要求和量的把握十分严格。

提高注射疗法的疗效和安全性必须采用复方制剂。《内经》指出痔的病机为"筋脉横解，肠澼为痔"。国外早在 Galen 和 Hippocrates 时期就注意到痔组织内有扩张的静脉，并提出痔是肛管黏膜下静脉曲张所致。所以笔者认为痔的证应属"经脉扩张、血液瘀滞"，所以立"收敛化瘀"为治法。《素问·至真要大论》："散者收之"。通过收敛可以萎缩扩张的血管和肥大的肛垫，收敛可以固涩从而可以固定肛垫止脱，收敛还可以止血。血管不扩张，肛垫不肥大、不移位，瘀血即化。故收敛可以固涩、化瘀。为了加强化瘀作用并防止收敛太过，所以加入了化瘀法。《金匮要略》中说："先血后便，此近血也，赤小豆当归散主之。"这里就是用当归的活血来治疗痔疮等的出血。崔国兴等采用活血祛瘀法治疗痔疮36 例，认为活血祛瘀药有降低急性炎症时毛细血管的通透性，减少炎症渗出，改善局部血液循环，促进炎症的吸收，减轻炎症反应。"收敛"和"化瘀"可以说本是两个起相反作用的法则，在这里将二者相结合有相辅相制相成之妙。收敛有化瘀相助，敛而不滞，化瘀有收敛配合，化而不破。

《内经》："酸可收敛"。《景岳全书》："用五味子、乌梅之类，以固之涩之"。《本草纲目》："……五倍子、五味子、乌梅，皆涩药也。"选择乌梅和五倍子为一君一臣。《本草经集注》谓赤芍有"清热凉血，散瘀止痛"的功效，《名医别录》谓其能"通顺血脉，缓中，散恶血，逐贼血。"药理学提示芍药苷具有抗炎、抑菌、解痉、镇痛、改善微循环和抗血栓等作用，对应激性溃疡有预防功效。赤芍出色的化瘀作用和具有缓中解痉作用。完全具备方中第三成分的要求。本着源于中医药、发展中医药的精神，提取三味中草药的有效成分柠檬酸、没食子酸和芍药苷直接入药，制成芍倍注射液。

实施结果显示，赤芍的"化瘀"作用在拆方实验中表现为对乌梅、五倍子致炎的抑制和致痛的缓解；在痔病理实验中表现为全方凝固组织蛋白，变性而不坏死，萎缩痔组织而不形成瘢痕；在临床上表现为萎缩痔核、止血固脱而不留硬结不坏死，不破坏肛垫。注射后即刻发生局部蛋白凝固均质样改变、扩张静脉收缩、间质密集，不侵及黏膜和肌层。这是"收敛"。此后间质组织裂解，渐被吞噬细胞吞噬吸收，原扩张迂曲的大静脉襞皱缩、管腔萎缩或闭塞，这是"化瘀"。修复后无瘢痕形成，局部不留硬结，这就是祛病不留邪，收敛不留瘀。

3.3　结论：以上实验表明收敛化瘀法是提高临床疗效避免硬化坏死剂不良反应的一种能治愈痔而又保护肛垫的理想方法。

**参考文献**

[1] 安阿玥，王晏美，等. 安痔注射液治疗痔的临床疗效和病理学观察 [J]. 中国肛肠病杂志，2000，20（11）：3～5.

[2] 史兆歧. 用775 液注射治疗内痔的临床研究 [J]. 中级医刊，1980，1：51.

[3] 任德成. 硬化剂注射治疗内痔后致严重直肠狭窄1 例 [J]. 南京部队医药，1994，10：201.

[4] 赵自星. 内痔注射痔全息后引起直肠阴道瘘1 例 [J]. 中国肛肠病杂志，1998，18（3）：251.

[5] 高辉. 内痔注射硬化剂致急性肝坏死1 例 [J]. 中国肛肠病杂志，1996，10（3）：291

《中国临床医生杂志》2008 年第36 卷第3 期

# 芍倍注射液治疗痔的临床疗效和病理学观察

安阿玥　　王晏美　　范学顺　　刘淑果

（中日友好医院肛肠科　100029）

**摘要**　目的：观察芍倍注射液治疗痔的临床疗效和痔病理改变。方法：选择内痔、静脉曲张型混合痔患者共200 例，采用芍倍注射液注射治疗，其中25 例于注射后不同时间点取检做病理组织学观察。结果：200 例中治愈196 例，占98％。疗程平均5.5 天。结论：该药治疗痔，高效安全，不良反应小，药效、病理学检查及临床观察结果均一致。

**关键词**　痔；芍倍注射液；病理学；临床观察

芍倍注射液（原名安氏化痔液）是一种治疗内痔、静脉曲张型混合痔的复方中药注射剂[1]，已在临床取得良好效果[2]。自 1998 ~ 2006 年，笔者用该药注射治疗内痔、静脉曲张型混合痔进行系统观察并对部分病理进行病理学观察研究，效果满意。

## 1　资料与方法

1.1　临床资料：200 例患者中，男 148 例，女 52 例；年龄 20 ~ 65 岁，平均 38 岁；病程 0.2 ~ 360 个月，平均 68.5 个月。内痔 96 例，其中 Ⅰ 期 24 例，Ⅱ 期 38 例，Ⅲ 期 34 例；静脉曲张型混合痔 104 例。

1.2　注射方法：肛周碘酒、酒精消毒 2 遍，注射区用 1‰新洁尔灭消毒 3 遍。0.5% 利多卡因肛门局部麻醉。对 Ⅰ、Ⅱ 期内痔及静脉曲张型混合痔，在肛镜下暴露痔核，于痔核表面中心隆起部位斜刺进针，遇肌性抵抗感后退针注药，注药量以注后痔核均匀饱满充盈，表面黏膜颜色呈粉红色为度。对 Ⅲ 期内痔和静脉曲张型混合痔伴直肠黏膜松弛者，除痔内注药外，还应在痔核上松弛黏膜下及齿线附近注射，注射方法同上。注射药量 10 ~ 20ml，平均 15ml。

1.3　术后处理：控制排便 24 小时，使用抗生素 3 ~ 5 天，便后中药坐浴，或温水清洗肛门。

1.4　病理资料：切取的痔标本 33 例，其中未经注射过标本 8 例，注射后标本 25 例，其中术后 10 分钟 8 例，术后 3 天 7 例，术后 7 天 8 例，术后 2 个月、2.5 个月各 1 例。标本经 10% 福尔马林液固定，常规脱水，石蜡包埋，HE 染色、Masson 三色及 ET + VG（弹力纤维）染色，切片由 3 名病理医师共同观察。

## 2　结果

2.1　临床结果：疗效判定标准参照卫生部 1993 年制订发布的《中药新药治疗痔疮的临床研究指导原则》，200 例中治愈 196 例，占 98%；显效 4 例，占 2%，其中 Ⅰ ~ Ⅲ 期内痔全部治愈；静脉曲张型混合痔 104 例治愈 100 例，占 95.8%，4 例显效，占 4.2%。3 日便血及脱垂消失率均为 100%。3 日痔核完全萎缩率为 82%，1 周完全萎缩率为 95%。疗程 3 ~ 9 天，平均 5.5 天。术后当日 5 例出现肛门疼痛，2 小时后自行缓解；3 例出现小便不畅，5 小时后自行缓解。无局部硬结、痔核坏死、肛门狭窄，全身无不良反应。术后半年随访 90 例，有效率 100%，其中治愈 85 例，占 94.4%，显效 5 例，占 5.6%。

### 2.2　病理结果

2.2.1　未经注射的痔病理变化：痔黏膜下层均见多数迂曲扩张的静脉，管壁厚，周围有弹力纤维环绕，其中 2 例有管腔内血栓形成。间质水肿，胶原纤维间可见散在弹力纤维，呈线型波状。

2.2.2　注射后 10 分钟痔的病理变化：药物影响范围限于黏膜下痔中心组织，组织轮廓尚清，但其间间质结缔组织包括大血管壁等，均呈粉染均质状均质化，似蛋白凝固性改变，大血管多收缩闭合，管腔狭窄，血管内皮细胞核依稀可辨。间质胶原多有崩解，弹力纤维部分断裂。表面黏膜及黏膜下组织保持完好，无充血水肿、出血及糜烂等急性炎症改变。

2.2.3　注射后 3 天痔的病理变化：临床取材时痔核明显缩小，镜下见组织仍呈均质性，但较 10 分钟者致密，其间仍可见闭合的血管轮廓，管壁厚，其外弹力纤维环绕，周围崩解的组织间出现活跃增生的成纤维细胞，并有散在的巨噬细胞。

2.2.4　注射后 7 天痔的病理变化：痔核进一步缩小，组织更致密，可见皱缩的大血管，管腔难辨。另见完全为内皮细胞及成纤维细胞增生机化的静脉内血栓，其周围管壁结构不清，与间质相融合。弹力纤维染色中还发现间质内有不规则的纤维化灶，其周围有大量弹力纤维呈向心性聚集，提示此处原为大血管所在，经注药后管腔、管壁结构消失。

2.2.5　注射后 2 个月及 2.5 个月痔的病理变化：仅见黏膜下有少量密集的纤维组织，其中未见迂曲扩张的大血管，亦未见明显瘢痕形成。

## 3　讨论

中医有"收敛"法、"化瘀"法，笔者基于中医认为痔是"经脉扩张"、"经脉瘀滞"，立"收敛化瘀"法治疗痔，筛选出乌梅、五倍子和赤芍，并提取有效成分，研制出"芍倍注射液"，该药具有收敛固涩，凉血止血，活血化瘀作用。药效学试验表明，该药有明显的促止血和凝血、抗急性渗出性炎症及慢性增生性炎症作用，并有一定的体外抗菌作用。适用于各期内痔、静脉曲张型混合痔。

临床观察表明该药有如下特点：①作用迅速，注射 10 分钟后即可见痔核明显萎缩，3 ~ 7 天痔核完全萎缩；②疗效高，观察100例中1次注射治愈196例，占98%；③不良反应少，注射后除短时间内有轻微局部刺激症状外，未发现有痔核坏死出血、肛门狭窄等并发症和后遗症。

　　为进一步了解芍倍注射液作用后组织变化的病理学基础，笔者选取部分病例做组织活检。未经注射的痔核中黏膜下存在较多扩张充盈的静脉，间质水肿，并有2例静脉内血栓形成。而注射该药后短期内即有明显的大血管收缩反应，使痔核组织含血量减少，而后部分血管腔完全闭合。同时间质组织呈粉染均质变化，似蛋白凝固变性，仅保留血管轮廓。注射后3天见吞噬细胞出现，清除崩解组织，随之出现活跃增生的纤维母细胞及内皮细胞，修复变性组织，在此过程中，部分变性的大血管壁消失，被新生纤维及毛细血管代替。有血栓形成的2例痔核，在注药后，于第7日见血栓完全为纤维母细胞和内皮细胞机化，原大血管改建为许多小的毛细血管。可见，芍倍注射液作用痔核以后，7天之内即可消除痔内大静脉，使痔得以治愈。与硬化剂不同，芍倍注射液作用于组织，不发生明显的炎症、出血、坏死等改变，其直接作用是引起组织发生一种非炎症性的蛋白凝固样变性，且这种变性可逆，容易"复活"，经过3~7天，可原位修复，无瘢痕形成。

　　总之，芍倍注射液治疗痔疮，具有高效安全，不良反应小的优点，药效、病理学检查及临床观察结果均一致，同时也验证中医收敛化瘀治疗痔的良好前景。

**参考文献**

[1] 安阿玥. 肛肠病学 [M]. 第2版. 北京：人民卫生出版社，2005. 101.
[2] 安阿玥. 安氏化痔液治疗各期内痔混合痔（附加2727例病例分析）[J]. 中日友好医院学报. 1994，8（4）：194.

《中国临床医生杂志》2007年第35卷第10期

# 痔的治疗进展

谢秀斌（广西南宁市红十字会医院外一科　530012）

安阿玥（北京中日友好医院　100029）

　　1975年Thomson提出"肛垫"与"肛垫学说"[1]："肛垫是肛管直肠结合部的一层血管性衬垫，是胎生时期就已存在的解剖实体，不能认为是一种病，痔不是曲张的静脉，肛垫组织发生异常并出现症状时才称为痔，才需要治疗"。肛垫学说对痔实质的新认识不仅使人们逐渐摒弃了原来的旧观点，同时引导产生了新的治疗理念。我国于2000年4月制定了"痔病诊断暂行标准"[2]，明确指出"一切治疗的目的不是消除痔体，而是消除症状，解除痔的症状要比改变痔体大小更有意义，应被视作治疗效果的标准"。由此摒弃了许多传统的治疗方法。目前治疗方法很多，各有利弊。笔者就近年来治疗方法进行文献综述。

## 1　基础治疗

1.1　调理饮食和排粪习惯：改变饮食结构、养成良好的排便习惯，是各种治疗方法的基础。饮食结构与痔的发病率紧紧相关。研究表明，痔发病率在乡村和城市生活的人中有显著差异，这是因为他们饮食结构不同的结果。过乡村生活的人们食品中有丰富的食物纤维，痔发病率低。过城市生活的人，痔发病率明显增高，所以，改变饮食结构作为痔的基础治疗是十分有效的。便秘与痔的发病有关，排便困难，需用力努挣，或排便时长时间阅读报刊、杂志和小说的人，均可使肛垫遭受充血性损害，这些人的痔发病率高。因此，养成良好的排便习惯，保持每日或隔日排1次稀软粪便，排粪通畅，增加食物中的膳食纤维，改善便秘症状，有利于痔的治疗。

1.2　局部处理：肛门部应保持温暖，少受刺激，常用柔软坐垫，太凉、太热和潮湿土地和物体上不宜久坐。长期坐位工作的中间应适当站立活动。便纸应柔软清洁，不可粗糙或太硬。排粪后热水坐浴，然后擦干，保持清洁。内衣不可过紧，减少磨擦肛门。如有症状可涂少量软膏，如痔疮膏等，达到消肿止痛作用。

1.3　脱出痔的治疗：痔块脱出应立即托回，托回困难的须将痔块洗净，涂以润滑剂，先压迫小的痔块，使血液回流，痔块缩小，推入直肠，每次脱出都应托回。如发生炎症不能托回，痔块肿胀疼痛，应卧床休息，连续局部热敷，热水坐浴，服缓泻药使排粪通畅，局部可用收敛软膏，减少括约肌痉挛，如颠茄膏、氧化锌膏或鱼石脂软膏等。

## 2　药物疗法

2.1　枯痔散疗法：将枯痔散涂于痔块表面，使痔块坏死、枯干和脱落，伤口自愈。适用于 3 期脱出内痔和嵌顿内痔。

2.2　口服中药治疗：可使出血停止，痔块缩小，减少脱出，但疗效不确切。目前中药方制成治疗痔疮药有：消痔灵片、消痔胶囊、疗疮片、痔疮片等。

2.3　枯痔钉疗法：又称为插药疗法，是一种简便易行的疗法。作用是使痔组织发生异物和化学炎症反应，引起纤维组织增生，达到治愈。适用于内痔出血或脱出出血者。操作方法：用两头尖呈梭状如火柴棒大小的药钉插入痔内，使痔发生急性炎症反应，腐蚀坏死，最后纤维化。此法要求直视下插钉，不宜太深、太浅，过深可插入肌层或穿透肠壁，会引起直肠周围感染，过浅可引起黏膜坏死出血。

2.4　注射疗法

2.4.1　硬化萎缩剂：此法是将药物注射到痔块的黏膜下静脉丛间隙，引起轻重不同化学炎症反应，使淋巴凝固，以后有纤维组织增生，将曲张静脉包绕于瘢痕组织内。由于纤维组织收缩，使静脉和动脉缩窄，阻断局部血供，痔块萎缩，不再出血和脱出，达到治愈或减轻症状的目的。目前此法应用较多。①指征：无并发症状的内痔都可用注射疗法。②禁忌证：a. 各类外痔。b. 长期脱出的内痔已有皮肤覆盖和纤维变性，易引起肿胀、括约肌痉挛、血栓形成、嵌顿和疼痛。c. 有并发症的内痔，应先将各种病变治愈后再注射治疗。d. 内痔发作早期有血栓形成。e. 注射部位黏膜坏死和出血。f. 妊娠后期。③方法：注射前排粪，侧卧，病人以手牵住臀部。先以手指轻轻扩张肛门，使括约肌松弛，然后将直肠镜伸入直肠。可见痔块。选择大的或出血较多的痔块，准备注射，痔块表面用盐水擦净，再消毒，并看清齿线。将长 10cm 细针接于盛药的注射器，在齿线上刺过痔块上方黏膜，但不可刺入静脉内，注入少量药液。如立刻膨胀成一水肿样皮丘黏膜内可见明显血管，表示药液已散布在黏膜下层，可继续注射。直到黏膜出现微白色为止。④常用的硬化剂：消痔灵注射液、4%～6% 明矾甘油溶液、5%～10% 酚植物油溶液或甘油和水溶液，5% 盐酸奎宁尿素溶液，5% 鱼肝油酸钠溶液，4%～6% 明矾甘油溶液等。

2.4.2　坏死脱落剂：坏死脱落剂与硬化萎缩剂机制相同，所不同的是由于药物性质，用量多少或浓度高低而不同。刺激性弱，用量较少和浓度低的药物，即硬化萎缩。刺激性强，用量多和浓度高的药物，引起坏死脱落。因并发症多，现在很少有人用坏死脱落法。常用药物为：痔除根断注入液、痔全息注射液等。

2.4.3　萎缩软化剂：安阿玥发明的芍倍注射液[3]（原名叫安氏化痔液）是一种新型的萎缩软化剂，是从中药方提纯的注射剂，已获得国家专利证书（专利号：ZL91102864.1），其药物具有抑菌消炎、活血化瘀、收敛固涩之效，药物本身无毒副作用，适用于各期内痔、外痔、混合痔。芍倍注射液是继坏死剂、硬化剂之后治疗痔的一种新型萎缩剂，在注射方法上有诸多改进与创新，形成了一整套独特的注射方法，即安氏疗法。此疗法具有痛苦小、疗程短、显效快的特点，避免了继发性大出血、肛门直肠狭窄等一系列并发症及后遗症。同时，突破目前国内外硬化注射剂不能注入肛管直肠下段肌层和齿线下组织的禁区，符合痔的现代概念的治疗原则。与硬化剂、坏死剂相比，此药具有明显优势[4]，值得推广应用。另外也曾有报道[5]自制化痔液治疗痔的临床研究，有类似效果，但治疗例数不多，需进一步观察。

## 3　物理治疗

3.1　冷冻疗法：适用于痔出血不止，术后复发，年老体弱或伴有心肺肝肾病等而不宜手术者，应用液氮通过冷冻探头（－196℃）与痔块接触，使组织坏死脱落。此法治愈率可达 70%。

3.2　电子痔疮仪：电子痔疮仪采用微电流在痔块底部逐渐加热，使曲张的血管及周围结缔组织一并凝固坏死，远心端静脉闭塞，从而使痔块萎缩，或坏死脱落，治疗中或治疗后肛门无疼痛及坠胀感。吕孝东等[6]报道治疗 54 例，14 天治愈率明显优于注射消痔灵；公重康[7]利用电脑痔疮治疗仪治疗 61

例，多数病例于 7~15 天愈合，无一例并发症。

3.3　脉冲电中药离子导入治疗：应用脉冲电中药离子导入法治疗痔疮，即利用直流电的电场作用和直流电同性相斥，异性相吸的特性，带负电荷的药物被直流电电场的负极推斥入人体，带正电荷的药物被正电极推斥进入人体而达到治疗疾病的方法，结合痔的组织特点，兼物理与药物治疗为一体，进行了脉冲电中药离子导入治疗痔的临床与实验研究。宫毅[8]报道 100 例，痊愈 12 例，显效 51 例，有效 29 例，无效 8 例，总有效率为 92%。

3.4　激光疗法：利用光热能量使病变组织炭化、脱落，消除病变，适合于外痔、内痔，但有大出血的可能，特别是内痔，应加以缝扎。徐梅[9]用氦氖激光治疗痔疮 88 例，显效 65 例，好转 23 例，显效率为 73.8%，没有并发症。李宏学等[10]直接利用二氧化碳激光刀汽化痔块，使之炭化或成焦痂创面，疼痛减轻，对小血管止血效果较明显，但焦痂脱落后易大出血，需加缝扎止血。报道 500 例，伤口 10~15 天愈合，无明显后遗症及并发症。

3.5　射频痔疮治疗：此法是根据人体痔核组织在不连续电容电场作用下的电解常数和电导率设计的，热的导向性好，局限性强，使仪器电极和组织之间达到最佳匹配，用最短时间使组织间液干结，血管闭合，切除部分组织不炭化、不出血，对周围黏膜皮肤损伤小，几天后痔核因供血不畅而坏死自行脱落。彭旭东报道[11] 154 例门诊治疗，治愈 132 例，占 85.7%；好转 22 例，占 14.3%，有效率为 100%，但术后水肿、疼痛，未见术后大出血及尿潴留。

3.6　红外线凝固法：适用于 I 期小型内痔。操作方法：探头焦点对着痔块基底部肛管上部黏膜，15s 蛋白凝固，每个痔块凝固 6 个小点。术后常有出血，也常常需要手术治疗。

## 4　穴位疗法

4.1　火针治疗：火针是将特制针用火烧红，迅速刺入人体一定的穴位或部位，以治疗疾病的一种针刺方法。即把火针烧红后快速刺入痔块使之改善微循环，达到温通经脉，行气活血，清热解毒的功效。邢宝忠[12]将火针治疗痔疮 72 例，一针有效率达 89%。但此法不适用于外痔和齿状线以下，有大出血的危险。

4.2　艾灸"痔点"：根据肛部气血瘀滞，瘀血滞于肛门而生痔核，认为治疗痔疮，宜调气血，消瘀滞。取肾俞与大肠俞之间的"痔点"或皮肤异点，艾灸施治。刘光忠[13]报道治疗 50 例，有效 49 例，有效率为 98%。

4.3　挑刺拔罐法：中医辨证施治，治痔宜清热除湿，利肠通便，祛风止痒，去腐生肌，活血化瘀，通经活络等。挑刺法可产生强烈的持续性穴位刺激作用，内传于痔区及肛门部位，起到活血化瘀、改善局部微循环、增强血管壁弹性作用。拔罐具有行气活血、通经活络、消肿止痛、清热解毒、祛风除湿功能，从而使充斥体表、局部病灶乃至各脏腑中的各种致病因素得以解除，最终使疾病痊愈。林开祖等[14]报道 32 例，治愈率 87.5%，有效率为 100%。

4.4　推拿治疗：中医认为，痔的发生不单纯是局部原因，多种致病因素使湿热内生，下注大肠或中气不足，脾气下陷或热毒蕴积，气血瘀，气血壅滞下坠，冲突为痔。推拿手法对有关经穴进行良性刺激。许琳等[15]报道 33 例，治愈 18 例，显效 11 例，有效 4 例。总有效率为 100%。

## 5　胶圈套扎法

将特制的 0.2~0.3cm 宽的乳胶圈套在痔根部，使痔缺血坏死脱落，术后有继发出血的可能。如无套扎器，也可用两把止血钳替代。

## 6　手术治疗

6.1　结扎法：在痔根部用粗线贯穿结扎，使痔块缺血，坏死脱落。适用于病变位置较深，不易手术操作的痔核，痔疮结扎法是一种良好的办法[16]。此法治疗不彻底，术后继发大出血的发生率高。

6.2　痔环切术：1882 年由 Whitehead 创造，后因并发症多而改良，但并发症的发生率仍较高，现很少用。

6.3　痔核切除法（Millagan）：即是经典的"外剥内扎"手术方法[18]。切开皮肤及黏膜，将曲张静脉团剥出、结扎切除痔核，齿线上黏膜可缝合，皮肤切口可敞开引流。此法简单，根治效果好，复发率较低，但术后肛门部位疼痛时间长，创面愈合慢，肛门失禁以及肛门狭窄等并发症发生率也较高[19]。

6.4    PPH 法：用吻合器作痔上黏膜（包括直肠下端黏膜及黏膜下层组织）环形切除术（procedure for prolapse and haemor rhoids，PPH）是 1998 年意大利学者 Longo[20] 提出通过直肠下端黏膜及黏膜下层组织环形切除治疗 I 、II 度脱垂内痔的新方法。由于该手术在肛周皮肤没有切口，术后疼痛较轻，同时由于肛垫保留，术后控便能力不受影响，无肛门狭窄、大便失禁等并发症，在国际上迅速得到推广。最近 Sutherland 等[21] 对 PPH 术的临床疗效进行了 Meta 分析，他总结了 7 篇随机、前瞻性对照的临床试验报道，指出 PPH 手术与常规的外剥内扎术相比，具有明显的优势。

吻合器痔切除术是通过环形切除齿线上方紧靠肛垫的直肠黏膜及黏膜下层组织，将肛垫及肛管部位的组织整体向上悬吊，使其不再下移和脱垂，同时切断位于黏膜和黏膜下层供给肛垫的血管，使术后肛垫的供血减少，痔块逐渐萎缩，一方面缓解症状，另一方面有效地保留了肛管的精细控便能力。因此，吻合器痔切除术明显优于各种传统的痔手术。但若使用进口一次性吻合器，价格昂贵，难以推广普及。国产常州新能源吻合器总厂的多次用 PPH 装置吻合器械（吻合器及肛管扩张撑开器）可反复使用，大大地降低了患者费用。术野显露良好，切除吻合均一次成功。因此，用国产 33mm 管状吻合器进行吻合器痔切除术是可行的，效果令人满意。但费用仍然较贵，技术要求高，基层不宜推广。罗海林等[18] 报道 72 例，也有一定的并发症，主要是：尿潴留 25%；肛门疼痛 11.1%；吻合口出血 38.9%。意大利的 Ripettideng 报道了 1 例 PPH 术后直肠穿孔合并后腹膜气肿和纵隔气肿的病例[22]。Arnaud 报道 1 例严重盘腔感染引起死亡的病例。国内引进该术式后已完成近 10000 例，也存在一定的并发症[23]，因尚缺乏长期疗效评价，需进一步观察。

## 7    综合治疗

常用的综合治疗有中西医结合治疗：手术结合内服中药治疗、中草药熏洗、注射治疗加中药治疗。有学者[24] 报道采用肛肠治疗仪配合药物治疗痔疮 68 例，全部门诊治疗，疗效很满意，使痔疮手术真正成为一日手术。类似报道很多，疗效不错，明显减少并发症，缩短疗程，很有潜力开发。但治疗尚不规范，推广应用仍需努力探索。

综上所述，痔疮的治疗方法很多，其疗效各有所长，但有一些是探索性治疗，还缺乏科学依据。同时也存在一定并发症和后遗症，在选择方法上，应个体化原则[25]。笔者认为安氏疗法单一方法治疗病例多，疗效观察时间长，疗效高，简单易行，安全有效，费用低，疗程短，痛苦少，便推广，符合痔的现代治疗理念，值得积极推广。

**参考文献**

[1] Thomson WH. The nature of haemorrhoids [J]. Br J Surg, 1975, 62 (7)：542～552.

[2] 喻德洪，杨新庆，黄延庭. 重新认识提高痔的治疗水平 [J]. 中华外科杂志，2000，38 (12)：890～891.

[3] 安阿玥，黄跃. 安氏化痔液治疗各期混合痔（附 2727 例病例分析）[J]. 中日友好医院学报，1994，8 (4)：193～196.

[4] 廖明，葛天华，陈竞华. 安痔注射液和消痔灵注射液治疗痔疮的临床对比观察 [J]. 光明中医，2003，18 (105)：47.

[5] 徐廷翰，何洪波，毛红，等. 化痔（注射）液治疗痔的临床研究 [J]. 大肠肛门病外科杂志，2002，8 (1)：35～37.

[6] 吕孝东，田志刚. 电子痔疮仪与注射消痔灵治疗内痔疗效比较 [J]. ACTA ACADEMIAE MEDICINAE SUZHOU，1998，18 (8)：848.

[7] 公重康. WHSD – III 型电脑痔疮治疗仪临床应用体会 [J]. CHINESE JOURNAL OF SCHOOL HEALTH，2000，21 (3)：4.

[8] 宫毅. 脉冲电中药离子导入治疗痔的临床与实验研究 [J]. 云南中医学院学报，2000，23 (4)：7～11.

[9] 徐梅. 氦氖激光及旋磁治疗痔疾疗效观察 [J]. 中国疗养医学，2002，11 (4)：9～10.

[10] 李宏学，顾志强. $CO_2$ 激光治疗痔疮 5000 例体会 [J]. 应用激光，1996，16 (5)：240.

[11] 彭旭东. 射频痔疮治疗机配合中药治疗肛门病 154 例 [J]. 四川中医，2004，22 (8)：85～86.

[12] 邢宝忠. 火针治疗单纯内痔、混合痔 [J]. 北京中医，2005，24 (5)：299.

[13] 刘光忠. 艾灸"痔点"治疗痔疮 50 例疗效体会 [J]. 针灸临床杂志，2001，17 (3)：34.

[14] 林开祖. 拔刺挑罐治疗痔疮 32 例体会 [J]. 武警医学院学报，2005，14 (3)：237.

[15] 许琳，蔡映英. 推拿治疗痔疮 33 例 [J]. 按摩与导引，2003，19 (4)：22.

[16] 李德祥，严明忠，黄为昆，等．手术治疗痔疮43例临床分析 [J]．临床军医杂志，2004，32（6）：68～69．

[17] 张庆荣．临床肛门大肠外科学 [M]．天津：天津科技翻译出版公司，1992：123．

[18] 罗海林，范应方，黄宗海，等．PPH术和Milligan术治疗重度痔疮142例疗效观察 [J]．现代医药卫生，2005，21（10）：1201～1202．

[19] 李雨农．中华肛肠病学 [M]．重庆：科学技术文献出版社重庆分社，1990：322．

[20] Longo A. Treatment of hemorrhoidal disease by reduction of mucosa and hemorrhoidal prolapse with a circular sururing device a new procedure [C]．Proceedings of 6th world congress of endoscopic surgery. Rome（Italy），1998，134～136．

[21] Sutherland LM, Burchand Ak, Matsudak, et al. A systematic review of stapled hemorrhoidectomy [J]．ArchSurg, 2002, 137（12）：1395～1406．

[22] 姚礼庆，钟芸诗，孙益红，等．吻合器痔上黏膜环形切除术治疗重度痔疮的三年疗效评价 [J]．中华胃肠外科杂志，2004，7（2）：120～123．

[23] 田素礼，胡天明，王震，等．吻合器痔上黏膜环形切除术与外剥内扎术的临床疗效对比 [J]．中华胃肠外科杂志，2003，6（2）：99～101．

[24] Hunt L, Luck AJ, Rudkiin G, et al. Day－case haemorrhoidectomy [J]．British Journal of Surgery，1999，86（2）：255～258．

[25] 陈义亭．痔疮治疗的新理念 [J]．贵阳中医学院学报，2005，27（1）：17～18．

《右江民族医学院学报》2009年第31卷第2期

# 不全外剥内扎加芍倍注射液治疗环状混合痔

王晏美　安阿玥　李　辉　郑丽华

（中日友好医院肛肠科　100029）

**摘要**　目的：探讨应用不全外剥内扎加注射芍倍注射液治疗环状混合痔的临床效果。方法：较大痔采用不全外剥内扎，较小外痔切除或剥离，其余内痔及直肠下端松弛黏膜注射芍倍注射液。结果：312例治愈301例，占96.47%；显效11例，占3.53%。全部有效，疗程12d～20d，平均16.5d。术后半年随访，有随访结果95例，3例偶有肛门潮湿，无复发及后遗症。结论：不全外剥内扎配合注射治疗环状混合痔治愈率高，可有效保留皮桥、保护肛垫，避免术后不良反应。

**关键词**　环状混合痔；不全外剥内扎；芍倍注射液

Clinical study of incomplete external dissection & internal ligation plus shaobei injection in the treatment of cir cumferential mixed hemorrhoids

WANG Yan－mei, AN A－yue, LI Hui, et al//Journal of Chi na－Japan Friendship Hospital, 2007 Aug, 21（4）：201～203

**Abstract** Objective：To examine the clinical outcomes of patients with incomplete external dissection & internal ligation plus injection in the treatment of circumferential mixed hemorrhoids. Methods：In the treatment of circumferential mixed hemorrhoids, incomplete external dissection plus internal ligation was used for the severe segments. The smaller part of external hemorrhoids were cut off. the internal hemorrhoids and the rectum mucosa were injected with shaobei injection. Results：Three hundred and one cases were cured in 312 patients（96.47%），11 cases（3.53%）improved markedly. The total efficacy was 100%. The treatment course was 12～20 days, 16.5 days in average. Follow up of 95 cases in half a year, no recurrence or sequelae. Conclusion：Incomplete external dissection & internal ligation plus injection cured circumferential mixed hemorrhoids with a high cured rate and without complication, meanwhile cutaneous bridge was reserved and the anal cushions was protected from injury.

**Key words**　circumferential mixed hemorrhoids；incomplete external dissection & internal ligation；shaobei injection Author's address The Coloproctological Department, China－Japan Friendship Hospital, Beijing, 100029, China

　　环状混合痔是临床较难治性疾病，1998年12月～2006年6月，我们通过对传统的手术方法进行多项改良并与芍倍注射液注射有机配合治疗环状混合痔312例，取得了满意的临床疗效，现报告如下。

## 1　资料和方法

### 1.1　临床资料

312 例中男性 214 例、女性 98 例；年龄 21～76 岁，平均 46.5 岁；病程＜5a 84 例、6～10a 148 例、11～20a 25 例、＞20a 55 例；（按照国家中医药管理局《中医肛肠科病证诊断疗效标准》）单纯环状混合痔 274 例，环状混合痔嵌顿 38 例。既往治疗：药物治疗者 87 例，注射硬化剂治疗者 21 例、手术治疗者 6 例。

### 1.2　治疗方法

#### 1.2.1　术前准备

排空大便，清洗肛门，进少量饮食。对过度紧张患者于术前 0.5h 肌肉注射苯巴比妥钠 0.2g。

#### 1.2.2　手术操作

麻醉消毒：患者取侧卧位，行骶管阻滞麻醉，骶管裂孔畸形者行局部浸润麻醉。碘酒、酒精消毒肛周皮肤，碘伏消毒肛管和齿线上痔区 3 遍，然后用干棉球 2 个填塞直肠腔。

剥扎点定位法：遵循"外大为先、脱垂为先、嵌顿为先"原则，选择 3～5 处外痔隆起最明显处作为剥离点，若外痔大小无显著差异则选择与较大脱垂的内痔相对应的外痔部位为剥离点，或选择已嵌顿的痔为优先剥离点。两剥离点间的组织即是要保留的皮桥和黏膜桥。

外痔剥离法：用组织钳将外痔隆起的顶部夹住轻提，从肛缘外沿提起的痔两侧距基底部约 0.5cm 处切开皮肤，潜行剥离皮下结缔组织及静脉丛，将剥离组织向肛内游离至齿线处结扎，在游离时切口应逐渐内收。剥离的同时注意出血点的结扎。

内痔结扎法：用大弯止血钳从游离至齿线处的外痔基底部连同齿线上内痔的上 2/3 部分一并夹住，在止血钳下端行单纯结扎或"8"字贯穿缝扎，保留 0.5cm 长残端，其余予以剪除，然后推回肛内，相邻两结扎点应上下错位。

内痔注射法：（1）药物：芍倍注射液（北京市樱花制药厂，批号：981010）与 0.5% 利多卡因，比例为 1∶1，即 1 份芍倍注射液加 1 份。（2）部位：①未结扎的内痔；②皮桥上端的直肠黏膜下；③直肠下端的松弛黏膜下。（3）注射方法：见痔进针，注射进针刺破痔粘膜时速度要快，缓慢退针给药，使药液均匀充盈痔核。注射完毕后取出术前填塞直肠腔的干棉球。

肛缘小切口修整：修剪切口两侧皮缘，潜形剥离皮下怒张的静脉和血栓，并适当将切口向肛缘外延长，使外痔切口呈向外放射状的梭形。若肛缘仍不平整，在隆起的部位采用小切口潜行剥离和修剪。术毕创口填塞止血海绵，塔形纱布用绷带加压包扎固定。

#### 1.2.3　术后护理

患者术后 24h 可排大便，大便后用中药坐浴，京万红少量涂创面，并纳凡士林油纱条。

#### 1.2.4　疗效标准

按照国家中医药管理局 1994 年 6 月发布的《中医病症诊断疗效标准》[1] 执行。

## 2　结果

### 2.1　疗效

治愈 301 例，占 96.47%；好转 11 例，占 3.53%。全部有效，疗程 12～20d，平均 16.5d。术后当日发生尿潴留 3 例，有 9 例患者因疼痛服用强痛定片。无发烧、肛门大出血等并发症。

### 2.2　随访情况

术后半年随访，有随访结果 95 例，3 例主诉偶有肛门潮湿，用温水坐浴后好转，余皆正常。

## 3　讨论

### 3.1　方法与问题

目前治疗外痔和混合痔主要还是采用手术，日本高野正博[2] 统计，采用手术的比例是 59.5%。Milligan－Morgan 的结扎切除术是国际上治疗混合痔的标准术式。国内早期去除痔疮的方法是《太平圣惠方·治痔肛边生鼠乳诸方》中记载的结扎法。目前国内治疗混合痔的主要方法是外剥内扎法。

1995 年日本的 Morinaga 等人报告用多普勒和特别设计的直肠镜来寻找和结扎痔动脉治疗 105 位痔疮患者，认为是无痛苦和低并发症的成功手术。但这一方法的临床效果有待进一步考证，同时该方法需要相应的设备并掌握一定的相关操作技术，目前在国内很难推广。

国内外近几年基于对痔疮的肛垫学说，采用一种环切器疗法，利用特制的直肠吻合器在痔上端行一次性环形切除吻合，认为可阻断痔动脉并向上悬吊牵拉肛垫从而起到治疗作用。该方法主要适用于内痔和直肠黏膜松弛，由于吻合器价格昂贵，易发生并发症，目前只在少数医院使用。

## 3.2 剥扎点的选择与方法

环状混合痔手术的第一步就是分段，国内目前还没有一个明确的原则和统一标准。日本岩垂纯一[3]指出，对全周性的痔核，切除到什么地方，什么地方要留下的这个设计问题是十分重要的。多数学者把剥切点选择在传统的三个母痔区[4]。

笔者提出辨痔定位，根据以下三原则来确定剥扎点：①"先大后小，外大为先，脱垂为先，嵌顿为先"，先去除外痔较大者，若外痔大小相等界限不分，则以内痔较大脱垂或嵌顿者对应的外痔部分为切口。②3～5点为宜。③同时要考虑前后左右肛门12个点位的均衡性，不能将所有的切口均集中在一侧。先大后小是避免误切"假痔"，是保留皮桥的需要；3～5点是考虑治疗需要和肛门功能的保护；切口均衡是避免术后水肿及远期疗效。

## 3.3 不全剥扎结合注射的依据

2000年《中国肛肠病杂志》全年报道的25302例痔病人中采用外科手术9077例，在这些病中，对于最大限度的减少对肛管解剖结构的破坏和保护肛管生理功能似乎已成为共识，名称各异的痔切除术一致提出切除痔时必须在两痔间保留相当宽度的"皮桥"或"黏膜桥"。

笔者在长期临床实践中发现环状混合痔病例中肛缘突起并非皆痔，一些部分是因为痔脱垂伴随而起的"假痔"，这种情况在排便后和麻醉后尤为突出，保留"假痔"就是保留皮桥，为了误切"假痔"，我们设计出"不全外剥内扎"手术方法，在外痔剥离和内痔结扎时在基底适当保留约1/3，这样无论两痔间有无界沟，均有充分的皮桥和黏膜桥保留。不全内扎的优点还有，有效保护肛垫和避免结扎点张力过大术后脱落出血。不全并不影响治疗的彻底性，外痔部分通过对切口两侧静脉团的剥离，仍然不平的皮桥小切口开窗修剪和静脉团破坏，可使肛缘平整，并预防水肿。皮桥和黏膜桥的充分保留也同时预防了术后肛门和直肠狭窄的发生。

## 3.4 芍倍注射液的疗效

芍倍注射液适用于各期单纯内痔的治疗[5]，局部注射后可产生较强的萎缩效果，与既往硬化剂不同的是不产生局部硬结。治疗环状混合痔与手术法配合，对未结扎的小内痔、皮桥上端松弛的直肠黏膜注射芍倍注射液，在保留黏膜桥和保护肛垫的同时保证内痔治疗的彻底并提拉肛缘皮桥使其更平整。

## 3.5 肛门括约肌松解问题

由于环状混合痔外剥内扎术创口都在2个以上，术中切除的皮肤和肛缘组织使得愈合后肛管较术前要紧，弹性差，易致肛管狭窄。内痔被过度结扎也会导致直肠狭窄。预防术后肛门直肠狭窄目前最常用的方法是术中切断肛门内括约肌来松解肛管[6～7]。

肛门内括约肌是维持肛管正常静息压的最主要肌肉，肛门括约肌功能下降是痔发生的重要原因。刘爱华等切断家兔肛门神经主干和给予肛门镜持续过度扩肛，可在肛门形成类似人痔样病理改变。笔者在临床中也观察到一些肛门括约肌受损和先天性肛门括约肌松弛的患者大多伴有严重的内痔。此外，内括约肌被切断后，肛管压力失衡，断处压力较低，断端两侧的皮桥极易发生水肿。由此盲目的松解会导致肛门括约肌更加松弛，产生术后并发症并影响远期疗效。

我们在临床实践中不采用切断肛门内括约肌来松解肛管预防狭窄，而是通过更加科学合理的设计手术方案尽量减少创伤来避免术后狭窄的发生，是一种更加积极的方法。

**参考文献**

[1] 李曰庆. 中医病症诊断疗效标准 [M]. 北京：中国中医药出版社，1994. 183～184.

[2] 高野正博. 内痔核结扎切除术 [J]. 手术，2004，58（6）：961～963.

[3] 岩垂纯一. 痔核痔瘘手术 [J]. 手术，2004，55（10）：1693～1701.

[4] 何国交. 肛垫固脱注射加剥扎法治疗重度环状混合痔49例 [J]. 中国中西医结合外科杂志，2003，9（2）：92.

[5] 王晏美. 芍倍注射液治疗内痔静脉曲张性混合痔临床研究 [J]. 中国肛肠病杂志，2005，25（3）：11～13.

[6] 余瑛. 单纯剥扎注射术和剥扎注射加肛门松解术治疗环状混合痔疗效对比 [J]. 宁夏医学杂志，2004，26（12）：

815.

[7] 金曜. 综合疗法治疗环状混合痔44例临床体会 [J]. 临床外科杂志，2004，12（7）：450.

《中日友好医院学报》2007年第21卷第4期

# 治疗内痔混合痔 3960 例临床经验总结

范学顺　郑丽华

（北京中日友好医院肛肠病安氏疗法中心　100029）

**摘要**　目的：探讨芍倍注射液治疗内痔、混合痔临床疗效。方法：3960例分三组：2424例用单纯注射法；998例用小切口外痔剥离加内痔注射术；538例用V形切剥、2/3内痔结扎加注射术。结果：单纯内痔或静脉曲张性混合痔采用单纯注射法，治愈率100%，单个皮赘性混合痔或环状痔采用小切口加内痔注射术治愈率97.1%，好转率2.9%；特大型混合痔或嵌顿痔采用V形切剥、2/3内痔结扎加注射术，治愈率100%。结论：芍倍注射液治疗内痔、混合痔疗效好，具有安全、可靠、毒副作用小的优点，无术后大出血、肛门狭窄等并发症。

**关键词**　痔；芍倍注射液；临床观察

　　2008年7月至2010年12月安阿玥教授采用芍倍注射液治疗内痔、混合痔3960例，笔者现将结果总结报告如下。

## 1　资料与方法

**1.1　临床资料**：按照2000年中华医学会外科分会肛肠病学组制定的《痔诊治暂行标准》[1]的诊断及分级标准，本组患者3960例，男2400例，女1560例；年龄23～82岁，平均48.6岁；病程1个月至30年，平均8.2年。Ⅰ期内痔450例（11.4%），Ⅱ期内痔956例（24.1%），Ⅲ期内痔776例（19.6%），静脉曲张性混合痔242例（6.1%），皮赘性混合痔998例（25.2%），混合痔嵌顿538例（13.6%）。其中合并直肠内黏膜脱垂732例（18.5%），1072例（27.1%）曾经其他药物注射治疗或手术治疗后复发。

**1.2　治疗方法**

**1.2.1　单纯内痔注射术**：适用于Ⅰ～Ⅱ期内痔及静脉曲张性混合痔患者，本组2424例。常规消毒，局部麻醉，事先配好2：1的芍倍注射液（2份芍倍注射液及1份注射用水或0.5%利多卡因）以备注射之用。在肛门镜下充分暴露痔核，于痔核表面中心隆起部位斜刺进针，遇肌抵抗感后退针给药，注射量以注射后痔核均匀饱满充盈，表面黏膜颜色呈粉红色为度。如为Ⅲ期内痔和静脉曲张性混合痔伴直肠黏膜松弛者，除内痔注药外，还在痔核上松弛的直肠黏膜下及齿线附近注射，注射方法同上。注射量为15～30ml。

**1.2.2　小切口外痔剥离加内痔注射术**：适用于单个皮赘性混合痔或环状混合痔患者，本组998例。以中弯钳轻轻提起外痔部分，另一手持剪刀在外痔基底部做放射状小切口至齿线处，结扎止血。环状混合痔手术方法相同，但各个切口之间需留有足够的皮桥；内痔部分注射方法同单纯注射术。

**1.2.3　V形切剥、2/3内痔结扎加注射术**：适用于每处痔体已超过3cm×5cm的特大型混合痔或混合痔嵌顿患者，本组538例。设计好主要外剥内扎部位，一般以3，7，11为中心段。在外痔隆起处做一放射状V形切口（切口需超过外痔约1cm），用弯血管钳夹住V形皮瓣，以尖头弯剪将皮瓣分离至齿线上0.5cm；以组织钳夹住对应内痔的下2/3部位，提起外痔皮瓣及夹住的内痔部分，用中弯钳夹住内痔基底并行8字贯穿结扎，剪除残端，注意止血，同法处理其他母痔区痔核；修剪外痔切口皮下静脉丛，合并有皮下血栓者一并剥离干净；重点区结扎后，对剩余的外痔段，需仔细修剪，以防水肿或留有皮赘，可做多个小切口至齿线处，对个别子痔可再行小范围结扎，切口之间需保留皮桥；置入喇叭形肛门镜，抽取2：1芍倍注射液约20～30ml自上而下充分注射松弛的直肠黏膜及结扎之外的痔核部分，至黏膜及痔核充盈隆起呈水泡状为止，每点注药约1～3ml。术毕以肛内进入两指为宜，给予明胶海绵及凡士林油纱条外敷创面，无菌纱布塔形加压固定。

术后均给予常规口服抗生素或抗炎 3~6 天，控制排便 24 小时，每日便后以中药肛肠洗剂坐浴，凡士林油纱条或痔疮栓换药。

## 2　结果

2.1　疗效标准：治愈：经注射或注射加手术治疗后，症状（便血、脱出或疼痛）消失，随访 3 个月以上未复发。有效：便血、脱出症状大部分消失，但因大便干结，排便用力后或因其他原因引起少量便血及部分脱出。无效：经注射或注射加手术后，便血、脱出仍反复发作，治疗前后无明显变化。

2.2　疗效：单纯内痔注射的 2424 例各期内痔及静脉曲张性混合痔，治愈率为 100%，无任何并发症，疗程 3~5 天，平均 4.1 天；小切口外痔剥离加内痔注射术治疗的 998 例，治愈率为 97.1%，好转率为 2.9%，其中 30 例（3.0%）于手术当日出现排尿不畅，均经诱导或临时导尿而缓解，46 例（4.6%）疼痛较重，需注射度冷丁缓解，疗程 7~12 天，平均 9.2 天。V 形切剥、2/3 内痔结扎加注射术治疗 538 例，治愈率为 100%，其中 24 例（2.2%）术后出现尿潴留，44 例（4.1%）疼痛明显，疗程 9~15 天，平均 11.2 天。

## 3　讨论

自 1860 年 Morgan 首先把硫酸亚铁溶液注入痔核治疗痔疮以来，已有百余年的历史[2]。我国在 20 世纪 30 年代已采用注射疗法治疗痔，之后的 20 年左右一直不断地出现各种注射药物，到 20 世纪 70 年代注射方法已成为我国治疗痔较为广泛的方法之一，其中主要存在坏死剂和硬化剂两大类型。硬化剂的代表药物为消痔灵注射液、5% 鱼肝油酸钠、10% 石炭酸甘油等，其作用机制是在局部产生无菌性炎症反应使血管闭塞，通过纤维硬化粘连而达到防止痔脱出、出血的目的；坏死脱落剂的代表药物为枯脱油、枯痔油、新六号、痔全息等。其作用机制一方面是药物直接作用于组织引起蛋白质变性；另一方面，药物作用于血管和血液有形成分，使之形成血栓阻断远端的血液供应[3]。

目前硬化剂对于早期内痔出血或Ⅰ度脱出有较好疗效。出血常在术后 2~3 天停止，甚至痔核不再脱出。但注射时需小心谨慎，尤其是药物的浓度、剂量和注射的深浅，如掌握有误随时可出现并发症。王远根[4] 报道，用消痔灵注射剥离结扎术治疗混合痔 1368 例，治愈 1358 例，占 99.3%；好转 10 例，占 0.73%；其中术后大出血 7 例，感染 4 例，直肠下端狭窄 4 例，肛门狭窄 3 例。巢玉秀[5] 认为，以硬化剂治疗机制的现有认识，硬化剂对已经发生纤维变的Ⅲ期内痔，恐难以获得理想效果，而且往往在注射后发生不同程度的坏死，因而认为硬化剂注射治疗对Ⅲ期内痔并不是很好的选择。黄乃健[6] 认为，操作得当可收到理想的效果，操作不当可引起坏死不全，留下残根从而延长愈合时间，注射剂量、浓度不当可引起继发出血。有学者认为硬化剂与坏死剂没有本质区别，二者仅有强与弱的不同，其并发症主要是术后大出血与直肠狭窄[7]。

朱秉义等[8] 认为注入油剂后可使原先痔组织内的充血、瘀血得到改善，而获得早期效果，并为其后的纤维化形成使血管紧缩或闭塞、栓塞，创造了有利条件。若注入过多，则压力过高，阻断痔血流，而致缺血坏死。综上，目前国内绝大多数医家在治疗痔疮时仍处于硬化坏死的范畴，其理论和治疗药物长久均没有突破，所以临床各种并发症不断发生，这是困扰肛肠医生的重大问题。

芍倍注射液由安阿玥教授发明，该药由乌梅、五倍子、赤芍组成，意在酸性收敛，涩可固脱，同时凉血活血，可用于各期内痔混合痔的治疗，无硬化、坏死之弊病，与硬化坏死剂截然不同，在此基础上安教授创立了软化萎缩疗法。人体病理显示，该药注射后痔表面的黏膜完整保留，黏膜下组织蛋白成分迅速凝固，组织均质化，扩张的静脉收缩，静脉壁结构同样发生蛋白凝固，不伴出血或明显炎症反应，2 天后大部分凝固成分崩解、吸收，修复过程无明显的肉芽组织或瘢痕形成，均质化的迂曲静脉壁或消失或纤维化致管腔变小，或通过机化管腔闭塞[9]。王健民等[10] 在芍倍注射液Ⅱ期临床试验研究中，客观地评价了本药在治疗各期内痔和静脉曲张性混合痔的疗效及安全性，并通过与消痔灵的比较发现芍倍注射液在各方面均优于消痔灵。

在内痔的注射方法上，安教授创出治痔十六字方针，即"见痔进针，退针给药，先小后大，饱满为度"的原则[11]，实践证明该方法大大缩减了注射难度，化复杂为简单，有四两拨千斤之妙，彻底摒弃了前人注射方法之不足，容易学习，容易掌握。病理证明Ⅰ期内痔主要为痔黏膜下层静脉迂曲扩张，通过芍倍注射液注射能使扩张的血管闭合而达到止血的目的；Ⅱ~Ⅲ度痔疮除有Ⅰ期内痔的临床表现外，尚存在痔核脱出的问题，其病理改变为痔核的黏膜下弹力纤维断裂所致，通过注射芍倍注射液可使黏膜下的弹力纤维再生，从而解决了痔核脱出的问题。

对于结缔组织性混合痔在注射内痔的同时，安教授采用小切口处理外痔。传统的手术方法采用外剥内扎法治疗混合痔，外痔区域损伤大，恢复慢，瘢痕重。采用内痔区域注射，外痔部分小切口切除的办法很好地解除了术后痛苦大、恢复慢的问题。对于特大环状痔，能否一次做干净或能否保证肛门功能的基础上使肛门外观平整复原，是一直临床医生致力研究的范围，通过多年实践，他设计出一整套小切口外剥内扎，充分保留肛管皮桥的手术方式，安教授认为创面应宁长勿短，宁窄勿宽，同时要保证创面引流通畅，以防止水肿发生；对于相应内痔应结扎不同平面，结扎不宜过大或过小，过大则会脱落出血、狭窄发生，过小则内痔再次外翻，因此需有充分的手术设计；结扎不到的痔核或松弛黏膜用芍倍注射液收敛萎缩，小切口的创面自然对合，不仅能够最大范围的减少术后水肿发生，还能充分保留各创口之间的皮桥，有效地减少术后痛苦，并能积极地预防创口瘢痕挛缩所致的术后狭窄。

对特大型混合痔或混合痔嵌顿者，安教授在外痔部分的顶端行Ｖ形切剥以保证术后恢复期创缘平整和引流通畅，由于创口损失小，术后肛门张力正常，还能有效地防止肛门狭窄的发生；对于内痔部分只结扎痔体的2/3部分，其余部分则以芍倍注射液注射治疗，达到止血和防止再次脱出的目的。此外，2/3痔结扎还能有效地防止因结扎过大而出现基底部瘢痕大、瘢痕过度挛缩所致直肠的狭窄。

嵌顿痔为痔疮重症，常由混合痔反复发作而来，一旦发病，痛苦巨大，由于痔核内常合并有大量的血栓形成，所以病人难以自愈，甚则由于肛门压力过大，肛门括约肌痉挛出现痔核缺血，坏死出血，甚或糜烂，因此嵌顿痔应为肛肠科急症之一。安教授主张早期手术原则，目的是早期手术将痔核下血栓尽快剥离，可迅速改变痔脱出—肛门痉挛—痔缺血的局面，使病人迅速解决痛苦。

**参考文献**

[1] 中华医学会外科分会肛肠病学组. 痔诊治暂行标准 [J]. 中华外科杂志, 2000, 38 (12): 891.
[2] 安阿玥. 肛肠病学 [M]. 第2版. 北京: 人民卫生出版社, 2005. 472.
[3] 范学顺. 注射疗法治疗内痔的问题及展望 [J]. 中日友好医院学报, 1996, 17 (4): 249.
[4] 王远根. 消痔灵注射剥离结扎术治疗混合痔1368例分析 [J]. 大肠肛门病外科杂志 1996, 4 (1): 26.
[5] 巢玉秀. 硬化注射治疗内痔的某些问题 [J]. 中国肛肠病学杂志, 1996, 16 (3): 31.
[6] 黄乃健. 中国肛肠病学 [M]. 济南: 山东科学技术出版社, 1996. 620.
[7] 安阿玥. 肛肠病学 [J]. 第2版. 北京: 人民卫生出版社, 2005. 473.
[8] 朱秉义. 浅谈硬化注射治疗内痔 [J]. 中国肛肠病杂志, 2007, 27 (11): 55.
[9] 贾雄. 痔上黏膜环切术加芍倍注射液治疗Ⅱ~Ⅳ度混合痔 [J]. 中国临床医生, 2011, 39 (2): 40.
[10] 王健民, 汤勇, 王慧. 安痔注射液Ⅱ期临床试验研究 [J]. 安徽中医学院学报, 2001, 20 (1): 21~22.
[11] 安阿玥, 王晏美, 范学顺. 收敛化瘀法治疗痔的研究及临床应用 [J]. 中国临床医生 2008, 36 (3): 205.

《中国临床医生》2011年第39卷第7期

# 安氏化痔液治疗各期内痔混合痔（附3000例病例分析）

安阿玥　王晏美　蒋建婷　范学顺

（北京中日友好医院　100029）

10年来采用自己研制的安氏化痔液注射治疗各期内痔、混合痔，临床观察3000例，结果一次注射治愈2810例。109例经2次注射后治愈，治愈率97.3%。11例伴结缔组织外痔配合手术后治愈，平均疗程3.5天。术中肛门坠胀、疼痛等反应轻，有25例需服止痛药，均在2小时后缓解。术后未发现坏死、大出血、肛门直肠狭窄等并发症和后遗症。安氏化痔液是依据笔者对痔疮新的认识，选用乌梅、五倍子等中药经提纯而制成。与以往注射药物不同的是，它不是使痔坏死，也不是硬化，而是通过抑菌消炎、活血化瘀、收敛固涩使得萎缩，达到治愈目的。由于注射后不对局部造成任何损伤，因而痛苦小，无并发症及后遗症发生。经与注射消痔灵对比，临床各观察 200 例，结果安氏化痔液组治愈 196 例，治愈率 98%，术后无并发症及后遗症；消痔灵组治愈 146 例，治愈率 73%，术后继发大出血 6 例，肛门直肠狭窄 18 例。笔者在注射方法上也进行了改进。首先在痔核上松弛的直肠粘膜内注射，浓度 2∶1 稀释（2 份安氏化痔液，1 份 0.5% 利多卡因），依次在截石位 3、7、11 点点状注射，每处 2～3ml，总量不超过 10ml，其次在痔内注射，浓度同上，从痔最隆起处进针，有肌性抵抗感后退针给药，剂量取决于痔大小和病理分型，一般每个痔核 3～5 时，以粘膜表面呈粉红色为度；再次在齿线附近注射，浓度为 1∶3，每处 2～3ml；对伴静脉曲张型外痔的混合痔，可将 1∶4 的安氏化痔液呈扇形注入肛缘静脉曲张处，每处 2～3ml，不论何处，均应缓缓退针给药。

世界中西医结合大会论文摘要集 1997 年

# 两种术式治疗混合痔嵌顿的疗效对比分析

李　辉　郑丽华　范学顺　王晏美（中日友好医院肛肠科　100029）

**摘要**　目的：评价芍倍注射液注射加小切口分段剥扎术和外剥内扎加内括约肌松解术治疗混合痔嵌顿的临床疗效。方法：192 例混合痔嵌顿患者随机分为 2 组，A 组采用芍倍注射液注射加小切口分段剥扎术，B 组采用外剥内扎加内括约肌松解术，就术后疼痛、出血情况、尿潴留、创口水肿、创口愈合时间、复发率及有无肛门狭窄进行对比分析。结果：A 组在疼痛、出血情况及愈合时间上显著优于 B 组。结论：芍倍注射液注射加小切口分段剥扎术损伤小，恢复快，安全可靠。

**关键词**　混合痔嵌顿；小切口分段剥扎术；外剥内扎加内括约肌松解术；芍倍注射液

自 2005 年以来，笔者分别采用芍倍注射液注射加小切口分段剥扎术及外剥内扎加内括约肌松解术治疗混合痔嵌顿 192 例，对其疗效进行对比分析，总结报告如下。

## 1　临床资料

1.1　一般资料：采用单纯随机分配法将 192 例分成治疗组、对照组各 96 例，治疗组（A 组），男 76 例，女 20 例；年龄 36.8±11.9 岁；病史 3.7±1.8 天；采用芍倍注射液加分段剥扎术治疗。对照组（B 组），男 73 例，女 23 例；年龄 37.0±13.2 岁；病史 4.0±2.0 天；采用外剥内扎加内括约肌松解术治疗。诊断标准按照国家中医药管理局 1994 年颁布的《中医病症诊断疗效标准》，两组患者一般资料具有可比性（$P > 0.05$）。

1.2　手术方法：患者正常进食，可适当增加粗纤维食品，术前一天晚上清洁灌肠，对精神紧张者可术前半小时给予苯巴比妥 90mg 口服或 100mg 肌注，注意对患者全身情况及手术耐受性进行系统评估。采用局部麻醉或骶管麻醉。治疗组采用芍倍注射液注射加小切口分段剥扎术。首先通过视诊及肛镜检查观察嵌顿痔核位置及大小，根据分界情况设计分段。手术中，钳夹提起嵌顿痔核相对应的外痔远端皮肤，在顶端中央处做一放射状长梭形切口，钝性剥离外痔静脉丛及皮下血栓，近齿线处逐渐收口，剥离至齿线上 0.2～0.5cm 处，用弯止血钳沿直肠纵轴方向钳夹内痔痔核下 1/2～2/3 部分，行"8"字贯穿缝扎或单纯结扎，切除残端。适当修整切口两侧皮瓣，彻底剥离皮下静脉血栓和静脉丛，剪除松弛皮肤使创口平整、引流通畅。依次同法处理其他痔核并注意保留一定皮桥，皮桥及黏膜桥宽度应不小于 0.5cm，注意结扎每个痔核时以指诊触摸钳夹痔核两端无狭窄环为度。在剩余外痔部分可做多个放射状梭形减压口，潜行剥离皮下静脉血栓及静脉丛。对未结扎的内痔及结扎后尚保留的 1/3～1/2 痔核用 2∶1 浓度（2 份芍倍注射液加 1 份 0.5% 利多卡因）的芍倍注射液注射，注射进针快速刺破痔黏膜，遇肌性抵抗感后缓慢退针给药，使松弛黏膜及痔核充盈饱满呈水泡状为度，每注射点约 1～3ml，总量 15～30ml。术毕以吸收性明胶海绵及凡士林油纱条覆盖创面，纱布外敷，丁字带加压固定。对照组采用外剥内扎加内括约肌松解术。患者取侧卧位，麻醉成功后，选择一个痔核，在其外痔远端予以钳夹，自肛缘至齿状线做Ｖ形切口，钝性剥离外痔静脉丛及皮瓣至齿状线稍上，彻底剥离皮下血栓，以大弯止血钳钳夹内痔痔核基底部，行"8"字贯穿缝扎或单纯结扎，剪去残端。同法处理其他嵌顿痔核。然后选取肛门左后或右后位的创面处做一放射状切口，长约1.5cm，用弯止血钳将内括约肌下缘挑起，用刀自内向外切断内括约肌及外括约肌皮下部，松解后以轻松容纳2横指为宜，修整切口呈Ｖ形。包扎方法同治疗组。分别观察两组术后创口疼痛程度、创口出血量、尿潴留、创口水肿、创口愈合时间、复发率及有无肛门狭窄。

### 1.3 评估标准

1.3.1 术后疼痛程度：分别于手术当天、术后第1次排便及术后1周观察疼痛情况。采用VAS（visual analogue scale）评分标准进行评估。即以10cm标尺，由患者根据疼痛程度自我选择，0为不痛，10为极度疼痛。

1.3.2 术后出血情况：分别观察术后第1次排便及1周后排便时出血情况，按4级评分法。0分：无出血；1分：手纸染血；2分：便时滴血，<10滴；3分：便时滴血，≥10滴。

### 1.4 疗效标准：痊愈：痔核脱落，创面修复，肛门功能正常，无出血及痔核脱出；好转：痔核部分脱落，便血及脱出症状减轻；无效：治疗后痔核如前，症状如初。

### 1.5 统计学分析：采用SPSS12.0统计分析软件，进行$X^2$检验和t检验。

## 2 结果

两组患者均治愈出院，随访半年均无复发。平均创口愈合时间治疗组为13.23±2.16天，对照组为15.92±1.97天，有显著性差异，$P<0.05$。两组术后疼痛及出血情况治疗组显著优于对照组（$P<0.05$），见表1。两组间创口水肿、尿潴留及肛门狭窄差异无显著性（$P>0.05$）。

### 表1　两组患者术后并发症比较

| | 治疗组（n＝96） | 对照组（n＝96） |
|---|---|---|
| 疼痛指数（VAS评分） | | |
| 　术后24小时 | 4.4±2.58* | 6.8±2.01 |
| 　术后第1次排便 | 3.36±2.04* | 4.9±1.88 |
| 　术后1周 | 1.31±0.7* | 2.9±0.3 |
| 出血（评分） | | |
| 　术后大出血 | 0 | 0 |
| 　第1次排便 | 1.33±0.52* | 2.71±0.32* |
| 　1周后 | 0.66±0.2* | 1.25±0.19* |

注：* 与对照组比较，$P<0.05$

## 3 讨论

环状混合痔嵌顿是肛肠科常见的重症之一，其治疗多以外剥内扎手术方法为主，对肛门局部微细解剖结构破坏性较大，故手术后并发症、后遗症较多。对环状嵌顿混合痔、环状混合痔患者和正常人肛管直肠压力进行测定对比，结果显示环状嵌顿混合痔患者术前肛管静息压高于正常人，而环状混合痔患者手术前后肛管静息压与正常人无显著性差异，这说明肛管静息压增高是环状混合痔发生嵌顿的重要因素。因此许多术者尝试在外剥内扎术基础上附加内括约肌切断术，并取得了预期疗效，但个别患者术后出现不完全性肛门失禁又使该术式的安全性、可靠性受到了质疑。笔者认为，混合痔嵌顿的病理变化是由于痔核脱出后不能还纳，压迫肛门组织，淋巴、静脉回流不畅，引起内括约肌痉挛，从而导致脱出一痉挛一嵌顿痔的恶性循环，而肛管静息压主要由内括约肌张力形成。笔者提出肛管静息压增高是嵌顿痔病理变化的产物，而不是环状混合痔发生嵌顿的原因。采用芍倍注射液注射加小切口分段剥扎术解除嵌顿痔核的压迫，彻底缓解了内括约肌痉挛，从而避免采用内括约肌松解术对肛门造成不必要的损伤。

通过两组观察结果表明，两组术后均疗效肯定，复发率均为0，但治疗组在疼痛、出血情况及愈合时间上明显优于对照组，肛门水肿、尿潴留及肛门狭窄方面对照组无明显优势。综合以上结果分析，治疗组采用梭形小切口合理分段，较好地保护了肛管皮肤，较 V 形切口损伤小；且采用改良结扎法，结扎多点痔核，不影响肛门的紧张度；不对内括约肌进行松解，减少了对肛门的人为损伤，因此在术后反应及并发症等方面有显著的差异。两组患者均重点关注内括约肌痉挛的情况，亦采取了相应的措施，因此均未出现肛门狭窄的后遗症。内括约肌松弛，由此创口水肿及尿潴留发生率均较低。当然对于嵌顿痔合并肛裂，而确有内括约肌痉挛的患者，对照组术式侧重松解内括约肌，在治疗上有一定的手术优势。

治疗组术式优点：①分段巧，切口小。术中对嵌顿痔精心设计分段，在自然凹陷处保留足够的皮桥和黏膜桥，对血栓及静脉丛潜行剥离，保证治疗的彻底性。剥离切口呈发射状长梭形，近齿线处收口，较传统 V 形切口更加合理，减少对肛管齿线及肛缘皮肤的损伤，从而减轻创口疼痛。创口长短视剥离痔核大小而定，对较大的痔核，切口尽量向肛缘外延伸，这样有利于创面引流，避免皮桥水肿。②指压松解结扎法。外剥内扎术一般主张最多只能结扎 3 个痔核，否则容易引起肛门狭窄，即使采用齿形结扎法亦不能完全避免肛门狭窄的发生。经过多年临床体会笔者提出指压松解结扎法，在多点痔核结扎时能确保避免肛门狭窄后遗症的发生。即在结扎第三个痔核以上时，弯钳结扎痔核后，以左手示指及中指触摸弯钳两侧是否有狭窄环，若出现狭窄环，略微松开弯钳，以左手示指及中指适度按压弯钳两侧，待狭窄环消失后再行钳夹。行单纯结扎或"8"字缝扎即可。③对于内痔只结扎痔体的 1/2～2/3 部分，其余痔核采用具有活血化瘀、收敛固涩功能的芍倍注射液[2,3]注射治疗以达到痔核萎缩的效果，既保护了肛垫的功能，又可一次治愈。芍倍注射液注射时遵循"见痔进针、先小后大、退针给药、饱满为度"原则，注射进针切忌过深，尤其是肛门前侧，防止刺伤前列腺。较大的痔核可呈扇形注射，但切忌在痔核上乱刺，或在痔表面穿孔过多，使药液外溢[4]。

**参考文献**

[1] 肖振球，周旺伟. 环状嵌顿痔手术前后肛管直肠压力测定分析 [J]. 实用中西医结合临床，2007.5（1）：27～28.

[2] 安阿玥，王晏美，范学顺. 等. 芍倍注射液治疗痔的临床疗效和病理学观察 [J]. 中国临床医生. 2007，35（9）：761.

[3] 王晏美，范学顺，李辉，等. 芍倍注射液治疗内痔静脉曲张型混合痔临床研究 [J]. 中国肛肠病杂志，2008，25（3）：11～13.

[4] 安阿玥，王晏美，范学顺，等. 收敛化瘀法治疗痔的研究及临床应用 [J]. 中国临床医生，2008，36（3）：205.

《中国医刊》2010 年第 45 卷第 10 期

# 两种手术方法治疗环状混合痔的临床分析

张 惠 姜书勇（北京密云县医院普外一科 101500）

冯大勇（中日友好医院肛肠科 100029）

**摘要** 目的：比较两种手术方法治疗环状混合痔的临床效果。方法：采用小切 121 分段外剥内扎。配合芍倍注射液注射方法治疗环状混合痔，与传统外剥内扎配合消痔灵注射法对照。结果：治疗组治愈率、平均愈合时间、平均痔核萎缩时间、肛门局部不良反应发生率等各项观察指标均优于对照组，组间比较差异有显著性。结论：与对照组比较，小切口分段外剥内扎配合芍倍注射液注射治疗环状混合痔安全有效，并发症少，值得临床推广。

**关键词** 环状混合痔；芍倍注射液；疗效观察

环状混合痔由于痔核大而多，甚至相连成环无法分段，导致术中处理难度增加。2004 年 6 月～2006 年 12 月我科采用安阿玥[1]小切口分段外剥内扎加芍倍注射方法治疗环状混合痔 94 例。与传统外剥内扎加消痔灵注射法对比，观察临床疗效. 随访 1 年现报告如下。

## 1　临床资料与诊断标准

### 1.1　诊断标准及病例纳入标准

（1）诊断标准：两组病例均符合《中医肛肠科疾病诊断疗效标准》。（2）病例选择：①病例纳入标准：患者年龄20～60岁，符合环状混合痔诊断标准，患者本人同意以本术式治疗者纳入治疗组。②病例排除标准：患者年龄＜20岁或＞60岁，患有心脑血管疾病、糖尿病、血液病、严重危及生命的原发性疾病、不适宜手术者及妊娠、哺乳期者等。

### 1.2　临床资料

共计152例纳入统计。94例采用不全外剥内扎加芍倍注射方法，为治疗组；58例采用传统环状混合痔外剥内扎加消痔灵注射方法，为对照组，两组病程1～21年，治疗前症状比较见表1。经统计学处理，两组在性别、年龄、病程、症状和体征方面均无显著性差异（P＞0.05），具有可比性。

## 2　治疗方法

### 2.1　使用药物

治疗组芍倍注射液为新世界海天（信阳）豫南制药有限公司新产品，批号：20030126。规格10ml/支；对照组消痔灵注射液为北京第四制药厂产品。批号：98102002.2，规格10ml/支。

**表1　两组治疗前后症状比较（n,%）**

| 组别 | n | 便血 | | 脱出 | |
| --- | --- | --- | --- | --- | --- |
| | | 治疗前 | 治疗后 | 治疗前 | 治疗后 |
| 治疗组 | 94 | 64/68.09 | 1/1.06 | 80/85.11 | 2/2.13 |
| 对照组 | 58 | 33/56.90 | 9/25.86 | 50/86.21 | 15/25.86 |

### 2.2　术前准备

患者术前排空大便，清洗肛门，进少量饮食。取右侧卧位，常规碘伏消毒肛周皮肤，碘伏消毒肛管和齿线上痔区3遍，0.5%利多卡因浸润麻醉，以消毒干棉球2～3个填塞肠腔充分暴露局部。

### 2.3　手术方法

#### 2.3.1　治疗组

采用不全外剥内扎加芍倍注射方法。按照"先大后小，交叉进行，不同平面，不同大小"的原则进行外剥内扎，首先选择外痔隆起最明显处作为剥扎点，提起所要剥扎外痔顶部中心，从肛缘外沿提起的痔两侧距基底部约0.5cm处切开皮肤。潜行剥离皮下结缔组织及静脉丛，至齿线处，两个相邻剥扎点之间充分保留皮桥及黏膜。单纯结扎或"8"字贯穿缝扎外痔基底部连同齿线上内痔的上2/3部分，远端剪除，然后推回肛内，相邻两结扎点应上下错位，即不在同一平面，以防术后肛门狭窄。在所保留皮桥上端的直肠黏膜、未结扎的内痔及直肠下端的松弛黏膜下注射1∶1浓度的芍倍注射液（1份芍倍注射液加1份0.5%利多卡因）注射以见痔进针为原则，进针刺破痔粘膜时速度要快，缓慢退针给药，使药液均匀充盈痔核。修剪切口两侧皮缘。潜形剥离皮下怒张的静脉团和血栓，并适当将切口向肛缘外延长，使外痔切口呈放射状的梭形。若肛缘仍不平整，在隆起的部位采用小切口潜行剥离和修剪。

#### 2.3.2　对照组

采用传统环状混合痔外剥内扎加消痔灵注射方法轻提痔组织，由外向内作一切口，剥离皮下结缔组织和曲张静脉血管，至齿线上0.5cm处，以弯钳夹持内痔痔核基底部结扎，剪去结扎之痔组织。按传统消痔灵四步注射法行内痔注射（1份消痔灵注射液加1份0.5%利多卡因），最后适当修剪切口皮缘使之引流通畅。

### 2.4　术后处理

两组均术毕创口填塞止血海绵。塔形纱布用绷带加压包扎。丁字带固定。常规应用广谱抗生素5d，嘱患者24h后排便。每次便后以活血化瘀、清热解毒之中药坐浴5～10min，常规换药直至痊愈。

### 2.5　观察指标及疗效判定

2.5.1 观察指标

①切口愈合时间：指从手术后到切口愈合所需要的时间。②痔核萎缩时间：指从手术后到痔核萎缩所需要的时间。③创缘水肿：指手术后创缘出现水肿。④肛内硬结：指内痔注射后产生硬结的不良反应。⑤肛门狭窄：指术后出现肛门缩小变窄的不良反应。

2.5.2 疗效判定

按照国家中医药管理局1994年6月发布的《中医病症诊断疗效标准》及《中华人民共和国中医药行业标准》执行：①治愈：症状及体征全部消失，创口愈合。②好转：症状及体征改善，创口愈合。③未愈：症状及体征无明显变化。

2.6 统计学处理

数据分析应用SPSS10.0统计软件包，对数据结果采用$X^2$检验，$P < 0.05$为有统计学意义。

3 结果

两组治疗前后症状改善比较见表1、表2示。治疗组疗效明显好于对照组。

4 讨论

4.1 小切口分段外剥内扎的优势

此方法尽可能多的保留了皮桥，最大限度减少对肛管解剖结构的破坏和保护肛管生理功能。此外还有效保护肛垫和避免结扎点张力过大术后脱落出血。外痔部分通过对切口两侧静脉团的剥离，仍然不平的皮桥小切口开窗修剪和静脉团破坏，可使肛缘平整，并预防水肿。

**表2 两组疗效及合并症比较**

| 组别 | 平均愈合时间（d） | 痔核萎缩时间（d） | 创缘水肿（%） | 肛内硬结（%） | 肛门狭窄（%） | 治愈率（%） |
|---|---|---|---|---|---|---|
| 治疗组 | 12.6* | 5.4* | 3.19* | 0.00* | 0.00* | 94.68* |
| 对照组 | 19.8 | 8.3 | 55.17 | 44.83 | 29.31 | 82.76 |

与对照组比较：＊P < 0.05。＊＊P < 0.01。

4.2 分段剥扎的原则[2]

（1）"先大后小，外大为先，脱垂为先，嵌顿为先"，先去除外痔较大者，若外痔大小相等界限不分，则以内痔较大脱垂或嵌顿者对应的外痔部分为切口。（2）剥扎3~5处为宜，不主张过多剥扎；同时要考虑保留肛门的正常形态，不能将所有的切口均集中在一侧。

4.3 皮桥处理要点

（1）皮桥修剪适宜，结扎不易过紧。（2）术中避免过度钳夹造成组织水肿，影响皮桥存活。（3）适当剥除皮桥下的组织，以防术后出现水肿及感染。（4）纱布塔形包扎，丁字带适当加压固定，使皮桥与基底粘合充分，保证血液供应，利于皮桥存活。

4.4 内痔注射液

目前临床使用的注射药物在治疗后存在不同程度的不良反应[3]，引起术后大出血、直肠狭窄、直肠阴道瘘，个别病例还有出现脏器的损坏甚至引起死亡[4]。而芍倍注射液是选用具收敛化瘀功效的中药乌梅、五倍子及赤芍，提取有效成份制成，其作用机理与以往硬化剂不同。可使痔血管迅速收缩，不出现明显炎症、坏死及出血等改变[5]，具有高效、安全、副作用小的优点。

**参考文献**

[1] 安阿玥，王晏美，范学顺，等．安氏化痔液治疗各期内痔混合痔．中日友好医院学报，1994，8（3）：193~196.

[2] 王晏美．不全外剥内扎加芍倍注射液治疗环状混合痔叨．中日友好医院学报，2007，21（4）：201~203.

[3] 李德勇．硬化剂注射治疗痔术后大出血12例阴．美国中华国际医学杂志，2003，1（3）：80.

[4] 范学顺．注射疗法治疗内痔的问题及展望叨．中日友好医院学报，2003，17（4）：249.

[5] 王健民．安痔注射液Ⅱ期临床研究［J］．安徽中医学院学报，2001，加（1）：21~22.

# 微创手术治疗环状混合痔临床观察

石玉迎[1]    李　昕[1]    冯大勇[1]    王　宁[2]    安阿玥[1△]

（1. 中日友好医院肛肠科　100029；　2. 中国人民解放军总医院普外科　100853）

环状混合痔是多发性内痔或环状内痔的晚期阶段，主要由症状明显的Ⅲ、Ⅳ期脱垂性内痔和混合痔发展形成，其外痔部分绕肛缘1周，形成了外观不规则、大小不等的环形静脉曲张团或结缔组织型外痔[1]。

## 1　临床资料

2010年5月至2011年5月共收治57例，男26例，女31例；年龄22~65岁，平均38岁，病程0.5~30年，结缔组织增生型混合痔39例，静脉曲张型混合痔18例。

治疗方法：患者正常饮食，术前1天采用恒康正清2000ml清洁灌肠，便后清水清洗肛门。手术方法：患者取侧卧位，常规消毒铺巾，局部麻醉或骶管麻醉，碘伏反复消毒肠腔3遍。依据痔核数目、部位及自然形态，确定痔核分段及切口位置。在脱出痔核相对应的外痔远端做放射状梭形切口，用弯血管钳夹住断端皮瓣，以尖头弯剪将皮瓣分离至齿线上0.2~0.5cm处，在内痔基底部用弯止血钳沿直肠纵轴方向钳夹内痔痔核下1/2~2/3部分，弯钳距内痔基底部以黏膜松紧适度为宜，行"8"字贯穿结扎，切除残端，注意止血。修剪两侧皮缘，保持引流通畅。用同样的方法处理其他痔核。在处理中应根据脱出痔核的大小形态设计好切口的位置及长短，合理兼顾左右相邻创口及结扎点之间的关系，合理保留皮桥及黏膜桥，皮桥及黏膜桥宽度应不小于0.5cm，同时注意内痔痔核结扎点避免在同一平面上。在剩余外痔部分可做多个放射状梭形减压口。肛镜下对未结扎的内痔及结扎后尚保留的1/3~1/2痔核用2∶1浓度（2份芍倍注射液加1份0.5%利多卡因）的芍倍注射液注射，注射进针快速刺破痔黏膜，遇肌性抵抗感后缓慢退针给药，使松弛黏膜及痔核充盈饱满呈水泡状为度，每注射点约1~3ml，总量15~30ml。术毕以吸收性明胶海绵及凡士林油纱条覆盖创面，纱布外敷，丁字带加压固定。术后可正常饮食，当日控制排便，术后24小时可排大便，便后中药肛肠洗剂坐浴，常规换药直至创口愈合。

## 2　结果

疗效标准：①痊愈：便后无出血、无脱出，肛镜检查痔黏膜恢复正常，痔核完全萎缩；②显效：便后无出血、无脱出，肛镜检查痔明显消退，痔黏膜轻度充血，痔变小；③有效：便后仍有少量出血，伴轻度脱垂，肛镜检查痔黏膜轻度充血；④无效：达不到有效标准，甚至加重者。

经术后1~6个月的随访，全部57例患者均痊愈出院，治愈53例，显效4例，治愈率92.9%。术后当天合并尿潴留2例，疼痛需用止痛针者5例；术后创缘轻度水肿4例，予中药活血止痛散外敷后3~5日水肿逐渐消失。均未出现肛门、直肠狭窄及术后感染。术后6个月至1年回访，53例正常（92.9%）。均未发生肛门潮湿、术后出血、局部硬结、感染溃疡等并发症。

## 3　讨论

目前国内外对于环状混合痔的手术治疗方法主要有痔环切术、外剥内扎及改良外剥内扎术、分段齿形结扎术、保留齿线术、保留肛垫术及肛垫复位（悬吊）术、吻合器痔上黏膜环切术（PPH）等，手术治疗难点在于治疗的彻底性与保护肛门功能及美观之间难以兼顾。因此，随着疾病的研究深入以及手术操作的成熟，在消除或减轻症状的同时，力争做到切口小、损伤小、痛苦少、恢复快、并发症少等微创类手术将成为今后肛肠外科手术的一个发展方向[2]。微创手术采用的切口呈放射状梭形，较传统"V"形切口更加合理，创口长短切除视痔核大小而定，对较大的痔核，切口尽量向肛缘外延伸，可减轻其张力，减少残留皮赘及防止术后肛门水肿，同时可减少对肛管及肛缘皮肤的损伤，减轻创口疼痛[3]。手术时对环状痔精心设计分段，保留足够的皮桥和黏膜桥，确保环状混合痔治疗的彻底性。

切口选择遵循"不同长短、不同深浅、不同平面、不同大小"的方针，痔核脱落后创面皮桥呈齿形曲线，可避免愈合后肛门环状狭窄[4]。对未结扎的内痔及结扎后尚保留的 1/3 ~ 1/2 痔核用芍倍注射液注射，可有效避免残留痔，解决黏膜内脱垂问题，并且修复过程中无明显肉芽组织或瘢痕形成，减少术后复发。

**参考文献**

[1] 安燚，李昂，王振军. 复方角菜酸酯栓剂治疗后痔的组织学变化 [J]. 中国医刊，2008，43（5）368.
[2] 陈艳，张苏闽. 环状混合痔的手术治疗现状 [J]. 现代中西医结合杂志，2009，18（34）：4314.
[3] 郑丽华，范学顺，王晏美，等. 嵌顿性混合痔中西医治疗方法比较 [J]. 中国临床医生，2002，30（1）：47.
[4] 安阿玥，王晏美，范学顺，等. 收敛化瘀法治疗痔的研究及临床应用 [J]. 中国临床医生，2008，36（3）：05.

# Block 术加芍倍注射液注射治疗中重度直肠前突 48 例

伸超样　陈　军　戚春昌　赵　洁　（江苏省沐阳县人民医院肛肠科　223600）
王美荣　王　康　万牡丹　（浙江省绍兴市东方医院肛肠科　312000）

直肠前突又称直肠前膨出，是引起女性出口梗阻型便秘的原因之一，单纯修补前突效果不佳，我们采用经肛门直肠前突闭式修补术（Block 术）加芍倍注射液治疗该病 48 例，疗效满意，现报告如下：

## 1　临床资料

### 1.1　资料和方法

48 例均为女性，经产妇。年龄 28 ~ 62 岁，平均 41.3 岁，病程 3 ~ 20 年，经排粪造影检查证实：直肠前突的深度 25 ~ 30mm 120 例，>30mm 28 例，经综合保守治疗 1 年以上不缓解者。

### 1.2　诊断标准

临床表现：①一次性排便不尽感，需要二次或多次排便，排便时需要在肛门周围加压或用手指插入阴道或直肠帮助；②直肠指诊：在肛管上方的直肠前壁触及凹陷的薄弱区，嘱病人作排便动作，可使薄弱区向前方突出更明显，有的可成袋状；③排粪造影：依 1999 年全国便秘诊治新进展的学术研讨会拟定的直肠前突标准：据排粪造影可将直肠突分为三度：轻度为 6 ~ 15mm，中度为 16 ~ 30mm，重度为大于 31mm。

### 1.3　治疗方法

1.3.1　Block 手术：行骶管麻醉或鞍麻，取折刀位，常规消毒铺巾，确伏消毒直肠下段。暴露直肠前壁，将肛门直肠拉钩伸入肛门内，牵开肛门及直肠远端，助手协助暴露直肠前壁。术者用左手食指探查阴道膈壁薄弱部位，另一手食指插入阴道将突入阴道的直肠前突部分顶回直肠腔内，根据前突大小用大弯血管钳纵行钳夹直肠前壁粘膜层，再用 2 ~ 0 铬制肠线自齿线上 1cm 开始，自下而上连续毯边式把黏膜、黏膜下层、内括约肌及部分肛提肌缝合在一起，修补缺损直肠阴道膈，直到耻骨联合处，但缝合时勿穿透阴道膈膜，且应保持下宽上窄，防止上端形成黏膜瓣。依肛管张力情况，于肛门后侧方行潜行内括约肌切断术，并扩肛容四指为度。

1.3.2　经直肠黏膜注射芍倍注射液（原安氏化痔液）以碘伏或新洁尔灭消毒直肠黏膜：二叶肛门镜暴露视野，以 2：1（两份化痔液一份 0.5% 利多卡因）芍倍注射液 10 ~ 20ml，5 号牙科长针头，接 5ml 注射器于上述缝扎黏膜柱两侧黏膜下层及肌层间作平行柱状注射，令黏膜呈淡粉红血管网清晰为度，勿注入肌层。术毕纳太宁栓入肛，每日便后常规换药，庆大霉素 16 万 u 加适量生理盐水灌肛，全身予以抗炎 3 ~ 5 天。

## 2　结果

### 2.1　疗效评定标准

参照 1995 年中华人民共和国中医药行业标准中医肛肠科病证诊断疗效标准拟定。治愈：术后一月症状消失，直肠指诊见前突消失，排粪造影显示"鹅头征"消失；好转：术后一月症状、指诊及排粪造影有改善；未愈：术后一月症状指诊及排粪造影无改善。

## 2.2 疗效

本组治愈 45 例（93.7%），好转 3 例（6.3%），总有效率 100%，疗程 15～32d，平均 23d，术后随访 6 个月至 2 年，仅 1 例复发。

## 3 讨论

直肠前突是引起出口梗阻型便秘中最常见的一种病症，实际上是直肠前壁和阴道后壁的疝[1]。临床上主要见于中、老年女性，是由直肠阴道膈发育缺限，分娩时损伤、支持组织衰退松驰及长期用力排便等原因引起。多种原因长期作用，易使直肠下端前壁、直肠阴道膈以及阴道后壁薄弱、弹性减低，在排便压力的作用下向阴道方向膨出，排便力线发生改变，从而引起排便不尽感及排便困难。男性因直肠前壁有前列腺及尿道加强，患该病较少，但前列腺摘除后亦可发生。

直肠前突患者，首先应进行半年至一年以上的正规保守治疗，经保守治疗效果欠佳或逐渐加重下可考虑手术治疗。手术的原则为：修补薄弱缺损区，重建直肠前壁，恢复直肠正常解剖形态[2]。常用术式有：Block 手术、经肛门切开式直肠前突修补术（Sehapayah 手术和 Khubchandani 手术）、经阴道直肠前突修补术等，但术后效果差异很大[3]。常见的并发症[4]有：尿潴留占 15%～44%，切口感受染占 5.6%，直肠阴道瘘占 0%～5% 及大出血等。而且术创愈合缓慢，有的愈合后瘢痕较大影响性生活质量。Block 手术术式简单易行，可加强直肠阴道膈，缩小了直肠前突的宽度，消除了前突囊袋。但仅适用于直径小于 25mm 以下的轻、中度直肠前突，对于直径大于 25mm 以上的中、重度效果不佳。

为了寻求扩大 Block 手术的适用范围，避免术后并发症。以前我们临床上多采用前突黏膜行单柱缝扎，两侧配合硬化剂（明矾或消痔灵）注射弥补该式缺憾，但注射时需小心谨慎，尤其是药物的浓度、剂量和注射深浅，如掌握有误，随时可出现并发症。为此，现我们采用芍倍注射液配合治疗，该药根据祖国医学"酸可收敛，涩可固脱"的理论，采用纯中药提炼而成，具有"收敛固涩、抑菌消炎、凉血止血"[5]的作用。药理表明该药具有明显止血、凝血、抗炎等作用，把药直接柱状注射于薄弱的黏膜下层及肌层之间，可引起局部组织的非炎症性蛋白凝固样变性，同时促进纤维母细胞及内皮细胞增生，从而令前突部位松驰黏膜与肌层周围组织呈局部纤维化粘连，使松驰的前壁组织及肌纤维因纤维化而得到加强，支撑直肠前壁。离断内括约肌，有助于肛管内压恢复正常[6]，可使便秘、肛管内压增高、括约肌收缩的恶性循环链被打断，从而改善便秘。

两种手术联合应用，取长补短、相辅相成，可以用于治疗直径大于 25mm 以上的中、重度直肠前突，这样不但扩大了 Block 手术的适应症，而且最大程度上避免了单纯手术带来的并发症，增强了手术效果，弥补其不足。比单一手术作用增强，效果更好，且创伤小、痛苦少，疗效确切，并发症少，而且芍倍注射液可重复应用，无硬化剂弊端，无不良后遗症。两种手术结合应用临床上鲜有报道，开辟了治疗直肠前突手术方式的新径。

值得注意的是单纯的前突者较少，多数病人合并有会阴下降综合征、直肠内套叠、直肠前壁黏膜脱垂、肠疝、内痔等，治疗时应同时处理，否则影响疗效。本组随访复发病例即为合并会阴下降综合征而未同时治疗所致。在健康人中常见轻、中度直肠前突，但无症状，勿盲目行手术修补，否则会劳而无功。对于患者有明显焦虑、抑郁及精神异常者宜暂缓手术治疗。为了确保远期疗效，术后应根据中医病因病机采用中药进行调理，并坚持收缩提肛锻炼，多食粗纤维食物，增加饮水量，定时排便，以巩固手术疗效，预防复发。

**参考文献**

［1］程军．经直肠修补直肠前突国外医学分册．1990.2.123
［2］曹吉勋．杨向东．舒洪权等．直肠前突引起出口梗阻型便秘的手术治疗．中国肛肠病杂志 2000.20（1）：19～20
［3］赵宝明．张书信．大肠虹门病学．上海：第二军医大学出版社 2004.630～631
［4］金定国．刘长宝．陈荣．中西医结合肛肠治疗学．安徽：安徽科学技术出版社 2004.344～348
［5］安阿阴．闫孝诚．王晏美等．安氏脏肠疗法论文集．北京：中医古籍出版社 2005.10
［6］许桂林．邵春强．经阴道修补加括约肌切断术治疗单纯直肠前突．中国肛肠病杂志 2005.25（4）.31

# 芍倍注射液与复方亚甲蓝长效止痛剂对防治环状混合痔外剥内扎术后并发症的临床研究

高峰　钟毓杰　史勇　张水　沈敏　刘忠民

（广东深圳市龙岗区人民医院外一科　518172）

**摘要**　目的：探讨环状混合痔外剥内扎术后联合应用芍倍注射液与复方亚甲蓝长效止痛剂治疗的临床疗效。方法：将60例环状混合痔患者用随机分为试验组（外剥内扎与芍倍注射液与复方亚甲蓝长效止痛剂治疗30例）和对照组（外剥内扎治疗30例），对两组患者术后并发症等随访资料进行比较分析。结果：两组患者术后症状均有明显改善，但试验组在并发症，治愈率方面明显优于对照组。结论：芍倍注射液与复方亚甲蓝长效止痛剂对防治环状混合痔外剥内扎术后并发症疗效确切，安全可靠。

**关键词**　环状混合痔；芍倍注射液；复方亚甲蓝长效止痛剂；外剥内扎术

Clinical Study of Shaobei Injection combined with Methylthioninium Chloride in the Operation of Circumferential Mixed Hemorrhoids

**By Millian－morgan，s Gao Feng，Zhong Yujie，Shi Yong，et al.**

（**Department of General Surgery，The Peopel's Hospital of Longgang，Shenzhen** 518172，**China**）

**ABSTRACT**　Objective：To investigate the efficacy and security of shaobei injection combined with methylthioninium chloride in treating circumferential mixed hemorrhoids by Millian－morgan，s. Methods：A total of 60 patients with circumferential mixed hemorrhoids were randomly divided into the experiment group （30cases） and control group （30cases），and were treated by shaobei injection combined with methylthioninium chloride after Millian－morgan，s and Millian－morgan，s alone respectively. The operation duration，postoperative complications and follow － up data were compared between the two groups. Results：Clinical symptoms were ameliorated after operation in both groups. The experiment group was significantly better than the control group in operationduration，postoperative anal margin edema and wound healing time （ $P < 0.05$ ）. Conclusion：shaobei injection combined with methylthioninium chloride is an effective，safe and fewer comp licationremedy in treating circumferential mixed hemorrhoids

**KEY WORDS**　Circumferential Mixed hemorrhoid；Shaobei injection；Methylthioninium chloride；Millian－morgan.

2009 年 2 月～2010 年 11 月我院采用芍倍注射液与复方亚甲蓝长效止痛剂对环状混合痔外剥内扎术后并发症进行防治，共 60 例，效果满意，现报告分析如下：

## 1　临床资料

**1.1　一般资料**：本组 60 例病人，男性 41 例，女性 19 例，年龄 20～66 岁，平均年龄 38.2 岁。合并肛乳头肥大 2 例，合并息肉 3 例。60 例患者随机分为治疗组和对照顾组，治疗组 30 例，男 20 例，女 10 例。对照组 30 例，男 21 例，女 9 例。诊断标准参照中华外科杂志编委会、中华医学会外科学分会肛肠外科学组 2002 年 9 月修定的痔诊治暂行标准[1]。两组患者在性别、年龄、痔病分类及程度、合并症等方面无显著性差异，具有可比性。两组患者均住院治疗。

**1.2　治疗方法**：患者取左侧卧位或截石位，常规消毒辅布，肛周阻滞麻醉，插入肛窥器，消毒直肠和肛管，显露齿状线，确定痔核数目、位置和脱垂程度。

**1.2.1　对照组**：外剥内扎术（Millian－morgan 术）外痔剥离法：从肛缘外沿提起的痔两侧距基底部约 0.5cm 处切开皮肤，潜行剥离皮下结缔组织及静脉丛，将剥离组织向肛内游离至齿线处结扎，在游离时切口应逐渐内收。剥离的同时注意出血点的结扎。

内痔结扎法：用大弯止血钳从游离至齿线处的外痔基底部连同齿线上内痔的上 2/3 部分一并夹住，在止血钳下端行单纯结扎或 8 字贯穿缝扎，保留 0.5cm 长残端，其余予以剪除，然后推回肛内，相邻两结扎点应上下错位。

**1.2.2　实验组**：外剥内扎术后，注射芍倍注射液与复方亚甲蓝长效止痛剂。①芍倍注射液：用生理盐水或 0.5% 利多卡因与芍倍注射液（和力达（信阳）药业有限责任公司，生产批号：20080401）配成 1∶1 或 1∶2 浓度。注射部位：a. 未结扎的内痔；b. 皮桥上端的直肠黏膜下；c. 直肠下端的松弛黏膜下。注射方法：见痔进针，注射进针刺破痔粘膜时速度要快，缓慢退针给药，使药液均匀充盈痔核。②复方亚甲蓝长效止痛剂：配制：按亚甲蓝（江苏济川制药有限公司，生产批号：024827）；布比卡因（上海禾丰制药有限公司，生产批号：4A09001）；利多卡因（山西晋新双鹤药业有限公司，生产批号：090903）；生理盐水按 1∶3∶5∶10 比例。注射部位在创缘以及切口基底浅面。

1.3　术后处理：嘱病人控制排便 24 小时，均使用抗生素 3~5 天，保持大便通畅，配合使用坐浴，肛门外用太宁膏、栓。

1.4　观察指标及疗效评价

　　观察指标：疼痛、痔残余、伤口愈合、肛缘水肿：两组术后第 1、3、7、14 天进行综合评定。复发和肛门狭窄：术后 3 个月、半年、一年、两年随访复发和肛门狭窄情况。

　　疗效标准：①痊愈：临床症状消失，痔体消失，恢复直肠下端正常解剖结构。②有效：临床症状改善，痔体缩小；③未愈：症状体征均无变化。

　　镇痛疗效判定：疼痛评价标准与镇痛效果采用数字分级法（NRS）：数字分级法用 0~10 代表不同程度的疼痛，0 为无痛，10 为剧痛。疼痛程度分级标准为：0：无痛；1~3：轻度疼痛；4~6：中度疼痛；7~10：重度疼痛。于术后 12 小时、1 天、3 天、5 天、7 天及排便后综合评定。

1.5　统计学分析

　　采用 t 检验和 u 检验。

## 2　结果

　　两组患者手术时间、创面愈合时间、出血量、治愈率、疼痛情况见表 1、表 2。

### 表 1　治疗、对照两组治疗结果对比

| 组别 | 肛缘水肿（例） | 创面愈合时间（天） | 病残余（例） | 复发率（%） | 肛门狭窄（例） | 治愈率（%） |
|---|---|---|---|---|---|---|
| 治疗组（n=30） | 8.5±4 | 13.4±3.4 | 5.0±0.6 | 3.5 | 0 | 97.8 |
| 对照组（n=30） | 30.2±4 | 14.1±3.7 | 18.0±3.1 | 17.8 | 1 | 86.5 |
| P 值 | <0.05 | <0.05 | <0.05 | | >0.05 | |

### 表 2　术后疼痛 NRS 评分值对照

| 组别 | N | 术后 12h | 术后 1d | 术后 3d | 术后 5d | 术后 7d | p |
|---|---|---|---|---|---|---|---|
| 治疗组 | 30 | 8.17±0.32 | 6.96±0.16 | 2.76±0.22 | 3.02±0.78 | 3.48±1.11 | <0.05 |
| 对照组 | 30 | 11.98±0.24 | 12.08±0.24 | 12.45±0.33 | 13.88±1.23 | 13.96±1.78 | |

　　术后两组均有尿潴留，两组均未发现大出血、感染等并发症。治疗组在术后并发症与对照组比较，差异有统计学意义（P<0.05）。随访 3 个月至 2 年，平均 1 年 4 个月，治疗组与对照组复发率和治愈率（P<0.05）有显著性差异；肛门狭窄，与创面愈合时间无显著性差异。

## 3　讨论

　　据相关资料报道：痔的发病率占人口总数的 40% 左右。通常混合痔围绕直肠肛管一周，即称为环状混合痔[2]。该病是痔科临床常见病，也是肛肠科难治性疾病之一，手术是治疗的重要方法。传统术式为外剥内扎术（Millian-morgan），但其存在诸多缺点：创面较大、愈合时间长，复发，容易导致肛门狭窄、肛缘水肿等并发症[3]；严重疼痛是该术后难以解决的一个难题[4,5]。随着肛垫下移学说普遍认可，以及对齿线功能进一步认识和肛门美容需求，使国内外广大学者更新观念，改良术式，尽可能保留正常肛垫，减少齿线的损伤，保证肛门的整体外观平整，减少术后并发症的发生。手术时也要贯彻痔的微创治疗理念和方法[6]。

芍倍注射液有活血化瘀、收敛固涩功能，与以往的硬化剂及坏死剂不同，它作用于组织，不发生明显的炎症、出血、坏死等改变，其直接作用是引起组织发生一种非炎症性的蛋白凝固样变性，且这种变性可逆，经 3～7 天可原位修复，无瘢痕形成[7]。与消痔灵临床对比发现，前者比后者具有高效、疗程短、恢复快、安全、无毒、毒副作用小等优点[8]。外剥内扎术时联合应用，可减少创口，很好地解决了以往治疗环状混合痔引起切除不足、皮桥水肿，创面较大、愈合时间长、肛门狭窄等缺点。该药物由中日友好医院安阿玥研制，现已在临床广泛应用。

肛肠疾病术后的疼痛严重影响着患者术后的康复和生活质量，同时由于剧烈疼痛引起排便困难、尿潴留等诸多并芍倍注射液治疗环状混合痔与手术法配合，对未结扎的小内痔、皮桥上端松弛的直肠黏膜注射芍倍注射液，在保留黏膜桥和保护肛垫的同时保证内痔治疗的彻底性，并可减少手术切口和创面，减少肛门狭窄、肛缘水肿等并发症。复方亚甲蓝长效止痛剂起效快，镇痛作用强而持久，能避免手术创伤刺激所致的肛门括约肌痉挛及由其引发的更为剧烈的术后疼痛，达到术后长效止痛目的。

目前新的痔治疗原则认为：只需处理有症状的痔核，有症状的痔治疗目标不是消除痔体而是解除症状[13]。有可能造成痔残留和复发情况增多，因此，对痔的治疗应以每个患者的特点及需求为目的，既要关注效果，也要避免并发症，同时注意潜在的医疗风险。

近年来先进器械的应用不断出现，有 PPH，超声指引缝扎痔动脉等微创术式，但由于价格较昂贵，普及差，加之开展时间有限，其疗效有待进一步观察。

通过本组资料显示，芍倍注射液和复方亚甲蓝长效止痛剂治联合应用于环状混合痔的手术治疗，相互弥补单一疗法的不足，很好地解决了以往治疗环状混合痔引起切除不足，创面较大、并发症多、治愈率低等缺点，使传统疗法中原本非常棘手的问题变得相对简单，可以达到满意的疗效，是一种确实安全可行方法。通过本项研究，力争探索出一种有效、并发症少、痛苦小的治疗环状混合痔的方法。

## 参考文献

[1] 杨新庆，王振军. 修订痔诊治暂行标准会议纪要 [J]. 中华外科杂志，2003；41 (9)：698～699

[2] 王业立，史仁杰. 环状混合痔的治疗进展 [J]. 结直肠肛门外科，2007；13 (6)：406～408

[3] 张东铭. 痔病 [M]. 北京：人民卫生出版社. 2004，204～206

[4] 伍发时，曾海平. 外剥内扎＋内括约肌部分离断治疗环状混合痔 20 例分析 [J]. 大肠肛门病外科杂志，2005；11 (2)：155

[5] 伍发时，曾海平. 外剥内扎＋内括约肌部分离断治疗环状混合痔 20 例分析 [J]. 大肠肛门病外科杂志，2005；11 (2)：155

[6] 陈文平，张平. 微创理念与微创技术在痔病诊治中的应用 [J]，结直肠肛门外科，2008；(14) 2：13～137

[7] 安阿玥. 芍倍注射液注射治疗痔疮的临床疗效观察 [J]. 安徽中医学院学报，2004；19 (11)：13～14

[8] 廖明. 安痔注射液治疗内痔混合痔的临床观察 [J]. 中日友好医院学报，2005；

[9] 万开成. 亚甲兰在肛肠术后镇痛应用的临床研究 [J]. 临床研究，2007；33 (4)：10～11

[10] 卢宝龙. 亚甲蓝在肛门直肠疾病术后止痛效果的临床观察 [J]. 中国社区医师 (综合版)，2007；(15)：56

[11] 王建勇，赵立炜，魏庆磊. 肛肠疾病术后疼痛的预防与治疗 [J]. 山东医药，2005；45 (8)：77

[12] 高峰，史勇，钟毓杰，等. 复方亚甲蓝与自控镇痛在混合痔术后镇痛效果的临床观察 [J]. 中国现代药物应用，2009；3 (19)：17～19

[13] 任东林，范小华. 肛门病外科治疗的基本原则 [J]. 中华胃肠外科杂志，2008；11 (6)：521～522

# 改良外剥内扎加芍倍注射术治疗混合痔的临床观察

唐智军　刘　淳　肖　琳

（湖南中医药大学附属常德市第一中医院　415000）

**摘要**　目的：观察改良外剥内扎加芍倍注射术治疗 II～IV 期混合痔的临床疗效。方法：用随机法将患者分为治疗组 51 例行改良外剥内扎加芍倍注射术，对照组 52 例行传统外剥内扎术。结果：治疗组在术后疼痛、便血积分、住院天数、肛门局部水肿的发生率等各项观察指标均优于对照组，组间比较差异有统计学意义（P＜0.05）。结论：改良外剥内扎加芍倍注射术治疗 II 期以上混合痔安全有效，并发症少，值得临床推广。

**关键词**　混合痔；外剥内扎术；芍倍注射术；临床研究

Clinical study of improved external dissection and internal ligation operation combining Shaobei injection for mixed hemorrhoids

TANG Zhi‑jun，LIU Chun，XIAO Lin

（**First TCM Hospital of Changde**，**Changde**，**Hunan** 415000，**China**）

**Abstract**　Objective To observe the clinical effect of an improved external dissection and internal ligation operation combining Shaobei injection for II°－IV° mixed hemorrhoid. Methods 103 patients were randomly divided 51 patients into treatment group treated with the improved operation and 52 patients into control group with the traditional operation, and the curative rate was measured. Results The occurrences of pain after operation, hemorrhage scores, treatment times and anus swelling, and so on in treatment group were superior to the control group （P＜0.05）. Conclusion The improved operation is effective and safe for the over II° mixed hemorrhoids with less side effects, whichsuggests that can be used in clinic.

**Key words**　mixed hemorrhoids；external dissection and internal ligation operation；Shaobei injection；clinical study

外剥内扎术是治疗混合痔的传统术式，因其疗效确切，费用低，现仍为基层医院治疗痔的经典术式。但围术期存在便血、疼痛、肛门水肿、恢复期长等不足，因此我院在此基础上进行改良并加行芍倍注射术，通过临床观察能明显克服以上不足，随访 1 年以上，取得满意的临床疗效，并发症少，现将方法及结果报道如下。

## 1　资料与方法

### 1.1　一般资料

观察对象为 2007 年 7 月至 2009 年 7 月的本院肛肠科住院的 103 例符合纳入标准的混合痔患者，根据随机数字表法，分为治疗组和对照组，治疗组 51 例，对照组 52 例。两组间年龄、性别、病程及痔各期例数等一般资料差异无统计学意义（P＞0.05）。见表 1。

**表 1　两组一般资料比较**

| 组别 | 男（例） | 女（例） | 年龄（岁） | 病程（年） | 痔分期 I 期 | II 期 | III 期 |
|---|---|---|---|---|---|---|---|
| 治疗组 | 27 | 24 | 37.39±9.09 | 3.04±0.62 | 16 | 24 | 11 |
| 对照组 | 25 | 27 | 37.32±9.04 | 3.10±0.77 | 14 | 28 | 10 |
| 统计值 | $\chi^2=0.244$ | | $t=0.036$ | $t=-0.464$ | | $\chi^2=0.479$ | |
| P 值 | 0.622 | | 0.971 | 0.643 | | 0.787 | |

### 1.2　诊断标准

参照《黄家驷外科学》[1] 相关标准选取符合 II～IV 期混合痔诊断标准的病例。

### 1.3　排除标准

（1）不符合混合痔诊断标准或 I 期混合痔患者；（2）年龄在 18 岁以下，65 岁以上；（3）患有严重的心血管、脑血管、肝、肾等重要器官疾病，精神疾病患者；（4）过敏体质患者。

## 1.4　治疗方法

1.4.1　治疗组：患者术前肠道准备，取右侧卧位，常规消毒铺巾，肛周局麻，肛管消毒扩肛，探明痔核部位及大小，拟定需切除的较大痔核。提起外痔做 V 形切口，切开皮肤，锐头剪刀剥离痔核至齿线上方约 0.5cm，细弯血管钳钳夹齿线上方约 1cm 以内内痔部，并紧贴钳下牢固结扎，剪除外痔及多余结扎线，线尾留于肛外标记，同法处理余拟切除痔核，而对轻度充血隆起的子痔不予结扎，保留各结扎痔核间足够的黏膜桥及皮桥。肛管再次彻底消毒，在喇叭口肛门镜显露下，取 0.5% 利多卡因与芍倍注射液（河南和力达药业有限责任公司生产，批准文号：国药准字 Z20030126）1∶1 混合液行注射治疗：部位为各结扎痔核上方黏膜下及各结扎痔核间子痔部，注射法参照芍倍注射十六字原则[2]。退出肛门镜后检查，如肛管创面较大，可用 3～0 可吸收线适当间断缝合肛缘内外皮瓣，以缩小创面，但应保证创面通畅引流，如因外痔曲张静脉团过大剥除后皮下组织掏空，可横向切除部分被掏空皮肤，再间断缝合肛缘内外皮瓣以肛门成形，创面以亚甲兰、利多卡因混合液行点状注射以长效止痛，直肠内塞双氯芬酸钠栓 1 粒以当天止痛。术后进半流质 2d 后改软食，控制大便 1d，缝合者 3～5d 拆线，常规止血抗炎治疗，调理饮食及大便，并嘱每日大便 1 次，便后坐浴换药至结扎线脱落后 1d 无出血等不适出院。

1.4.2　对照组：采用传统混合痔外剥内扎术：外痔做 V 形切口，锐头剪刀剥离痔核至齿线稍上方，钳夹并完全结扎内痔核，对较小痔核注意不在同一平面予以结扎，外痔创面不缝合，不行芍倍注射，余处理同治疗组。

## 1.5　观察指标

（1）记录术后第 1 天、第 3 天、第 5 天、第 7 天肛门疼痛情况：无疼痛记 0 分；疼痛可耐受，不需用止痛药记 2 分；疼痛不能耐受，需服止痛药（酮洛芬肠溶胶囊）记 4 分；疼痛不能耐受，需注射止痛剂（哌替啶）记 6 分；（2）记录术后 3d 每日 1 次主要大便时便血积分：无便血记 0 分；拭纸染血记 2 分；点状滴血记 4 分；线状滴血或射血记 6 分；（3）记录住院天数；（4）观察术后肛缘水肿发生情况。

## 1.6　安全性检查

治疗前后行三大常规、肝功能（ALT、AST）、肾功能（BUN、Cr）检查。

## 1.7　统计学分析

统计分析采用 SPSS13.0 统计软件进行处理。两组计数资料比较采用 $\chi^2$ 检验；等级资料比较采用秩和检验。计量资料满足正态资料且方差齐性用成组 t 检验；若资料是正态资料但方差不齐时用 t′ 检验；若资料不是正态资料用秩和检验。

## 2　结果

### 2.1　两组患者疼痛情况比较

术后第 1 天，两组疼痛比较差异无统计学意义（P＞0.05），治疗 3d 后两组疼痛比较各时相点差异有统计学意义（P＜0.05）。见表 2。

表2　两组患者术后疼痛比较（分，$\bar{x}±s$）

| 组别 | N | 1d | 3d | 5d | 7d |
|---|---|---|---|---|---|
| 治疗组 | 51 | 4.20±1.42 | 2.53±1.30 | 0.60±0.93 | 0.13±0.51 |
| 对照组 | 52 | 4.33±1.29 | 3.20±1.13 | 1.20±0.99 | 0.60±0.93 |
| 统计值 | | Z=−0.344 | Z=−2.108 | Z=−2.067 | Z=−2.316 |
| P 值 | | 0.731 | 0.035 | 0.039 | 0.021 |

### 2.2　两组患者住院天数及术后 3d 便血积分比较

治疗组住院天数与对照组相比，差异有统计学意义（P＜0.05）；治疗组术后 3d 便血积分与对照组相比，差异有统计学意义（P＜0.05）。见表 3。

表3　两组患者住院天数及术后3d便血积分比较（$\bar{x} \pm s$）

| 组别 | n | 住院天数（d） | 便血积分（分） |
|------|-----|-------------|-------------|
| 治疗组 | 51 | 9.43 ± 1.51 | 4.06 ± 1.33 |
| 对照组 | 52 | 10.44 ± 2.17 | 5.13 ± 1.94 |
| 统计值 | | Z = −2.212 | Z = −2.336 |
| P值 | | 0.027 | 0.020 |

### 2.3　术后肛缘水肿发生情况

治疗组术后发生肛缘水肿6例，与对照组13例相比较，差异有统计学意义（$\chi^2 = 4.628$，$P = 0.031 < 0.05$）。

### 2.4　不良反应观察

两组治疗后行三大常规、肝肾功能检查查均无异常。

## 3　讨论

改良外剥内扎术在传统外剥内扎术基础上做了两方面改进：（1）传统外剥内扎术外痔剥除后创面完全敞开引流，大便时摩擦易致术后近期内便血，恢复期因皮缘对合欠佳，易发生皮瓣内翻水肿，加重术后疼痛，且开放创面愈合期亦延长。改良外剥内扎术外痔切除剥离时充分考虑肛缘皮瓣情况，适当保留或切除皮瓣，术毕行个体化间断缝合及肛门成形，部分闭合并缩小了创面，故术后便血量减少，肛门水肿减轻，愈合时间缩短，且有利于保持术后肛门外观及功能；（2）传统外剥内扎术结扎内痔时组织较多，部位高，故术后肛门坠胀重，坏死脱落时间长，为防止术后肛管直肠狭窄的发生小子痔多忽略而不予处理，远期疗效欠佳。改良外剥内扎术齿线稍上方内痔游离充分，且不要求完全结扎隆起内痔组织，对较小子痔不予结扎，可避免结扎痔组织过多过高，如结扎痔组织过多过高，则不能保留足够黏膜桥，术后易出现肛管直肠狭窄，排便不畅，增加疼痛，痔核坏死脱落期延长，恢复慢，如坏死不全，则便血量多，甚至有大出血危险。

改良外剥内扎术不要求将所有内痔彻底结扎，而在此基础上加行芍倍注射术，更好地保护了肛垫，克服了传统外剥内扎术对肛垫破坏大的缺陷。芍倍注射液是提取中药乌梅、五倍子和赤芍的有效成分枸橼酸钠、没食子酸和芍药苷组成的中药复方制剂[2]。在痔病理实验中表现为凝固组织蛋白，变性而不坏死，萎缩痔组织而不形成瘢痕，具有萎缩痔核、止血固脱而又不留硬结、不坏死、不破坏肛垫的作用[3]，将其注射于结扎痔核上方及结扎痔核间子核部，可有效减少痔术后出血量，同时其收敛固脱功效，可减轻肛垫下移，减少术后肛门水肿的发生。通过1年以上的随访，证实该术式疗效可靠，并发症少。因此，认为改良外剥内扎加芍倍注射术是治疗混合痔较好的改良术式，更加符合痔术后不疼痛、不出血、不水肿的"三不"目标[4]，适合在基层医院推广应用。

**参考文献**

[1] 吴孟超，吴在德. 黄家驷外科学 [M]. 北京：人民卫生出版社，2008：1613.
[2] 刘冬保，唐智军. 芍倍注射液治疗痔32例临床观察 [J]. 湖南中医杂志，2008，24（3）：28.
[3] 王晏美. 芍倍注射液局部注射治疗痔的临床观察 [J]. 中国肛肠病杂志，2008，28（3）：16.
[4] 孟荣贵，喻德洪. 现代肛肠外科手术图谱 [M]. 郑州：河南科学技术出版社，2003：91.

《湖南中医药大学学报》2010年第30卷第11期

# 安氏疗法治疗内痔混合痔的体会

李运福　邓东海　李　辉　朱锐昌　罗艳萍

（广东省东莞市桥头人民医院普外科　523523）

芍倍注射液（原名安氏化痔液）具有收敛化瘀等作用。我院于 2006 年 8 月至 2012 年 1 月间，采用安氏疗法治疗痔疮 1048 例，效果满意，总结如下。

## 1　临床资料

### 1.1　一般资料

本组男 782 例，女 266 例，年龄 14～92 岁，平均 36.6 岁。病史最长 25 年，最短 2 个月。内痔 187 例，其中 I 期 32 例，II 期 59 例，III 期 96 例；混合痔 861 例，其中 I 期 152 例，II 期 186 例，III 期 523 例；属静脉曲张型 108 例，结缔组织型 94 例；合并出现痔核嵌顿 383 例。既往治疗：药物治疗 476 例，注射治疗 114 例，手术治疗 298 例，PPH12 例，激光治疗 91 例。

### 1.2　治疗方法

#### 1.2.1　术前准备

手术前一天下午口服比沙可定肠溶片 10mg，饮水 2000ml，手术当天行洁肠水疗一次；对于精神过度紧张患者于术前半小时肌肉注射苯巴比妥纳 0.1g；术前半小时静脉滴注头孢唑林 2g。

#### 1.2.2　手术操作

##### 1.2.2.1　单纯内痔注射术

适用于 I-III 期内痔及静脉曲张型混合痔患者。取右侧屈膝卧位，术野碘伏常规消毒敷孔巾，用 0.5% 的利多卡因作肛门局部麻醉（利多卡因与 0.9% 氯化纳注射液按 1：3 配制），碘伏棉球消毒肛管，置入肛门镜显露痔核，按安氏[1]提出的"先小后大，见痔进针，退针给药，饱满为度"的十六字注射原则，用带 5 号长针头的 5ml 注射器抽取预先准备好的 1：1 芍倍注射液于痔核表面中心隆起部位注射。如为 III 期内痔和静脉曲张型混合痔，伴有大便解不尽症状者，还于痔上区注射，使松驰的黏膜萎缩拉紧，以消除术前出现的症状。注射量为 15～40ml。

##### 1.2.2.2　小切口外痔剥离内痔注射术

适用于 I 期混合痔患者。所取体位、消毒、麻醉同单纯内痔注射术。麻醉成功后，碘伏棉球消毒肛管，用中弯钳轻轻提起外痔部分，持剪刀在外痔基底部作放射状小切口至齿线上 0.5cm 处，中弯钳钳夹基底部，10 丝线结扎，切除外痔核及皮赘；内痔核注射方法同内痔注射术。内痔核注射完毕，5ml 注射器抽取预先配制好的亚甲蓝注射液于放射状的小切口作点状注射防止术后疼痛。视术中创面渗血情况，必要时予凡士林纱填塞肛管压迫止血，"丁"字型绷带包扎。

##### 1.2.2.3　外痔剥离内痔结扎＋注射术

适用于 II 期混合痔。所取体位、消毒、麻醉同单纯内痔注射术。麻醉成功后，碘伏棉球消毒肛管，选择外痔隆起最明显处作为外剥内扎部位，用中弯钳轻轻提起每个中心段外痔部分，持剪刀在外痔基底部作放射状小切口至齿线上 0.5cm 处，中弯钳钳夹基底部及内痔核下部的 2/3 组织，10 丝线结扎，切除外痔核及内痔核下部的 2/3 内痔核注射方法同内痔注射术。创面点状注射亚甲蓝溶液，视术中创面渗血情况，必要时予凡士林纱填塞肛管压迫止血，"丁"字型绷带包扎。

##### 1.2.2.4　环状混合痔分段式外痔剥离、2/3 内痔结扎加注射术

适用于 III 期、混合痔和混合痔发生嵌顿患者。所取体位、消毒、麻醉同单纯内痔注射术。麻醉成功后，碘伏棉球消毒肛管，以 3、7、11 点的外痔隆起最明显处作为外剥内扎部位；用中弯钳轻轻提起每个中心段外痔部分，持剪刀在外痔基底部作放射状小切口至齿线上 0.5cm 处，中弯钳钳夹基底部及内痔核下部的 2/3 组织，10 丝线结扎，切除外痔核及内痔核下部的 2/3。修剪外痔切口皮下静脉丛，合并有皮下血栓者一并剥离干净。剥离时，切口要细、浅、长，并可视术中情况，必要时于直视下切

断肛门外括约肌皮下部及浅部的部分肌纤维和部分内括约肌；每个小切口间留有足够皮桥及黏膜桥，如皮桥隆起，肛门外形未能恢复形似"太阳光芒"的放射状，每个皮桥中心可作梭形修剪。内痔核注射方法同内痔注射术。创面点状注射亚甲蓝溶液，视术中创面渗血情况，必要时予凡士林纱填塞肛管压迫止血，"丁"字型绷带包扎。

### 1.2.3　术后处理

①适当应用抗菌药物 3~5 天；

②卧床休息 24 小时，控制排便 24~48 小时；

③每天经肛门注入庆大霉素 16 万单位或 0.5% 甲硝唑溶液 4ml，外涂痔疮膏后经肛门塞入化痔栓一枚；

④如为混合痔，用马齿苋等 9 味中药煎水 2000ml 加食醋 100 时坐浴，1~2 次/天，15 分钟/次，坐浴后进行肛门熏蒸。⑤上述③④处理方法持续 1 周。

### 1.2.4　疗效判断标准

治愈：症状（便血、脱出或疼痛）消失，肛门镜检查，内痔核消失；

有效：症状消失，肛门镜检查，内痔核萎缩；

显效：症状改善，肛门镜检查，内痔核未见萎缩；

无效：症状无改善，肛门镜检查，内痔核治疗前后无明显变化。

## 2　结果

治愈 981 例，占 93.6%；有效 61 例，占 5.8%，显效 6 例，无效 0 例，有效率 100%。疗程 3~15 天，平均 5.3 天；本组病例均获得随访，随访最长时间 5 年，最短半年，平均 10.3 个月，除 12 例间中出现便血外，余均无便血、脱出或疼痛的表现。

## 3　讨论

目前对于痔疮的治疗，治疗的方法有手术切除、痔上黏膜环切、激光、微波和注射等。手术切除是目前痔疮最可靠的治疗手段，但创伤大，且术后疼痛难忍，大多数病人不乐于接受；痔上黏膜环切，是使用吻合器环形切除痔疮上端的一段直肠黏膜，通过向上牵拉使痔疮变小而达到治疗目的，但费用贵，大多数病人难以支付，基层医院难以广泛开展；激光和微波，因适用范围小，且并发症重，临床已较少用；注射疗法较之手术具有痛苦少，恢复快等优点，因而在临床上仍广泛流行，但目前所使用的药物多为坏死剂和硬化剂，硬化剂主要是在局部产生无菌性炎症使血管闭塞，通过纤维硬化粘连而达到防止痔脱出、出血的目的；坏死脱落剂主要是药物直接作用于组织，引起蛋白质变性，同时又作用于血管和血液有形成分，使之形成血栓阻断远端组织的血液供应。注射坏死剂和硬化剂虽然能获得一定的治疗效果，但其术后容易出现大出血、直肠狭窄、直肠阴道瘘等并发症，个别病例还可出现脏器的损坏甚至引起死亡。针对上述各方法的优缺点，以求达到手术切除的治疗效果，而却没有手术切除的痛苦，北京中日友好医院肛肠治疗中心主任安阿玥教授，根据"酸可收敛，涩可固脱"的中医理论，研制发明了芍倍注射液而应用于临床治疗肛肠病取得了良好的治疗效果，应用芍倍注射液进行肛肠病治疗的方法，临床上称为安氏疗法。

据报道，该药作用于组织不发生明显的炎症、出血、坏死等改变，其直接作用是引起组织发生一种非炎症性的蛋白凝固样变性，且这种变性可逆，容易"复活"，可原位修复，无疤痕形成，注射后除短时间内有轻微局部刺激症状外，未发现有痔核坏死出血、肛门狭窄等并发症和后遗症，治愈率达 98%。王氏在临床应用芍倍注射液治疗痔的观察中，证实了该药的疗效，并与硬化剂消痔灵比较，发现了该药的种种优点。本组 1048 例，治愈 981 例，占 93.6%；有效 61 例，占 5.8%，显效 6 例，有效率 100%。与王氏报道疗效相似。作者在应用芍倍注射液治疗痔的临床观察中，发现该药除具有显效快、痛苦少、疗效高的特点外，还有疗程短、恢复快及治疗范围广的优点。本组疗程 3~15 天，平均 5.3 天，且对既往作过其他治疗无效的 991 例均取得了良好的效果。作者在具体操作过程中，发现如要在得更高疗效，应注意如下几点：①注射时，必须遵循安阿玥教授提出的"先小后大，见痔进针，退针给药，饱满为度"的十六字注射原则，方能准确掌握注射的深度及注射的用量，同时可防止小痔核的遗留；②对于术前有大便解不尽症状或痔疮病史较长者，必须于痔上区注射，使松弛的粘膜萎缩拉紧，方能消除术前出现的症状；③外痔核需要手术剥除者，所作切口必须呈"太阳光芒"的放射状，且切口需要细、浅、长，方能利于引流而避免肛门水肿的出现。④术后如肛门出现水肿，坐浴中药加入食醋，必要时加入食盐可利于水肿的消退。⑤创面如无明显的渗血，尽量不要往肛门内置人凡士林纱等止血物填塞，以减轻术后肛门疼痛。

中华中医药学会肛肠分会第十四次全国肛肠学术交流大会论文精选 2012 年

# 外剥内扎加芍倍注射法治疗环状混合痔 83 例临床观察

曾 辉 李柳生 刘付成

（广东省茂名市人民医院 525000）

摘要 目的：探讨应用外剥内扎加芍倍注射方法治疗环状混合痔的临床效果。方法：较大痔采用外剥内扎，其余内痔及直肠下端松弛粘膜注射芍倍注射液，与传统外剥内扎配合消痔灵注射法对照。结果：治疗组治愈率、平均愈合时间、平均痔核萎缩时间、肛门局部不良反应发生率等各项观察指标均优于对照组，组间比较差异有显著性。结论：外剥内扎配合芍倍注射治疗环状混合痔安全有效，并发症少，值得临床推广。

关键词 环状混合痔；注射

Clinical Observation of Surgery – Shaobei Injecting Method for 83 Cases of Circular Hemorrhoids

ZENG Hui，LI Liu – sheng，LIUFU W ei – cheng

（ The People s Hospital of Maoming，Guangdong Maoming 525000，China）

Abstract Objective：To evaluate the curative effect of the separating method for external hemorrhoids and ligation method for internal hemorrhoid in circular hemorrhoids. Method：The bigger hemonhoids trantet with surgery and shaobei injection w were injected. In control group were treated with traditional surgery combined xiaozhiling injection. Result：The results showed that there w ere significant differences in various clinical indexes between the two groups. Conclusion：It suggested that in treatment group it was painless and safe，w ith shorter treatment process and lower incidence of complications，as compared w ith those in control group.

Key word Circular hemorrhoids；Injecting

环状混合痔由于痔核大而多，甚至相连成环无法分界，导致术中处理难度较大，我科采用外剥内扎加芍倍注射方法治疗环状混合痔 83 例，取得满意疗效，随访一年现报告如下：

## 1 资料与方法

1.1 临床资料：按照国家中医药管理局 1995 年发布并实施的《中医肛肠科疾病诊断疗效标准》，选择符合环状混合痔诊断标准且具有手术指征病例共计 137 例，随机分为两组，经统计学处理两组在性别、年龄、病程、症状和体征方面均无显著性差异（P > 0.05），具有可比性。治疗组 83 例，对照组 54 例，年龄均在 20 ~ 60 岁之间，病程 1 ~ 21 年，具体见表 1。

**表 1 两组治疗前病情比较（例）**

| 组别 | 例数 | 便血 | 脱出 | 疼痛 |
|------|------|------|------|------|
| 治疗组 | 83 | 57 | 71 | 49 |
| 对照组 | 54 | 30 | 45 | 33 |

P > 0.05

1.2 诊断标准及病例纳入标准：（1）环状混合痔的诊断标准：两组病例均符合《中华外科杂志》编委会、中华医学会外科分会肛肠外科学组 2004 年 4 月制定的《痔诊疗暂行标准》。（2）病例选择标准：①病例纳入标准：患者年龄在 20 岁以上，60 岁以下，符合环状混合痔诊断标准，患者本人同意以本术式治疗者纳入治疗组。②病例排除标准：患者年龄在 20 岁以下或 60 岁以上，患有心脑血管疾病、糖尿病、血液病以及其它严重危及生命的原发性疾病及不适宜手术者，妊娠及哺乳期者等。

## 2　治疗方法

2.1　使用药物：芍倍注射液（治疗组）：新世界海天（信阳）豫南制药有限公司，批号：国药准字Z20030126，规格 10ml/支；消痔灵注射液（对照组）：北京第四制药厂，批号：98102022，规格 10ml/支。

2.2　术前准备：两组病人均在术前排空大便，清洗肛门，进少量饮食。患者取右则卧位，常规碘伏消毒肛周皮肤，碘伏消毒肛管和齿线上痔区 3 遍，0.5% 利多卡因浸润麻醉，以消毒干棉球 2～3 个填塞肠腔充分暴露局部。

2.3　手术方法

2.3.1　治疗组：采用不全外剥内扎加芍倍注射方法。

步骤一：外痔剥离：按照"先大后小，交叉进行，不同平面，不同大小"的原则进行外剥内扎，即首先选择外痔隆起最明显处作为剥扎点，以弯钳轻夹提起所要剥扎外痔顶部中心，从肛缘外沿提起的痔两侧距基底部约 0.5cm 处切开皮肤，潜行剥离皮下结缔组织及静脉丛，将剥离组织向肛内游离至齿线处结扎，在游离时切口应逐渐内收。剥离的同时注意止血点的结扎，并且在两个相邻剥扎点之间充分保留皮桥及粘膜。

步骤二：内痔结扎：用大弯止血钳从游离至齿线处的外痔基底部连同齿线上内痔的上 2/3 部分一并夹住，在止血钳下端行单纯结扎或"8"字贯穿缝扎，保留 0.5cm 长残端，其余予以剪除，然后推回肛内，相邻两结扎点应上下错位，即不在同一平面，以防术后肛门狭窄。

步骤三：内痔注射：向上述两个步骤中所保留皮桥上端的直肠黏膜、未结扎的内痔及直肠下端的松弛黏膜下注射 1∶1 浓度的芍倍注射液（1 份芍倍注射液加 1 份 0.5% 利多卡因），注射以见痔进针为原则，进针刺破痔粘膜时速度要快，缓慢退针给药，使药液均匀充盈痔核。

步骤四：肛缘小切口修整：修剪切口两侧皮缘，潜形剥离皮下怒张的静脉团和血栓，并适当将切口向肛缘外延长，使外痔切口呈放射状的梭形。若肛缘仍不平整，在隆起的部位采用小切口潜行剥离和修剪。

2.3.2　对照组：采用传统环状混合痔外剥内扎加消痔灵注射方法：轻提痔组织，由外向内作一梭形切口，剥离皮下结缔组织和曲张静脉血管，至齿线上 0.5cm 处，以弯钳夹持内痔痔核基底部结扎，剪去结扎之痔组织，按传统消痔灵四步注射法行内痔注射（1 份消痔灵注射液加 1 份 0.5% 利多卡因），最后适当修剪切口皮缘使之引流通畅。

2.4　术后处理：两组均术毕创口填塞止血海绵，塔形纱布用绷带加压包扎，丁字带固定。常规应用广谱抗生素 5d，嘱病人 24h 后排便，每次便后以活血化瘀、清热解毒之中药坐浴 5～10min，常规换药直至痊愈。

2.5　观察指标及疗效判定

2.5.1　观察指标：①切口愈合时间：指从手术后到切口愈合所需要的时间。②痔核萎缩时间：指从手术后到痔核萎缩所需要的时间。③创缘水肿：指手术后创缘出现水肿。④肛内硬结：指内痔注射后产生硬结的不良反应。⑤复发率：指平均一年内再度出现痔疮症状的患者比率。

2.5.2　疗效判定：按照国家中医药管理局 1994 年 6 月发布的《中医病症诊断疗效标准》及《中华人民共和国中医药行业标准》执行：①治愈：症状及体征全部消失，创口愈合。②好转：症状及体征改善，创口愈合。③未愈：症状及体征无明显变化。

2.6　统计学处理：对数据结果采用 $X^2$ 检验，$P < 0.05$ 为有统计学意义。

## 3 结果

结果见表2。

**表2 两组观察结果及疗效比较**

| 组别 | 平均愈合时间（d） | 平均痔核萎缩时间（d） | 创缘水肿（%） | 肛内硬结（%） | 复发率（%） | 治愈率（%） |
|---|---|---|---|---|---|---|
| 治疗组 | 12.6* | 5.4* | 3.61** | 0.00** | 1.20** | 95.18* |
| 对照组 | 19.8 | 8.3 | 55.56 | 44.44 | 29.63 | 85.19 |

与对照组比较：*P<0.05，**P<0.01

## 4 讨论

**4.1 外剥内扎的优势**：最大限度的减少对肛管解剖结构的破坏和保护肛管生理功能已成为痔手术的共识，在切除痔时必须在两痔间保留相当宽度的"皮桥"或"粘膜桥"，为此我们在长期临床实践中探索处理环状混合痔手术中皮桥的保留方法，即"外剥内扎"手术方法，在外痔剥离和内痔结扎时在基底适当保留约1/3，这样无论两痔间有无界沟，均有充分的皮桥和粘膜桥保留。此方法还有效保护肛垫和避免结扎点张力过大术后脱落出血。外痔部分通过对切口两侧静脉团的剥离，仍然不平的皮桥小切口开窗修剪和静脉团破坏，可使肛缘平整，并预防水肿。

**4.2 剥扎点的选择**：环状混合痔手术的第一步就是分段以选取剥扎点，国内目前还没有一个明确的原则和统一标准。日本岩垂纯一[1]指出，对全周性的痔核，切除到什么地方，什么地方要留下的这个设计问题是十分重要的。多数学者是把剥切点选择在传统的三个母痔区[2]。笔者提出辨痔定位，根据以下三原则来确定剥扎点：①"先大后小，外大为先，脱垂为先，嵌顿为先"，先去除外痔较大者，若外痔大小相等界限不分，则以内痔较大脱垂或嵌顿者对应的外痔部分为切口。②剥扎3~5处为宜，不主张过多剥扎。③同时要考虑前后左右肛门12个点位的均衡性，不能将所有的切口均集中在一侧。

**4.3 关于内痔注射液**：传统内痔注射液的作用机理是通过使局部组织硬化、坏死而达到治疗目的，其代表药物消痔灵注射液即是利用上述作用机理，在注射局部产生炎症反应使血管闭塞，通过纤维硬化粘连而达到防止痔脱出或出血的目的。这种破坏性的非生理疗法带来的副作用也是相当大的。有文献报道：硬化坏死剂会引起术后大出血、直肠狭窄、直肠阴道瘘，个别病例还有出现脏器的损坏甚至引起死亡[3]。而芍倍注射液是选用具收敛化瘀功效的中药乌梅、五倍子及赤芍，提取有效成份制成，人体痔病理学研究显示，其作用机理与以往硬化剂不同，可使痔血管迅速收缩，不出现明显炎症、坏死及出血等改变[4]，具有高效、安全、副作用小的优点。

**4.4 综合评价**：通过临床观察，用这种外剥内扎加芍倍注射方法治疗环状混合痔简单易行，痔核萎缩迅速完全，切口愈合快，不良反应少，复发率低，笔者采用这一疗法在临床治疗环状混合痔，使传统疗法中原本非常棘手的问题变得相对简单，更是有效避免了术后水肿、肛内硬结等并发症，收到满意效果，值得临床推广。

**参考文献**

[1] 高野正博. 内痔核结扎切除术 [J]. 手术，2004，58（6）：961~963.

[2] 岩垂纯一. 痔核痔瘘手术 [J]. 手术，2004，55（10）：1693~1701.

[3] 范学顺. 注射疗法治疗内痔的问题及展望 [J]. 中日友好医院学报，2003，17（4）：249.

[4] 王健民. 安痔注射液Ⅱ期临床研究 [J]. 安徽中医学院学报，2001，20（1）：21~22.

《河北医学》2007年第13卷第11期

# 安氏疗法治疗内痔的疗效

熊燕飞（靖安县人民医院外科　330600）

朱湘南（南昌大学第四附属医院普外科，南昌330002）

**摘要**　目的：观察安氏疗法治疗内痔的临床疗效。方法：将123例内痔患者按随机数字表法分为2组：治疗组63例和对照组60例。治疗组采用安氏疗法治疗，对照组采用消痔灵注射液治疗。观察2组患者临床疗效、住院时间、治疗费用及有无并发症发生等情况。结果：治疗组、对照组总有效率分别为96.83%、85.00%，2组比较差异有统计学意义（P < 0.05）。治疗组肛门狭窄、肛门处硬结的发生率均明显低于对照组（均P < 0.05），治疗组住院时间较对照组缩短、治疗费用较对照组减少（均P < 0.05）。结论：安氏疗法治疗内痔有较好的疗效，减少了患者的治疗费用，缩短了住院时间，是一种较好的治疗方法。

**关键词**　内痔；安氏疗法；芍倍注射液；消痔灵注射液；疗效

痔疮是最常见的肛门良性疾病[1]，其治疗方法主要有手术疗法和非手术疗法2种。在"十一五"农村卫生适宜技术推广中，为贯彻"安全、有效、方便、价廉"的理念[2]，纳入了"痔疮诊疗技术的临床运用"即"安氏疗法"作为其中的一项适宜技术。2009～2010年，靖安县人民医院承担了该项技术的试点工作，笔者对63例内痔患者采用该疗法治疗，取得了满意的效果。报告如下。

## 1　资料与方法

### 1.1　一般资料

选择在靖安县人民医院住院的内痔患者123例，按随机数字表法分为2组。治疗组63例，男38例，女25例，年龄16～61岁，平均（38.64±21.55）岁，病程10d～8年，平均（4.21±3.53）年。其中肛周疼痛30例，便血28例，痔核脱出5例。对照组60例，男35例，女25例，年龄14～66岁，平均（40.22±25.63）岁，病程23d～10年，平均（5.24±4.67）年。其中肛周疼痛32例，便血24例，痔核脱出4例。2组患者在性别、年龄及病程、病情等方面比较差异均无统计学意义（均P > 0.05），具有可比性。

### 1.2　治疗方法

治疗组患者采用安氏疗法治疗。患者在治疗前进行大肠水疗清洁肠道，采用局部浸润麻醉，膝胸位。首先将芍倍注射液［和力达（信阳）药业有限责任公司，批号：100429］10ml + 0.9%氯化钠注射液10ml配制成混合液，然后将混合液注射于较小的痔核3ml、大的痔核7ml。避免重复进针穿刺。注射后用碘附棉球充分揉开，肛内置入油纱引流管，12h后取出。疗程3～6d。

对照组患者治疗前准备与治疗组相同。采用消痔灵注射液（北京双鹤高科天然药物有限责任公司，批号：10102002.2）40ml，其中注射于痔核的直肠上动脉区9ml，痔核的黏膜下层8ml，黏膜固有层13ml，痔核下方、齿线上方的黏膜区域10ml。注射后用碘附棉球充分揉开，肛内置入油纱引流管，24h后取出。疗程3～6d。

### 1.3　观察指标

观察2组患者临床疗效、住院时间、治疗费用及有无并发症发生等情况。

### 1.4　疗效判断标准

痊愈：便后无出血、无脱出等症状，肛镜检查肛管处黏膜恢复正常，痔核萎缩；显效：便后无出血和脱出，肛镜检查肛管处黏膜有充血现象；无效：便后仍有出血和痔核脱出等症状。总有效率 = ［（痊愈 + 显效）例数/治疗总例数］×100%。

### 1.5　统计学方法

采用SPSS13.0统计软件对数据进行分析。计量资料以 $\bar{x} \pm s$ 表示，采用t检验；计数资料采用 $X^2$ 检验。以P < 0.05为差异有统计学意义。

## 2　结果

治疗组住院时间较对照组缩短〔（5.25±0.89）dvs（9.00±1.12）d，P<0.05〕，治疗组治疗费用较对照组减少〔（1524.62±632.7）元vs（2553.34±563.26）元，P<0.05〕。治疗组总有效率明显高于对照组（P<0.05），治疗组肛门狭窄、肛门处硬结的发生率均明显低于对照组（均P<0.05）。见表1。

表1　2组疗效、并发症情况的比较

| | 例 | % | 例 | % | 例 | % | 例 | % | 例 | % | 例 | % | 例 | % |
|---|---|---|---|---|---|---|---|---|---|---|---|---|---|---|
| 治疗组 | 63 | 52 | 82.54 | 9 | 14.29 | 2 | 3.17 | 61 | 96.83 | 1 | 1.59 | 0 | 0.00 | 0 | 0.00 |
| 对照组 | 60 | 36 | 60.00 | 15 | 25.00 | 9 | 15.00 | 51 | 85.00 | 0 | 0.00 | 1 | 1.67 | 4 | 6.67 |

## 3　讨论

自2009年以来，本院承担了"痔疮诊疗技术的临床运用"即"安氏疗法"的试点工作。在之前"十一五国家科技支撑计划——江西省农村卫生适宜技术"课题组的研究中，发现安氏疗法在西医适宜技术中患者接受程度最高，达75.00%[3]；医生自评熟练度为60.71%、排第2位，患者对其使用中体现的熟练度评价也很高，达93.18%，说明它具有易掌握、易开展等优点。在实际开展中，笔者认为应该遵循"见痔进针、先小后大、退针给药、饱满为度"的十六字原则，具体来说：注射部位是见痔进针；注射顺序是先小后大，防止遗漏；注射过程是进针后边退针边推药，目的是防止注射过深和药过于集中；用药剂量以注射的痔核饱满为度。

在本院的实际运用中，与局部注射硬化剂（消痔灵注射液）治疗内痔相比，安氏疗法能有效地减少并发症的发生，特别是减少了肛门狭窄、肛管内硬结等较严重的并发症，这可能与芍倍注射液具有极强的萎缩、收敛固涩和活血化瘀作用、注射后局部不易形成硬结[5~6]等有关。有文献报道，芍倍注射液只需注射1针，10min后即可见痔核明显萎缩，3~7d后痊愈，不影响正常饮食和排便[7]。另外，本资料表明：安氏疗法能提高总有效率，减少住院费用和缩短住院时间，这对农村患者减轻经济负担、提高生活质量具有重要的意义。

总之，安氏疗法治疗内痔具有较好的疗效，是一种较好的治疗方法。适合在基层医院开展。

**参考文献**

[1] 陈孝平. 外科学［M］. 北京：人民卫生出版社，2005：636.

[2] 周小军，辛洪波，万洪云，等. 江西省农村卫生适宜技术推广应用长效机制探讨［J］. 南昌大学学报：医学版，2010，50（10）：13~16，20.

[3] 吴磊，黄河浪，辛洪波，等. 江西省农村卫生适宜技术服务对象满意度调查［J］. 南昌大学学报：医学版，2010，50（7）：1~4.

[4] 吴一峰，周建明，黄河浪，等. 江西省农村西医适宜技术使用熟练度的评价［J］. 南昌大学学报：医学版，2010，50（10）：5~8，12.

[5] 韦东，李春雨，王阳，等. 安氏疗法在痔疮治疗中的应用［J］. 中国误诊学杂志，2010，10（30）：7346~7347.

[6] 安阿玥，黄跃. 安氏化痔液治疗各期内痔混合痔：附2727例病例分析［J］. 中日友好医院学报，1994，8（4）：193~196.

[7] 何敦新. 芍倍注射液治疗内痔混合痔102例临床观察［C］//中国医师协会. 第二届中国肛肠科医师年会暨安氏疗法研讨会论文集. 北京：［出版者不详］，2008：170~171.

《南昌大学学报》2011年第51卷第1期

# 手术切除配合芍倍注射液治疗混合痔236例

李建明　李　青（容城县中医院　071700）

**关键词**　混合痔；手术切除；芍倍注射液

　　笔者于2009年7月至2011年12月采用手术切除配合芍倍注射液治疗混合痔236例，取得了满意疗效。现报告如下。

## 1　临床资料

　　共收治混合痔236例，其中男120例，女116例；年龄21~76岁，平均48.5岁；病程5~6年者112例；7~10年者56例，11~20年者42例，>20年者26例。所有病例都符合《痔诊治暂行标准》[1]。

## 2　治疗方法

2.1　手术切除：（1）术前准备：术前排空大便，温水坐浴，术前禁食，静滴生理盐水入手术室。（2）麻醉消毒：患者取侧卧位，行骶管阻滞麻醉，骶管裂孔畸形者行局部浸润麻醉。碘伏消毒肛周皮肤并消毒肛管和齿线上痔区3遍。（3）手术方法：麻醉成功后，患者取截石位，常规消毒肛周及肛内，铺手术巾，扩肛，肛门松弛后，仔细检查混合痔的形状、大小、性质和数量。血管钳夹起外痔隆起顶部，从肛缘外做尽量小的梭形切口，切开皮肤，潜行剥离皮下组织及静脉丛，向上剥离至齿线处，剥离完后，使切口两侧皮肤刚好对合，覆盖伤口。将剥离到齿线处外痔基底部到齿线上内痔1/2到2/3用大弯钳钳夹，10号丝线行"8"字缝扎，剪除结扎线上痔组织，残端保留0.5cm，相临结扎点要上下错位。

2.2　药物注射：采用河南合力达（信阳）有限药品公司生产芍倍注射液注射液（国药准字：Z20030126，规格10ml/支/盒）。内痔部分用事先配好2:1的芍倍注射液（2份芍倍注射液及1份注射用水或0.5%利多卡因）注射。在肛门镜下充分暴露痔核，于痔核表面中心隆起部位斜刺进针，遇肌抵抗感后退针给药，注射量以注射后痔核均匀饱满充盈，表面黏膜颜色呈粉红色为度。如为Ⅲ期内痔和静脉曲张性混合痔伴直肠黏膜松弛者，除内痔注药外，还在痔核上松弛的直肠黏膜下及齿线附近注射，注射方法同上。注射量为15~30ml。注射完毕伸入手指在注射部位轻轻按摩使药液均匀散开，直肠内塞消炎止痛栓。术毕以肛内进入两指为宜，给予明胶海绵外敷创面，无菌纱布塔形加压固定。

　　术后均给予常规口服抗生素或抗炎3~6d，控制排便24h，每日便后以中药肛肠洗剂坐浴，凡士林油纱条或痔疮栓换药。

## 3　治疗结果

3.1　疗效标准[2]治愈：经手术加注射后，症状（便血、脱出或疼痛）消失，随访3个月以上未复发。有效：便血、脱出症状大部分消失，但因大便干结，排便用力后或因其他原因引起少量便血及部分脱出。无效：经手术加注射后便血、脱出仍反复发作，治疗前后无明显变化。

3.2　结果236例中，治愈228例，占96.61%；显效8例，占3.39%，全部有效。疗程12~20d，平均16d。

## 4　讨论

　　混合痔在国内以外剥内扎为多，由于皮桥皱褶、切口及皮桥部极易水肿，术后肛门部仍遗留不平整之外痔，且外痔区域损伤大、恢复慢、瘢痕重。因此，本方法不甚理想。而注射疗法治疗痔在我国已有较长的发展，我国在20世纪30年代已采用注射疗法治疗痔，之后的20年左右一直不断地出现各种注射药物，到20世纪70年代注射方法已成为我国治疗痔较为广泛的方法之一，其药物主要为坏死剂和硬化剂两大类型。硬化剂的代表药物为消痔灵注射液，其作用机制是在局部产生无菌性炎症反应使血管闭塞，通过纤维硬化粘连而达到防止痔脱出、出血的目的，黏膜常遗留严重疤痕。坏死脱落剂的代表药物为枯脱油、枯痔油、新六号、痔全息等。硬化剂与坏死剂没有本质区别，其并发症主要是术后大出血与直肠狭窄[3]。传统注射剂型对术者操作要求严格，操作步骤复杂，术后并发症多，对出现并发症的患者来说痛苦较大。芍倍注射液由乌梅、五倍子、芍药苷组成，意在酸性收敛，涩可固脱，同时凉血活血，可用于各期内痔、混合痔的治疗，无硬化、坏死之弊病，不遗留瘢痕，与硬化坏死剂截然不同。在内痔的注射方法上遵循安阿玥教授创出治痔16字方针，即"见痔进针，退针给药，先小后大，饱满为度"的原则。实践证明该方法大大缩减了注射难度，化复杂为简单，容易学习，容易掌握。王健民等[4]在芍倍注射液II期临床试验研究中，客观地评价了本药在治疗各期内痔和静脉曲张性混合痔的疗效及安全性，并通过与消痔灵的比较发现芍倍注射液在各方面均优于消痔灵，其疗效获得广泛的临床肯定。笔者结合芍倍注射液的软化、萎缩、提拉作用，采用内痔区域注射，外痔部分小切口切除的办法很好地解除了术后痛苦大、恢复慢的问题，避免了术后外痔残留。

**参考文献**

[1] 中华医学会外科分会肛肠病学组. 痔诊治暂行标准 [J]. 中华外科杂志，2000，38（12）：891
[2] 林启河，陈轶峰，热娜. 外剥内扎术＋芍倍注射术治疗老年环状混合痔118例 [M]. 中国临床医生杂志，2008，36（5）：
[3] 安阿玥. 肛肠病学 [M]. 2版. 北京：人民卫生出版社，2005：473
[4] 王健民，汤勇，王慧. 安痔注射液II期临床试验研究 [J]. 安徽中医学院学报，2001，20（1）：21～22

《中医药导报》2012年第18卷第6期

# 外剥内扎加芍倍注射液治疗环状混合痔 200 例临床观察

何敦新　郑瑶涵（海南省文昌市中医院肛肠科　571300）

**摘要**　目的：探讨外剥内扎加芍倍注射液治疗环状混合痔的疗效。方法：全部病例采用"V"型外剥、2/3内痔结扎加芍倍注射液注射治疗，术后每日常规换药直至愈合。结果：200例患者全部有效。术后6个月～18个月随访162例，除5例偶有肛门潮湿外，无一例继发肛裂和肛门狭窄。结论：该方法治疗环状混合痔，对患者的组织损伤轻，痛苦小，疗效好，无手术后遗症。
**关键词**　外剥内扎；芍倍注射液；环状混合痔

2006年我院采用外痔切除、剥离至齿线以上、结扎2/3内痔加注射的方法治疗环状混合痔200例，取得了较好的效果，现报告如下。

## 1　临床资料与方法

### 1.1　临床资料

2006年1月～12月我科收治环状混合痔患者200例，其中男122例、女78例；年龄18～84岁，平均42岁。病程＞5年51例，6～10年85例，11～20年46例，＞20年18例。其中外痔属结缔组织型136例，静脉曲张型64例，合并肛乳头肥大24例，肛乳头瘤12例，肛裂16例。

### 1.2　方法

#### 1.2.1　手术方法

术前排空大便，清洗肛门，进少量饮食。患者取侧卧位，碘酒、酒精消毒肛周皮肤，行局部浸润麻醉，1‰新洁尔灭消毒肛管和齿线上痔区3遍，然后用干棉球2个填塞直肠腔。

按照"先大后小，交叉进行，外大为先，内大为次"的原则，选择3～5处外痔隆起最明显处作为剥扎点，若外痔大小无显著差异则选择与较大的内痔相对应的外痔部位为剥扎点。两个剥扎点之间保留皮桥和粘膜桥。剥扎时用组织钳将外痔隆起的顶部夹住轻提，从肛缘外沿提起的痔两侧距基底部约0.5cm处切开皮肤，剥离皮下结缔组织及静脉丛，将剥离组织向肛内游离，至齿线上或偏上0.2cm处时用大弯止血钳从游离痔核的基底部连同齿线上内痔的下 2/3 部分一并夹住，在止血钳下端行单纯结扎或 "8" 字贯穿缝扎，保留 0.5cm 长残端，其余予以剪除推回肛内。修剪两侧皮缘，使外痔切口呈 "V" 字形向外放射状，保持引流通畅。

在肛门镜下对未结扎的内痔及直肠下端松弛的粘膜注射 1：1 浓度（即 1 份芍倍注射液加 1 份 0.5% 利多卡因）的芍倍注射液，进针时速度要快，遇肌性抵抗感后缓慢退针给药，使药液均匀充盈痔核使呈水泡状，每个痔核用药量约 3～5ml。注射完毕后取出术前填塞直肠腔的干棉球，退出肛门镜，止血海绵填塞创口，纱布块加压包扎。

### 1.2.2　术后全身用药

常规应用广谱抗生素 5～7d，并内服中药，以清热解毒、化瘀止痛为治法，基本方如下：金银花、连翘、紫花地丁、蒲公英、野菊花、生地、槐花、地榆、丹皮、赤芍、田七末、甘草。大便干结、排便不畅者加大黄、玄明粉、枳实，气血虚弱者加黄芪、人参、当归。水煎服，每日 1 剂，连服 1 周。

### 1.2.3　术后局部处理

术后 24h 可排便，大便后用中药或 PP 粉坐浴，马应龙麝香痔疮膏涂创面，并以凡士林油纱条纳肛内。

### 1.3　疗效标准

治愈：痔核脱出和出血等症状完全消失，肛缘平整，肛镜下见内痔消失和萎缩。显效：痔核脱出和出血等症状完全消失，肛缘皮桥处轻度隆起，肛镜下见结扎的内痔消失，注射的痔核萎缩 ≥50%。无效：痔核脱出和出血等症状较术前无明显改善，注射的痔核萎缩 <25%。

## 2　结果

### 2.1　疗效

治愈 189 例，占 94.5%；显效 11 例，占 5.5%。全部有效。疗程 13～24d，平均 16.5d。

### 2.2　术后反应

术后当日发生尿潴留 5 例，有 16 例患者因疼痛服用强痛定片。无发烧、肛门大出血等并发症。

### 2.3　复发情况

术后 6 个月～18 个月随访，有随访结果者 152 例，5 例主诉偶有肛门潮湿，用温水坐浴后好转，余皆正常。

## 3　讨论

以往注射液注射治疗痔疮，其作用机理主要是通过局部组织硬化、坏死达到治疗目的。硬化剂的代表药物为消痔灵注射液、5% 鱼肝油酸钠、10% 石炭酸甘油等，其作用机理是在局部产生无菌性炎症使血管闭塞，通过纤维硬化粘连而达到防止痔脱出、出血的目的。坏死脱落剂的代表药物为枯脱油、枯痔油、新六号、痔全息等。痔注射机理一是药物直接作用于组织，引起蛋白质变性，二是药物作用于血管和血液有形成分，使之形成血栓阻断远端组织的血液供应。文献报道，硬化、坏死剂带来的主要并发症是术后大出血、直肠狭窄、直肠阴道瘘，个别病例可出现脏器的损坏甚至引起死亡[1]。芍倍注射液与以往的硬化剂及坏死剂不同，它作用于组织，不发生明显的炎症、出血、坏死等改变，其直接作用是引起组织发生一种非炎症性的蛋白凝固样变性，且这种变性可逆，容易 "复活"，经 3～7d 可原位修复，无瘢痕形成。安阿玥[2]分别应用芍倍注射液及消痔灵注射液注射人体痔疮，并取注射后组织做活检，得出的结论为，消痔灵引起的水肿、出血及炎症反应等改变均明显重于芍倍注射液，7d 后的血栓机化、内皮细胞生长不如芍倍注液活跃，且在组织中引起瘢痕形成。病理结果显示，芍倍注射液作用迅速、疗效确切、使用安全，为临床应用提供了可靠依据。王健民[3]在芍倍注液Ⅱ期临床试验研究中，客观地评价了本药在治疗各期内痔和静脉曲张形混合痔的疗效及安全性，并通过与硬化剂消痔灵的比较发现，芍倍注射液在各方面均优于消痔灵。廖明[4]通过芍倍注射液与消痔灵临床对比发现，前者比后者具有高效、疗程短、恢复快、安全、无毒、毒副作用小等优点。通过我们临床应用也证实了该药的可靠和安全性。

环状混合痔治疗难度较大，我们采用在注射内痔的同时，以小切口处理外痔部分获得了良好效果。传统的手术方法采用外剥内扎术治疗混合痔，外痔区域损伤大，恢复慢，瘢痕重，术后由于瘢痕挛缩导致肛门狭窄或造成多余皮瓣出现水肿。我们在术中常采用"V"字形向外放射状小切口，并尽量向肛缘外延长，该术式对局部皮肤损伤小，创面自然对合，可保留皮桥，减轻患者术后疼痛，缩短了创口愈合时间，同时又可减轻其张力，防止皮桥水肿。对特大型混合痔的内痔部分，采用2/3痔体结扎法，一方面能有效地防止因痔核脱落创面过大导致创面出血，另一方面能防止创面瘢痕挛缩致直肠狭窄发生；而结扎之外的部位则采用具有活血化瘀、收敛固涩功能的芍倍注射液注射治疗，很好地解决了以往治疗环状混合痔时由于切口过大引起肛门狭窄或切除不足、皮桥水肿的缺点，使内痔及其余粘膜部分充分萎缩、止血。

**参考文献**

[1] 范学顺. 注射疗法治疗内痔的问题及展望 [J]. 中日友好医院学报, 2003, 17 (4)：249.
[2] 安阿玥. 芍倍注射液注射治疗痔疮的临床疗效观察 [J]. 安徽中医学院学报, 2004, 19 (11)：13~14.
[3] 王健民. 安痔注射液Ⅱ期临床研究 [J]. 安徽中医学院学报, 2001, 20 (1)：21~22.
[4] 廖明. 安痔注射液治疗内痔混合痔的临床观察 [J]. 中日友好医院学报, 2005, 19 (1)：57~58.

《中日友好医院学报》2007年第21卷第3期

# 芍倍注射液内痔注射加外剥内扎术治疗混合痔183例

吴文宗　曹富全　吴双美　廖星明

（福建医科大学临床教学专业基地福建省三明市第二医院肛肠科　366000）

**摘要**　目的：探讨芍倍注射液注射与外剥内扎手术相结合治疗混合痔的临床疗效。方法：近4年来我们对183例混合痔患者采用梭形切口分段剥离外痔、部分结扎内痔，配合芍倍注射液注射治疗，术后每日常规换药至痊愈。结果：患者治疗后效果满意，肛门部位不良反应少，总有效率99.5%，平均治愈时间为12.7d。术后6个月随访142例，无继发肛门感染、直肠狭窄等术后并发症。结论：芍倍注射液加外剥内扎术治疗各型混合痔安全有效，组织损伤小、无不良并发症。

**关键词**　痔；注射；芍倍注射液；外剥内扎术

2007年至今，我科采用芍倍注射液内痔注射与外剥内扎术相结合治疗混合痔，取得满意疗效，现总结如下。

## 1　资料和方法

### 1.1　临床资料

本组183例混合痔，其中男99例、女84例；年龄13~73岁，平均39.4岁。最大痔核3cm×3cm；33例内痔脱出形成嵌顿，17例外痔部分合并血栓，12例合并肛瘘，18例合并肛裂，23例合并肛乳头瘤。所有病例均有不同程度的便血、脱出或肿痛等症状。病程0.5~30年，平均4.8年。

### 1.2　治疗方法

#### 1.2.1　术前准备

患者取右侧卧位，肛周用碘酒、酒精消毒；采用局部麻醉或骶管阻滞麻醉，肛管及内痔区用碘伏消毒。

#### 1.2.2　操作步骤

选择3、7、11点母痔区作为外剥内扎部位，注意分段不能太多，一般不超过4处；按照"先大后小，交叉进行，外大为先，内大为次"的原则，选择3~5处外痔隆起最明显处作为剥扎点，若外痔大小无显著差异，则选择与内痔较大脱垂或嵌顿者对应的外痔部位为切口，不主张过多剥扎。注意保留肛门的正常形态，在剥扎点之间保留皮桥和粘膜桥。

剥扎时用组织钳将外痔隆起的顶部夹住轻提，从肛缘外沿提起的痔两侧切开皮肤，剥离皮下结缔组织及静脉丛，剥离时在肛门外括约肌表面留少量血管丛及结缔组织，将剥离组织向肛内游离，至齿线处用大弯止血钳从游离痔核基底部连同齿线上内痔的2/3部分一并夹住，在止血钳下端单纯结扎或

"8"字贯穿缝扎，保留 0.5cm 长残端，修剪两侧皮缘；使外痔切口呈梭形向外放射状，保持引流通畅；同法处理其它处母痔区。术中注意结扎出血点；若术区合并静脉曲张、结缔组织增生或血栓外痔，应给予潜形剥离；若合并肛乳头瘤，应给予结扎后切除；若合并肛裂、肛瘘，予以一次性切开根治。

在肛门镜下充分暴露内痔，再次用碘伏消毒肠腔，在直肠腔痔核的上部用一干棉球填塞，然后用 2∶1（2 份芍倍注射液加 1 份 0.5% 利多卡因）芍倍注射液直接注入结扎剩余痔核内，伴直肠粘膜松弛者同时在松弛粘膜下注射。注射进针刺破痔粘膜时速度要快，遇肌性抵抗感后缓慢退针给药，使药液均匀充盈饱满为度，粘膜表面呈粉红色为佳。剂量多少取决于痔核大小，一般每个痔核约 3～5ml。注射完毕后取出术前填塞直肠腔的干棉球，退出肛门镜。术后创面填塞明胶海绵及凡士林油纱，"丁"字绷带加压包扎止血。嘱患者术后 24h 排便，便后用 1∶5000 高锰酸钾溶液坐浴，凡士林油纱条及痔疮栓换药，常规应用抗生素治疗 3～5d。

## 1.2 疗效观察

疗效标准：痊愈：症状消失，便后无出血、无脱出、肛镜检查痔核萎缩，痔粘膜恢复正常。显效：便后无出血、无脱出，肛镜检查痔核明显萎缩，痔粘膜轻度充血。有效：便后仍有少量便血，痔核轻度脱垂，肛镜检查痔粘膜轻度充血。无效：痔核脱出和出血等症状无明显改善，甚至加重者。

## 2 结果

痊愈 153 例（83.6%），显效 27 例（14.8%），有效 2 例（1.1%），总有效率 99.5%（182/183）。疗程 9d～17d，平均治愈时间为 12.7d。术后当日发生尿潴留 7 例，合并外痔血栓 4 例，经治疗症状缓解；无发烧、术后大出血、肛门狭窄及肛门功能不全等并发症。术后 6 个月随访 142 例，无继发肛门感染、直肠狭窄等术后并发症。

## 3 讨论

芍倍注射液是中日友好医院肛肠科安阿玥教授依据中医痔病的认识，以及"酸可收敛，涩可固脱"的中医理论，配有乌梅、五倍子、芍药等具有"收敛、固涩、化瘀"作用的纯中药制成的注射剂（不含砷、铝），具有收敛固涩、凉血止血、活血化瘀作用，用于治疗各期内痔、静脉曲张型混合痔。药效学试验表明，该药有明显的促止血和凝血作用、抗急性渗出性炎症、慢性增生性炎症作用和一定的体外抑菌作用[1]。临床观察表明，芍倍注射液除短时间内有少腹坠胀、轻微疼痛等局部刺激症状外，未发现有痔核坏死出血、肛门狭窄等并发症和后遗症[2]。与以往使用的硬化剂不同，芍倍注射液作用于组织，可使痔血管迅速收缩，不出现明显炎症、坏死及出血等改变[3]，局部炎症反应轻，粘膜坏死及溃疡发生率低，无明显硬结瘢痕形成。

外剥内扎术是治疗各种混合痔常用的有效方法，梭形放射状创口有利于引流，减轻疼痛，防止术后创口水肿；只结扎痔核下 2/3 部分，注意不损伤内括约肌和上方齿线，并保留足够的皮桥，这样结扎范围小、损伤皮肤组织小，能有效地防止因痔核脱落创面过大导致创面出血，同时可避免术后肛门直肠狭窄的发生。经临床观察，同一平面结扎 3 处痔核一般不会引起肛门狭窄，而痔核上保留的 1/3 部分以芍倍注射液注射后萎缩消失，避免了术后复发，很好地解决了治疗环状混合痔时由于切口过大引起肛门狭窄或切除不足、皮桥水肿的缺点。

通过临床观察，以芍倍注射液注射与外剥内扎术相结合治疗混合痔，内痔注射后固定下移肛垫，有效减少痔组织血流量，减少术后大出血。小切口浅行剥离外痔组织，注意保留肛管齿线附近的皮肤和粘膜桥，从而避免了肛门狭窄、粘膜外翻等后遗症，临床观察效果满意。此方法不仅操作方便，安全高效，而且不受医疗条件限制，特别适合在农村和基层医疗单位推广应用。

（本文承蒙中日友好医院肛肠科安阿玥主任的指导，特此感谢）。

## 参考文献

[1] 安阿玥，王晏美，范学顺，等. 安痔注射液治疗痔的临床疗效和病理学观察 [J]. 中国肛肠病杂志，2000，20（11）：3～5.

[2] 安阿玥主编. 肛肠病学 [M]. 第 2 版. 北京：人民卫生出版社，2005.9.

[3] 王建民. 安痔注射液Ⅱ期临床研究 [J]. 安徽中医学院学报，2001，20（1）：21－22.

# 芍倍注射液配合微创治疗痔疮的临床研究

杭春平（大丰市中医院　224100）

**摘要**　目的：观察芍倍注射液配合 ZZ – Ⅱ型肛肠综合治疗仪微创治疗痔疮的临床效果。方法：将 220 例患者随机分为 2 组，治疗组采用芍倍注射液配合 ZZ – Ⅱ型肛肠综合治疗仪微创治疗；对照组采用混合痔外切内扎术，配合消痔灵注射液治疗。结果：2 组总有效率均达到 100%；治疗组术后疼痛、术后出血情况与对照组比较，差异均有显著性意义（P<0.05）。2 组术后水肿各级别比较，差异无显著性意义（P>0.05）。治疗组术后恢复时间为 12 ~ 22 天，平均为 15.3 天。对照组术后恢复时间为 19 ~ 35 天，平均为 28.6 天。结论：芍倍注射液配合 ZZ – Ⅱ型肛肠综合治疗仪微创治疗痔疮，具有疗效好、出血少、疼痛轻、病程短等诸多优点，值得推广。

**关键词**　痔疮；中西医结合疗法；微创治疗；芍倍注射液

微创治疗痔疮，最大限度的减轻患者的痛苦，是目前肛肠科医者不断研究和探讨的课题。2009 年 6 月 ~ 2010 年 4 月，笔者应用肛肠治疗仪微创治疗痔疮，收到较好的疗效，现报道如下。

## 1　临床资料

1.1　诊断标准：混合痔均符合《中医病证诊断疗效标准》[1]相关标准，能明确诊断为混合痔，排除并发有肛瘘、直肠脱垂，明显伴有肛门括约肌松弛、肛门失禁、直肠肛管肿瘤，有严重肛周皮肤病等患者，且未合并其它严重基础疾病。

1.2　一般资料：观察病例为本院收治的混合痔患者，共 220 例。随机分为 2 组，治疗组 110 例，男 56 例，女 54 例；年龄 21 ~ 79 岁，平均 41.7 岁；病程 2 ~ 34 年。对照组 110 例，男 53 例，女 57 例；年龄 23 ~ 75 岁，平均 43.1 岁；病程 1 ~ 31 年。2 组年龄、病程、症状、体征等经统计学处理，差异均无显著性意义（P>0.05），具有可比性。

## 2　治疗方法

2.1　治疗组：患者取侧卧位，肛部常规消毒、铺洞巾、局部麻醉。手术开始：先用 ZZ – Ⅱ型肛肠综合治疗仪的电钳逐个钳夹混合痔的外痔部分基底部，在电钳周围覆盖湿消毒纱布，防止损伤周围正常组织，脚踩治疗仪踏板通电，持续约 5 ~ 10 秒左右，使其干结。再将 1∶1 的芍倍注射液（即芍倍注射液 1 份，0.5% 利多卡因 1 份）逐个注射到内痔部分，注射量均以注射后内痔充盈呈粉红色为度。最后剪去外痔干结多余部分。手术结束，敷料胶布外固定。

2.2　对照组：采用传统的混合痔外切内扎术，再在结扎线基底注射 1∶1 消痔灵注射液综合治疗。
　　2 组术后都采用同样的补液抗炎止血，中药熏洗坐浴、换药等治疗。

## 3　疗效标准与治疗结果

3.1　疗效标准：痊愈：症状（便血、脱出或疼痛）消失，痔疮消失。好转：治疗后症状明显改善，痔疮已明显缩小。无效：症状及形态与治疗前相比无变化。

3.2　疼痛标准：0 度：肛门无疼痛感。Ⅰ度：肛门轻微疼痛，不必处理。Ⅱ度：肛门疼痛，无明显痛苦表情，服一般止痛药即可缓解。Ⅲ度：肛门疼痛较重，有痛苦表情，需用哌替啶（度冷丁）类药物方能止痛。

3.3　水肿标准：0 度：局部无水肿。Ⅰ度：局部轻度水肿，不影响活动。Ⅱ度：局部明显水肿，活动受阻。

3.4　出血标准：0 度：大便不带血。Ⅰ度：便后手纸带血或粪便上少量带血。Ⅱ度：便时排出较多的血液和血块，经一般处理可止血。Ⅲ度：除上述症状外，还出现出血性休克，需经特殊处理。

3.5　2 组混合痔术后疗效比较见表 1。2 组临床疗效比较，差异无显著性意义（P>0.05）。

#### 表1　2组混合痔术后疗效比较例

| 组　别 | n | 痊愈 | 好转 | 无效 | 总有效率（%） |
|---|---|---|---|---|---|
| 治疗组 | 110 | 104 | 6 | 0 | 100 |
| 对照组 | 110 | 102 | 8 | 0 | 100 |

3.6　2组混合痔术后疼痛（24小时内）情况比较见表2。治疗组术后疼痛各级别与对照组比较，差异均有显着性意义（P<0.05）。

#### 表2　2组混合痔术后疼痛（24小时内）情况比较例（%）

| 组　别 | n | 0度 | Ⅰ度 | Ⅱ度 | Ⅲ度 |
|---|---|---|---|---|---|
| 治疗组 | 110 | 23（21.9）[①] | 82（74.5）[②] | 5（4.5）[①] | 0[①] |
| 对照组 | 110 | 3（2.7） | 12（10.9） | 64（58.2） | 31（28.2） |

3.7　2组混合痔术后水肿情况比较见表3。2组术后水肿各级别比较，差异均无显著性意义（P>0.05）。

#### 表3　2组混合痔术后水肿情况比较例（%）

| 组　别 | n | 0度 | Ⅰ度 | Ⅱ度 |
|---|---|---|---|---|
| 治疗组 | 110 | 81（73.6）[①] | 23（20.9）[②] | 6（5.5） |
| 对照组 | 110 | 79（71.8） | 22（20.0） | 9（8.2） |

3.8　2组混合痔术后出血情况比较见表4。治疗组术后出血各级别与对照组比较，差异均有显著性意义（P<0.05）。

#### 表4　2组混合痔术后出血情况比较例（%）

| 组　别 | n | 0度 | Ⅰ度 | Ⅱ度 | Ⅲ度 |
|---|---|---|---|---|---|
| 治疗组 | 110 | 84（76.4）[①] | 26（23.6）[②] | 0[①] | 0[①] |
| 对照组 | 110 | 3（2.7） | 90（81.8） | 16（14.5） | 1（0.9） |

3.9　2组术后恢复时间治疗组术后恢复时间为12～22天，平均为15.3天。对照组术后恢复时间为19～35天，平均为28.6天。

### 4　讨论

　　注射疗法已成为行之有效的微创疗法，具有安全有效、经济简便、疗程短、恢复快等诸多优点，为广大痔疮患者易于接受。而注射药物无非分为硬化剂和坏死剂，但坏死剂因易导致术后疼痛、感染、大出血、破坏正常组织等并发症，所以，目前多主张用硬化剂。硬化剂注射疗法的原理是将硬化剂注入痔块周围，产生无菌炎症反应，促进痔块及其周围组织纤维化，将脱垂的肛垫粘连固定于肠壁的肌层，从而达到止血及防止脱垂的目的。但硬化剂的量和浓度很难准确掌握，注射后仍不能避免严重并发症及后遗症的发生。安阿玥教授[2~3]，在继承前人成功经验的基础上，立收敛固涩、凉血止血、活血化瘀为治疗原则。据《景岳全书》"用五味子、乌梅之类，以固之涩之"等经验，筛选出乌梅、五倍子、赤芍三味中药组成处方。并提取出乌梅、五倍子和赤芍的有效成分枸橼酸、没食子酸和芍药苷，配制成芍倍注射液（原名安氏化痔液）。芍倍注射液在痔内注射后，可迅速消除症状，萎缩痔核，使痔疮得到治愈。其机理是通过闭塞直肠上动脉分支和窦状静脉，修复肌管黏膜和固定肌垫，使 Treitz 肌纤维、Parks 韧带功能恢复，而达到痔核萎缩的目的。药效学试验表明，该药有明显的促进止血和凝血作用，抗急性渗出性炎症、慢性增生性炎症作用和一定的体外抑菌作用。而且与以往使用的硬化剂不同，芍倍注射液作用于组织，不发生明显的炎症、出血、坏死等改变，其直接作用是引起组织发生一种非炎症性的蛋白凝固样变性，且这种变性可逆，容易"复活"，经过3～7天，可原位修复，无瘢痕形成。所以芍倍注射液具有使痔核萎缩，肛垫肥大消失，促进肛门生理功能恢复的作用。

近年来，各种综合肛肠治疗仪应用于临床，因其操作简便、易于上手、治疗时间短、出血少等优点，为广大医者和患者接受，ZZ－Ⅱ型肛肠综合治疗仪就是其中之一。它是利用高频电容场产热原理，在输出端的电极钳双侧钳口内含有间隙 2mm 的两根电极，将电极钳夹住痔基底部，以高速高频振荡产热 3～5 秒，使夹在电极钳间的痔核在机器的作用下，将带电离子耗竭，至组织内液干结，血管闭合（非碳化切割），在这种热的作用下，组织内部各种凝血因子在局部增多，加之血管闭塞黏合等因素，痔核在 3～5 天后自行脱落，创面逐渐愈合。其特点是：热源是被作用物本身，属内源性热，产热快，定向性好，与邻近组织有明显的分界线，不影响未钳夹的正常组织。但是，ZZ－Ⅱ型肛肠综合治疗仪应用于治疗内痔，既可能损伤肛垫组织，影响正常的肛门功能，又会因为硬性焦痂的刺激增加患者的痛苦，而且随着焦痂的脱落会增大感染和大出血的风险。所以在本研究课题中取长避短，只将 ZZ－Ⅱ型肛肠综合治疗仪运用于治疗外痔部分，充分发挥其优势，避免术后并发症的发生。

芍倍注射液优势在于治疗内痔，ZZ－Ⅱ型肛肠综合治疗仪优势在于治疗外痔，在本研究中我们扬长避短，充分发挥其优势，并加以综合运用。结果表明，芍倍注射液配合 ZZ－Ⅱ型肛肠综合治疗仪微创治疗痔疮，具有疗效好、出血少、疼痛轻、病程短等优点，扩大了微创的治疗范围，具有更高的安全性和可靠性，减少了并发症的发生，患者乐于接受，值得推广。

**参考文献**

[1] 国家中医药管理局. ZY/T001.1～001.9－94 中医病证诊断疗效标准［S］. 南京：南京大学出版社，1994.
[2] 安阿玥. 肛肠病学［M］. 北京：人民卫生出版社，1999：279－281.
[3] 安阿玥. 芍倍注射液治疗痔的临床疗效和病理学观察［J］. 中国临床医生杂志，2007，35（10）：43.

《新中医》2010 年第 42 卷第 11 期

# 外剥内扎术＋芍倍注射术治疗老年环状混合痔 118 例

林启河　陈轶峰（山东省济宁电力医院肛肠科　272115）
热　娜　指导：安阿玥（北京中日友好医院肛肠科，北京100029）

**摘要**　目的：观察外剥内扎＋芍倍注射术治疗老年环状混合痔的疗效。方法：对老年环状混合痔行分段放射状梭形切除外痔部分，内痔部分结扎 2/3，行不全结扎，对其余内痔及松弛的直肠黏膜用芍倍注射液注射治疗。结果：118 例治愈 109 例，占 92.4%；显效 9 例，占 7.6%，全部有效。疗程 12～27 天，平均 18.5 天。术后 1 年随访，有随访结果 96 例，无明显并发症及复发。结论：外剥内扎消除原发痔，配合芍倍注射术，对组织损伤轻，疗效较好，术后无明显并发症，随访 1 年无复发。
**关键词**　外剥内扎术；芍倍注射液；老年环状混合痔

笔者自 2002～2005 年采用分段小切口外剥内扎＋芍倍注射术治疗老年环状混合痔 118 例，取得满意疗效，现报告如下。

## 1　材料与方法

**1.1　临床资料**：本组男 76 例，女 42 例，年龄 60～82 岁；病程 5～40 年，均为住院病人。诊断标准按照 2000 年中华医学会外科分会肛肠外科学组制定的《痔诊断暂行标准》，静脉曲张型混合痔 52 例，结缔组织型混合痔 66 例。并发高血压 33 例，冠心病 29 例，糖尿病 17 例。118 例中 96 例伴有不同程度的直肠黏膜松弛，既往行手术治疗者 36 例。

**1.2　治疗方法**

**1.2.1　术前准备**：并发高血压、冠心病和糖尿病者均请心内科、内分泌科和麻醉科会诊。术前常规肛周备皮，排空大小便，术前 30 分钟肌肉注射安定 5mg。

**1.2.2　手术方法**：患者取右侧卧位，常规消毒术区，0.5% 利多卡因局部麻醉或 1.5% 利多卡因骶管麻醉。麻醉后观察环状混合痔形态、大小和数目，视外痔的隆起情况，以环状外痔的纵沟为分界线，将其分为 3~5 个自然段。外痔切口选择尽可能与结扎内痔相对应，在外痔体最隆起部位，切口呈向肛外放射状的长梭形，内端达齿线处，外端至外痔体外缘 0.5~1cm，切口距外痔基底部约 0.5cm，两切口间应保留 0.5cm 皮肤桥。用组织钳钳夹切口内痔组织并轻轻提起，用组织剪从两侧沿皮下潜行剥离，剥离皮下结缔组织及静脉丛，剥离时在肛门外括约肌的表面留少量血管及结缔组织，将剥离组织向肛内游离，至齿线处时用大弯止血钳从游离痔核的基底部连同齿线上内痔的 2/3 一并夹住，使钳夹组织有适当的活动度，在止血钳下端行"8"字贯穿结扎，保留 0.5cm 长残端，其余予以剪除，然后行其余各段外剥内扎时，内痔结扎部分应注意避免在同一平面进行，且应行不全结扎，以免术后肛管狭窄。修剪切口两侧皮缘，使外痔切口呈长梭形放射状，保持引流通畅。如皮桥下有静脉曲张或血栓，应潜行剥离，术中注意结扎出血点。在肛镜下对未结扎的内痔及已部分结扎的基底部、松弛和皮桥上端的直肠黏膜下用 1:1 浓度（1 份芍倍注射液加 1 份 0.5% 利多卡因）的芍倍注射液，注射时遵循"退针给药、饱满为度"的原则使药液均匀充盈痔核和松弛的黏膜[1]，退出肛门镜，创面覆盖明胶海绵，塔形纱布加压包扎。

1.2.3　手术要点：麻醉后视外痔隆起情况，以环状外痔的纵沟为分界线分 3~5 个自然段，根据先大后小、交叉进行的原则，外痔剥离时应适当保留创口及两侧皮桥下软组织。内痔结扎时应保留基底 1/3，注意尽可能保留合适的黏膜桥。内痔注射时以隆起、松弛和皮桥上端的直肠黏膜下为主，仔细修剪突起的皮缘，剥离或破坏切口两侧的静脉团，向肛缘外延长切口，以利引流。

1.2.4　术后处理：常规口服广谱抗生素 3~5 天，排尿困难时可去掉肛门压迫敷料或针灸足三里、气海、关元穴。习惯性便秘者术后次日口服麻仁软胶囊等通便药物，以大便顺畅为原则。24 小时后可排大便，便后用安氏熏洗剂（主要成分：鱼腥草、苦楝皮、苦参、侧柏叶、生甘草等）中药坐浴，京万红少量涂创面，太宁栓纳肛，并纳凡士林油纱条常规换药。

1.3　疗效判定：治愈：经手术加注射后，症状（便血、脱出或疼痛）消失，随访 3 个月以上未复发。有效：便血、脱出症状大部分消失，但因大便干结，排便怒挣后或因其他原因引起少量便血及部分脱出。无效：经手术加注射后，便血、脱出仍反复发作，治疗前后无明显变化。

## 2　结果

　　治疗后临床治愈 109 例，占 92.4%；显效 9 例，占 7.6%；有效率 100%。疗程 12~27 天，平均 18.5 天。术后当日发生尿潴留 5 例，因疼痛服用强痛定 11 例，无术后大出血、切口感染等并发症。术后 1 年随访 96 例，无明显并发症及复发。

## 3　讨论

3.1　环状混合痔是肛肠外科较常见疾病，现代概念认为痔是肛垫病理性肥大、移位及肛周皮下血管丛血流瘀滞形成的局部团块[2]。老年人发病率高。老年人痔病有以下特点：①病程长，可达 40~50 年，多数年轻时患病延误了治疗，年老体弱病情加重；②常合并多系统慢性病，尤以心血管疾病和糖尿病居多，增加了手术危险；③以混合痔和环状痔为多（约 49.5%），常伴有直肠肛管黏膜脱垂，甚至出现血栓、嵌顿、炎性水肿等增加手术难度；④老年人身体功能衰退，功能恢复慢，耐受力差，术后易并发心、脑血管意外和肺部感染等[3]。所以，应重视老年人混合痔的治疗，术前积极治疗各种慢性病，对长期口服阿司匹林等抗凝剂者，要停药 1 个月以上。注意监测血压、血糖、心电图，并应用药物控制在正常范围，手术力求快速、简捷，术后密切观察病情，及时处理并发症，使之安全度过手术危险期。因此，对老年环状混合痔患者，如何减轻病人痛苦和减少并发症是临床医生的重要任务之一。

3.2　环状混合痔目前普遍采用外剥内扎术治疗，针对术后较易出现的疼痛、皮桥水肿及肛门狭窄，多主张对肛门括约肌进行松解[4]，通过多年临床观察，易出现肛管皮肤缺损及肛门变形。笔者在治疗时不松解括约肌，而是采取分段小切口不全外剥内扎术，充分保留了皮肤黏膜桥，尽量少损伤肛管皮肤和黏膜组织来防止术后皮桥水肿和肛门狭窄，创口损伤小，创缘平整，引流通畅，对于内痔部分结扎时，笔者采用了 2/3 痔结扎法，即结扎时只将内痔的下 2/3 部分进行结扎，这样能够有效地防止因结扎较多而引起的直肠狭窄，并能够防止内痔再次脱出[5]，加上内痔及松弛的直肠黏膜下采用芍倍注射液注射治疗，该药是由中日友好医院肛肠科安阿玥教授发明，用于治疗内痔、静脉曲张型混合痔的一种纯中药制剂，具有显著收敛化瘀、固涩止血的功效，使痔核软化、萎缩[6]，不损伤黏膜，术后肛门张力正常，这样既避免了术后并发症和后遗症的发生，又保证了远期效果。具有安全有效、痛苦少、疗程短、操作简单等特点。

**参考文献**

[1] 安阿玥. 肛肠病诊疗图谱 [M]. 北京：人民卫生出版社，2003. 29.
[2] 喻德洪，杨新庆，黄筵庆. 重新认识提高痔的诊治水平 [J]. 中华外科杂志，2000，38（12）890.
[3] 张东铭，杨新庆，陈朝文. 痔病 [M]. 北京：人民卫生出版社，2004. 76.
[4] 潘维庆，查绍文. 分段结扎术治疗环状混合痔241例 [J]. 中国肛肠病杂志，1994，14（1）43.
[5] 郑丽华，范学顺，王晏美，等. 嵌顿性混合痔中西医治疗方法比较 [J]. 中国临床医生杂志，2002，30（7）37.
[6] 安阿玥. 肛肠病学 [M]. 北京：人民卫生出版社，1998. 102.

《中国临床医生杂志》2008年第36卷第5期

# 芍倍注射液治疗内痔50例临床观察

卢灿省　李　明（安徽中医学院第一附属医院　230031）

**摘要**　目的：观察芍倍注射液治疗内痔的疗效。方法：将100例内痔患者随机分为芍倍组和消痔灵组，每组50例，芍倍组以芍倍注射液治疗，消痔灵组以消痔灵注射液治疗，分别于注射后3日末和7日末观察两组患者痔核萎缩情况及肛镜下痔核黏膜变化情况。结果：治疗后3日末及7日末痔核萎缩情况芍倍组明显优于消痔灵组（$P<0.01$）；治疗后芍倍组痔核黏膜恢复情况亦明显优于消痔灵组（$P<0.01$）。结论：芍倍注射液治疗内痔高效安全，不良反应小。

**关键词**　内痔；芍倍注射液；消痔灵注射液

芍倍注射液是一种治疗内痔、静脉曲张型混合痔的中药注射剂。我科自2000年以来，运用芍倍注射液治疗内痔，并与消痔灵注射液对比作临床观察。现报告如下。

## 1 临床资料

将100例内痔患者按入院顺序随机分为芍倍组和消痔灵组，每组50例。芍倍组：男32例，女18例；发病年龄平均（$41.3\pm10.2$）岁；内痔1期18例，内痔2期26例，内痔3期6例。消痔灵组：男33例，女17例；发病年龄平均（$41.9\pm11.5$）岁；内痔1期18例，内痔2期25例，内痔3期7例。两组病人在性别、年龄、病情等方面比较，差异无显著性（$P>0.05$），具有可比性。

## 2 方法

2.1　药物消痔灵组：消痔灵注射液与5ml/L利多卡因注射液按1:1配制。芍倍组：芍倍注射液与5ml/L利多卡因注射液按1:1配制。

2.2　注射方法肛周及注射区用5ml/L碘伏消毒3遍，5ml/L利多卡因肛周局部麻醉，肛镜下直接暴露痔核。芍倍组于痔核表面中心隆起部位斜刺进针，遇肌力抵抗感后退针给药，注射药量以痔核均匀饱满充盈，表面黏膜呈粉红色，可见清晰毛细血管为度，平均每个痔核注入1:1配制芍倍注射液5ml，消痔灵组依消痔灵四步注射法操作，平均每个痔核注入1:1消痔灵注射液5ml。

2.3　术后处理术后两组病人均控制排便24h。予灭滴灵0.4g，1d3次，连续5d，以预防感染。便后以温水坐浴并清洗肛门，肛门每日换药以肛泰软膏外用。

2.4　观察指标术后第3天及第7天以肛镜观察痔核萎缩及黏膜充血、糜烂、溃疡等变化情况，并指诊局部有无硬结。

2.5　统计学方法组间比较，用$X^2$检验。

## 3 结果

3.1　两组患者痔核萎缩情况注射后两组病人3日末便血及痔核脱垂消失无明显差异（$P>0.05$），但术后 3 日末及 7 日末痔核完全萎缩情况芍倍组明显优于消痔灵组（P<0.01），见表 1。

表 1 两组患者痔核萎缩情况（例）

| 组别 | 3 日末便血及痔核脱垂消失 | 3 日末痔核完全萎缩 | 7 日末痔核完全萎缩 |
|------|------|------|------|
| 消痔灵 | 49 | 2 | 10 |
| 芍倍 | 50 | 26 | 46 |

3.2 两组患者痔核黏膜变化肛镜下痔核黏膜治疗前组间无显著差异（P>0.05）；治疗后 3 日末及 7 日末芍倍组痔核黏膜充血情况明显优于消痔灵组（P<0.01）；治疗后 3 日末及 7 日末芍倍组无痔核黏膜糜烂及溃疡，优于消痔灵组。见表 2。

表 2 两组患者痔核粘膜变化情况（例）

| 组别 | 时刻 | 正常 | 充血 | 糜烂 | 溃烂 |
|------|------|------|------|------|------|
| 消痔灵 | 注射前 | 0 | 7 | 42 | 1 |
| | 注射 3 日末 | 2 | 46 | 1 | 1 |
| | 注射 7 日末 | 10 | 34 | 5 | 1 |
| 芍倍 | 注射前 | 0 | 6 | 42 | 2 |
| | 注射 3 日末 | 26 | 24 | 0 | 0 |
| | 注射 7 日末 | 46 | 4 | 0 | 0 |

3.3 指诊检查两组病例在注射前指诊检查肛内均无硬结，而注射后第 3 天末及第 7 天末消痔灵组在注射部位均有硬结形成，芍倍组则无一例硬结形成。

4 讨论

现代医学认为内痔的病因病机系肛垫下移所致，其主要临床表现是便血、痔核脱垂。芍倍注射液是根据中医"酸可收敛，涩可固脱"的理论由纯中药提取炼制而成，不含砷、铝等重金属，具有收敛固脱、凉血止血、活血化瘀作用。通过注射剂注入痔核，破坏痔血管，使间质均质化、痔血管萎缩而发挥疗效，符合外科治疗一直崇尚的"消除症状而不是痔核本身"的原则有试验表明，芍倍注射液有明显的促止血和凝血，抗急性渗出性炎症及慢性增生性炎症作用，并有一定的体外抗菌作用[1]。北京中日友好医院对痔核注射前后做组织病理学观察发现，痔核注射后间质呈均质化改变；局部注射后痔核血管收缩，痔内组织发生蛋白凝固均质化，局部炎症反应轻，表层直肠或肛门黏膜保留，修复过程中部分凝固坏死组织崩解，清除，组织间有毛细血管及成纤维细胞增生，组织修复后，原痔内迂曲静脉消失或管腔经机化闭合。本研究观察到，芍倍注射液治疗内痔与消痔灵注射液比较，虽在 3 日末便血及痔核脱出消失等方面无显著差异，但治疗后 3 日末及 7 日末痔核萎缩、痔核黏膜恢复等情况均有显著性差异（P<0.01）。芍倍注射液能明显改善痔核黏膜充血情况，注射后不会引起痔核黏膜糜烂及溃疡形成。其具有以下优点：①操作简单，注射部位无硬结，安全性高。②芍倍注射液作用于组织，不发生明显的炎症、出血、坏死等改变，且这种变性可逆，容易"复活"，经过 3~7d 原位修复，无瘢痕形成。

综上所述，芍倍注射液是一种高效安全、不良反应小的注射剂，值得临床推广应用。

参考文献

[1] 安阿玥，蒋建婷，王晏美，等. 安痔注射液治疗痔的临床疗效和病理学观察［J］. 中国肛肠病杂志，2000，20（11）：3~5.

# 芍倍注射液治疗痔 32 例临床观察

刘冬保　唐智军（湖南省常德市第一人民医院　415000）

**摘要**　目的：观察芍倍注射液治疗各期内痔、静脉曲张型混合痔的临床疗效。方法：采用随机的方法将本病患者分为治疗组 32 例和对照组 30 例，治疗组采用芍倍注射液治疗，对照组采用消痔灵注射液治疗。结果：治疗组痊愈 29 例，其痊愈率为 90.6%，而对照组仅痊愈 21 例，其痊愈率为 70.0%，两组比较，$P < 0.05$。结论：芍倍注射液治疗各期内痔、静脉曲张型混合痔疗效满意。
**关键词**　痔；中医药疗法；芍倍注射液

　　痔的治疗方法很多，有注射治疗、手术切除、PPH 等。而注射治疗因为疗效好、痛苦小、患者恢复快且医疗费用低，易为广大患者所接受。近年来，笔者采用芍倍注射液治疗各期内痔、静脉曲张型混合痔 32 例，疗效满意，并与用消痔灵注射液治疗的 30 例进行对照观察，现报告如下。

## 1　临床资料

　　两组 62 例均为我院 2007 年 6 月~2007 年 12 月的门诊或住院患者，均诊断为内痔、静脉曲张型混合痔，且均无其他病史和肛门手术史。按治疗时间的单双日将其随机分为治疗组 32 例和对照组 30 例。治疗组 32 例中，男 17 例，女 15 例；年龄最小 18 岁，最大 70 岁，平均（43.7±17.8）岁；病程最短 6 个月，最长 12 年，平均（6±1.0）年；内痔 20 例，静脉曲张型混合痔 12 例。对照组 30 例中，男 16 例，女 14 例；年龄最小 19 岁，最大 69 岁，平均（43.2±16.9）岁；病程最短 8 个月，最长 13 年，平均（6±1.5）年；内痔 19 例，静脉曲张型混合痔 11 例。两组性别、年龄、病程等资料比较差异均无显著性意义（$P > 0.05$），具有可比性。

## 2　治疗方法

2.1　治疗组：（1）术前准备。仔细体查，并进行三大常规、心电图检查，同时用温盐水洗肠并排空大便。准备一次性喇叭口肛门镜 1 个，20ml 和普通 5ml 的注射器各 1 个（均为 5 号针头），弯盘 1 个，止血钳 1 把，棉球、纱布若干。（2）注射方法。术野消毒铺巾，1% 利多卡因行肛周局麻，然后用 20ml 注射器抽取芍倍注射液与 0.5% 利多卡因组成的 1:1 混合药液备用。在喇叭口肛门镜下暴露痔核，严格消毒，按先小后大的顺序于痔核表面中心隆起部位采用 5 号针头进行斜刺注射，若遇肌性抵抗感后则退针给药，每处注射量以痔核均匀饱满充盈、表面粘膜呈粉红色为度。对脱出症状明显者，应潜行在粘膜下向上进针注药 1~3ml 至松弛直肠粘膜下，静脉曲张型混合痔在齿线附近加注 1~2ml，一般每位患者 1 次注射量为 10~20m，平均 15ml。（3）术后处理。术后当天嘱患者不排大便，并用止血药进行止血 1 次，另外，使用抗生素静滴 3 天后改服消炎药物 4 天。并嘱患者保持大便通畅及肛门卫生，局部外用马应龙痔疮膏，10 天后复诊。

2.2　对照组：（1）术前准备同治疗组。（2）注射方法：以消痔灵与 1% 普鲁卡因混合药液行简易三步注射法，即痔区粘膜下层注射、粘膜固有层注射及洞状静脉区注射，一般每次注射量为 12~20ml，平均 16ml。（3）术后处理同治疗组。

## 3　治疗结果

3.1　统计学方法所有数据均采用 SPSS12.0 统计软件进行处理；分类资料采用 $X^2$ 检验；组间两两比较采用 q 检验；$P < 0.05$ 表示有统计学意义。

3.2　疗效标准痊愈：便后无出血、无脱出，肛镜检查发现痔粘膜及皮肤恢复正常，痔核完全萎缩；显效：便后无出血、无脱出，肛镜检查发现痔粘膜轻度充血，痔核明显缩小；有效：便后仍有少量出血，伴轻度脱垂，肛镜检查发现痔粘膜轻度充血；无效：达不到上述有效标准或病情反而加重者。

### 3.3　治疗结果（见表1）

**表1　两组治疗结果及疗效比较**

| 组别 | n | 痊愈（%） | 显效 | 有效 | 无效 | 总有效率% |
|------|---|---------|------|------|------|----------|
| 治疗组 | 32 | 29（90.6）* | 3 | 0 | 0 | 100.0** |
| 对照组 | 30 | 21（70.0） | 5 | 4 | 0 | 100.0 |

注：与对照组比较，*P<0.05，**P>0.05

### 3.4　两组并发症发生情况比较（见表2）

**表2　两组并发症发生情况比较**

| 组别 | n | 肛管硬结（%） | 肛门不适（%） |
|------|---|------------|-------------|
| 治疗组 | 32 | 0（0）* | 1（3.13）** |
| 对照组 | 30 | 26（86.67） | 6（20.00） |

注：与对照组比较，*P<0.01，**P<0.05

### 4　讨论

痔注射治疗通常分为坏死注射和硬化注射两类。坏死注射后有出血、感染、肛门狭窄、破坏肛垫等缺点，故目前临床上很少使用。以消痔灵为代表的硬化注射，因操作简便、痛苦小、疗效可靠，为临床上广泛使用，但操作不当亦有肛管狭窄、大出血等可能[1]，尤其是硬化剂会产生瘢痕，形成肛管硬结，破坏肛垫，影响其生理功能，此外，硬化剂中的铝离子可能对人体存在潜在危害，近年来已受到临床质疑[2]。安阿玥教授研制的芍倍注射液是提取中药乌梅、五倍子和赤芍的有效成分枸橼酸钠、没食子酸和芍药苷组成的中药复方制剂，是中药制剂的一大发展和创新。它打破了既往坏死注射和硬化注射的作用机理，针对痔是局部"筋脉横解"、"气血瘀滞"的特点，特选用收敛固涩、活血化瘀的中药经提纯精制而成。主要适用于治疗各期内痔、静脉曲张型混合痔等疾病。临床研究证明，芍倍注射液注射后痔粘膜下组织蛋白成分迅速凝固，组织均质化，扩张的静脉收缩，静脉壁结构同样发生蛋白凝固，不伴出血或明显炎症反应，2天后大部分凝固成分崩解、吸收，修复过程中无明显肉芽组织或疤痕形成，均质化的迂曲静脉壁或消失或纤维化使管腔变小，或通过机化管腔闭塞[3]。芍倍注射液作用于痔组织无明显炎症、出血、坏死等改变，引起组织发生一种非炎症性的蛋白凝固样变形，且这种变形可逆，容易"复活"，经过3~7天，可原位修复，大多无瘢痕和硬结形成，该方法的作用机理与硬化剂所引起的不可逆现象（如硬结、瘢痕狭窄等）完全不同，故有别于硬化剂注射术。简单地说，就是因为使用芍倍注射液治疗后，痔体不发生硬化而痔体消失、局部柔软，所以称为"痔软化注射术"。值得注意的是，临床上使用芍倍注射液注射治疗时应进行严格消毒，且注射的药液不宜过深、过浅或过于集中，若为内痔纤维化、嵌顿痔及外痔患者则不宜使用芍倍注射液治疗。本临床观察结果表明，治疗组的痊愈率为90.6%，而对照组仅为70.0%，两组比较，P<0.05。另外，两组肛管硬结和肛门不适的发生率比较，P<0.05或P<0.01。临床上由于芍倍注射液疗效可靠，安全性高，副作用少，操作简便，故适合临床上使用。

**参考文献**

[1] 王朝光. 消痔灵注射后致肛门狭窄2例 [J]. 辽宁中医杂志, 1987, 11 (3)：34.

[2] 贾致德. 消痔灵注射治疗内痔致肝坏死1例 [J]. 中国实用外科杂志, 1995.

[3] 安阿玥. 安氏注射液治疗内痔混合痔（附2727例病例分析）[J]. 中日友好医院学报, 1994.

# 芍倍注射液治疗内痔混合痔的临床观察

廖 明 顾丽嫦 李康平

（广东省西樵人民医院肛肠科 528211）

芍倍注射液（原名安痔注射液）是治疗内痔、静脉曲张型混合痔的一种纯中药制剂，具有显著收敛固脱、止血作用。我院于 2002 年 6 月~2003 年 10 月治疗 106 例各期内痔、静脉曲张混合痔，疗效满意，现报告如下。

## 1 临床资料与方法

住院患者随机分为芍倍注射液组（试验组）和消痔灵注射液组（对照组）。试验组 106 例，男 72 例、女 34 例；年龄 19~80 岁，平均 43 岁。病程 0.7~42a，平均 5a。本组中内痔 66 例，Ⅰ期~Ⅳ期分别为 9 例、25 例、22 例、10 例，混合痔 40 例。对照组 100 例，男 58 例、女 42 例；年龄 18~76 岁，平均 38 岁。病程 0.9~40a，平均 3.5a。本组中内痔 62 例，Ⅰ期~Ⅳ期分别为 11 例、24 例、20 例和 7 例，混合痔 38 例，两组资料具有可比性。

试验组 （1）药物：芍倍注射液由新世界海天（信阳）豫南制药有限公司提供。（2）注射方法：术前患者排空大便，肛周常规消毒，肛门局部麻醉，插入肛门镜查清痔核全貌，注射区用 1‰新洁尔灭棉球消毒，开始注射。①痔核区注射，用浓度为 2:1 的芍倍注射液（2 份芍倍注射液比 1 份 0.5% 利多卡因），分别注入 11、7、3 点母痔区粘膜下，至痔核均匀饱满，表面粘膜呈粉红色为度。②痔核上松弛粘膜区注射，用芍倍注射液原液在痔核上方松弛直肠粘膜下点状注射，每点注药 3~4ml。③痔核下区注射，用浓度为 1:1 的芍倍注射液在齿线上 5mm 范围内点状注射。对静脉曲张型混合痔外痔用芍倍注射液原液释为 1:4 的浓度注射，每位患者一次注射量 10~30ml。对照组采用消痔灵注射液按四步注射法治疗，术后处理同试验组。注射后 3d 和 7d，观察患者便血、痔核脱出症状的改善情况及痔核的萎缩程度。

局部不良反应观察：注射后当日、3d 及一周后肛门疼压痛，小便不畅，局部硬结，痔核坏死，继发出血、肛门狭窄发生的情况。

疗效评价标准按 1975 年全国肛肠外科会议所制订的标准。治愈：症状（便血、脱出或疼痛）消失，检查痔核已消失。显效：治疗后症状明显改善，检查痔已明显缩小。无效：症状及形态与治疗前无变化。

**表 1 两组注射前后疗效比较**

| 症状 | 实验组（n=106） | | | | | | 对照组（n=100） | | | | | |
| | 注射前 | | 注射后 3d | | 注射后 7d | | 注射前 | | 注射后 3d | | 注射后 7d | |
| | n | % | n | % | n | % | n | % | n | % | n | % |
|---|---|---|---|---|---|---|---|---|---|---|---|---|
| 便血 | 106 | 100 | 6 | 5.66 | 0 | 0 | 10 | 100 | 16 | 16.00 | 8 | 8.00 |
| 脱出 | 97 | 91.50 | 2 | 2.06 | | | 89 | 89.00 | 12 | 13.48 | 2 | 2.25 |
| 痔核完全萎缩 | | | 52 | 49.06 | 104 | 98.11 | | | 38 | 38.00 | 45 | 45.00 |
| 痔核缩小 | | | 54 | 50.94 | 2 | 1.89 | | | 59 | 59.00 | 52 | 52.00 |
| 痔核无明显变化 | | | 0 | 0 | 0 | 0 | | | 3 | 3.00 | 3 | 3.00 |

表 1 示术后 3d 两组无显著性差异（$P > 0.05$），术后 7d 两组差异显著（$P < 0.01$）。

表2 两组术后不良反应对比

| 症状与体征 | 实验组（n = 106） | | | | | | 对照组（n = 100） | | | | | |
|---|---|---|---|---|---|---|---|---|---|---|---|---|
| | 术后当日 | | 术后3d | | 术后7d | | 术后当日 | | 术后3d | | 术后7d | |
| | n | % | n | % | n | % | n | % | n | % | n | % |
| 肛门疼痛 | 6 | 5.66 | 0 | 0 | 0 | 0 | 11 | 11.00 | 5 | 5.00 | 2 | 2.00 |
| 小便不畅 | 5 | 4.72 | 0 | 0 | 0 | 0 | 10 | 10.00 | 0 | 0 | 0 | 0 |
| 局部硬结 | 0 | 0 | 0 | 0 | 0 | 0 | 0 | 0 | 12 | 12.00 | 12 | 12.00 |
| 痔核浅表坏死 | 0 | 0 | 0 | 0 | 0 | 0 | 9 | 9.00 | 7 | 7.00 | 4 | 4.00 |
| 继发出血 | 0 | 0 | 0 | 0 | 0 | 0 | 2 | 2.00 | 7 | 7.00 | 3 | 3.00 |
| 肛门狭窄 | 0 | 0 | 0 | 0 | 0 | 0 | 0 | 0 | 0 | 0 | 0 | 0 |

## 2 结果

疗效评价结果见表1，局部不良反应对比见表2。

## 3 讨论

芍倍注射液是新一代纯中药制剂，适用于各期内痔、静脉曲张型混合痔。药效学研究证实，该药具有显著的促止血和凝血、抑菌消炎以及较强的收敛固脱、活血化瘀之效[1]。

本文通过对芍倍注射液与消痔灵注射液治疗痔的系统临床观察，表明芍倍注射液相对以往的硬化剂具有如下优点：（1）高效、疗程短、恢复快。从表1看到，芍倍注射液组一次治愈率达97%，一周便血及脱出消失率均为100%，一周痔核完全萎缩率达98%，疗程3d～8d，平均4.5d。而消痔灵组治愈率仅86%，无效率3%；（2）安全、毒副反应小。由于芍倍注射液作用机理不同于硬化剂，而是通过引起痔核组织发生非炎症性的蛋白凝固样变性、裂解，毛细血管新生而使痔核软化萎缩，从病理性痔恢复回生理性痔，整个过程不发生明显的炎症、出血、痔表面粘膜组织保留不被破坏，亦无肉芽组织及瘢痕形成，从而避免了出血，局部硬化，肛门直肠狭窄等并发症[2]。从表2结果看出，芍倍注射液组仅6例出现轻度肛门疼痛，并在3h后缓解，5例出现排尿不畅，在4h后缓解，未发现局部感染、痔核坏死、肛门直肠狭窄，全身无不良反应；（3）注射方法简便、治疗范围广。芍倍注射液不仅对内痔、静脉曲张型混合痔有效，且对经过手术和其它药物治疗无效复发的病例也有较好的疗效。

### 参考文献

[1] 安阿玥. 肛肠病学 [M]. 北京：人民卫生出版社，199715741
[2] 安阿玥，范学顺，王晏美，等. 安痔注射液对痔核疗效的临床病理观察 [J]. 中国肛肠病杂志，2002，17（11）：3251

《中日友好医院学报》2005年第19卷第1期

# 芍倍注射液治疗内痔和静脉曲张型混合痔87例

刘绍林 邓志刚 张美媛 肖 俊 周南祥

（江西省泰和县人民医院肛肠科 343700）

**摘要** 目的：探讨芍倍注射液治疗内痔和静脉曲张型混合痔的临床疗效。方法：治疗组87例以芍倍注射液治疗，对照组68例以消痔灵注射液治疗，均采用一次性注射疗法。结果：治疗组症状消失情况、痊愈率显著优于对照组（P < 0.01）。对照组局部硬结发生率高，并出现1例肛门狭窄。结论：芍倍注射液治疗内痔和静脉曲张型混合痔临床疗效好，使用安全，无明显局部不良反应，效果明显优于传统硬化剂。

**关键词**：痔；芍倍注射液；注射疗法

2005 年 1 月 ~2006 年 6 月我们使用芍倍注射液治疗 87 例内痔和静脉曲张型混合痔，取得满意的效果，报告如下。

## 1　临床资料

治疗组 87 例，男性 38 例，女性 49 例；年龄 18 ~65 岁，平均 36 岁。对照组 68 例，男性 30 例，女性 38 例；年龄 19 ~63 岁，平均 34 岁。为方便统计，且不影响对比效果，将两组中 Ⅳ 期内痔、静脉曲张型混合痔纳入Ⅲ期内痔、静脉曲张型混合痔中。均除外孕期或哺乳期妇女，药物过敏者，内痔嵌顿发炎者，肛管直肠急性炎症以及合并有心血管、肝肾和造血系统等严重疾病者。两组病例在平均年龄、性别比例、病种与分期情况上相近，经统计学处理，无显著性差异（P > 0.05），具有可比性。

## 2　方法

2.1　药物：芍倍注射液由新世界海天（信阳）豫南制药有限公司生产，规格 10ml/支。消痔灵注射液由吉林省集安益盛药业股份有限公司生产，规格 10ml/支。

2.2　治疗方法：0.5% ~1% 利多卡因局麻或肛管麻醉。

（1）治疗组：暴露痔核，用 1:1 的芍倍注射液（以 0.5% 利多卡因稀释 1 倍），于痔核表面中心隆起部位进针，遇肌性抵抗感后缓慢退针，均匀给药。剂量多少取决于痔核的大小、病理分型。一般 3 ~5ml 一个痔核，对大痔核或纤维化型的可加大到 6 ~8ml。注射顺序，从小痔核到大痔核。每处注射量以痔核均匀、饱满、充盈，表面粘膜颜色呈粉红色为度。Ⅲ 期内痔、静脉曲张型混合痔伴直肠粘膜松弛者，还应在痔核上松弛直肠粘膜下及齿线附近注射。一次注射使用药总量为 10 ~20ml，平均 15ml。（2）对照组：使用消痔灵注射液，采用四步注射法。一次注射使用药总量为 15 ~20ml。

2.3　术后处理：抗生素预防感染。保持 24h 后排便，便后温水清洗肛门。系统观察 10d。

2.4　统计学处理：方法计量资料采用 t 检验，计数资料采用卡方检验。

## 3　结果

局部症状，治疗组在注射后 10d 内全部消失，对照组仍有便血 1 例、坠胀不适 6 例。治疗组痊愈率 91.95%（80/87），对照组痊愈率 73.53%（50/68），治疗组显著优于对照组（P < 0.01）。对照组于注射后 3、10d，注射部位硬结发生率分别为 83.82%、94.12%，其中 1 例出现肛门狭窄。治疗组注射术后未发生局部硬结和狭窄情况，且术前 3 例硬结、1 例狭窄均在注射后消失。

## 4　讨论

内痔、混合痔是肛肠疾病中发病率最高的疾病。既往主要的有效方法是手术，但存在病人痛苦大、病程长的缺点。注射疗法是目前国内较为普遍使用的方法，其优点是避免了手术的痛苦，但由于使用的注射药物仍属硬化剂范畴，不仅应用范围受限，且注射后痔核硬结、肛门直肠狭窄、痔核坏死、肛门大出血的发生率也相当高。消痔灵注射液为国内现有批准文号的痔疮注射剂，亦属硬化剂范畴。资料显示，其并发症和后遗症有相当高的发生率[1~2]。

芍倍注射液是国内安阿玥依据中医学"瘀血流注"、"筋脉横解"、"肠辟为痔"等对痔病机理的认识，在"酸可收敛，涩可固脱"理论指导下，筛选出具有"收敛、固涩、化瘀"作用的复方中药，研制而成的注射剂，具收敛固涩、活血化瘀、凉血止血之功。芍倍注射液在获生产批文之前，又名安痔注射液、安氏化痔液，作为院内制剂已在临床使用多年，经对接受治疗的 2527 例病例统计，总治愈率为 97.35%[3]。病理学研究显示，注射芍倍注射液后，引起组织发生一种非炎症性的蛋白凝固样变性，血管收缩闭合，此变性可逆，容易"复活"，经过 3 ~7d，可原位修复，无瘢痕形成，其间不发生明显的炎症、出血、坏死等改变。而消痔灵注射液注射后引起的是一种无菌性炎症，组织内出现明显水肿、出血、炎症反应，扩张静脉内血栓形成以及瘢痕形成。这说明芍倍注射液与硬化剂有本质区别，是一种新型萎缩剂。

我院通过以上临床观察，确认芍倍注射液治疗内痔和静脉曲张型混合痔的临床疗效高，使用安全，术后不引起硬结、溃疡坏死、大出血和肛门直肠狭窄，并对肛门硬结和狭窄有治疗作用。

**参考文献**

[1]　盖得法．消痔灵术后大出血 1 例 [J]．中国肛肠病杂志，2000，20（5）：32

［2］朱庄庄．硬化剂注射治疗内痔致肛管直肠狭窄1例［J］．中国肛肠病杂志，1996，16（3）：30
［3］安阿玥．安氏注射液治疗内痔混合痔（附2727例病例分析）［J］．中日友好医院学报，1994，8（4）：193

《中国中西医结合外科杂志》2007年10月第13卷第5期

# 安氏疗法在痔疮治疗中的应用

韦　东　王　阳　李秋勇　郑　利　高一飞
（辽河油田第二职工医院肛肠科　124012）
李春雨（医科大学附属第四医院）　　马福志（辽河油田曙光医院）

**摘要**　目的：探讨安氏疗法治疗痔疮的临床疗效。方法：采用实验组和对照组各50例进行临床对比分析。结果实验组有效率达100%，无肛管狭窄、感染、大出血、肛门处硬结等并发症发生。结论：安氏疗法治疗痔疮疗效满意、安全可靠。

**主题词**　痔；治疗；人类

　　痔疮是常见病、多发病，对于痔疮的治疗，方法很多，但最终得到广泛推广和应用至今的不多，安氏疗法以其科学性和安全有效性，于2004年被卫生部作为十年百项全国推广项目。我科2009-01～2009-12系统进行了安氏疗法治疗痔疮的临床研究，现报告如下。

## 1　资料与方法

1.1　一般资料：选择我院收治住院患者100例，均符合2000年中华医学会外科分会肛肠外科学组制定的《痔的诊断暂行标准》[1]。其中男63例，女37例，年龄25～78（平均46）岁，病程1～35（平均5）a。混合痔36例，内痔24例，外痔合并内痔13例，直肠黏膜松弛4例，痔疮合并肛周脓肿的7例，肛乳头瘤合并痔疮的11例，直肠黏膜内套叠的4例，直肠黏膜血管扩张症1例。所有病例均有不同程度的便血、脱出等痔疮的典型症状，有的病例还有便秘、瘙痒等症状。将其随机分成实验组50例，对照组50例，分别采用芍倍注射液和消痔灵注射液注射治疗痔疮，观察疗效。

1.2　实验组治疗方法：术前患者进行大肠水疗清洁肠道，单纯痔疮的患者采用局部浸润麻醉、膝胸位，合并有肛周脓肿的采用椎管内麻醉、截石位，肛周皮肤及肛管内常规碘伏消毒后，先用分叶镜检查肛内痔疮分布情况、直肠黏膜松弛程度，以决定手术方式，再用喇叭形肛门镜暴露肛内，进行操作。具体手术方式如下。

1.2.1　内痔注射术：适用于单纯内痔I～IV期的患者，取1∶1的芍倍注射液（1份芍倍注射液∶1份氯化钠溶液）注射于痔核表面中心进针，遇到肌性抵抗感后退针给药，注射量以痔核饱满充盈为准，注射顺序先注射较小的痔核，后注射大的痔核，避免重复进针穿刺，注射后，用碘伏棉球充分揉开，肛内置入油纱引流管，12h后取出。

1.2.2　混合痔外剥内注术：适用于混合痔和外痔合并内痔的患者。先将其外痔部分采用V字形切口剥离至齿状线处，然后将其内痔部分采用上述的内痔注射术的治疗方法。对于痔核较大的患者，先于痔核的2/3部分结扎，剪除残端，然后再于遗留的痔核处行内痔芍倍注射液注射术。肛周脓肿合并痔疮的患者，先手术治疗肛周脓肿，然后用芍倍注射液注射术治疗痔疮；对于肛乳头瘤合并痔疮的患者，也是先将肛乳头瘤从基底部结扎后祛除之，再用芍倍注射液注射治疗痔疮。

1.2.3　直肠黏膜纵形柱状注射术：适用于直肠黏膜内套叠及直肠黏膜松弛的患者。采用芍倍注射液原液，注射于直肠黏膜下层处，根据套叠和松弛的程度选择注射药量，多选择12点位、3点位、6点位、9点位的纵形柱状注射，对于女性患者，注射12点位时食指探入其阴道触及阴道后壁，保证注射器针头未穿破阴道后壁。

1.2.4　直肠黏膜局部点状注射术：对于一名直肠黏膜血管扩张症的患者，采用芍倍注射液原液在血管扩张的区域处，黏膜下层点状注射后，也取得满意疗效。此外，我们还在混合痔外剥内扎术后及痔上黏膜钉合术后，将少量的1∶1芍倍注射液注射于内痔结扎处和吻合口上、下黏膜下层处，未再出现术后出血的并发症。

1.3 对照组治疗方法：术前准备与实验组相同。手术方法是采用传统的硬化坏死剂（消痔灵）注射代替芍倍注射液，具体注射步骤分四步注射，分别是在痔核以上的直肠上动脉区、痔核的黏膜下层和黏膜固有层、痔核下方齿线上方的黏膜区域注射药液。

1.4 疗效标准：痊愈：便后无出血，无脱出等症状，肛镜检查肛管处黏膜恢复正常，痔核萎缩；显效：便后无出血和脱出，肛镜检查肛管处黏膜有充血现象；无效：便后仍有出血和痔核脱出等症状。并发症主要包括：肛管狭窄、感染、大出血、肛门处硬结等。

1.5 统计学处理：计数资料采用 Fisher 精确概率法和佚和检验，计量资料比较采用 t 检验进行统计学分析。$P < 0.05$ 为差异有统计学意义。

## 2 结果

实验组50例，痊愈46例，显效4例，无效0例，总有效率100%，无一例术后出现并发症。对照组50例，痊愈26例，显效15例，无效9例，总有效率82%；术后出现并发症6例，其中肛门狭窄1例，肛管内硬结5例。由此可见：实验组治疗的总有效率明显高于对照组，在术后发生肛门狭窄、感染、大出血及肛门硬结等术后并发症出现概率方面也明显优于对照组。

## 3 讨论

痔是一种常见病、多发病，占肛门直肠疾病中的80.6%[2]。临床上治疗痔疮的方法很多，注射疗法就是其中之一。目前临床注射用药主要有硬化坏死剂和软化萎缩剂两大类，其代表药物就是消痔灵和芍倍注射液，两者的临床疗效都能达到80%以上，但前者注射后有局部硬结、肛管狭窄、局部坏死、大出血等不良反应，而且操作繁琐。安氏疗法是中日友好医院安阿玥教授发明，该疗法以芍倍注射液注射术为主。芍倍注射液是根据祖国医学"酸可收敛，涩可固脱"的理论，提取中药乌梅、五倍子、芍药的有效成分枸橼酸、没食子酸和芍药苷制成，具有活血化瘀、收敛固涩的功能。芍倍注射液作用机制是通过引起痔核组织发生非炎症性的蛋白凝固变性、裂解、毛细血管新生而使痔核软化萎缩[3]。整个过程不发生明显的炎症、出血、坏死等改变，痔核表面黏膜组织不被破坏，因而不会出现局部硬结、坏死、出血、肛管狭窄等并发症，因此芍倍注射液的浓度可以根据病情调整其浓度[4]。

对于混合痔和外痔合并内痔的患者，采用将外痔部分 V 字形切口剥离至齿状线处，然后将其内痔部分采用芍倍注射液注射术的方法；针对肛周脓肿合并痔疮的患者，先手术治疗肛周脓肿，然后用芍倍注射液注射术治疗痔疮。而在以往对于痔疮合并肛周脓肿的患者多是采用先手术治疗肛周脓肿，待其痊愈后再二次手术治疗痔疮；对于环形混合痔外剥内扎术时，为了防止术后不引起肛管狭窄等并发症，也是采用手术先处理一部分痔核，等创面瘢痕软化后，再二次手术治疗余留的部分痔核，或者残留部分痔核以保证术后肛管功能不受影响。这样，不仅加重了患者身心上的伤害和经济上的负担，也极大浪费了社会生产力。采用安氏疗法治疗痔疮，不仅安全可靠，有效率高，对于合并有其他肛管疾病的病例也可以一次手术全部治愈[5]。综上所述，安氏疗法安全可靠，疗效满意，简化了治疗过程，值得临床广泛推广。

### 参考文献

[1] 喻德洪，杨新庆，黄筵庭. 重新认识、提高痔的诊治水平 [J]. 中华外科杂志，2000，38（12）：890.

[2] 李春雨，张有生，实用肛门手术学 [M]. 沈阳：辽宁科学技术出版社，2005：95~96.

[3] 王晏美，范学顺，李辉，等. 芍倍注射液治疗内痔静脉曲张型混合痔临床研究 [J]. 中国肛肠病杂志，2005，25（3）：37~38.

[4] 安阿玥. 肛肠病学 [M]. 2版. 北京：人民卫生出版社，2005：112~114.

[5] 张有生，李春雨. 实用肛肠外科学 [M]. 北京：人民军医出版社，2008：135~145.

# "安氏疗法"治疗混合痔150例疗效观察

王　焕　王　炫（四川省万源市中医院　636350）

**摘要**　目的：观察"安氏疗法"治疗混合痔的疗效。方法：采用对外痔部分行"V"型切剥，对内痔部分仅结扎下2/3部位，余下部分采用2∶1芍倍注射液行分点注射。结果：经术后1~6个月的随访，在150例患者中，治愈145例，显效5例，总有效率100%，均未发生肛门狭窄、术后大出血、局部硬结、感染溃疡等并发症。结论：本疗法治疗混合痔具有安全、高效、副反应小、痛苦少、显效快等优点，值得基层推广。

**关键词**　混合痔；芍倍注射液；安氏疗法

混合痔是肛肠科常见病多发病，目前有切除、硬化剂注射、PPH、冷冻、激光等治疗方法，但是均有不同程度的并发症。我院于2006年应用卫生部指定唯一向全国推广的痔疮治疗方法，北京中日友好医院肛肠科主任安阿玥主任医师发明的"安氏疗法"，采用其独家发明的"芍倍注射液"治疗混合痔150例取得了良好的效果，现报道如下。

## 1　材料与方法

### 1.1　一般资料

本组病例男性96例，女性54例；年龄20~75岁，平均年龄47.5岁；其中单纯性混合痔31例，多发性混合痔68例，环状痔36例，发生脱出嵌顿15例。合并肛乳头肥大20例，粘膜糜烂出血100例，便秘45例，直肠粘膜内脱垂10例。

### 1.2　治疗方法

1.2.1　术前准备：（1）术前患者正常饮食，排空大便，清洗肛门；（2）备皮，将手术区的体毛完全去除；（3）药物：芍倍注射液：新世界海天（信阳）豫南制药有限公司，批准文号：国药准字Z20030126，规格10ml/支；（4）器械：喇叭形肛门镜、5ml注射器、5号针头及止血钳各一个。

1.2.2　手术方法：左侧卧位，碘伏消毒，0.5%利多卡因局部麻醉。在外痔隆起处作一放射状V型切口（切口需要超过外痔约1cm），用弯血管钳夹住V型皮瓣，以尖头剪将皮瓣分离至齿线上0.5cm，以组织钳夹住对应内痔的下2/3部位，提起外痔皮瓣及夹住内痔部分，用中弯钳夹住内痔基底并行8字贯穿结扎，剪除残端，止血，同法处理其他母痔区痔核。修剪外痔切口皮下静脉丛，如有血栓一并剥离干净。仔细修剪剩余外痔段，可作多个小切口至齿线处，切口之间需保留皮桥。置入喇叭型肛门镜，抽取2∶1芍倍注射液（2份0.5%利多卡因加1份芍倍注射液）约20~30ml，自上而下充分注射松弛直肠粘膜及结扎的痔核部分，至粘膜及痔核充盈隆起饱满为止，每注射点约1~3ml。术毕以肛内进入两指为宜，给予明胶海绵及凡士林油纱条外敷创面，小方纱块塔型加压固定。

1.2.3　疗效标准：（中药新药临床研究指导原则·第一辑）痊愈：便后无出血、无脱出，肛镜检查痔粘膜恢复正常，痔核完全萎缩；显效：便后无出血、无脱出，肛镜检查痔明显消退，痔粘膜轻度充血，痔变小；有效：便后仍有少量出血，伴轻度脱垂，肛镜检查痔粘膜轻度充血；无效：达不到有效标准，甚至加重者。

## 2　结果

经术后1~6个月的随访，在150例患者中，治愈145例，显效5例，总有效率100%。疗程12~20d。术后当天出现尿潴留10例，出现术后疼痛经口服镇痛药后缓解者20例。150例均未发生肛门狭窄、术后大出血、局部硬结、感染溃疡等并发症。

## 3　讨论

混合痔是由于直肠上下静脉丛相互吻合，静脉曲张时相互影响，使上下静脉丛均发生曲张而形成。痔体位于齿状线上下，表面被直肠粘膜或肛管皮肤覆盖。当脱出的痔体在肛周形成"梅花"时称为

"环状痔"。混合痔特别是环状痔在手术处理上有较大的难度，目前通常采用外剥内扎法、外切内注结扎术及 PPH 等方法进行治疗。

据临床统计，肛管直径平均为（3.15±0.20）cm。平均每切除 1/12 肛管皮肤，其肛门口径平均缩小（0.12±0.05）cm，缩小率为 3.819%，故一般的外剥内扎法无法处理 3 个以上的较大痔核，若切除过多，不易保留足够的皮肤粘膜桥，容易导致肛门狭窄；若切除不足则影响治疗的彻底性。注射疗法是目前国内外普遍使用的方法，通常用的注射剂则多为硬化剂及坏死剂，它们容易在治疗后存在不同程度的不良反应[1~3]，尤其是治疗后局部硬结、直肠狭窄、坏死大出血的频发使许多医生不得不减量和降低药物浓度来试图避免，但是这一提高安全性的方法会反过来降低临床疗效。

目前临床上广泛使用的硬化剂和坏死剂均存在这一矛盾。而其他的治疗方法如 PPH（肛门镜下吻合器痔上粘膜切除术）也存在着吻合口吻合钉残留、直肠狭窄、术后大出血等弊端[4]。

我科采用"安氏疗法"解决了上述弊端并取得了良好的疗效。对外痔部分行"V"型切剥保证了创缘平整和引流通畅，有利于淋巴回流，减轻了术后痛苦，防止了术后创面水肿，同时尽可能地保留皮桥，避免了肛管皮肤缺失；对内痔部分只结扎痔体的 2/3，并根据具体的情况在其他痔区行外剥内扎法并使其结扎点不在同一个平面上，这样就能够避免同一平面结扎过多而引起的直肠狭窄。余下部分则采用"芍倍注射液"进行注射治疗，"芍倍注射液"是针对坏死剂和硬化剂的缺点，根据"酸可收敛，涩可固脱"的中医理论而研制的新一代纯中药痔疮注射剂，是从五倍子、乌梅和赤芍三味中药中提取的，有效成分柠檬酸、没食子酸和赤芍苷直接入药，制成芍倍注射液。适用于各期内痔、静脉曲张型混合痔，该药具有显著的促止血和凝血、抑菌消炎以及较强的收敛固脱、活血化瘀之效[5]。注入痔核内可引起组织发生可逆性非炎症性的蛋白凝固样变性，并且原位无瘢痕性修复，芍倍注射液注射后痔表面粘膜完整保留，粘膜下组织蛋白成分迅速凝固，组织均质化，扩张的静脉收缩，静脉壁结构同样发生蛋白凝固，不伴出血或明显炎症反应，2d 后大部分凝固成分崩解、吸收，在修复过程中无明显肉芽组织或瘢痕形成，均质化的迂曲静脉壁或消失或纤维化致管腔变小，或通过机化管腔闭塞，从而使痔在 3~7d 完全萎缩[6]。并且由于其收敛固脱的作用使扩张的血管及肥大的肛垫萎缩，使脱落的肛垫固定。这样不仅提高了临床的疗效而且避免了硬化剂坏死剂的不良反应，充分地保护了肛垫组织，维护了肛门的正常解剖结构。综上所述，"安氏疗法"治疗混合痔具有安全、高效、副反应小、痛苦少、疗程短、显效快等优点，值得基层推广。

**参考文献**

[1] 李德勇. 硬化剂注射治疗痔术后大出血 12 例 [J]. 美国中华国际医学杂志，2003，1（3）：80.
[2] 章勇. 注射消痔灵引起直肠狭窄 1 例 [J]. 中华普通外科杂志，2001，16（6）：367.
[3] 王松保，何福莲. 消痔灵注射内痔致并发症分析 [J]. 中国肛肠病杂志，1996，16（3）：16.
[4] 刘冬保，黄忠诚. 环状痔 PPH 术后迟发性并发症的预防和处理 [J]. 中国临床医生，2008，36（1）：49.
[5] 安阿玥. 肛肠病学 [M]. 北京：人民卫生出版社，1997：574.
[6] 安阿玥，蒋建婷，王晏美，等. 安痔注射液治疗痔的临床疗效和病理学观察 [J]. 中国肛肠病杂志，2000，20（11）：3.

《中国现代医生》2008 年第 46 卷第 30 期

# 芍倍注射液治疗内痔、混合痔 38 例临床观察

袁忠林　张娟芳（贵州省金西监狱医院　550023）

内痔、混合痔是肛肠科常见病、多发病；过去我院治疗内痔、混合痔采用消痔灵四步注射疗法，消痔灵是硬化剂，其作用机理主要是通过局部组织硬化、坏死达到治疗目的[1]，虽有一定疗效，但也存在很多问题，如术后疼痛明显、出血、直肠狭窄及复发等。芍倍注射液（原安氏化痔液）是北京中日友好医院肛肠科主任医师安阿玥发明的国家二类痔疮新药，临床已使用十几年，2003 年获新药证书

（国药准字 H20030036）并生产应用。2005 年以来我院应用芍倍注射液治疗各期内痔、混合痔 38 例，疗效显著、安全、副作用少、极有推广价值。现将结果总结报告如下。

## 1 资料与方法

1.1 临床资料：38 例均为男性，年龄 22～55 岁，平均 39 岁；内痔 28 例，其中Ⅰ期内痔 5 例，Ⅱ期内痔 14 例，Ⅲ期内痔 9 例；混合痔 10 例，其中Ⅰ期混合痔 3 例，Ⅱ期混合痔 3 例，Ⅲ期混合痔 4 例。38 例中 33 例伴有不同程度的痔上直肠粘膜松弛。

1.2 治疗方法：患者术前便后清洗肛门及肛周皮肤、备皮。取右侧卧位，碘酊、酒精消毒肛门及肛周，不能回纳肛门的Ⅲ期内痔和混合痔的痔核用 1‰的新洁尔灭液或碘伏消毒；常规铺单。0.5% 利多卡因液肛周局部浸润麻醉。肛门松弛后用肛镜打开肛门，仔细观察了解痔核数量、大小、性质、分布等情况及是否合并直肠粘膜松弛，以便确定每个痔核注射的部位、深浅、进针角度、药量等。用 1‰新洁尔灭或碘伏消毒肛管及直肠下端两次，在直肠腔上端放置 1～2 个干棉球；将芍倍注射液与 0.5% 利多卡因按 1：1 比例稀释，用带 5 号长针头的 5ml 注射器抽取该芍倍稀释液准备注射。注射方法遵循"十六字原则"——先小后大、见痔进针、退针给药、饱满为度。先小后大即先从相对较小的痔核开始注射，以防止大痔核注射后遗漏小痔核；见痔进针即进针选择内痔表面粘膜的中心点或稍偏下的部位；退针给药即进针遇肌性抵抗后缓慢退针给药；饱满为度即痔核注药后均匀饱满、充盈、粘膜颜色变浅。Ⅱ、Ⅲ期内痔及混合痔除痔核注射外应加注 3 个母痔区痔核与齿线之间的洞状静脉区，量约 2～3ml。伴有痔上直肠粘膜松弛者，在松弛粘膜区注射芍倍稀释液 2～3ml[2]。术毕，肛门处敷料包扎，"丁"字带固定。术后一般均有 3～5h 肛门坠胀及轻度疼痛，3～5h 后自行消失，小便均能自解，无一例有小便困难及发热现象。1 月后肛内指诊无硬结、无溃疡、无出血、无肛门直肠狭窄，大便正常，极少数病人于注射后的 1～3d 内有轻度腹胀现象。术后适当用抗菌消炎药物 3～5d；控制大便 24h，大便时可用开露塞协助排便，便后痔疮栓 1 枚塞肛约 1 周。

## 2 结果

2.1 疗效标准：痊愈：自觉症状消失，无便血、无痔核脱出，肛门镜检查痔核消失。好转：有间歇少量便血或/和轻度肿物脱出，可自行还纳。肛门镜检查仍有部分痔核存在。无效：治疗前后无任何变化。

2.2 疗效：术后 1 周及 1 月后复查，38 例患者有 36 例痊愈，2 例好转；2 例好转病例经再次治疗后痊愈；无一例无效。一次治疗痊愈率 94.7%，两次治疗痊愈率 100%。

## 3 讨论

内痔、混合痔是肛肠疾病中发病率最高的疾病，治疗方法很多，以注射疗法运用较广。过去普遍采用的注射液都为硬化剂或坏死剂，注射治疗后可出现大出血、继发感染及肛管直肠狭窄等副作用。芍倍注射液是国家二类中药新药，根据祖国医学"酸可收敛，涩可固脱"的理论，采用芍药、五倍子、乌梅等多种中药提炼精制而成的新型软化萎缩剂，具有活血化瘀、抗菌消炎、收敛固涩之效；注射后局部不产生硬结及坏死，避免了大出血、继发感染、肛管直肠狭窄等并发症。该药注射于松弛的直肠粘膜下，引起粘连，起到固定作用，恢复直肠粘膜正常形态，以利脱出型痔核的回复并减少痔形成的机会。芍倍注射液痔核局部注射后，痔内组织迅即发生非炎症性蛋白凝固均质化改变及血管收缩，伴随变性组织的修复，凝固变性组织崩解、清除，组织间毛细血管及成纤维细胞增生，变性的大血管壁纤维化，使血管管腔变小；通过机化，使血管管腔闭塞；间质均质化后使大血管结构消失，新的毛细血管再生。芍倍注射液局部注射后不引起出血和炎症反应，变性的组织通过降解被吸收，修复过程中组织内无明显瘢痕形成，痔粘膜保留不遭破坏[3]。齿线附近直肠上下动静脉和肛门动静脉互相交通吻合，并有细小的动脉与静脉直接吻合，构成洞状静脉，在此处注射能使洞状静脉起始部萎缩，对于提高疗效防止复发具有重要意义[4]。芍倍注射液治疗内痔、混合痔疗效显著，安全可靠，无明显毒副作用，可重复注射。实践证明芍倍注射液注射治疗各期内痔，混合痔操作简单，安全可靠，疗程短，见效快，治愈率高，是目前治疗内痔，混合痔较理想的疗法之一，值得推广运用。

## 参考文献

[1] 胡伯虎，主编. 大肠肛门病治疗学［M］. 北京：科学技术出版社，2001.266.

[2] 安阿玥, 主编. 肛肠病学 [M]. 第 2 版. 北京: 人民卫生出版社, 2005. 155.
[3] 安阿玥, 主编. 肛肠病学 [M]. 第 2 版. 北京: 人民卫生出版社, 2005. 181.
[4] 穆希贤, 蒋建婷. 安氏化痔液治疗痔 288 例报告 [J]. 中级医刊, 1995, 30 (12): 112.

《贵州医药》2008 年第 32 卷第 3 期

# 芍倍注射液治疗内痔、静脉曲张型混合痔 153 例临床分析

赵高伦（福泉市妇幼保健院　550500）

**关键词**　芍倍注射液；内痔；静脉曲张型；治疗

　　痔发病者较多，有"十人九痔"说法，是成年人常见病、多发病之一。国内有报道称，肛门直肠疾病发病率占 59.1%，而其中痔的发病率占肛门直肠疾病的 87.25%[1]。痔的治疗方法多样，如保守疗法、手术疗法、注射治疗等。注射治疗由于其所使用的药物的不同，产生的效果及并发症等有所不同。我科 2005 年 1 月~2006 年 12 月采用卫生部北京中日友好医院肛肠科主任安阿玥教授发明的国家二类痔疮新药"芍倍注射液"，以"安氏疗法"治疗各期内痔、静脉曲张型混合痔 153 例，取得满意疗效，现将治疗情况报道如下。

## 1　临床资料

1.1　一般资料：本组 153 例中，男，80 例，女 73 例，年龄最小 19 岁，最大 75 岁。Ⅰ期内痔 11 例，Ⅱ期内痔 28 例，Ⅲ期内痔 43 例，静脉曲张型混合痔 71 例。

1.2　治疗方法

1.2.1　药物用"芍倍注射液"，由河南合力达（信阳）有限药品公司生产，该药系卫生部北京中日友好医院肛肠科主任安阿玥研制，获国家专利，是治疗痔疮国家Ⅱ类新药。（国药准字 20030036）。

1.2.2　麻醉方法：术前患者正常饮食，排空大便，取侧卧位，肛门皮肤常规消毒，以碘伏棉球消毒肛管及齿线附近粘膜，嘱患者屏气作排便动作，采用"安氏疗法"的独到麻醉方法，在截石位齿线下缘 3、6、9 占位置进针，将麻药呈扇形注射达内痔基底部的内括约肌和肛提肌，因齿线下缘肛管不仅对痛觉相对迟钝，且此进针还可以避开神经丰富的肛门皮肤和肛门外括约肌，从而避免麻醉进针引起的剧痛。该方法不仅可以带来良好的麻醉效果，避免手术造成的疼痛，肛门坠胀，便意感，尿潴留，并能使肛管松弛充分，便于手术操作，同时还使麻药用量减少，避免出现头晕、呕吐、虚脱等中毒反应。此外由于外括约肌没麻醉，可防止因肛门过度松弛致注射后痔核脱出、嵌顿、水肿等。

1.2.3　治疗方法：麻醉生效后，以碘伏棉球消毒直肠腔三次，采用"安氏疗法"见痔进针，先小后大，退针给药，饱满为度的要点注射。在肛门镜下充分显露痔核，在痔核以上的直肠内松弛黏膜以 2:1 的芍倍注射液（2 份芍倍注射液，一份 0.5 利多卡因），用 5ml 注射器 5#长针头抽吸后从 3、7、9、11 点区域点状注射，每次 1~2ml 之间，总量根据黏膜松弛程度控制在 5~10ml 以内。其作用为使松弛的黏膜下层得到改善、固定，减少痔形成机会，恢复直肠的正常解剖结构目的。（痔核的注射：先从较小的痔核开始，从痔核凸起的顶端进针，有肌性阻力后退针，边退边推药，剂量多少根据大小而定，给药直至可见到痔粘膜颜色变淡为止。以达到消炎、抗渗出和收敛的目的，减少痔的动静脉血供，使痔核萎缩。）齿线附近注射：将芍倍注射液浓度配制为 1:3，在各痔核附近注射，每次 2~3ml 目的是对齿线处的静脉曲张起治疗作用。若静脉曲张的外痔区域较大，则将芍倍注射液配制为 1:4 在肛管皮肤处方面进针扇形注射 3~5ml，轻柔使之药液分布良好，然后加压固定，防止水肿。该方法作用目的为使扩张的静脉复原，使断裂的 Treitz 氏肌固定，重新起到一定支持作用。

1.3　疗效标准：①痊愈：自觉症状消失，便后无出血，无痔核脱出，肛门镜检查见内痔萎缩，肛管平滑；②基本痊愈：无明显自觉症状，无便血，无痔核脱出，但肛门镜仍可见痔核存在或比原来稍缩小；③好转：便时有少量出血或轻度肿物脱出，但能自行还纳，肛门镜下仍可见突起的痔核；④无效：与

治疗前无任何变化。

## 2 结果

该组病例的疗效情况见表1。

**表1 153例各期内痔及静脉曲张型混合痔疗效统计**

| 组别 | | 治愈 | | 好转 | |
| --- | --- | --- | --- | --- | --- |
| | n | n | % | n | % |
| 内痔 | 82 | 80 | 97.56 | 2 | 2.44 |
| 静脉曲张型混合痔 | 71 | 69 | 97.18 | 2 | 2.81 |

## 3 讨论

内痔、混合痔是肛肠疾病中发病率较高的疾病[2]，目前治疗方法很多，大体可分为保守疗法、手术疗法（包括一些物理疗法）、注射疗法。各有优缺点，保守疗法只能短暂改善临床症状，不能去除病灶；手术疗法病灶去除相对彻底，短期治愈率较高，但痛苦大，疗程长，存在出血、感染、肛门狭窄等并发症及后遗症风险；注射疗法，既往所用药物为硬化剂或坏死剂，注射后与手术疗法比较虽痛苦小、疗程短，但仍可能发生坏死大出血、肛门直肠狭窄等合并症或后遗症。李雨农[3]等对硬化剂"消痔灵"注射所致大出血及肛门直肠狭窄的情况，均作过详细的论述及报道。

芍倍注射液是根据祖国医学"酸可收敛可固脱"的理论，参考了现代医学对痔的形成研究观点，用中草药提纯制成，并获取国家专利的药物。其药物具有抑菌消炎、活血化淤、收敛固涩之效，药物本身无毒副作用，是一种新型的萎缩剂，具有痛苦小、疗程短、显效快的特点。在北京中日友好医院、安徽、河南等三甲医院已作临床应用多年，取得较好效果。2004年被卫生部批准作为"面向农村和基层推广适宜技术十年百项计划"项目，2005年在贵州省内我院第一家通过学习引进该技术。

由于该技术疗法简单，容易掌握，治疗效果好，无并发症和后遗症，是治疗内痔和静脉曲张型混合痔的一种比较理想的方法，值得推广使用。

### 参考文献

[1] 李润庭肛门直肠病学 [M]．沈阳：辽宁科技出版社，1987. 101
[2] 安阿玥临床肛门大肠外科学 [M]．天津：天津科技翻译出版公司，1992. 123
[3] 李雨农．中华肛肠病学 [M]．重庆：科学技术出版社，1989. 105

《黔南民族医专学报》2007年第20卷第3期

# 外剥内扎注射术治疗环状混合痔临床分析

郭　斌　林逢源　（大同煤矿集团第二医院　037031）

**摘要** 目的探讨外剥内扎注射术治疗环状混合痔的效果。方法回顾性研究我科采用外剥内扎加注射芍倍注射液的方法治疗环状混合痔86例（治疗组），并与传统手术治疗的66例（对照组）进行比较。结果治疗组在术后出血、疼痛、肛缘水肿、痔复发及愈合时间等方面明显优于对照组（P＜0.01），随访远期效果佳，取得了满意疗效。结论外剥内扎加注射芍倍注射液治疗环状混合痔方法经济、实用、操作简单，有较好的临床应用价值。

**关键词** 环状混合痔　外剥内扎注射术　疗效分析

**Clinical analysis of Milligan – injection in treating hemorrhoids hybrid ring**

**Guo Bin，Lin Fengyuan. The Second Hospital of Datong Coal Mine Group Company，Datong，Shanxi** 037031

**Abstract** Objective：To investigate the Milligan – Morgan injection for the treatment of circumferential mixed hemorrhoids effect. Methods：a retrospective study of our department by external dissection and internal ligation plus Shaobei injection method for the treatment of circumferential mixed hemorrhoids in 86cases（treatment group），and traditional operation in treatment of 66cases（control group）were compared. Results：In the treatment group，postoperative bleeding，pain，anal margin of edema，anal stenosis，recurrence of hemorrhoids and other methods of healing time than the control group were followed up for long – term good effect，and achieved satisfactory results，better clinical value . Conclusion：External dissection and internal ligation plus Shaobei injection in the treatment of circumferential mixed hemorrhoids method was economic，practical，simple operation，which had good clinical application value.

**Key Words**　Circular mixed hemorrhoid External dissection and internal ligation Curative effect Analysis

环状混合痔治疗较为棘手，我科采用外剥内扎加芍倍注射液的方法治疗环状混合痔，既能减少对正常肛管生理解剖结构的破坏、有效缓解肛管的松弛程度，又能彻底消除临床症状，是一种较好的手术方法，现报告如下。

## 1　资料与方法

1.1　临床资料：环状混合痔诊断标准按2000年中华医学会外科学分会肛肠外科学组制定的《痔的诊断暂行标准》执行。我科2009年1月~2010年5月手术治疗环状混合痔患者152例，随机分为2组，治疗组86例，男48例，女38例，年龄19~68岁，平均年龄38.3岁，病程1年~32年；对照组66例，男36例，女30例，年龄22~72岁，平均年龄40.2岁，病程2年~35年。2组患者性别、年龄、病程、痔核分期及大小等差异无统计学意义（P>0.05）。

1.2　方法

1.2.1　治疗方法：术前常规检查，了解患者心肺肾等功能及是否有糖尿病等合并症；用肛门镜检查患者痔核数量、位置及大小；了解有无合并肛裂、肛瘘等。手术根据情况采用鞍麻或局麻，取截石位，常规术野消毒，扩肛至肛门完全松弛，铺单。①治疗组：根据混合痔复发3，7，11点钟母痔区，首先用痔核钳钳夹外痔痔核向外牵引暴露内痔，用3~0微乔线在痔上动脉贯穿1针缝扎，然后在外痔基底部两侧皮肤做V形切口，在括约肌表面钝性分离外痔静脉丛至齿状线上0.5cm，用弯血管钳夹住内痔基底部，7号丝线"8"字缝合结扎后剪除多余线及结扎线上的痔核。碘伏棉球再次消毒肛管2次，暴露子痔，于痔核隆起处黏膜下注射芍倍注射液，以黏膜隆起呈粉红色并可见血管纹理为度。术后创面敷以凡士林纱布包扎。同法处理其余母痔核子痔。②对照组：按照传统的外剥内扎术操作，一次手术切除不超过4个，并且在切除的两痔之间留有1cm以上的正常黏膜和皮肤，术后创面敷以凡士林纱布包扎。

1.2.2　术后处理：①术后当日局麻患者可进食半流质饮食，鞍麻患者补液，禁饮食。②便后1：5000高锰酸钾坐浴，然后肛门局部换药，每日1次。③静脉滴注抗生素3d~5d及支持对症治疗。④排便困难时可以通便，有尿潴留可导尿，疼痛不能忍受给予止痛剂。

1.3　疗效观察：术后观察2组患者48h内Ⅱ~Ⅲ度疼痛，72h内Ⅰ~Ⅱ度肛缘水肿，7d~10d脱线期出血，创面愈合时间，3个月~1年肛门狭窄及痔复发情况。

1.4　统计学方法：计数资料采用$X^2$检验，计量资料采用u检验，$P<0.05$为差异具有统计学意义。

## 2　结果

2.1　2组术后疼痛、肛缘水肿、脱线期出血、痔复发，经统计学分析差异有显著性（$P<0.01$）；采用Fisher精确检验分析肛门狭窄无统计学差异。见表1。

2.2　2组术后愈合时间比较，见表2。

### 表1　2组术后并发症比较

| 组别 | 例数 | 术后疼痛 | 肛缘水肿 | 脱线期出血 | 肛门狭窄 |
|------|------|---------|---------|-----------|---------|
| 治疗组 | 86 | 8 | 5 | 0 | 0 |
| 对照组 | 66 | 25 | 26 | 7 | 2 |
| $X^2$ | | 17.94 | 25.94 | 7.3 | |
| P | | <0.01 | <0.01 | <0.01 | >0.05 |

表2　2组术后愈合时间比较（$\bar{x} \pm s$, d）

| 组别 | 例数 | 愈合实践 |
|------|------|----------|
| 治疗组 | 86 | 15.14 ± 2.66 |
| 对照组 | 66 | 19.98 ± 1.65 |
| U | | 21.89 |
| P | | < 0.01 |

## 3　讨论

3.1　环状混合痔为Ⅲ、Ⅳ期内痔逐步加重形成，因脱出的痔块较大，临床症状较多，采用传统手术治疗后易引起疼痛、水肿、出血、肛门狭窄及失禁等并发症，患者痛苦大，愈合时间长。吻合器行痔环形切除术（PPH）虽近期有一定效果，但因其有严格的适应证，费用昂贵，故在临床上不能得到广泛应用，而且远期疗效亦不能令人满意，很多文献报道 PPH 的长期复发率高于传统痔切除手术，需要进一步处理的痔脱垂复发率也高于传统手术[1]，Ⅳ度痔的复发率更高[2]。

3.2　根据肛垫下移学说及静脉曲张学说的机制[3]，综合应用外剥内扎注射术能较有效地解决混合痔的根本问题，其具有以下优点：①外剥内扎只切除母痔部分，保留了大部分皮肤、黏膜及正常肛垫组织，使患者的肛管生理接近正常，术后精细控便能力不受影响，同时避免了肛门狭窄、失禁、黏膜露出等功能障碍的后遗症。②结扎痔上动脉，阻断了痔核的血供，使子痔萎缩，同时加速痔核的坏死脱落，既预防术后脱线期大出血，又减少术后痔核的复发。③芍倍注射液采用乌梅、五倍子、赤芍三味中药经提纯制成，具有抑菌消炎、活血化瘀、收敛固涩之功效。黏膜下注射后能使痔核萎缩，出血消失；药物对肛垫微循环调节起到一定良性作用，亦可在组织中产生无菌性炎症，促进痔组织及周围组织纤维化，将肛垫及肛管黏膜固定在内括约肌表面，具有防止脱垂及痔核复发的作用，且不会产生硬结和其他不良反应。

**参考文献**

[1] Burch J, Epstein D, Baba – Akbari A, et al. Stapled haemorrhoidectomy (haemorrhoidopexy) for the treatment of haemorrhoids: a systematic eviewand economic evaluation [J]. Health Technol Assess, 2008, 12 (8): 1~193.

[2] Pescatori M, Gagliardi G. Postoperative Complications after procedure for rolapsed hemorrhoids (PPH) and stapled transanal rectal resection STARR) Procedures [J]. Tech Coloproctol, 2008, 12 (1): 7~19.

[3] 吴孟超, 吴在德. 黄家驷外科学 [M]. 北京：人民卫生出版社, 2008：1612~1622.

# 选择性剥扎整形加芍倍液注射治疗环状混合痔的疗效观察

梁澄照（广东省顺德中医院普外科　528300）

**摘要**　目的：通过选择性剥扎整形加芍倍液注射治疗环状混合痔，观察其对环状混合痔的手术治疗效果及痔再形成的影响。方法：通过随机对照研究方法，A 组对 50 例环状混合痔的住院患者进行选择性剥扎整形加芍倍液注射治疗，同期对照 B 组 50 例单纯性选择性剥扎整形式治疗，术后观察住院时间及住院费用，术后出血、疼痛、里急后重感、皮桥水肿、感染等并发症的发生率。结果：A 组与 B 组相比，住院时间明显减少，两组差异有统计学意义，两组住院费用差异无统计学意义。术后出血、疼痛、里急后重感、皮桥水肿、感染等术后并发症的发生率，A 组明显优于 B 组。结论：选择性剥扎整形加芍倍液注射治疗环状混合痔，疗效明显优于单纯性选择性剥扎整形式治疗，术后并发症发生率明显少于单纯性选择性剥扎整形式治疗。

**关键词**　选择性剥扎整形；芍倍液；环状混合痔；外痔

在国内"痔"的发病率甚高，占肛门直肠疾病构成比的87.25%[1]。而环状混合痔是肛肠科疾病中一大类常见、多发又属疑难性的病种，治疗难度较大，其中主要是术后可能发生继发性的并发症如肛裂、肛门狭窄，或术后皮桥水肿致残留外痔使治疗不彻底等，影响患者生活质量。如何改进手术，减少术后并发症及增加手术安全性是目前改良手术的重要课题，本文通过对本院环状混合痔患者进行选择性剥扎整形加芍倍液注射治疗，观察其临床疗效。

## 1　资料与方法

### 1.1　一般资料

选择2010年6月30日~2011年8月31日本院收治住院的环状混合痔患者患者100例，其中，男63例，女37例，年龄46~77岁，全部入选病例排除其他合并症，按入院号随机分成两组，A组为治疗组共49例，B组为对照组共51例，两组病例年龄、发病时间、病情严重程度差异均无统计学意义。

### 1.2　方法

B组为对照组，采用单纯性选择性剥扎整形式治疗，局麻或腰麻后，患者取左侧卧位，选择3个母痔区作为外剥内扎部位，对主痔不在母痔区者则选择主痔区为剥扎点，3个剥扎点之间注意保留充裕皮桥和黏膜桥。剥扎完成后检查如皮桥有明显结缔组织外痔，则予横切横缝整形。A组为治疗组，单纯性选择性剥扎整形式治疗后，在肛门镜下对未结扎的内痔用2∶1浓度（2份芍倍注射液加1份0.5%利多卡因）的芍倍注射液（河南信阳和力达药业有限公司制）注射，对已剥扎的母痔核或母痔核上缘的直肠松弛黏膜行点状注射，使松弛的黏膜下层得到改善。注射进针刺破黏膜时速度要快，遇肌性抵抗感后缓慢退针给药，使药液均匀充盈痔核。切忌穿刺过多，使药液外溢。

### 1.3　疗效评估

比较两组患者住院时间及住院费用，术后出血、疼痛、里急后重感、皮桥水肿、感染等术后并发症的发生率。

### 1.4　统计学方法

本文计量资料采用t检验，计数资料采用率的假设检验，以P<0.05为差异有统计学意义。

## 2　结果

所有患者无一例退出，治疗后两组情况：A组患者平均住院时间为（4.17±2.38）d，B组患者平均住院时间为（4.89±3.61）d，A组住院时间明显减少，差异有统计学意义（P<0.05）。A组平均住院费用（5231±610）元，B组平均住院费用（5132±165）元，两组住院费用差异无统计学意义（P>0.05）。A组和B组术后并发症发生率分别为3.9%（2例）和20.4%（10例），两组比较，差异有统计学意义（P<0.05）。见表1。

表1　术后并发症比较（n）

| 组别 | 术后出血 | 疼痛 | 里急后重感 | 皮桥水肿 | 感染 |
| --- | --- | --- | --- | --- | --- |
| A组 | 0 | 1 | 0 | 0 | 0 |
| B组 | 5 | 2 | 1 | 1 | 1 |

## 3　讨论

环状混合痔（以下简称环痔）治疗难度较大，以往多采用环切或分段结扎法[2]，术后可能发生继发性并发症肛裂或肛门狭窄，或术后皮桥水肿致残留外痔使治疗不彻底等。近年来较多采用吻合器痔上黏膜环切钉合术（PPH）治疗环痔。但其除费用之贵，操作有一定难度[3~5]。芍倍注射液（曾名安痔注射液）具有抑菌消炎、活血化瘀、收敛固脱之效，临床应用至今未发现毒副作用[6]，避免了硬化剂、坏死剂可能引起继发性大出血、肛门直肠狭窄等并发症及后遗症，操作简单，还可以反复注射使用。

膀胱截石位3、7、11点是痔的最常见部位，人们认为这3点是痔的原发部位，即母痔区。Miles提出母痔区的形成于直肠上动脉的分支类型有关，他在研究中发现直肠上动脉的黏膜支分布于直肠柱内，其右前、右后及左中之处的血管特别密集，因而原发内痔常发生于此[7]。丁义山等[8]采用树脂铸型扫描电镜法对17例因急性创伤死亡的成人肛门直肠部壁内微血管分布、构成及特点进行观察研究，结果发现该处的静脉丛有区域差别，可纵向分为相间的3个密集区和3个稀疏区，密集区内静脉粗大，吻合较多，从而肯定母痔特发区的存在。根据母痔区为原发痔部位这一特点，选择这些部位作为剥扎点，可消除环痔的发病源。

　　通过临床观察，选择环痔的母痔区进行外剥内扎后，如果其之间遗留皮桥结缔组织增生明显，于横切横缝整形，进一步提高治疗效果。对未结扎的内痔用2∶1浓度（2份芍倍注射液加1份0.5%利多卡因）的芍倍注射液注射，使痔核萎缩[9]。对已剥扎的母痔核上缘的直肠松弛黏膜行点状注射，使松弛的黏膜下层组织得到改善，恢复直肠的正常解剖结构，减少痔再形成的机会。

**参考文献**

［1］李润庭．肛门直肠病学［M］．沈阳：辽宁科学技术出版社，1987：101.
［2］张东铭．痔病［M］．北京：人民卫生出版社，2004：11～12.
［3］李守智，苏才坤，王小平，等．外痔缝切加内痔PPH术治疗重度环状混合痔的I临床研究［J］．首届中西医结合大肠肛门病学术论坛论文集萃，2007：653～654.
［4］李辉，滕娟，贾雯．吻合器痔上黏膜环状切除术128例护理体会［J］．齐鲁护理杂志，2007，13（16）：112.
［5］尚飞，张士梅，曹荣芝．PPH手术在肛肠科的应用［J］．齐鲁护理杂志，2005，11（8）：1053.
［6］安阿玥，王晏美，范学顺，等．安痔注射液治疗痔的临床疗效和病理学观察［J］．中国肛肠病杂志，2000，20（11）：33～34.
［7］张东铭．肛肠外科解剖生理学［M］．西安：陕西科学技术出版社，1989：144～145.
［8］丁义山，真丙攸，张云鹏，等．内痔本质的探讨［J］．中国肛肠病杂志，1990：10（3）：3～4.
［9］李雨春，聂敏，林树森，等．吻合器痔上黏膜环切钉合术加中药芍倍注射治疗重度痔30例［J］．中华胃肠杂志，2009，12（1）：98.

《中国当代医药》2012年第19卷第9期

# 痔术后复发安氏治疗40例报告

谢秀斌　彭　旭　蓝　华　方　卫

（广西南宁市红十字会医院　530012）

**关键词**　痔疮；术后复发；安氏疗法

　　痔是外科常见病，多发病，常常因出血、疼痛、肛门不适、坠胀、便秘、瘙痒、肿物脱出而手术治疗，但因致病因素不解除或手术方法选择不当，术后易复发。我院2004年以来收治肛肠病400余例中，痔术后复发40例，给予安氏疗法治疗，收到良好的效果，现总结如下。

## 1　临床资料

**1.1　一般资料**　本组40例中男性23例，女性17例。年龄23～91（43±7）岁。病程9～45（16±5）年，痔术后3～25（11±4）年。一次手术的37例，其中痔结扎切除术10例，激光凝固术5例，套扎加注射消痔灵20例，改良环切术2例；二次手术的2例，其中痔切除术后再次行痔环切术1例，痔切除加消痔灵注射术后激光凝固术1例；三次手术1例，为痔结扎切除术、痔环切术加消痔灵注射术、红外线照射加消痔灵注射术。按张庆荣分类法分：I期内痔0例，II期内痔0例，III期内痔7例，IV期内痔24例；静脉曲张型混合痔5例，其他类型的混合痔（包括合并血栓外痔、肥大乳头、结缔组织外痔、纤维化型外痔等）4例；合并肛门直肠狭窄3例，肛门变形1例。

**1.2　治疗方法**

**1.2.1　改良外剥内扎加芍倍注射法**：治疗31例均痊愈，治疗9例，痊愈4例、明显好转3例，症状改善2例。术前排空大小便，侧卧曲膝位，肛门及周围清洁消毒，0.5%利多卡因局部麻醉，待肛门松弛后消毒肛管直肠内，选择 1～3 个母核作为剥离结扎对象，即明显突出直肠腔或脱出肛门内外痔核，行改良外剥内扎。在痔核相应的肛门皮肤作"V"切口，往上潜行分离直到内痔核底部，与肛管纵轴平行夹住脱出痔核并结扎。修剪结扎远端组织。同样方法处理另一个痔核。充分止血，在肛门镜直视下注射芍倍注射液注到所有剩余的痔核表面的黏膜下。值得注意的是结扎时不能同一平面，结扎切除痔核不能超过 3 个，肛门皮肤切口范围不宜过多。术后中草药熏洗，每日 1～2 次，连续 1 周。

1.2.2 单纯芍倍注射液注射法：术前准备、术时体位及麻醉同上，方法：肛周碘酒、酒精消毒，0.5% 利多卡因局部麻醉。肛门镜下用碘伏消毒肛管及直肠下端，肛门镜下检查内痔分布及大小。将芍倍注射液与 0.5% 的利多卡因按 2∶1 比例稀释，用带 5 号长针头的 5ml 注射器抽取药液开始注射。按先小后大、先上后下顺序，在齿线上直肠下端隆起或松弛的黏膜中心点快速进针，针头刺破黏膜后少量推注药液，注射部位立刻均匀隆起，说明注射位置正确，继续推药并缓慢推针，使局部完全均匀饱满充盈，同时黏膜表面颜色变浅。同一部位可重复注射，一处用量一般为 1～5ml。总量视痔核大小而定，一般 10～40ml。术毕无需包扎，术后无需换药，正常进食和排便。对静脉曲张型混合痔只对其内痔部分执行同上的注射方法。

1.3 结果：改良外剥内扎加芍倍注射 1 周痊愈 16 例；2 周痊愈 19 例；明显好转 3 例，症状改善 2 例。单纯芍倍注射液注射随访 6 个月以上，无复发或特殊不适。

## 2 讨论

对痔疮的治疗在国内、外目前均无公认的安全有效方法，但较一致观点是直肠下端、肛管处的肛垫发生病理性肥大即为痔。这一观点改变了以往单一地认为痔仅是血管病变的理论。所以目前无论是哪种方法，最大限度的减少对肛管解剖结构的破坏和保护肛管生理功能已成为共识。本组为术后复发病例选择较为简便、安全、有效的安氏疗法。

改良外剥内扎加芍倍注射法是肛肠病安氏疗法的组成部分，其特点是：分散的小切口，潜行剥离，浅结扎配合注射法，不用切断肛门括约肌来松解肛门，术后肛门外观如同整形一般，无论多少外痔，术后肛门不狭窄。主要适用于其他混合痔、环状混合痔和混合痔嵌顿，且肛门变形或有明显狭窄或肛垫明显下移者，采用如此独特的微创手术，只在纠正变形的肛垫。本组 31 例，术后随访 9 月至 2 年均无特殊不适。

注射疗法是目前国内外普遍使用的一种非手术疗法，其优点是治疗内痔的效果几乎与手术相当，但痛苦小，治疗时间短。由于目前临床所使用的注射药物和具体注射方法不同，实际效果远不能令人满意。尤其是治疗后可能发生的大出血、直肠狭窄等不良反应使许多医生望而却步。在操作方法上提出的不切实际的步骤根本难以做到。芍倍注射液是北京中日友好医院肛肠外科主任安阿玥[1,2]教授创造发明的，针对坏死剂和硬化剂的缺点，依据中医学"郁血流注"、"筋脉横解"、"肠澼为痔"等对痔病机理的认识，在"酸可收敛，涩可固脱"理论指导下，筛选具有"收敛、固涩、化淤"作用的复方中药，研制成注射剂。全方药物相辅为用，共奏收敛固涩、凉血止血、活血化淤之功。用于治疗各期内痔、静脉曲张型混合痔。经过十多年 2 万多例治疗证明[3]，该药具有一次性注射治愈、无并发症和后遗症，对经过手术和其他药物治疗无效或复发的病例注射该药仍然有非常好的疗效[4]。本组治疗结果也证明该药物的有效性。本组单纯注射治疗 9 例就有 4 例为肛门直肠疤痕狭窄、变形，故疗效低于手术注射混合组。

芍倍注射液是继坏死剂和硬化剂之后的一种新型的萎缩软化剂，并在注射方法上有诸多改进与创新，形成了一整套独特的安氏注射疗法，即"见痔进针、先小后大、退针给药、饱满为度"，将注射疗法的操作方法简化和规范，不仅提高临床的安全和有效性，同时更便于推广。其药物具有抑菌消炎、活血化淤、收敛固涩之效，药物本身无毒副作用，具有痛苦小、疗程短、显效快的特点。本组完全按照安氏注射疗法进行，大多数病人（34/40）都是门诊治疗，仅有少数患者住院治疗，基本上实现一日痔疮手术治疗的目标，而且所有患者每一天电话询问，术后 2 周、1 个月回院复查，未见继发性大出血、感染、肛门直肠狭窄等并发症和后遗症。

芍倍注射液注射疗法符合现代痔治疗新理念，既不破坏肛垫，也不使注射部位的组织坏死脱落，瘢痕形成，而且可重复注射，同时打破了国内外外痔不可注射的禁区，与硬化剂、坏死剂相比具有明显的优势[5]。改良外剥内扎只是对肛垫明显下移、变形进行修整，与传统手术方法明显不同，具有创伤小，恢复快的特点。

**参考文献**

[1] 李霖．重度痔 PPH 手术治疗体会：附 32 例报告 [J]．广西医学，2004，26（9）：1329 – 1331．

[2] 安阿玥，黄跃，王宴美，等．安氏化痔液治疗各期内痔混合痔：附 2727 例病例分析 [J]．中日友好医院学报，1994，8（4）：193 – 196．

[3] 安阿玥，王晏美，范学顺，等．芍倍注射液注射治疗痔疮的临床和实验研究 [J]．中国肛肠病杂志，2000，25（11）：11 – 12．

[4] 王晏美，范学顺，李辉，等．芍倍注射液治疗内痔静脉曲张性混合痔临床研究 [J]．中国肛肠病杂志，2005，25（3）：11 – 13．

[5] 廖明，顾丽嫦，李康平．芍倍注射液治疗内痔混合痔的临床观察 [J]．中日友好医院学报，2005，19（1）：57 – 58．

《广西医学》2008 年第 30 卷第 5 期

# 安氏疗法治疗急性嵌顿性混合痔 168 例疗效观察

汪 生 李 波（云南省中西医结合医院外科 650224）

**关键词** 安氏疗法；急性嵌顿性混合痔；疗效观察

本科 2007 年 1 月～2010 年 5 月，采用北京中日友好医院的安氏疗法治疗急性嵌顿痔 168 例，疗效满意，现报道如下。

## 1 资料与方法

**1.1 临床资料：**本组男 109 例，女 59 例，年龄 18～68 岁，平均 35 岁，病程 1～7d。其中环状混合痔嵌顿 145 例，一个或单个痔嵌顿 23 例。临床表现为起病急、肛门坠胀、疼痛剧烈、痔核脱出肛缘外不能还纳，局部水肿，部分糜烂及血栓形成，大便困难。

**1.2 治疗方法**

**1.2.1 术前准备：**患者正常饮食，正常排便，便后清水清洗肛门。

**1.2.2 手术方法：**患者取侧卧位，常规消毒铺洞巾，局部麻醉或骶管麻醉，碘伏消毒肠腔三遍。（1）外剥内扎术：根据痔核数目、部位及自然凹陷，确定痔核分段及切口位置。在脱出痔核相对应的外痔远端做辐射状切口，呈"V"。用弯血管钳夹住梭形皮瓣，用弯剪将皮瓣分离至齿线上 0.2～0.5cm 处，彻底剥离皮下静脉丛和静脉血栓，在内痔基底部用弯血管钳沿直肠纵向方向钳夹内痔痔核下 1/2～2/3 部分，弯钳距内痔基底部以黏膜松紧适度为宜，较大的行 8 字贯穿缝扎，切除残端，注意止血，修剪两侧皮缘，保持引流通畅。用同样的方法处理其他痔核，在处理中应根据脱出的痔核的自然情况设计好切口的位置及大小，合理兼顾左右相邻创口及结扎点之间的关系，合理保留皮桥及黏膜桥，皮桥及黏膜桥宽度应不小于 0.5cm，同时注意内痔痔核结扎点避免在同一平面上。在剩余外痔部分可做多个放射状梭形减压口，潜行剥离皮下静脉丛及静脉血栓；（2）芍倍注射液注射术：肛门镜下对未结扎的内痔及结扎后保留的 1/2～2/3 痔核用 2：1 浓度（2 份芍倍注射液加 1 份 0.5% 利多卡因）的芍倍注射液注射，注射进针快速刺破痔黏膜，遇肌性抵抗感后缓慢退针给药，使松弛的黏膜及痔核充盈饱满为度，每个注射点约 1～3ml，总量 15～30ml。术毕以明胶海绵及凡士林油纱条覆盖创面，纱布外敷，丁字带加压固定。

**1.2.3 术后处理：**术后可正常饮食，当日控制排便，术后 24h 可排便，便后中药肛肠洗剂坐浴，常规换药直至创口愈合。

## 2 结果

全部患者均治愈出院，疗程 10～16d。术后当天合并尿潴留 4 例。疼痛需止痛者 25 例；术后创缘水肿 13 例，给中药坐浴及云南白药散加蜂蜜外敷后 3~6d 水肿消失。本组病例未出现肛门、直肠狭窄及术后大出血。术后 3 月~3a 回访 145 例（86.3%），5 例偶感肛门潮湿，用温水坐浴后好转；6 例肛缘遗留有轻度皮赘。余均正常。

## 3　讨论

急性嵌顿痔属于肛肠疾病中的急性范畴，发病急、疼痛剧烈、脱出痔核难于还纳的特点。若治疗不及时有脱出感染坏死、大出血的危险。其主要病理变化为：痔核脱出后不能还纳，压迫肛门组织，使淋巴及静脉回流不畅，血管内瘀血，血栓形成，痔组织水肿，肛门疼痛剧烈，肛门内括约肌痉挛，痔核组织水肿更加剧烈。如不及时治疗，可引起脱出的痔组织血运不畅，代谢产物不能及时排除，出现嵌顿痔坏死出血，从而加重了病情，耽误了手术时机，也加重了患者的痛苦。近年来国内外学者对早期手术治疗进行大胆探讨和尝试，国内喻德洪[1]主张对嵌顿痔行早期手术，术后疗效满意。日本三枝纯郎指出内痔当发生嵌顿时实施根治术为易。笔者认为早期手术从根本上解除了痔脱出—痉挛—嵌顿的恶性循环，使局部血液淤积及滞留得以通畅，不仅能迅速解除痛苦，而且可以有效防止感染及坏死出血的发生。安氏疗法采用了分段齿形部分结扎术结合芍倍注射液注射术，手术创伤小，无并发肛门狭窄及感觉性肛门失禁，保护了肛门的形态和功能；术后因外痔部分行"V"形辐射状切口，减少了术后的疼痛；疗效优于传统外剥内扎术，符合现代治疗痔的目的。

3.1　安氏疗法的优点　（1）安氏疗法术中对嵌顿痔精心设计分段，在自然凹陷处保留足够的皮桥和黏膜桥，在外痔部分的远端行梭形切剥以保证术后恢复的创缘平整和引流通畅，创口长短视剥离痔核大小而定，对较大的痔核，切口尽量向肛缘外延伸，可减轻其张力，并防止了皮桥水肿、疼痛、愈合后留皮赘的后遗症。对血栓及静脉丛潜行剥离，保证治疗的彻底性；（2）对于内痔只结扎痔体的 1/2~2/3 部分，部分结扎缩小了痔基地部分结扎的范围，减轻肛管压力，有效的防止因结扎过大而引起基底部疤痕过大、疤痕过度挛缩所致肛门直肠狭窄的发生；（3）其余部分则用芍倍注射液注射治疗以达到痔核萎缩的效果，芍倍注射液注射时遵循[3]"见痔进针，先小后大，退针给药，饱满为度"原则，注射进针切忌过深。较大的痔核可扇形注射，但切忌在痔核上乱刺，或在痔表面穿孔太多，使药液外溢；（4）术前、术后正常饮食，24h 后正常解大便，便后中药坐浴等，有效的防止了术后便秘及肛门狭窄等的并发症。

3.2　芍倍注射液较硬化剂、坏死剂的优点：以往注射液注入痔核治疗痔疮，其作用机理是通过局部组织硬化、坏死达到治疗的目的。硬化剂的代表药为消痔灵、5% 鱼肝油酸钠、10% 石碳酸甘油等，其作用机理是局部产生无菌性炎症使血管闭塞，通过纤维硬化粘连而达到防止痔脱出、出血的目的；坏死脱落剂的代表药为枯脱油、枯痔油、新六号、痔全息等。其作用机理：一是药物直接作用于组织，引起蛋白变性；二是药物作用于血管及血液有形成分，使之形成血栓阻断远端组织的血液供应。硬化、坏死剂治疗痔疮虽然获得了一定效果，但临床上有很多问题逐渐暴露出来。据文献报道，硬化剂、坏死剂带来的主要并发症是术后大出血、感染、肛门狭窄、直肠阴道瘘等，个别病例可出现脏器的损伤、甚至引起死亡[4]。芍倍注射液[5]以活血化瘀、收敛固涩、抗菌消炎为目的治疗痔疮，解决了以往注射疗法带来的诸多弊端。与硬化剂或坏死剂不同的是，芍倍注射液作用于组织无明显炎症、出血、坏死等改变，其直接作用是引起组织发生一种非炎症性的蛋白凝固样变形，且这种变形可逆，容易"复活"，经过 3~7d，可原位修复，无瘢痕形成，一周内可重复注射。王建民[6]在芍倍注射液期临床试验研究中，客观地评价了该药在治疗各期内痔和静脉曲张性混合痔的疗效及安全性，并通过与硬化剂消痔灵的比较发现芍倍注射液在各方面均优于消痔灵，尤以安全、药物无副作用上更为突出。

3.3　术后水肿的预防及治疗：术后肛缘的水肿是肛门术后最常见的并发症，安氏疗法则有效的预防及治疗了术后的水肿。（1）内痔结扎时要尽量结扎在齿线上，创口适当向齿线上分离，痔核基底部不可结扎过大，以减轻肛管压力；（2）结扎点之间留有一定的黏膜桥和皮桥，结扎点不在同一平面上，并错开缝扎，而且残端大小有所不同，这有利于静脉、淋巴的正常回流；（3）对静脉曲张外痔应选择在静脉曲张最明显处做减压切口，切口要适当延长，以利引流。在彻底剥离肛缘皮下的血栓的同时对静脉曲张团剪除并给予结扎，这些都是预防水肿的积极措施。

**参考文献**

[1] 喻德洪. 肛肠外科疾病问答 [M]. 上海：上海科学技术出版社，1983：106

[2] 张有生译. 临床肛门外科学 [M]. 沈阳：沈阳中医学院，1986：41
[3] 安阿玥. 肛肠病学 [M]. 北京：人民卫生出版社，2005：155
[4] 范学顺. 注射疗法治疗内痔的问题及展望 [J]. 中日友好医院学报，2003，17（4）；249~250
[5] 安阿玥. 肛肠病学 [M]. 北京：人民卫生出版社，2005：169
[6] 王建民安痔注射液Ⅱ期临床试验研究 [J]. 安徽中医学院学报，2001，20（1）：21~22

《云南中医中药杂志》2011 年第 32 卷第 6 期

# 多个小切口外剥内扎术加芍倍注射液治疗混合痔的临床应用

付洪祥　高　翔　丁　玲（四川省宁南县中医院　615400）

**摘要**　目的：探讨采用"∝"形多个小切口外剥内扎术结合痔核高位结扎、黏膜收提加芍倍注射治疗Ⅲ、Ⅳ度混合痔及环状混合痔的临床疗效。方法：将 2006 年至 2008 年在我院治疗的 165 例Ⅲ、Ⅳ度混合持及环状混合痔患者作为治疗组，将 2002 年至 2005 年采用传统外剥内扎术的 165 例Ⅲ、Ⅳ度混合痔及坏状混合痔患者作为对照组。对比两组组术后大便时出血、疼痛、创缘水肿、肛门溢液、肛周皮赘、平均愈合时间、治愈率等指标。结果：治疗组在减轻术后大便时出血、疼痛、创缘水肿、肛门溢液、肛周皮赘、治愈率等方面均优于对照组，而平均愈合时间比对照组短。结论：该小切口外剥内扎术加芍倍注射治疗Ⅲ、Ⅳ度混合痔的临床疗效明显优于传统外剥内扎术。

**关键词**　混合痔小切口外剥内扎术；注射

Ⅲ、Ⅳ度混合痔是不可恢复的病理性肛垫，保守治疗常难以解除其症状，传统外剥内扎术 60 多年来一直成为痔手术治疗的金标准，但其采用的 V 形切口较大，易致肛管皮肤黏膜缺失过多，限制了其切除痒核的数量，又影响术后恢复及肛管功能，故对外剥内扎术进行小切口改良，拓宽其手术适应证范围，又利于术后恢复，减少术后并发症，成为一种切实可行的手术方法。

## 1　临床资料

参照 1994 年国家中医药管理局制定的《中华人民共和国中医药行业标准》混合痔的诊断标准及排除标准，且具备手术指征的患者，入选病例为 2002 年 4 月至 2008 年 11 月在宁南县中医院住院手术治疗Ⅲ、Ⅳ度混合痔患者共 330 例，2006 年前的为对照组，2006 年以后的为治疗组；两组虽然在不同时期，但是随机抽取，每组 165 例。治疗组男 82 例，女 83 例；年龄 19~67，平均 43 岁；病程 1~28 年。对照组男 85 例，女 80 例；年龄 20~64 岁，平均 42 岁；病程 1~29 年。两组性别分布、年龄、病程等临床一般资料具有均衡可比性。治疗组采用小切口外剥内扎术，"∝"形切口结合痔核高位结扎，黏膜收提加芍倍注射，对照组采用传统的外剥内扎术。

## 2　治疗方法

治疗组：采用小切口外剥内扎术。消毒，骶麻，指法扩缸，探查痔核的位置、大小，选取较大痔核，用钳夹外痔，采用"oc"形切口，外痔为梭形切口，剥离外痔达齿线时收口最小，过齿线后再向上展开至平行呈"U"形，最大限度地保留肛管齿线区的皮肤黏膜，剥离至齿线上 1~2cm 时用弯钳纵行钳夹内痔痔核，于钳下用 7 号丝线"8"字缝扎。注意结扎痔蒂的平面要高，各痔核结扎点不在同一平面上，皮桥适当修整。黏膜皮桥如松弛外翻，于对应上方黏膜及黏膜下层缝扎收提或横形切除部分后再对合缝合，根据肛管情况必要时切断部分内括约肌。然后使用 1：1 浓度的芍倍注射液（和力达（信阳）药业有限责任公司，批号：国药准字 Z20030126，规格 10ml/支）注射较小内痔核及松弛脱垂的粘膜（1 份芍倍注射液加 1 份 0.5% 利多卡因），注射以见痔进针从小到大饱满为度为原则，进针刺破痔核及粘膜时速度要快，缓慢退针给药，使药液均匀充盈痔核。

对照组采用按照传统外剥内扎术。消毒，骶麻，指法扩肛，探查痔核的位置、大小，用钳夹起外痔，取 V 形切口剥离痔核组织至齿线上约 1cm，钳夹痔核根部并用 7 号丝线"8"字缝扎收提，修整皮缘。

## 3　疗效标准

参照 1994 年国家中医药管理局制定的《中华人民共和国中医药行业标准》，治愈：症状及体征消失，创口愈合；好转：症状及体征改善，创口愈合；未愈：症状及体征均无变化。术后 48h 疼痛分级按主诉疼痛分级（VRS）：0 级为无疼痛；VRS1 级为轻度疼痛，睡眠不受干扰；VRS2 级为中度疼痛，不能忍受，睡眠受干扰；VRS3 级为重度疼痛，非自主神经功能紊乱，睡眠严重受干扰。

## 4　治疗结果

治疗组在减轻术后大便时出血、疼痛、创缘水肿、肛门溢液、肛周皮赘、治愈率等方面均优于对照组，而平均愈合时间比对照组短。

## 5　讨论

关于内痔注射液：传统内痔注射液的作用机理是通过使局部组织硬化、坏死而达到治疗目的，其代表药物消痔灵注射液即是利用上述作用机理，在注射局部产生炎症反应使血管闭塞，通过纤维硬化粘连而达到防止痔核脱出或出血的目的。这种破坏性的非生理疗法带来的副作用也是相当大的。有文献报道：硬化剂浓度过高引起广泛坏死导致术后大出血、肛管皮肤缺损、直肠狭窄、直肠阴道瘘，个别病例还有出现脏器的损坏甚至引起死亡。而芍倍注射被是选用具收敛化瘀功效的中药乌梅、五倍子及赤芍，提取有效成份制成，人体痔病理学研究显示，其作用机理与以往硬化剂不同，可使痔血管迅速收缩，不出现明显炎症、坏死及出血等改变，具有高效、安全、副作用小的优点，大出血时可直接用原液注射。

Ⅲ、Ⅳ度痔是不可恢复的病理性肛垫，国内外近 70 年来采用的传统外剥内扎术，即 1937 年由 Milligan 和 Morgan 共同创立的，该术式采用 V 形切口，易致肛管皮肤黏膜缺失过多，影响术后恢复及肛管功能，只适用于不超过 3 个痔核的混合痔手术，且术后并发症较多。近 30 年来，人们对痔有了新的认识，1975 年 Thompson 首次提出肛垫学说，1994 年 Lord 等进一步提出内痔发生的肛垫下移学说，近年来综合上述痔的理论，国内外开展各种小切口外剥内扎术治疗混合痔。本小切口外剥内扎术结合上述两种理论，切口采用 "oc" 手术切口，切口最窄处为齿状线位置，外痔切口为梭形，内痔部分切口为 "U" 形，该切口最大限度地保留肛管齿线区皮肤黏膜。与传统外剥内扎术相比肛管齿线区皮肤黏膜损伤面积减少 1/3 至 1/2，尽最大可能保护肛门正常结构，从而保护肛管功能，减轻术后痛疼，避免术后肛门溢液及肛门狭窄，对环状混合痔同时外剥内扎达多个痔核亦不会致肛门狭窄。因为齿线上方 1~1.5cm 黏膜有脊神经支配，手术可引起疼痛；齿状线以上 0.9cm 以内齿状线区是排便生理的重要区域，是排便运动的诱发区，该区有高度分化的感觉神经终末分布，可诱发排便感。本术式结扎痔蒂平面高，分离内痔痔核至齿状线以上 1~2cm，远离上述区域结扎内痔痔核根部，可减轻术后疼痛及排便感。齿线上黏膜切口行缝合收提，对黏膜皮桥较松弛外翻者必要时采取对应上方黏膜及黏膜下层缝扎收提，经过收提，可使下移的肛垫恢复上移约 1~2cm，保护存留肛垫复位固定，减少黏膜外翻及肛周皮赘。肛垫上移后外痔切口创伤面积明显缩小，与传统外剥内扎术相比，损伤面积减少约 1/3，故术后减轻创缘水肿、疼痛轻、大便时出血少、切口愈合快。加芍倍注射治疗环状混合痔简单易行，痔核萎缩完全。

《陕西中医》2009 年第 30 卷增刊

# 芍倍痔软化注射术治疗内痔 80 例临床观察

黄　晶（湖南中医药大学附属中西医结合医院肛肠科 2001 级研究生）

内痔，特别是环状内痔治疗难度较大，目前较多采用 PPH 环切术，但费用较高，因此仍然是临床上一大疑难问题。我科自 2006 年 10 月至 2007 年 8 月采用芍倍痔软化注射术治疗内痔 80 例，与内痔结扎术和硬化剂注射术对照，取得较好疗效，现报告如下。

## 1 临床资料

1.1 一般资料：本临床观察共计 160 例，分三组，其中痔软化注射术组男 39 例，女 41 例；年龄 17 ~ 74 岁；病程小于 10 年 50 例。>10 年 30 例；一期 10 例、二期 54 例、三期 16 例；内痔结扎术对照组 40 例，男 21 例，女 19 例；年龄 20 ~ 72 岁；病程 < 10 年 50 例。>10 年 30 例；一期 10 例、二期 54 例、三期 16；内痔硬化注射术对照组 40 例男 22 例，女 18 例；年龄 22 ~ 60 岁。三组差异比较无统计学意义（p > 0.05）

1.2 诊断标准：参照《中华人民共和国中医药行业标准·肛肠病》中的诊断标准拟定。

## 2. 治疗方法

2.1 治疗组：术前常规清洁灌肠，肛周局部浸润麻醉（麻药用 0.5% ~ 1% 利多卡因）或腰骶麻醉。待肛门松驰良好后，消毒肠腔，暴露痔核。内痔注射用芍倍注射液的稀释液 1∶1 浓度，即芍倍注射液用 0.5% 利多卡因注射液稀释 1 倍。对 I、II 期内痔及静脉曲张型内痔，在肛门镜下暴露每处痔核，于痔核表面中心隆起部位斜刺进针，遇肌性抵抗感后退针给药，每处注射量以痔核均匀、饱满、充盈、表面粘膜颜色呈粉红色为度，每处用量 3 ~ 5ml。对 III 期内痔、静脉曲张型内痔伴直肠粘膜松弛者，还在痔核上松弛直肠粘膜下及齿线附近用芍倍溶液（1∶1 浓度）注射，每点用量 1 ~ 3ml；对 III 期内痔的注射方法同 I、II 期内痔。每位患者一次 10 ~ 20ml，平均 15ml，最大用量未超过 40ml。每位患者一般只注射一次。术毕以湿润烧伤膏纱条塞肛内创面，肛外以纱布包扎。

2.2 内痔结扎术对照组：术前常规清洁灌肠，肛周局部浸润麻醉（麻药用 0.5% ~ 1% 利多卡因）或腰骶麻醉。待肛门松驰良好后，消毒肠腔，暴露痔核，以止血钳自齿线上的 0.2cm 处夹痔核上提，以 10 号丝线自钳下行结扎，依次结扎其余痔核如上法，一般可同时结扎 3 ~ 5 个痔核。各结扎点间留有 1cm 以上的正常粘膜。术毕检查结扎线牢紧、无出血、指诊肛管无狭窄，然后肛内填入仕泰栓，再用湿润烧伤膏纱条塞肛内创面，肛外以纱布包扎，胶布固定，手术结束。

2.3 内痔硬化术对照组：三种术后均应控制大便 48 ~ 72h，并半流质饮食，卧床休息便后使用痔清消袋泡剂按坐浴法坐浴，同时保持大便稀软，湿润烧伤膏常规换药。

## 3 治疗结果

### 3.1 疗效评定

治愈：痔核脱出和出血等症状完全消失。肛镜下见内痔消失和萎缩。显效：痔核脱出和出血等症状完全消失，肛镜下见结扎的内痔消失，注射的痔核萎缩 ≥ 50%。好转：痔核脱出和出血等症状较术前减轻，注射的痔核萎缩 < 50%。无效：痔核脱出和出血等症状较术前无明显改善注射的痔核萎缩 < 25%。WHO 疼痛分级标准：对术后疼痛程度进行分级评定，0 级无痛；1 级肛门部稍感疼痛，不需处理；2 级：肛门部轻度疼痛，但无明显痛苦表情，服一般止痛药可以缓解；3 级肛门部疼痛较重，有痛苦表情，必需用杜冷丁类药物方可止痛。

### 3.2 治疗结果见表 1

**表 1 两组治疗结果及疗效比较**

| 组别 | N | 治愈 | 好转 | 为愈 | 总有效率% |
|---|---|---|---|---|---|
| 治疗组 | 80 | 75 | 5 | 0 | 100 |
| 对照 1 组 | 40 | 34 | 6 | 0 | 100 |
| 对照 2 组 | 40 | 32 | 7 | 1 | 100 |

注：P > 0.05，差异无意义。

### 3.3 两组术后并发症及愈合时间比较（见表 2）

表2 三组术后并发症及愈合时间比较

| 组别 | n | 疼痛 | | | 水肿 | | 出血便血 | | | 肛门坠胀感 | 尿潴留 | 愈合实践（天） |
|---|---|---|---|---|---|---|---|---|---|---|---|---|
| | | Ⅰ度 | Ⅱ度 | Ⅲ度 | Ⅰ度 | Ⅱ度 | Ⅰ度 | Ⅱ度 | Ⅲ度 | | | |
| 治疗组 | 80 | 3 | 0 | 0 | 3 | 0 | 1 | 0 | 0 | 10 | 2 | 4.5±3.5 |
| 对照1组 | 40 | 35 | 15 | 6 | 19 | 11 | 11 | 9 | 0 | 26 | 7 | 17.20±3.68 |
| 对照2组 | 40 | 0 | 0 | 0 | 0 | 0 | 2 | 6 | 0 | 12 | 3 | 15.30±4.51 |

从表2可看出，治疗组术后出现的疼痛、水肿、出血等并发症明显比对照1组及对照2组轻轻，愈合时间也短（p<0.05）

## 3 讨论

痔为肛垫肥大的理论已经被广大临床医生接受，但对内痔的治疗目前仍有采用结扎毁损或硬化处理等治疗。PPH（痔上粘膜环切术）虽对痔，但对手术方式要求多费用高，同步推广仍有极大难度。针对结扎术或PPH后易出现的疼痛、水肿、出血等术后并发症状，我科除对少数较大的内痔区采用结扎术外，其他部位的痔均采用具有活血化瘀、收敛固涩功能的芍倍注射液注射治疗，有时是PPH结合芍倍注射液注射。本观察表明，单纯性Ⅰ、Ⅱ期内痔使用痔软化注射术效果明显，Ⅲ、Ⅳ期内痔常伴有直肠粘膜内脱或静脉曲张型外痔，芍倍痔软化注射术结合悬贴术，效果也较明显。

芍倍痔软化注射术注射时，遵循"见痔进针、先小后大、退针给药、饱满为度"的原则。注射进针切忌过深，尤其是肛门前侧，防止刺伤前列腺；也不能表浅，表浅是导致术后感染、坏死、出血的原因。操作正确的话，芍倍注射液注射治疗内痔是十分安全的。

痔软化注射术是目前较新的一种内痔治疗方法，它从坏死、硬化疗法的思路中脱颖而出，符合中医"化痔法"的思想，是值得大力推广的新技术方法。

第十三届全国中西医结合大肠肛门病学术会议暨第三届国际结直肠外科论坛论文汇编2009年

# 芍倍注射液治疗内痔混合痔248例

吴文宗 曹富全 吴双美 郑玉珍

（福建省三明市第二医院肛肠科、福建医科大学临床教学专业基地 366000）

**摘要** 目的：探讨芍倍注射液治疗内痔混合痔的临床疗效。方法：内痔、混合痔患者248例，将芍倍注射液与0.5%利多卡因按2:1比例稀释，在齿线以上直肠黏膜下端隆起的痔核黏膜下层推注药液，边退针边注药，至黏膜表面均匀隆起饱满充盈为度，每处用量1~5ml，总量10~40ml。若有肥大肛乳头予以结扎，合并有结缔组织外痔作放射状梭形切口切除。结果：本组1次治愈者240例，二次治愈者6例，好转2例。一次性治愈率96.8%，总有效率100.0%。结论：该方法是一种操作简便、安全有效的治疗方法。

**关键词** 芍倍注射液；注射疗法；痔

痔为肛门直肠部位最常见的疾病，常对患者生活和工作造成严重影响。目前认为主要与血管增生、静脉曲张、炎性刺激、括约肌功能下降和肛垫下移等多种原因有关。2005~2007年，笔者应用北京中日友好医院安阿玥教授研制发明的芍倍注射液，用安氏注射疗法治疗内痔、混合痔248例，取得了满意的效果，未出现溃疡出血、术后感染等严重并发症。现将临床观察报道如下。

## 1 资料与方法

1.1 临床资料：248例中，男112例，女136例；年龄14~82岁，平均43.8岁；内痔67例，混合痔181例，其中Ⅰ、Ⅱ、Ⅲ期内痔分别为12，36，19例；病程0.3~32.0a，平均3.8a。禁忌证：内痔嵌顿感染、肛管直肠炎症以及严重的高血压病，心、肝、肾及血液系统疾病患者。

1.2　治疗方法：术前嘱患者排空大小便，取侧卧位，肛周常规消毒，局麻后，肛内以碘伏棉球消毒。以石蜡油润滑肛管，插入喇叭型肛门镜，再次以碘伏棉球消毒肛管直肠下端，同时检查内痔分布情况。将芍倍注射液〔河南和力达（信阳）药业有限公司生产，批准文号：国药准字 Z20030126，规格每支 10ml 与 0.5% 利多卡因注射液按 2：1 比例稀释，用带 5 号长针头的 5ml 注射器注射药液，一般选择截石位 3：00，7：00，11：00 母痔区，在齿线以上直肠黏膜下端隆起的痔核黏膜下层推注药液，边退针边注药，至黏膜表面均匀隆起饱满充盈为度，每处用量 1~5ml，总量 10~40ml。若有肥大肛乳头予以结扎，合并有结缔组织外痔作放射状梭形切口切除。术毕，明胶海绵、凡士林油纱条填塞肛管创面止血，无菌纱布包扎，胶布固定。术后常规使用抗菌素预防感染 3~5d，控制排便 24~48h，便后用 1：5000 高锰酸钾溶液坐浴，外用麝香痔疮栓或痔疮膏换药至 1 周左右。

1.3　疗效判定标准：痊愈：便后无出血、无脱出，肛镜检查痔黏膜恢复正常，痔核萎缩；显效：便后无出血、无脱出，肛镜检查痔黏膜轻度充血，痔核变小；有效：便后仍有少量出血，伴有轻度脱出，肛镜检查痔黏膜轻度充血；无效：达不到有效标准，甚至加重者。

## 2　结果

本组 1 次痊愈者 240 例，2 次痊愈者 6 例，好转（含显效和有效）2 例，一次性痊愈率 96.8%，总有效率 100.0%。注射 2 周内复查，全部治愈。24~48h 内症状消失（痔核脱出与出血停止）。所有病例未出现有局部感染硬结、肛门直肠狭窄和坏死大出血等并发症和后遗症。

## 3　讨论

1975 年，THOM SON 率先提出痔的肛垫学说，以及"不要治疗没有肛门体征的症状，也不要治疗没有症状的肛门体征"的治疗原则，已为国内外学者广泛认可。人们对痔的病因有了新的认识，现代治疗痔病应注重保护肛垫的功能。痔病的治疗方向趋于微创性、生理性，注意保护正常的肛垫及肛门功能的原则。1998 年意大利外科医生 LONGO 采用痔吻合器（PPH）治疗Ⅲ、Ⅳ期内痔，取得成功。其优点是不损伤肛垫组织，肛周无切口，术后疼痛轻，康复快，是保护肛垫的完整性并能治疗脱垂性内痔的一种革新性技术。但也有临床报道过大出血、盆腔感染、直肠阴道瘘、尿潴留等并发症。加上价格费用较高，远期疗效尚待进一步观察，故国内普及尚受诸多条件限制。目前许多基层医院仍然以采用注射疗法治疗痔为主要方法之一，但由于目前临床使用的硬化剂在注射后存在不同程度的不良反应。尤其是治疗后局部硬结、直肠狭窄、坏死大出血的频发使许多医生不得不减量或降低药物浓度，从而降低了临床疗效[1]。

芍倍注射液是中日友好医院安阿玥教授发明的纯中药软化萎缩剂，根据中医"酸可收敛，涩可固脱"的理论，提取乌梅、五倍子、芍药等有效成分枸橼酸、没食子酸和芍药苷组成。临床使用在消除症状、萎缩痔核的同时不产生局部硬结、不引起坏死，安全性方面较以往的注射剂有显著的提高[2]。药效学试验表明，该药有明显的促止血和凝血作用，抗急性渗出性炎症、慢性增生性炎症作用和一定的体外抑菌作用。局部注射后痔核血管收缩，痔内瘀曲静脉消失或管腔经机化闭合，经过 3~7d，可原位修复，无明显硬结瘢痕形成[3]。临床用芍倍注射液注射治疗Ⅲ、Ⅳ期内痔，既不损伤肛管黏膜，又能保护和固定肛垫，同时减少了手术治疗的并发症和后遗症，更适于基层临床单位推广运用。

**参考文献**

[1] 李德勇. 硬化剂注射治疗痔术后大出血 12 例 [J]. 美国中华国际医学杂志，2003，1（3）：80.
[2] 王晏美，范学顺. 芍倍注射液治疗内痔静脉曲张型混合痔临床研究 [J]. 中国肛肠病杂志，2005，16（6）：367.
[3] 安阿玥. 安痔注射液治疗痔的临床疗效和病理学观察 [J]. 中国肛肠病杂志，2000，21（11）：3~5.

# 剥扎加中药芍倍注射术治疗混合痔体会

叶承勇（云南省景东县中医医院 676200）

采用剥扎加中药芍倍注射混合痔治疗混合痔 60 例取得较好的疗效．现总结如下：

## 1 资料和方法

**1.1** 临床资料诊断标准按照：国家中医药管理局，1994 年颁布的《中医病症诊断疗效标准》[1]混合痔 60 例，分成 2 组，对照组治疗组各 30 例，治疗组采用剥扎结合芍倍注射术治疗，对照组采用剥扎疗法。2 组患者一般情况痔核个数及分期具有可比性见表 1、2。

### 表 1 2 组患者一般情况比较

| 组别 | 年龄（岁） | 性别 | | 病史（年） |
| --- | --- | --- | --- | --- |
| | | 男 | 女 | |
| 治疗组 | 42.0 ± 8.9 | 18 | 12 | 4.5 ± 1.1 |
| 对照组 | 41.7 ± 9.1 | 20 | 10 | 4.1 ± 1.2 |

### 表 2 2 组患者痔核个数及分期比较

| 组别 | n | 痔核个数 | | | 分期 | | |
| --- | --- | --- | --- | --- | --- | --- | --- |
| | | 1 | 2 | 3 | I | II | III |
| 治疗组 | 30 | 2 | 12 | 15 | 0 | 18 | 12 |
| 对照组 | 30 | 7 | 10 | 13 | 0 | 15 | 14 |

**1.2** 治疗方法：2 组患者均取侧卧位，暴露臀部 1‰新洁尔灭酊常规消毒铺巾，肛周局麻。再以 1‰新洁尔灭酊消毒肛管及直肠下段，扩肛至 4 指。

剥扎术：对于混合痔内痔部分，先用弯血管钳从肛管平行夹住齿线上约 1/2 ~ 2/3 的内痔基底然后用剪刀沿钳夹下方由齿线向上剪切至钳夹顶端；余下的内痔基底部即用 10 号线作 "8" 字缝扎。术毕剪去痔核 1/3 余端纳入肛内。其余内痔均同法处理；外痔用剪刀行曲张静脉团剥离，对齐皮桥修剪平整术毕以凡士林纱布叠成直角形塞入肛门切口纱布覆盖胶布固定。等次日换药时去除。

剥扎加芍倍注射术：即在结扎内痔完毕后，每枚痔核均注射芍倍注射液（新世界海天（信阳）豫南制药有限公司生产）1：12ml，然后再剪去痔核 1/3，余端纳入肛门；多个痔核者均同法处理。外痔处理同前。术毕用凡士林纱布叠成直角形，填塞肛门切口，纱布覆盖，胶布固定。次日换药时去除。

**1.3** 观察指标：（1）术后出血量，疼痛比较：分别于于术后第 2、6、12d 观察切口出血、疼痛情况，按级评分法对出血程度、疼痛进行分级记分，见表 3。（2）疗程比较：观察两组患者痔核痊愈所需时间。（3）复发率：门诊随访 4 个月，记录发病例数。

### 表 3 切口出血疼痛症状分级标准

| 指标 | 0 分 | 1 分 | 2 分 | 3 分 |
| --- | --- | --- | --- | --- |
| 疼痛 | 无 | 可以忍受不服止痛药 | 不能忍受需服用止痛药 | 不能忍受需注射止痛药 |
| 切口出血 | 无 | | 便时滴血 <6 滴 | 滴血 >10 滴 |

**1.4** 疗效评定：按参考文献

1.5 统计处理：计量资料采用 t 检验，计数资料采用 $n^2$ 检验，等级资料采用 Rad 计分分析法。

2 结果

2.1 2组患者术后出血量，疼痛比较见表4、5

### 表4 2组术后出血评分比较

| 组别 | 术后第2天 | 术后第6天 | 术后第12天 |
|---|---|---|---|
| 治疗组 | 1.22 ± 0.28 | 0.70 ± 0.20 | 0.40 ± 0.01 |
| 对照组 | 1.86 ± 0.36 | 2.26 ± 0.26 | 1.18 ± 0.18 |

P < 0.05 VS 对照组

2.2 2组患者痊愈时间比较，两组患者均痊愈，有效率均 100%，痊愈时间治疗组和对照组分别为 $(17.0 \pm 1.8)$ d 和 $(19.0 \pm 2.2)$ d，$(p < 0.01)$

### 表5 2组患者术后疼痛评分比较

| 组别 | 术后第2天 | 术后第6天 | 术后第12天 |
|---|---|---|---|
| 治疗组 | 1.22 ± 0.28 * | 0.70 ± 0.20 * | 0.40 ± 0.01 * |
| 对照组 | 1.86 ± 0.05 | 2.26 ± 0.26 | 1.10 ± 0.18 |

P > 0.05 VS 对照组

2.3 2组患者术后复发比较，术后随访4个月，2组均无复发。

3 讨论

剥扎加芍倍注射术治疗混合痔，改变传统的缝扎式，代以内痔部分剪切后的"8"字缝合结扎。范围缩小，痔核脱落时间减短，脱落后创面小平整，防止了痔核脱落大出血的发生芍倍注射液统成乌梅、五倍子、赤芍组成，具有收敛固涩、凉血止血、活血化瘀作用。注射后痔核及周围结缔组织蛋白凝固，静脉腔闭锁，吸收修复过程快，局部不形成疤痕。

缩短切日愈合时间，可减少术后切口出血及消除了切口疤痕增生，肛门狭窄的发生。

参考文献

[1] ZY/T001.1～001.9～94. 中医病症诊断疗效标准 [S].

《云南中医中药杂志》2005 年第 26 卷第 2 期

# 部分剥扎加注射治疗重度环行混合痔的临床分析

赵剑峰（内蒙古自治区包头市石拐区医院　014070）

**摘要** 目的探讨部分剥扎加注射重度环行混合痔的临床治疗。方法对86例重度环行混合痔患者用外剥内扎配合芍倍注射的方法治疗。结果本组病程 7～14d，均痊愈出院。结论运用正确的剥扎方法，配合芍倍注射液良好的注射治疗效果，术后用以亚甲蓝和布比卡因为主要成分的长效止痛液注射，使重度环行混合痔的治疗变得简单，疗效确切，止痛和康复都很满意。

**关键词** 痔疮；部分剥扎；芍倍注射液

重度环行混合痔的治疗很长时间是困扰肛肠科医生的难题，各家说法及治疗效果不一，现大多采用的还是外剥内扎法，但此方法操作不当，易产生很多并发症，我们运用部分剥扎配合注射芍倍注射液的方法治疗重度环行混合痔86例，方法简单易行，损伤小，痛苦轻，取得了极佳的疗效。现报道如下。

# 1　材料与方法

## 1.1　一般资料

重度环行混合痔患者共86例，症状均符合"痔的诊断标准"，其中男性47例，女性39例；年龄35~75岁，平均年龄55岁；病程5年以下的18例，6~10年24例，10~15年26例，15~20年10例，20年以上2例。二次手术患者6例。

## 1.2　治疗方法

术前排空大小便，清洁肛门，进少量饮食，有便秘史者行清洁灌肠。术中患者均采用侧卧位，麻醉大都采用肛周7点麻醉，也可采用骶麻和腰麻，用碘伏消毒肛周和直肠术野，铺孔巾，根据痔核的大小和严重程度，结合3、7、11点的关系，选择首先要处理的痔核，设计切口，选择5到7个区域，预留皮桥，范围一般0.3~0.5cm，外大内小，V型锐性外痔至齿线上0.1~0.3cm，结扎或用电凝止血，保持引流通畅。用18中号止血钳钳夹内痔核的1/2~1/3，用10号丝线结扎切除。依次处理其余痔核，直径在0.5cm左右，不予结扎。通常结扎点不超六处，单侧不超四处，结扎一定要牢靠，遵照"不同大小，不同平面，不同深度"的原则，结扎得当，肛门无紧束感，麻醉状态下能容四指进入。在喇叭口肛门镜下用配比好的芍倍注射液，按照"见痔进针，先小后大，退针给药，饱满为度"的16字方针，注射治疗其余痔核，到痔核呈水泡状为宜。用亚甲蓝和布比卡因为主要成分的长效止痛液点状注射创面，齿线周围及结扎点，肛内置入太宁栓两粒，用细长油纱外覆止血海绵塞压创面，方塔纱布覆盖，丁字带压迫。术后常规肌注冷丁50mg，异丙嗪25mg。控制排便24h，常规抗炎5d，便后用中药安氏肛肠熏洗剂坐浴，创面用康复新液，赛霉安乳膏，太宁栓每日换药。

## 1.3　疗效标准[1]

治愈：痔核脱出和出血等症状完全消失，指诊，肛管光滑，肛缘平整。显效：痔核脱出和出血等症状完全消失，肛缘皮桥轻度隆起，痔核萎缩>50%。好转：痔核脱出和出血等症状较前减轻，痔核萎缩<50%。无效：痔核脱出和出血等症状较前无明显改变。

# 2　结果

一般情况：本组病程7~14d，术后62例无疼痛，24例轻度疼痛，术后3~6h缓解。4例小便困难，经取出肛内填塞物，足三里穴新斯地明注射，小便解出；3例因前列腺肥大施导尿术，所有病例临床症状和体征消失，无一例出现肛门狭窄，均痊愈出院。患者出院30~60d复查，患者自述排便无异常，便后无出血，无肛门疼痛。肛检：患者肛门形态无缺损。肛门皮肤及后并发症随诊半年，治愈72例，显效14例。

# 3　讨论

重度环行混合痔是肛肠科常见难症之一，各家说法及疗法、疗效均无定论，外剥内扎是最常见的术式，但其因剥扎程度及范围不易掌握，出现很多肛门狭窄，肛门瘢痕化，肛管缺失等并发症[2]。我院采用部分剥扎加芍倍注射液注射的方法，简单易行，外痔切除保持肛门外形的光整，彻底清除了赘生物。内痔1/2~1/3钳夹结扎，最大限度地保留了粘膜，损伤小，术后易于恢复，减少了并发症的发生[3,4]。"不同大小，不同平面，不同深度的原则"使结扎得当，有层次，肛周皮肤及粘膜无紧束感，术后减少了患者的不适感[5]。选用10号丝线结扎，结扎点要小，易于术后自行脱落，避免了拆线的痛苦。芍倍注射液主要成分芍药苷，没食子酸，柠檬酸。功能收敛固涩，凉血止血，活血化瘀，是目前注射治疗痔疮的首选药，疗效确切可靠，按"见痔进针，先小后大，退针给药，饱满为度"的16字方针注射，方法简单，易操作，并发症少。应用亚甲蓝和布比卡因为主要成分的长效止痛液注射，术后2h左右虽有一定的烧灼痛，但因度冷丁和异丙嗪的早期应用，大部分患者入睡，疼痛缓解，术后7d无疼痛，较好地解决了肛肠手术的疼痛难题。应用安氏肛肠熏洗剂坐浴，能控制创面感染，减轻疼痛，促进愈合。综上所述，应用本方法取得了肯定的疗效和极佳的止痛效果，值得推广。

## 参考文献

[1] 安阿玥. 肛肠病学［M］. 北京：人民卫生出版社，2004：23.

[2] 张东铭. 肛肠外科解剖生理学［M］. 陕西：陕西科学技术出版社，1989：30.

[3] 喻德洪. 肛肠外科疾病问答［M］. 上海：上海科学技术出版社，1983：19.

[4] 张庆荣. 肛门直肠结肠外科 [M]. 北京：人民卫生出版社，1980：40.

[5] 荣文舟. 中华肛肠病学图谱 [M]. 北京：科学技术文献出版社，1999：22.

《中国现代医生》2008 年第 46 卷第 10 期

# 芍倍液注射疗法配合手术治疗混合痔 48 例

彭春平（江西省新余市高新区水西镇卫生院　338000）

刘晓明（江西省新余市渝水区罗坊中心卫生院）

混合痔为肛肠外科常见病，其传统术式外剥内扎术创面大，术后疼痛，愈合时间长，对于多痔核一期切除者，易导致肛门狭窄、大便失禁[1]等后遗症。近两年来，我院收治 48 例混合痔患者，采用外剥内扎术及术中配合芍倍液注射治疗，取得了满意疗效，现报道如下。

## 1　一般资料

本组患者 48 例，其中男 36 例，女 12 例。年龄 17～75 岁，平均 54.5 岁。病程 1～20 年。其中静脉曲张性混合痔 24 例，血栓性混合痔 12 例，混合痔并嵌顿 12 例。所有病例均有不同程度的便血、肿痛或坠胀脱出等症状，肛镜检查可见直肠黏膜下有隆起的痔核充血或糜烂。

## 2　治疗方法

术前 2 天进少渣饮食，术前 1 天进流质饮食，便秘者术前一日晚口服果导片 3 片以促进排便。术日禁食，临术前可清洁灌肠，排空大便。骶管阻滞麻醉或局麻。取侧位（痔核主要侧在下），肛周皮肤消毒。扩肛并肛门镜检，检查内痔分布及与外痔关系，以决定手术方式。外剥内扎术：提起外痔部分，尖电刀于外痔基底部做放射状 V 型切口，然后弧形拐向内痔核至齿状线上 0.5cm，尽可能保留移行上皮，外痔尖刀柄剥离，出血点电灼止血。再用血管钳钳夹相应内痔的中下 1/3 部位，用 3 个 0 可吸收线 8 字缝扎内痔基底部，剪除残端。如为环状混合痔，可选择 3～4 个母痔区或较大痔核为外剥内扎点。芍倍液内痔注射：外剥内扎后用喇叭口肛门镜置入肛门，观察有无出血。消毒后充分暴露未结扎子痔区痔核，取 2：1 芍倍注射液（2 份芍倍注射液，1 份 0.5% 利多卡因）分三步（痔核上黏膜下、痔核区、齿线上）局部注射，于痔核表面中心隆起部位进针，遇肌性抵抗感后，稍退针尖再注，药量一般要稍大于痔的体积，使药液充盈痔的黏膜下层，痔核呈弥漫性肿胀为宜。术后镇痛及抗炎：取复方亚甲蓝注射液（1% 亚甲蓝注射液 1ml，0.5% 利多卡因 5ml，肾上腺素 1 滴）在创面基底部、创缘皮内及痔核结扎根部做点状浸润注射或塞入双氯酚酸钠栓 2 粒，创口不缝合，创面可用美宝湿敷后包扎。术后常规用抗生素 3～5 天，控制 24h 内排便，保持大便通畅。每日早、晚及便后用 1：5000 高锰酸钾液坐浴。

## 3　治疗结果

本组 48 例全部治愈，1～2 周内子痔核脱落，创面一般 2～3 周愈合。所有患者无术后大出血、局部感染，术后随访无复发，肛门无狭窄，无大便失禁等后遗症。

## 4　讨论

痔疮为肛肠外科常见病。外剥内扎术式作为治疗混合痔的经典术式存在使肛管直肠狭窄、大便失禁的可能并发症。注射疗法通过使局部组织硬化、坏死达到治疗的目的，但注射后局部硬化、直肠狭窄、坏死、大出血等不良反应也时有发生。笔者综合二者加以运用，取得了很好的疗效。外痔行 V 形电尖刀切剥，出血少，曲张静脉、血栓均可剥离，能最大限度保留肛管移行上皮。母痔内痔部分不同于传统术式需全部结扎痔核，而只结扎痔核中下 1/3 处，使术后瘢痕挛缩轻，不致引起肛门狭窄；芍倍液注射于子痔区痔核或内扎痔保留部分是通过引起痔核组织产生无菌性炎症反应，使黏膜下组织纤维化，肛垫固定、悬吊于内括约肌上，整个过程不发生明显的炎症、出血、坏死等改变，痔核表面黏膜组织无破坏，无瘢痕形成，不致引起肛门狭窄等并发症。总而言之，此法可减少对局部组织的创伤，避免并发症，且具有疗程短、疼痛轻等优点，值得临床推广应用。

参考文献

[1] 蓝瑚，夏穗生《外科手术失误及处理》昆明：云南科技出版社，2004：165.

《中国民间疗法》2011 年第 19 卷第 7 期

# 芍倍注射液联合补中益气丸治疗重度静脉曲张型混合痔的疗效观察

杨红霞（河南省兰考县人民医院肛肠科 475300）

**摘要** 目的：为观察芍倍注射液联合补中益气丸治疗重度静脉曲张混合痔的疗效。方法：采用一次性注射疗法联合补中益气丸 8 粒/次 3 次/日口服，观察 10d。结果：共收治合格病例 50 例，痊愈 46 例，显效 4 例，有效率 100％，无明显副作用。结论：芍倍注射液联合补中益气丸治疗重度静脉曲张型混合痔的疗效肯定，临床应用安全，痛苦轻，无明显并发症。

**关键词** 芍倍注射液；补中益气丸；静脉曲张型混合痔；疗效观察

**The Efficacy of Shaobei Injection the Liquid joint Buzhongyiqi Pill to Treat Severe Varicose Veins Mixed Hemorrhoids**

**YANG Hong－xia**

（**Department of Anorectal，Lankao People＇s Hospital，Lankao** 475300，**China**）

**Abstract** Objective In order to observe the curative effects of using shao bei injection combines with Buzhongyiqi Pill to cure severe Varicose veins mixed hemorrhoids. Method Adopting disposable injection treatment combines Invigorator Tea Pill to observe ten days，eight pills at every time，tid，po. Result Showed that there are total fifty cases up to standard examples，among which，the number of recovery is 46 and the number of excellence is 4，so the effective rate is 100％ with no obvious side effects. Conclusions The curative effects of using shao bei injection combines with Invigorator Tea Pill to cure servious varicositial mixed hemorrhoids is affirmed，the clinical application is safe，the suffering is light and there are no obvious neopathies.

**Key words** Shao bei injection；Buzhongyiqi Pill；Varicose mixed hemorrhoid；Observation of curative effect

我们采用芍倍注射液联合补中益气丸治疗重度静脉曲张混合痔 50 例，取得满意效果，现报道如下。

## 1 资料与方法

### 1.1 临床资料

本组男 29 例，女 21 例，年龄 18～60 岁，平均 36 岁，疗程 3～15 年，均排除直肠器质性病变，50 例患者均符合国家中医药管理局颁布的《中医肛肠病证诊断疗效标准》[1]。

### 1.2 治疗方法

患者取侧卧位，常规消毒铺一次性洞巾，局部麻醉。①在肛门镜下在齿线上直肠黏膜末端松弛处于 3、7、11 点行柱状结扎，于结扎点黏膜下用 1∶1 浓度芍倍注射液（即芍倍注射液用 0.5％ 利多卡因稀释 1 倍），各 10ml。②在肛门镜下暴露每处痔核，于痔核表面中心隆起部分斜刺进针，遇肌性抵抗感后退针给药，每次注射量以痔核均匀、饱满、充盈、表面黏膜颜色呈粉红色为度。用药量 10～20ml，平均 15ml，注射时遵循"见痔进针，先小后大，退针给药，饱满为度"原则[2]。注射进针切忌过深，尤其是肛门前侧，防止刺伤前列腺。注射完毕，肛内放入京万红纱条，外敷纱布，胶布固定。③补中益气丸 8 粒/次 3 次/日口服。

### 1.3 术后处理

术后流质饮食，禁食辛辣刺激性食物。常规抗菌消炎、止血 3d，尽量保持 24h 后正常排便，温水坐浴后换药。

## 2　结果

### 2.1　疗效评定

痊愈：痔核脱出和出血等症状完全消失，肛缘平整，肛镜下见内痔消失和萎缩。显效：痔核脱出和出血等症状完全消失，肛缘皮桥处轻度隆起，肛镜下见结扎的内痔消失，注射的痔核萎缩≥50%。好转：痔核脱出和出血等症状较术前减轻，注射的痔核萎缩＜50%。无效：痔核脱出和出血等症状较术前无明显改善，注射的痔核萎缩＜25%[3]。

### 2.2　便后无出血、无脱出，痔核完全萎缩。

显效：便后无出血、无脱出，痔核变小。有效：便后仍有少量出血，伴有轻度脱出。无效：体征无明显变化。

### 2.3　疗效

本组50例，便后脱出临床痊愈率100%，痔核黏膜大小改变临床痊愈率92%，显效率8%，疗程10d，均无剧烈疼痛，未出现肛管狭窄。见表1。

**表1　临床疗效表**

| 评定内容 | 合计 | 临床痊愈 | 显效 | 有效 | 无效 |
|---|---|---|---|---|---|
| 便血 | 50 | 50 | 0 | 0 | 0 |
| 脱出 | 50 | 50 | 0 | 0 | 0 |
| 痔核表面黏膜改变 | 50 | 46 | 4 | 0 | 0 |
| 痔核大小变化 | 50 | 46 | 4 | 0 | 0 |

$P < 0.05$

## 3　讨论

运用芍倍注射液联合补中益气丸治疗重度静脉曲张混合痔，临床疗效表明，芍倍注射液对重型静脉曲张型混合痔的便血脱出痊愈率100%，痔核黏膜大小改变临床痊愈率92%，显效率8%，对该病不同病程的患者均有肯定的临床疗效。

芍倍注射液是中药制剂，主要成分是芍药苷、没食子酸、柠檬酸等，具有收敛固涩、凉血止血、活血化瘀等作用；芍药苷具有抗炎、抑菌、解痉、镇痛、改善微循环和抗血栓等作用，可引起组织发生非炎症性的蛋白凝固样变性，且这种变性可逆，可复位修复，无瘢痕形成。补中益气丸有黄芪、党参、白术、柴胡、升麻、当归、陈皮、甘草组成，补中益气丸重在益气生阳，二者合用，相得益彰。

芍倍注射液联合补中益气丸治疗重型静脉曲张型混合痔临床疗效显著，用药后局部无硬结、狭窄和其它副作用及并发症，未发现有毒副作用和发生不良反应，临床应用完全有效。

**参考文献**

[1]　国家中医药管理局．中医肛肠病证诊断疗效标准［S］．南京：南京大学出版社，1995：3113.

[2]　安阿玥．安痔注射液治疗痔的临床疗效和病理学观察［J］．中国肛肠病杂志，2000，20（4）：32.

[3]　安阿玥．肛肠病学［M］．2版．北京：人民卫生出版社，2005：166.

# 芍倍注射液治疗出血性二期内痔的临床观察

马　驱（广西防城港市第一人民医院普外科　538021）

**摘要**　目的：探讨芍倍注射液用于出血性二期内痔注射的临床疗效。方法：回顾 2004 年 5 月至 2005 年 6 月，采用芍倍注射液对 50 例出血性二期内痔行注射治疗的临床资料，并结合随访结果，分析其疗效。结果：有效率 100%，无明显副作用。结论：芍倍注射液用于出血性二期内痔注射，是一种简便、痛苦小、疗效好的治疗方法。

**关键词**　出血性二期内痔；芍倍注射液；内痔注射

　　痔是最常见的肛门疾病，对患者日常生活极为不便[1]。二期内痔排便时不仅痔块常脱出肛门外，而且常有便血发生。2004 年 5 月至 2005 年 6 月，我科采用芍倍注射液对 50 例出血性二期内痔患者行注射治疗，取得了满意的效果，现报告如下。

## 1　临床资料

**1.1　一般资料：** 本组 50 例出血性二期内痔，男 45 例，女 5 例，男女比 = 9：1。年龄最小 21 岁，最大 73 岁，平均年龄 45 岁。全部患者在排便时痔块都脱出肛门外，便后均可自行回纳。其中伴有反复性、间断性大便带血、大便时滴血或射血 44 例；持续性大便出血，导致中度贫血 6 例。除 6 例中度贫血的患者住院治疗外，其余 44 例均为门诊病人。

**1.2　肠道准备：** 术前 1d，病人半流饮食。门诊病人，治疗前用开塞露 2 枚塞肛，排空大便。住院病人，术前晚上用番泻叶 15g 泡开水顿服，排尽大便。

**1.3　使用药物及技术操作：** 注射用药为芍倍注射液，该药成分为柠檬酸、没食子酸、芍药苷。由新世界海天（信阳）豫南制药有限公司生产（批号：国药准字 Z20030126）。治疗体位分别按病人痔核注射部位，取左侧卧位、右侧卧位或折刀位。用 1% 利多卡因作肛周局部麻醉。肛门及手术野采用 0.1% 洗必泰液消毒，麻醉成功后，插入肛门镜，仔细观察内痔分布、大小，肛门镜顶端压在齿状线上，充分显露痔核。用 10ml 注射器抽吸 1：1 芍倍利多卡因混合注射液，接上 6 号长针头分别在痔核上方进针，针刺入黏膜下层抽吸无回血，即可推注 1：1 芍倍利多卡因混合注射液，一般每个痔核注入药液 3～5ml。注射时并且仔细观察黏膜表面变化，可见注射部位迅速隆起，注射后痔核的表面黏膜呈灰白色。注射毕取太宁栓 1 枚塞入肛内。

**1.4　结果**

**1.4.1　疗效判断标准：** 痔核萎缩，痔核脱出肛外及便血症状消失为痊愈；痔核不同程度萎缩、缩小，便血症状明显减轻为好转；症状与治疗前无明显变化为无效。

**1.4.2　治疗结果：** 本组 50 例，注射后 3～5d 大便无出血，痔核不再脱出肛门外 43 例，占 86%。疗程最短 3d，最长 21d，无注射部位溃烂、感染，局部坏死、出血发生。治疗后，48 例症状消失（便血停止、痔核消失）为治愈，治愈率 96%；2 例痔核明显缩小为好转，占 4%；有效率 100%。全部病例跟踪随访，时间最长 1 年 9 个月，最短 9 个月，未见复发，亦无出血、感染、肛门狭窄等并发症发生。

## 2　讨论

　　痔的注射疗法在西方国家沿用至今已有 130 多年的历史，目前仍是非手术治疗内痔的重要方法之一[2]。该治疗方法因操作简便、安全，不但基层医院医师乐意采用，而且很容易受患者接受。内痔注射治疗使用的药物，过去多为枯痔坏死剂，且并发症稍多，病程稍长，患者痛苦大。北京中日友好医院安阿玥教授发明的芍倍注射液既不是硬化剂，也不是坏死剂，而是一种新型中药提炼制成的软化、萎缩剂，它有抑菌抗炎、活血化瘀收敛固涩作用。从我们采用芍倍注射液对 50 例出血性二期内痔患者行注射治疗的临床结果看，芍倍注射液用于二期出血性内痔注射治疗确实疗效好、疗程短、病人痛苦小，86% 的患者，注射后 3～5d 大便出血停止，痔核萎缩，不再脱出肛门外。经治的病人 48 例症状消失治愈（占96%），有效率100%。无注射部位溃烂、感染，局部坏死发生。随访未见复发、肛门狭窄发生。但应注意无菌操作，注射不能太深以免引起局部坏死，疼痛或脓肿形成，甚至造成直肠穿孔[3]；前正中处不宜穿刺注射，以免损伤前列腺、尿道或阴道；对于有过内痔注射治疗史的患者，注射前应先做直肠指诊，如痔已硬化不应注射。

**参考文献**

[1] 陈利生，高枫．痔的外科治疗．大肠肛门病外科杂志，2002，8（3）：133～135.

[2] 张东铭．痔病．北京：人民卫生出版社，2003，76～153.

[3] Ribbans W J, Radcliffe A G. Ret roperitio neal abscess follw ing scler otherapy for hemo rrho ids. Dis Co llo n Rectum, 1999, 42: 419～420.

《结直肠肛门外科》2006年第12卷第2期

# 芍倍注射液治疗各期内痔200例小结

区华辉　熊海新　赖景珍（罗定市中医院　527200）

**关键词**　内痔；芍倍注射液

[中图分类号] R266　　[文献标识码] B　　[文章编号] 1672－951X（2010）07－0069－01

芍倍注射液是由中日友好医院肛肠科主任安阿玥教授发明的用于治疗各期内痔和静脉曲张型混合痔的中药复方制剂。2004年安氏疗法及其发明的芍倍注射液是卫生部面向农村和基层推广适宜技术十年百项计划重点推广项目。我院于2006年底学习和引进该项技术，用芍倍注射液注射治疗各期内痔，2007年至今共治疗了200例患者，从取得较好的效果，现总结如下。

## 1　资料与方法

**1.1　诊断标准[1]**：Ⅰ期内痔：便时带血、滴血或喷射状出血，便后出血可自行停止，无痔脱出。Ⅱ期内痔：常有便血，排便时有痔脱出，便后可自行回纳。Ⅲ期内痔：偶有便血，排便或久站及咳嗽、劳累或负重时有痔脱出，须用手还纳。

**1.2　一般资料**：本组共200例，其中男82例，女118例；年龄17～82岁，平均39.8岁；Ⅰ、Ⅱ、Ⅲ期分别为109、62、29例。

**1.3　治疗方法**：用芍倍注射液（河南信阳制药厂生产，规格：10ml/支、）利多卡因、注射用水以1：0.5：0.5比例配制，在喇叭肛窥直视下注射，注射原则是"见痔进针，先小后大，退针给药，饱满为度"。对首次治疗效果不明显者，可进行多次注射治疗。

## 2　疗效标准与结果

**2.1　疗效标准（自拟）**治愈：便后无出血，无脱垂，肛镜检查痔黏膜恢复正常，痔核萎缩消失。显效：便后无出血，无脱垂，痔核红肿明显消退，肛镜检查痔黏膜轻度充血，痔核变小。有效：便后仍有少量出血，伴轻度脱垂，肛镜检查痔黏膜轻度充血。无效：症状和体征较治疗前无改善，或加重。

**2.2　治疗结果**：见表1。

表1　各期内痔疗效统计 ［例（%）］

| 分期 | n | 治愈 | 显效 | 好转 | 无效 | 总有效率（%） |
|---|---|---|---|---|---|---|
| Ⅰ期 | 109 | 101（92.6） | 8（7.3） | 0 | 0 | 100 |
| Ⅱ期 | 62 | 48（77.4） | 13（20.9） | 1（1.6） | 0 | 100 |
| Ⅲ期 | 29 | 18（62） | 8（27.5） | 3（10.3） | 0 | 100 |

2.3 术后不良反应 165 例术后 30min 有大便急坠感,持续 1~4h,平均 2.6h;2 例注射后有胸闷不适,有经休息后可自行缓解。

3 讨论

注射疗法是目前国内外普遍使用的一种非手术疗法,其优点是治疗内痔的效果几乎可以和手术比较,且注射疗法痛苦少、治疗时间短。但目前临床使用的注射药物在治疗后存在不同程度的不良反应,尤其是治疗后局部硬结、直肠狭窄、坏死大出血的频发,使许多医生不得不减量和降低药物浓度来试图避免不良反应的发生,但这一提高安全性的方法会反过来降低临床疗效。

针对痔的病机为肛门直肠的气血瘀滞、经脉扩张,立收敛固涩、凉血止血、活血化瘀为治疗原则。芍倍注射液以乌梅、五倍子、赤芍 3 味中药组成处方,其中乌梅、五倍子酸涩收敛,前者为君,后者为臣,赤芍活血化瘀起反佐作用。3 药共奏活血化瘀、萎缩痔核之功。提取 3 味中草药的有效成分枸橼酸、没食子酸和芍药苷直接入药,配制成注射剂[2]。

笔者观察注射前后痔病理改变,未经治疗的痔疮可见黏膜下层大量高度扩张充盈的静脉,间质水肿,部分病例有血栓形成或炎症反应。芍倍注射液痔核内注射后即刻有血管闭缩,间质组织、包括大血管及周围结缔组织蛋白凝固,并有裂解。3d 后裂解成分渐被吸收,局部有吞噬细胞反应,同时有成纤维细胞及内皮细胞增生。7d 后新生毛细血管显著增多,组织出现进行性修复,扩张静脉基本消失。这一结果表明,芍倍注射液治疗痔疮并不同于其它痔疮注射药的坏死或硬化机理,而是经过痔组织蛋白凝固、裂解、吸收、毛细血管新生这一系列变化而使整个痔核“萎缩”,由于整个过程不引起明显炎症或出血,痔表面黏膜组织保留不遭破坏,亦无肉芽组织或疤痕形成,因而治疗后不留硬结和其它后遗症,这与临床是一致的[3]。

临床观察表明,该药有如下特点:(1)适应范围广,对各期内痔大部分可一次注射而治愈,对严重脱垂的Ⅲ期内痔可多次注射而无副作用;(2)作用迅速,注射 10min 后即可见痔核明显萎缩,次日第 1 次排便症状基本消失,3~8d 痔核完全萎缩;(3)疗效高,治愈率93.05%,显著优于以往使用的消痔灵;(4)不良反应少,注射后除短时间内有轻微局部刺激症状外,未发现有痔核坏死出血、肛门狭窄等注射硬化剂后常见的并发症和后遗症。

试验结果表明,本药在局部注射后,产生较为强烈的致炎、致痛作用;配伍芍药不仅可以缓解其致炎性,亦发挥了芍药的解痉止痛功效。尽管如此,有的患者对该药的炎症反应感到不适,如难忍的急坠感和紧张引起的胸闷。

参考文献

[1] 韩少良,倪士昌. 大肠肛门疾病外科治疗 [J]. 北京:人民军医出版社,2006:433
[2] 王晏美. 芍倍注射液治疗内痔静脉曲张型混合痔的临床研究 [J]. 中国肛肠杂志,2005,25(3):11~13
[3] 安阿玥. 安氏化痔液治疗各期内痔混合痔 [J]. 中日友好医院学报,1994,8(4):193~196

《中医药导报》2010 年第 16 卷第 7 期

# 芍倍注射液治疗内痔混合痔 150 例临床观察

张庆玮 杨秀波(山东泰安煤矿医院 271000)

**关键词** 芍倍注射液;内痔混合痔;中药治疗

我科 2007 年 1 月~2009 年 5 月应用芍倍注射液治疗内痔混合痔,取得了满意的疗效。现报告如下。

1 资料与方法

1.1 一般资料:150 例患者男 86 例,女 65 例,年龄 20~65 岁,平均 38 岁,病程 1~46 年,平均 11

年，内痔38例，内痔Ⅰ期4例，Ⅱ期15例，Ⅲ期19例，混合痔112例，其中静脉曲张型40例，结缔组织型62例，合并痔核嵌顿15例，既往治疗30例，注射治疗10例，手术治疗10例，其他治疗10例。

1.2　治疗方法：术前准备，手术前1d口服石蜡油30ml，手术前当天清洁灌肠。

1.2.1　内痔芍倍注射术：本组1~3期内痔及静脉曲张型混合痔患者90例采用此方式，操作方法取俯卧位，采用腰麻，常规消毒，充分扩肛后，置入肛门镜暴露痔核，按照先小后大，见痔进针，退针给药，饱满为度的安氏原则，用带5号针头的5ml注射器抽取准备好的1∶1芍倍注射液（即一份芍倍注射液，一份0.5%的利多卡因）于痔核表面-中心隆起的部位注射，如果是静脉曲张型混合痔区域较大，可将芍倍注射液稀释为1∶2浓度在肛管皮肤处进针，扇形注射3~5ml并轻揉注射区3min。

1.2.2　小切口外痔剥离内痔注射术：适用于单纯结缔组织型混合痔，所取体位及麻醉同单纯内痔注射术，以血管钳轻轻提起外痔部分，另一手持剪刀在外痔基底部做放射状小切口至齿状线处，结扎止血，内痔部分注射的方法同内痔芍倍注射术。

1.2.3　小切口分段不全外剥内扎加芍倍注射术：适用于环状混合痔及混合痔嵌顿者，体位及麻醉均同单纯内痔注射术，消毒后选择3~4个外痔隆起处作为外剥内扎的部位，切口呈向肛外放射状的梭形切口，内达齿线上0.5cm，外端至外痔体外缘0.5cm，两切口之间应保留宽0.3cm的皮肤桥，血管钳钳夹内痔核下部的2/3组织，10号丝线缝扎，切除外痔核及内痔核的下2/3组织。外剥内扎时，结扎部分应避免在同一平面上，在肛镜下对未结扎的内痔及痔上松弛的黏膜用1∶1浓度芍倍注射液，药物均匀充盈于黏膜下，退出肛门镜，肛门以凡士林纱条填塞压迫止血，丁字裤绷带加压包扎。

　　术后常规应用抗生素3~5d，静滴七叶皂甙钠3d，卧床休息1d，镇痛泵应用3d，术后24h可排便，便后中药坐浴，马应龙痔疮栓肛塞，创面外敷大黄凡士林纱条换药至痊愈。

1.3　疗效判断标准：治愈，症状（便血，脱出或疼痛）消失，肛门镜检查，内痔核消失；有效，症状消失，肛门镜检查内痔核萎缩；显著，症状改善，肛门镜检查内痔核未见萎缩；无效，症状无改善肛门镜检查内痔无明显变化。

## 2　结果

　　治愈112例，有效65例，显著3例，有效率100%，疗程3~20d，平均3.8d，随访3年，除1例便血，余均无异常。

## 3　讨论

　　内痔、混合痔是肛肠科最常见的疾病，注射治疗已有130年的历史。①硬化萎缩注射疗法，主要用于治疗Ⅰ、Ⅱ期内痔，对Ⅲ期内痔疗效相对较差。将硬化剂注入到痔核内后，可引起痔核组织的化学性炎性反应，使相当多的痔核静脉丛发炎，形成血栓，加之纤维组织增生而逐渐闭塞，痔核变硬而逐渐萎缩，使便血和脱出症状消失或改善。常用的硬化萎缩剂有5%~10%石碳酸甘油、消痔灵、4%明矾液等。②坏死枯脱注射疗法，可用于治疗各期内痔，因所用药物多属强腐蚀剂，注射进痔核内后可使痔核组织发生枯萎、坏死脱落。常用的坏死枯脱剂有枯痔液、新六号枯痔注射液、痔全息注射液等[1]。主要并发症是疼痛，黏膜坏死溃疡，内痔血栓形成，烧灼感黏膜下脓肿，肛周感染，菌血症[2]。

　　芍倍注射液治疗内痔混合痔是安氏疗法的独到之处，是安阿玥教授发明创新的一套独特的肛肠病新办法。其形成是根据祖国医学"酸可收敛，涩可固脱"的理论及现代医学观点。芍倍注射液是新型纯中药制剂，主要成分是芍药苷，柠檬酸，没食子酸，主要由乌梅，五倍子，赤芍三味中药纯化而成，乌梅，五倍子具有酸涩收敛之功，为君臣药，赤芍活血化瘀起反佐作用，三药合用则相辅相成，起固涩化瘀之功效，其同传统硬化剂有明显的区别。该药作用于组织不发生明显的炎症、出血和坏死等改变。其作用是引起组织发生一种非炎症性的蛋白凝固样变形，且这种变性可逆容易复活，可原位修复无瘢痕形成[1]。我们采用芍倍注射液治疗各期内痔和静脉曲张性混合痔均一次性治愈，Ⅰ~Ⅲ期内痔通过注射芍倍注射液能使扩张迂曲的血管收缩闭合，痔核萎缩，并使黏膜下弹力纤维再生，单纯结缔组织混合痔在芍倍注射液注射内痔时，采用小切口处理外痔区域，创面小，切口对合好，小切口分段不全外剥内扎加芍倍注射术，治疗环状混合痔和混合痔嵌顿创口损伤小，术后肛门张力正常，可有效防止肛门狭窄出现。在注射中需注意：①遵循安氏注射原则；②注射部位应注射于痔中部和松弛黏膜下，避免过深过于集中；③注意无菌操作；④严格适应症。综上所述以芍倍注射液为中心的注射疗法有效实用，适用于治疗各期内痔、静脉曲张型混合痔，使用安全，无明显局部不良反应和并发症、后遗症。

**参考文献**

[1] 安阿玥. 肛肠病学 ［M］. 2 版. 北京：人民卫生出版社，2005：156～188
[2] 张东铭. 痔病 ［M］. 北京：人民卫生出版社，2005：145～152

《中国煤炭工业医学杂志》2009 年第 12 卷第 12 期

# 芍倍注射液治疗内痔混和痔 168 例分析

梁玉凤

**摘要**　目的：观察芍倍注射液治疗内痔、混合痔的临床疗效。方法：采用芍倍注射液对 168 例内痔混合痔患者进行注射治疗。结果：单纯内痔或静脉曲张性混合痔采用单纯注射法，治愈率为 100%；单个皮赘性混合痔或环状痔采用小切口外痔切剥加内痔注射术，治愈率为 96.2%；特大型混合痔或嵌顿痔采用 V 形剥离、2/3 内痔结扎加注射术，治愈率为 98.4%。结论：芍倍注射液治疗内痔、混合痔疗效较好。

**主题词**　痔/中药疗法；注射剂；人类

【中图分类号】R657.18【文献标识码】B【文章编号】1009 – 6647（2009）24 – 5925 – 02

2007 – 04 以来，笔者采用芍倍注射液治疗内痔混和痔 168 例，取得了满意的疗效，现报告如下。

## 1 临床资料

1.1　一般资料：本组男 98 例，女 70 例，年龄 14～76（平均 36.6）岁。病程 1 个月～20a。Ⅰ～Ⅲ期内痔 92 例，静脉曲张性混合痔 18 例，皮赘性混合痔 38 例，混合痔嵌顿 20 例。其中合并直肠黏膜松弛 21 例。

1.2　方法

1.2.1　单纯内痔注射术：用于 110 例内痔及静脉曲张性混合痔患者。常规消毒、局麻，芍倍注射液用 0.5% 利多卡因稀释 1 倍。在肛门镜下于痔核表面中心隆起部位斜刺进针，遇肌性抵抗感后退针给药，每处注射量以痔核均匀饱满充盈，表面黏膜颜色呈粉红色为度，每处 3～5ml。伴直肠黏膜松弛者，除内痔注药外，还在痔核上松弛的直肠黏膜下及齿线附近注射，注射量为 15～30ml。

1.2.2　小切口外痔切剥加内痔注射术：用于 38 例单个皮赘性混合痔或环状混合痔患者。消毒、局麻后，以中弯钳轻轻提起外痔部分，持剪刀在外痔基底部做放射状小切口至齿线处，切除外痔核及皮赘；环状混合痔手术方法相同，各个切口间留有足够的皮桥；内痔部分行注射术。

1.2.3　V 形切剥、2/3 内痔结扎加注射术：用于 20 例特大型混合痔或混合痔嵌顿患者。设计好主要外剥内扎部位，一般以 3，7，11 点为中心段。在外痔隆起处作一放射状切口，用弯血管钳夹住 V 形皮瓣，以尖头弯剪将皮瓣分离至齿线上 0.3cm；以组织钳夹住对应内痔的下 2/3 部位，提起外痔皮瓣及夹住的内痔部分，用中弯钳夹住内痔基底并行 8 字贯穿结扎，剪除残端，充分止血，同法处理其他痔核，修剪外痔切口皮下静脉丛，合并有皮下血栓者一并潜行剥离干净；重点区结扎后，对剩余的外痔段适当修剪，以防水肿或留有皮赘，可作多个小切口至齿线处，对其他痔核可再行小范围结扎，切口间保留皮桥；在肛镜下将 1∶1 芍倍注射液约 20～30ml，自上而下充分注射松弛的直肠黏膜及结扎之外的痔核部分，至黏膜及痔核充盈隆起呈水泡状，每点注药约 1～3ml。术毕加压包扎固定。

　　术后常规应用抗生素 3～5d，控制排便 24～48h，每日便后以消肿止痛中药汤剂坐浴，肛泰软膏换药。

1.3　疗效判断标准：治愈：症状消失，痔核消失；有效：症状改善，痔核缩小；无效：症状、体征均无改善。

## 2 结果

　　单纯内痔注射的 110 例各期内痔及静脉曲张性混合痔的治愈率为 100%，疗程 3～7（平均 4.5）d；

小切口外痔切剥加内痔注射术治疗 38 例，治愈率为 96.2%，好转率为 3.8%，疗程 7～13（平均 9.6）d；Ⅴ形外剥、2/3 内痔结扎加注射术治疗 20 例，治愈率为 98.4%，好转率为 1.6%，疗程 10～17（平均 12.5）d。

## 3 讨论

芍倍注射液属新型纯中药制剂，主要成分是芍药苷、没食子酸、柠檬酸，具有活血化瘀、凉血止血、收敛固脱功效。其直接作用是引起组织发生一种非炎症性的蛋白凝固样变性，且这种变性可逆，容易"复活"，可原位修复，无瘢痕形成[1]，注射后除短时间内有轻微局部刺激症状外，未发现有痔核坏死出血、肛门狭窄等并发症和后遗症。王晏美等[2]在临床应用芍倍注射液治疗痔证实了该药的疗效，并与硬化剂消痔灵比较，发现了该药的优点。

通过临床实践，笔者认为芍倍注射液治疗痔疮具有安全高效、疗程短的优点，一次性注射可使痔核萎缩消失，内脱垂黏膜固定，直肠黏膜恢复常态，无术后大出血、肛门狭窄等并发症，尤其值得基层临床推广应用。

### 参考文献

［1］吕军，程守纲．芍倍注射液治疗痔的临床观察［J］．中国肛肠病杂志，2005，25（3）：55.
［2］王晏美，范学顺，李辉，等．芍倍注射液治疗内痔静脉曲张型混合痔临床研究［J］．中国肛肠病杂志，2005，25（3）：11～13

《中国误诊学杂志》2009 年第 9 卷第 24 期

# 收敛化瘀法治疗痔 385 例临床研究

廖 明 邓海成 陈杏仪 李 冠
（广东省佛山市南海区西樵人民医院肛肠科 528211）

中图分类号：R657.18 文献标识码：B 文章编号：1008－1089（2008）04－0054－01

2004 年 2 月至 2006 年 10 月，本院采用芍倍注射液治疗内痔、静脉曲张型混合痔 385 例，疗效满意。现报道如下。

## 1 临床资料

**1.1 一般资料**：全部病例均为住院病人，随机分为芍倍注射液组（治疗组）和消痔灵注射液组（对照组）。芍倍注射液组共 385 例，男 256 例，女 129 例，年龄 17～82 岁，平均 40.8 岁；内痔 272 例，混合痔 113 例，其中Ⅰ～Ⅲ期分别为 62 例、116 例、95 例；病程 0.7～32 年，平均 3.6 年。消痔灵注射液组 120 例，男 69 例，女 51 例，年龄 18～79 岁，平均 38.6 岁；内痔 73 例，静脉曲张型混合痔 47 例，其中Ⅰ～Ⅲ期分别为 21 例、29 例、23 例，病程 0.9～40 年，平均 3.1 年。两组性别、诊断、内痔分期、年龄、病程差异无显著性，具有可比性。

**1.2 治疗方法**：治疗组采用见痔进针、先小后大、退针给药、饱满为度原则。肛周碘酒、酒精消毒，0.5% 利多卡因局部麻醉。注射区用碘伏消毒 3 遍。将芍倍注射液与 0.5% 利多卡因按 2：1 比例稀释以备注射之用，在肛门镜下充分暴露痔核，用带 5 号长针头 5ml 注射器抽取药液开始注射。按先小后大、先上后下顺序，于痔核表面中心隆起部位斜刺进针，遇肌抵抗感后退针推药，注药量以注射后痔核均匀饱满充盈，表面黏膜颜色呈粉红色为度。如为Ⅲ期内痔和静脉曲张型混合痔伴直肠黏膜松弛者，除内痔注药外，还在痔核上松弛直肠黏膜下及齿线附近注射，注射方法同上。总量视痔核大小而定，一般 10～40ml。术后均给予常规口服抗生素 3 天，控制 24 小时排便。对照组按使用说明书所述分四步注射。

## 2 结果

**2.1 疗效判断标准：**①痊愈：便后无出血、无脱出，肛镜检查痔黏膜、皮肤恢复正常，痔完全萎缩；②显效：便后无出血、无脱出，肛镜检查痔明显消退，痔黏膜轻度充血，痔变小；③有效：便后仍有少量出血，伴轻度脱垂，肛镜检查痔黏膜轻度充血；④无效：达不到有效标准，甚至加重者。

**2.2 疗效：**两组疗效比较结果见表1。

**表1 两组疗效比较**

| 组别 | n | 痊愈（%） | 显效（%） | 有效（%） | 无效（%） |
|---|---|---|---|---|---|
| 治疗组 | 385 | 356（92.47） | 383（99.48） | 385（100） | 0（0） |
| 对照组 | 120 | 91（75.83） | 110（91.67） | 118（98.33） | 2（1.67） |

两组痊愈率和显效率差异有显著性（$P < 0.01$），有效率和无效率的差异有显著性（$P < 0.05$），治疗组疗效显著好于对照组。治疗前两组症状无明显差异，治疗后3天、7天以及10天时，便血和痔脱出治疗组低于对照组，经检验差别有显著性（$P < 0.01$）。治疗组385例中，治疗后3天观察到202例痔残留（52.47%），同一时期对照组120例中观察到88例痔残留（73.33%），$P > 0.05$，差异无显著性。治疗后7天时治疗组痔残留59例（15.32%），而对照组痔残留47（39.17%）；治疗后10天时治疗组痔残留11例（2.86%），而对照组痔残留31例（25.83%），$P < 0.05$，差异有显著性，说明治疗组萎缩痔核的效果优于对照组。两组病例均无全身不良反应。

## 3 讨论

芍倍注射液针对痔是局部"筋脉弛懈"，"气血瘀滞"的认识，选用具用收敛固涩、活血化瘀、凉血止血，功效的中药乌梅、五倍子和赤芍，前两药收敛，赤芍化瘀。局部注射后可使痔血管迅速收缩，痔内组织产生非炎症性蛋白凝固变性，通过机化使管腔闭塞，注射后不引起出血和炎症反应，变性的组织通过降解被吸收，修复过程无明显瘢痕形成，痔表面黏膜完整保留不遭破坏。这与临床中注射后痔核立刻萎缩，萎缩后局部不留硬结、不坏死的结果一致。本次观察结果显示芍倍注射液治疗内痔和静脉曲张型混合痔在症状和体征两方面的改善均优于对照组，局部硬结的发生低于消痔灵注射液。

《中国临床医生杂志》2008年第36卷第4期

# 外剥内扎加芍倍注射液注射治疗急性嵌顿痔53例临床观察

李永铭（赤峰宝山中医院　024070）

对53例嵌顿痔采用外剥内扎加芍倍注射液注射，术后予硝矾洗剂坐浴治疗。53例全部治愈，疗程平均14.1天。术后肛缘平整，无排便困难及肛门狭窄等后遗症。结果表明，该术式能迅速减轻病人痛苦，疗效确切，无并发症。2007～2010年笔者采用外剥内扎加芍倍注射液注射治疗急性嵌顿痔53例，现报道如下。

## 1 资料和方法

**1.1 临床资料：**本组男39例，女14例，年龄最小23岁，最大72岁，痔嵌顿就医时间0.5～6天。其中环状混合痔46例，一侧或单个痔嵌顿者7例。临床表现为起病急骤，疼痛较剧，痔核脱出肛外不能回纳，局部水肿部分糜烂及血栓形成，约1/4伴排尿困难。

**1.2 治疗方法：**在骶麻或局麻（单侧或单个痔）下，患者取左侧卧位，常规消毒铺巾。（1）外剥内扎术：扩肛，显露痔核，检查痔核分布情况，设计手术方案。以痔的自然分界线，分3～4段，外剥内扎。在母痔区或水肿最明显处或有血栓处，以组织钳轻轻提起外痔部分，放射状剪开外痔皮肤，创口呈"V"形，上端至齿线，下至外痔体外缘0.5cm，剥离皮下静脉丛。提起相应内痔部分，以弯止血钳自基底部夹住内痔痔核下 1/2～1/3，10 号丝线于钳底 8 字贯穿缝扎，切除残端。同法处理其它痔核。齿线处错位结扎，相邻两切口间保留皮桥 0.5cm 以上，肛管皮桥与黏膜桥应尽可能保留在痔核凹陷。可依次结扎 3～4 处痔核。其余外痔部分可作梭形切除，切口应向外侧延长以利于引流。若肛门较紧者可行内括约肌侧后方松解术。（2）芍倍注射液注射术：肛镜下观察痔核，以 2：1 芍倍注射液（两份芍倍注射液比一份 0.5% 利多卡因）注射于结扎后尚保留的 1/2～1/3 部分痔核及其余内痔，注射快速刺透黏膜，遇肌性抵抗感后退针给药，饱满为度。注射药量一般为 10～15ml。术毕切口放置湿润烧伤膏油纱条，肛管内放置乳胶管，包扎固定

术后予普食，应用抗生素，口服麻仁滋脾丸以润肠通便。术后第 1 天开始，每天两次硝矾洗剂坐浴。内痔结扎线脱落后可出院。

## 2　治疗结果

53 例均一次手术治愈，疗程最短 12 天，最长 29 天，平均 14.1 天。手术当天多数病人有轻度创口疼痛及肛门坠胀感，术区轻度水肿 3 例，经坐浴 3 天后消除。术后 24h 排尿困难 4 例，经予膀胱区热敷；去除肛管内油纱条等缓解。术后随访 45 例，均无复发及后遗症。

## 3　讨论

3.1　痔嵌顿主要是局部水肿和括约肌痉挛，使内痔常不能自行复位。过去常采用高渗液外敷，全身及局部抗炎治疗，待肛周皮肤水肿消失，再考虑手术，疗程长，痛苦大，费用高。本病属肛肠科急症，痔核脱出不能复位，尤易加重外痔部分充血水肿，并发血栓形成、局部坏死，易演变成炎性外痔，保守治疗难以尽快起效。在急性期及时手术，尽早解除了内括约肌的痉挛，症状会迅速消除。

3.2　芍倍注射液注射术，芍倍注射液具有抑菌消炎、活血化瘀、收敛固涩之效。是一种新型萎缩剂，不会引起溃疡和坏死。经注射后可使痔核萎缩消失，从而有效地消除痔核出血、脱垂等症状，弥补了手术切除结扎范围有限的不足，避免术后复发。

3.3　分段部分结扎，保留皮桥，避免肛门狭窄发生本术式对环状嵌顿痔最多结扎 3 或 4 段，并且只结扎内痔痔核下 2/1～1/3 部分，这样结扎范围小、损伤组织少，脱落后瘢痕挛缩轻不会引起肛门狭窄。另外保留皮桥宽度 0.5cm 以上，外痔切口尽可能窄，切口尽量表浅以减少瘢痕组织的形成，从而也避免肛门狭窄的发生。

3.4　湿润烧伤膏油纱条清热解毒，止痛，生肌。

3.5　肛门内放置乳胶管，能避免术后腹胀，便于观察出血情况。术后油纱条填塞压迫切口利于切口止血，但是不利于排气，不利于肠腔内出血的观察。放置乳胶管能起到排气及引流的作用。

3.6　术后硝矾洗剂坐浴，清热利湿，活血化瘀，消肿止痛。患者坐浴后肛门部有舒适轻松之感，对术后肛门疼痛不适及肛门水肿见效快。

《中国肛肠病研究心得集》2011 年

# 安氏疗法治疗急性嵌顿痔的临床观察

刘宏伟（北京市平谷区峪中心卫生院　101206）

关键词　安氏疗法；急性嵌顿痔

急性嵌顿痔多因排便用力过猛或腹泻过度造成，使脱出的痔核不能还纳而刺激肛门括约肌痉挛所致，出现肛门疼痛剧烈。芍倍注射加外剥内扎术是安氏疗法治疗痔的方法其中之一，自 2009 年 2 月至 2010 年 5 月，采用中日友好医院安阿玥教授发明研制的芍倍注射液注射加外剥内扎术治疗急性嵌顿痔 30 例，取得了很好疗效，现将结果报道如下。

## 1　资料与方法

1.1　临床资料：本组男 25 例，女 5 例，年龄最大 67 岁，最小 25 岁，但以 30～50 岁男性较多，嵌顿痔就医时间 1～4d，其中环状混合痔 25 例，其中有血栓形成 4 例，一侧或单个痔嵌顿者 5 例，临床表现为起病急骤，疼痛剧烈，痔核脱出肛外不能回纳，局部水肿，部分糜烂及血栓形成，约 1/3 患者伴发热（T：37.2～37.9℃），大便干燥或排尿困难，患者活动受限，并有持续性坠痛。

1.2　治疗方法

1.2.1　禁忌证

肛周感染、腹泻、糖尿病，严重的心、肝、肾疾患，凝血机制异常者，还有心肌梗死急性期。

1.2.2　术前准备

①备皮；②1% 利多卡因；③术前 1d 晚上口服清洁肠道药物（恒康正清，60 岁以上不用）；④芍倍注射液。

1.2.3　手术方法

按照文献[1]的手术方法，骶管麻醉后，患者右侧卧位，常规消毒铺巾，肛管直肠用碘伏消毒，扩肛后充分显露痔核在肛门镜下行芍倍注射液三步注射法：①将预先备好的 2：1 芍倍注射液（即 2 份芍倍注射液，1 份 0.5% 利多卡因）注射到痔核以上的直肠内松弛的黏膜下，目的是使松弛的黏膜下层组织得到收敛、消炎固定恢复直肠正常的解剖结构。②痔核区内注射，以痔核最隆起处进针有肌性抵抗感后缓慢退针，均匀注药，剂量的多少取决于痔核的大小，以饱满为度，目的是消炎、抗渗出和收敛减少痔的动静脉的血供，使痔核萎缩。③齿线附近：将 2：1 的芍倍注射液用 0.5% 利多卡因稀释成 1：3 的浓度分别在痔核的齿线附近注射，每次用 2～3ml 使嵌顿痔核慢慢回缩于肛管内，解除嵌顿，使疼痛缓解。对外痔水肿较重者，在水肿最明显处或有血栓处行放射状"V"字形减压切口；钝性剥离外痔静脉丛达齿线上 0.5cm 处，用 10 号线结扎黏膜部分，切口之间要保留足够的皮桥。术毕，肛内用抗菌消炎可溶血纱布、油纱条，压迫创面止血，塔形敷料，丁字带加压固定。

1.2.4　术后处理

①适当应用抗菌消炎药 7d；②根据病情及注射药量，控制大便 24～48h；③安氏熏洗剂水煎坐浴；④肛肠科每日换药，外用痔疮栓，太宁膏。

## 2　疗效标准与结果

治愈：嵌顿的痔核完全回缩于肛管内，解除嵌顿，大便时无痔核脱出，无便血，手术创面全部修复且术后无并发症及后遗症。好转：指大便无明显内痔脱出，肛门镜检查仍见部分内痔存在。无效：同治疗前比较无明显变化。本组病例治愈 29 例，治愈率 96.7%，好转 1 例，本组治疗时间最长 30d，最短 15d。术后随访无 1 例复发及肛门狭窄，治疗达到满意效果。

## 3　讨论

嵌顿痔是内痔脱出后，因括约肌痉挛不能自复位，因而在肛门外充血、水肿，在患者体质较弱或劳累后易于发作，其主要病理变化为：痔核脱出后不能及时还纳压迫肛门组织，使淋巴、静脉回流不畅，血管内淤血，血栓形成，痔组织水肿，组织内酸性代谢产物淤积、刺激末梢神经而产生剧烈坠胀痛。肛门疼痛剧烈，肛门内括约肌痉挛，痔组织水肿更加剧烈[2]。目前嵌顿痔的治疗分为保守治疗和手术治疗，前者因嵌顿痔病情严重，局部的水肿、炎症、坏死会导致术中解剖关系不清，手术难度增大，还有疗程长，痛苦大，恢复时间较慢，有时易发生坏死，溃疡等现很少采用。现多采用手术治疗。嵌顿痔的治疗主要是尽早解决肛门内括约肌痉挛，消除水肿，减轻疼痛。

芍倍注射液是用中药（乌梅、五倍子、芍药等）提纯一种新型的萎缩剂，具有"抑菌消炎、活血化瘀、收敛固涩"之效，与传统的硬化剂，坏死剂不同的是，操作简单，可反复注射，不会引起坏死、大出血、瘢痕，肛门直肠狭窄甚至死亡等严重并发症。肛内芍倍注射外剥内扎术能有效解除痉挛状态，使静脉，淋巴回流得以恢复。其次，改善了因淤血所致的缺氧状态，减少了组织内酸性代谢产物产生，增加局部组织的营养，增强了局部抵抗力。肛内注射外剥内扎术从根本上打断了脱出痉挛嵌顿的恶性循环，去除了日后复发的病理学基础。

急性嵌顿痔应尽早期手术，从理论与实践中得到国内外广大学者的认可，英国 Jones 认为对嵌顿痔应"立即作痔切除术是一个极好可选择方法",日本三枝纯郎指出[3]"内痔当发生嵌顿时,把疼痛当作手术良机,实行根治术为宜"。国内喻德洪[4]主张对嵌顿痔行早期手术,尽早地使静脉回流得以恢复,改善组织缺氧状态,从而提高肛门组织的抵抗力,安氏疗法是高效安全的方法,除能迅速解除痛苦外,还能缩短病程,根治引起嵌顿的原发病,从而取得了满意的效果。安氏疗法治疗急性嵌顿痔具有手术反应轻、痛苦小、疗程短、愈合快、治愈率高、复发率低、并发症少等优点,值得基层医院推广应用。

**参考文献**

[1] 安阿玥. 肛肠病学 [M]. 2 版. 北京:人民卫生出版社出版,2005:476~478.
[2] 郑丽华,范学顺,等. 嵌顿性混合痔中西医治疗方法比较 [J]. 中国临床医生,2002,30(7):47~48.
[3] 张有生. 临床肛门外科学 [M]. 沈阳:辽宁中医学院,1986.
[4] 喻德洪. 肛肠外科疾病问答 [M]. 上海:上海科学技术出版社,1983.

《中国医药指南》2011 年第 9 卷第 27 期

# 注射治疗内痔、混合痔 69 例分析

嵇红伟(山东青岛警备区第二干休所　266032)

我所应用安氏注射疗法治疗内痔、混合痔 69 例均取得满意效果。现将 4 年来,临床观察的情况分析如下。

本组 69 例中,Ⅰ期内痔 7 例,Ⅱ期内痔 10 例,Ⅲ期 21 例,混合痔 31 例,其中男 43 例,女 26例。

①适应证:内痔出血,各期内痔及由三期内痔发展而成的静脉曲张型混合痔,直肠黏膜脱垂。

②禁忌证:内痔嵌顿发炎、外痔皮赘、直肠急性炎症及严重高血压、心肝肾疾病等暂缓注射。

操作方法及注射剂量:患者注射前排空二便,取侧卧位,肛周皮肤常规消毒,肛周局麻,肛内用新洁尔灭棉球涂擦。肛门指诊排除肛管直肠其他疾病,用石蜡油棉球涂擦肛管,插入喇叭状肛门镜,在肛镜内再次用新洁尔灭棉球涂擦,看清痔核全貌,将预先备好的 2:1 安氏液(即 2 份安氏液,1 份利多卡因),先在痔核的顶端直肠黏膜层注射,一般以 3、7、11 点为穿刺方向。每次注射约 1~2ml,总量为 5ml 左右。如果直肠黏膜较松弛可以稍加剂量。接下来是注射痔核区,从痔核的中间进针至黏膜下层,按核的大小、病理分型决定注射的剂量,一般是 3~8ml,退针时采用边注药边缓慢退针,以黏膜表面稍有突起,血管纹理清晰为度,痔核注射完毕,将 2:1 化痔液稀释成 1:3 的浓度,分别在各痔核区的齿线附近进针至黏膜下层,每次注射 2~3ml,最后注射于肛管皮肤处(即静脉曲张外痔区)用 1:4 的浓度根据痔大小注射,每次 2~4ml,总计注射安氏液的剂量约 10~25ml,一般为 20ml,注射完毕如有肥大乳头做结扎或切除,并有结缔组织外痔者做梭形切除。术毕用止血海绵或止血纱布、凡士林纱条填塞肛管,压迫伤口,外用敷料胶布固定。

术后处理:①适当用抗菌药物 3~5 天。②控制大便 24~36 小时。③用中药"祛毒汤"或 1:5000高锰酸钾坐浴,每日 1 次,肛内用马应龙痔疮膏每日 1~2 次,约 1 周左右。

术后反应:一般约 3~5 小时肛门坠胀及轻度疼痛,3~5 小时后自行消失,小便均能自解,无 1 例小便困难,无发热现象。1 周后肛内指诊无硬结、无溃疡、无出血、无肛门直肠狭窄,大便正常,极少数病人于注射后的 1~3 天内有轻度腹胀现象,大便欠畅,1 个月后逐渐正常。

疗效标准:①治愈:便血、脱出、疼痛和水肿消失,检查痔核已消失。②好转:治疗后症状明显改善,检查痔核已明显缩小。③无效:症状及形态在治疗前后无变化。

结果:①注射次数:本疗法原则上是 1 次注射,在 69 例中,1 次注射 65 例,占 94.2%,2 次注射4 例,占 5.8%。②疗效:在 69 例病人中,1 周来复查,并经 1~3 年以上随诊,痊愈 63 例;约占91.3%,好转者 6 例,约占 8.7%,无效者 0 例。

讨论

内痔、混合痔是肛肠疾病中发病率最高的疾病，其治疗方法很多。有保守治疗、手术治疗、注射治疗等。保守治疗能改善症状，但不能去除病灶；消除症状、疗效可靠，但不可避免地要出现一些并发症，如手术伤口疼痛、大小便困难、感染、大出血、肛门直肠狭窄等，而且疗程长；注射疗法中一般不外乎坏死剂、硬化剂两种，与手术治疗相比，痛苦小、疗程短，但也不能完全避免上述一系列并发症的发生。安氏化痔液是一种纯中药制剂的软化剂，注人痔核后能使痔核活血化瘀，软化萎缩，局部不产生硬结，从而避免了感染、溃疡、大出血、肛门狭窄等一系列并发症的发生，因此，安全度大。

目前，注射疗法中，坏死剂已很少采用，大多数硬化剂，若注射次数太多，药液渗透力差，效果也差，所以一般只注射2次，而安氏化痔液可反复使用不影响效果。本文4例病人第2次外注射因局部无硬结同第1次操作一样。

痛苦小、疗程短、显效快、疗效好是本疗法的特点，本组病例均在注射后3~5小时肛门坠落疼痛感消失。注射后第1次大便无便血及异物外脱，1周后肛镜下复查痔核萎缩或基本萎缩。治愈率达91.3%，此疗法适合于在部队战士、干部中推广，以尽快恢复战斗力。

《中国社区医师》2004年第6卷第7期

# 芍倍注射液治疗各期内痔、静脉曲张混合痔280例临床观察

林启河　陈轶峰　（山东济宁电力医院肛肠科　272115）

周美玲（山东济宁骨伤医院中医科　272100）

我科自2005年3月~2007年2月采用芍倍注射液注射疗法治疗各期内痔和静脉曲张混合痔280例，取得了满意疗效，现报告如下。

## 1　资料和方法

### 1.1　临床资料

280例中男163例、女117例；年龄18~62岁，平均33.5岁。病程0.5~12年，平均4.5年。按照2000年中华医学会外科分会肛肠外科学组制定的《痔诊断暂行标准》的诊断及分级标准。Ⅰ期内痔38例，Ⅱ期内痔86例，Ⅲ期内痔106例，静脉曲张型混合痔50例，其中合并直肠粘膜松弛62例。

### 1.2　治疗方法

患者术前排空大小便，取侧卧位，肛周皮肤常规消毒，采用扇形局部浸润麻醉或肛管麻醉[1]。肛内用碘伏棉球消毒，喇叭形肛门镜放入肛门检查，碘伏棉球消毒肠腔，看清痔核数量、形状、大小。将预先备好的2:1芍倍注射液（即2份芍倍注射液，1份0.5%利多卡因），先在痔核以上的松弛粘膜层下，（Ⅰ期内痔可不作此注射），一般以3、7、11点痔上动脉区域点状注射，每次1~2ml，根据粘膜松弛程度，给药总量在5~10ml之间；然后行痔核区内注射：从痔核最隆起处进针，均匀给药，一般每个痔核约3~5ml，使药液均匀分布痔核，以粘膜表层隆起、血管网清晰为佳；第三步是齿线附近注射：将2:1的芍倍注射液用0.5%利多卡因稀释至1:3的浓度，分别在各痔核的齿线附近注射，每次2~3ml。对近齿线处的静脉曲张型外痔起治疗作用。如果静脉曲张型外痔区域较大，可将芍倍注射液原液稀释为1:4的浓度在肛管皮肤处（即静脉曲张型外痔区延长线）进针，扇形注射3~5ml，注射后轻揉3~5min，使药液均匀分布[2]，注射完毕如有肥大肛乳头，予以结扎或切除。术毕肛内填塞消炎抗菌可溶血纱布，外用敷料包扎。术后常规应用广谱抗生素3~5d，术后24h可排便，便后用安氏熏洗剂（主要成分：鱼腥草、苦参、苦楝皮、侧柏叶、生甘草等）坐浴，太宁栓纳肛，并纳凡士林油纱条常规换药直至痊愈。

## 2　结果

疗效标准：痊愈：自觉症状消失，大便时无便血，无痔核脱出，肛门镜检查痔核消失；基本痊愈：

无明显自觉症状，大便时无便血无内痔脱出，肛门镜检查仍有部分痔核存在或痔核比原来缩小；好转：便时有少量出血或有轻度肿物脱出，但可自行还纳，肛门镜检查仍有部分痔核存在。无效：经注射治疗后，便血、脱出仍反复发作，治疗前后无明显变化。

本组280例患者中256例分别于1周及1个月后2次复查，其中痊愈238例，基本痊愈11例，好转7例，无一例无效。总治愈率达97.2%。

## 3　讨论

芍倍注射液主要成分为赤芍、五倍子、乌梅等，具有活血化瘀、收敛固涩的功效，其主要作用是使痔核软化、萎缩而达到治愈痔疮的目的。芍倍注射液与以往的硬化剂及坏死剂不同，它作用于组织，不发生明显的炎症、出血、坏死等改变，其直接作用是引起组织发生一种非炎症性蛋白凝固样变性，且这种变性为可逆的，经3~7d可原位修复，无瘢痕形成[3]。避免了硬化剂及坏死剂所带来的术后大出血、溃疡坏死、肛门狭窄等并发症。我科采用单纯芍倍注射液治疗各期内痔和静脉曲张混合痔总治愈率达97.2%。Ⅰ~Ⅲ期内痔临床表现主要为大便滴鲜血或便后喷射状出血及痔核脱出，其病理改变为痔粘膜下层静脉迂回曲张，痔核的粘膜下弹力纤维断裂。通过注射芍倍注射液能使扩张迂曲的血管收缩闭合[3]，从而达到治愈痔疮出血和脱出的目的。该药液对静脉曲张外痔也可注射，打破了外痔不能注射的禁区。但与普通内痔注射液所不同的是需要在齿线处进一步注射以加大外痔静脉丛萎缩效果。对伴有直肠粘膜松弛所致便秘或排便不尽感的患者，在痔上松弛粘膜下进行注射，取得了很好的效果。通过临床实践。我们认为本疗法治疗痔疮具有痛苦小、疗程短、并发症少、易操作、疗效可靠等优点，值得基层推广。

**参考文献**

[1] 安阿玥. 肛肠病学 [M]. 北京：人民卫生出版社，1998.58.

[2] 安阿玥. 肛肠病学 [M]. 第二版. 北京：人民卫生出版社，2003.477.

[3] 安阿玥，王晏美，王泰龄，等. 安痔注射液及消痔灵应用后的病理观察 [J]. 中日友好医院学报，2001，15（2）：78

《中日友好医院学报》2008年第22卷第4期

# 中西医结合治疗环状混合痔96例

赵世华　谭伟能　刘宇昶　巫超坚

**摘要**　目的：探讨应用不全外剥内扎加注射中成药制剂治疗混合痔的临床效果。方法：较大痔采用不全外剥内扎，较小外痔切除或剥离，其余内痔及直肠下端松弛黏膜注射芍倍注射液。结果：96例治愈89例，占92.7%；显效7例，占7.3%，全部有效。结论：不全外剥内扎配合注射治疗环状混合痔治愈率高，可有效保留皮桥保护肛垫，避免术后不良反应。

**关键词**　混合痔；芍倍注射液；剥扎法；中西医结合疗法

中图分类号：R574.8 文献标识码：B 文章编号：（1000-7156（2011）10-0027-01

2007年12月至2011年6月，笔者通过对传统的手术方法进行多项改良并与芍倍注射液注射有机配合治疗混合痔96例，取得了满意的临床疗效，现报道如下。

## 1　临床资料

96例中男84例，女12例；年龄21~76岁，平均46.5岁；病程5~6年61例，7~10年10例，11~20年8例，>20年17例。所有病例都符合诊断标准[1]。

## 2　治疗方法

2.1　术前准备：术前排空大便，温水坐浴，术前禁食，静滴生理盐水入手术室。

2.2　麻醉消毒：患者取侧卧位，行骶管阻滞麻醉，骶管裂孔畸形者行局部浸润麻醉碘酒酒精消毒肛周皮肤，碘伏消毒肛管和齿线上痔区3遍，然后用干棉球2个填塞直肠腔。

2.3　手术方法：麻醉成功后，患者取右侧卧位，常规消毒肛周及肛内，铺手术巾，扩肛，肛门松弛后，仔细检查混合痔的形状、大小、性质和数量。

剥扎点选择：遵循"外大为先、脱垂为先、嵌顿为先"原则，外痔部分有分界沟的，按分界沟形成的外痔由大至小进行剥扎，外痔部分无明显分界沟的按内痔大小及分布部位由大到小进行剥扎，两剥扎点之间要保留0.5cm以上的皮桥及黏膜桥。外痔处理：血管钳夹起外痔隆起顶部，从肛缘外做尽量小的梭形切口，切开皮肤，潜行剥离皮下组织及静脉丛，向上剥离至齿线处，剥离完后，使切口两侧皮肤刚好对合，覆盖伤口。内痔处理：将剥离到齿线处外痔基底部到齿线上内痔1/2到1/3用大弯钳钳夹，10号丝线行8字缝扎，剪除结扎线上痔组织，残端保留0.5cm，相临结扎点要上下错位。内痔注射法：（1）药物：芍倍注射液（北京市樱花制药厂，批号：981010）。（2）部位：①未结扎的内痔；皮桥上端的直肠黏膜下；直肠下端的松弛黏膜下。（3）注射方法：见痔进针，注射进针刺破痔黏膜时速度要快，缓慢退针给药，使药液均匀充盈注射完毕后取出术前填塞于直肠腔的干棉球。切口修剪：修剪切口两侧皮瓣，使其刚好对合覆盖切口，皮桥黏膜桥下残留小部分曲张静脉丛可用单极电镊电凝处理，使曲张的静脉萎缩，伤口止血。术毕伤口涂撒赛霉胺粉，美宝纱条填塞肛内，适当加压，使切口游离缘皮瓣与创面贴合，敷料垫加压包扎固定。

### 3　疗效观察

3.1　疗效标准[2]　治愈：痔核脱出和出血等症状完全消失，肛缘平整，肛镜下见内痔消失和萎缩。显效：痔核脱出和出血等症状完全消失，肛缘皮桥处轻度隆起，肛镜下见结扎的内痔消失，注射的痔核萎缩。好转：痔核脱出和出血等症状较术前减轻，注射的痔核萎缩。无效：痔核脱出和出血等症状较术前无明显改善，注射的痔核萎缩<25%。

3.2　治疗结果：96例中，治愈89例，占92.7%；显效7例，占7.3%，全部有效。疗程12~20天，平均16.5天。

### 4　讨论

混合痔在国外多采用环切术和结扎切除术前者由于切除过多的肛管皮肤，容易引起严重的黏膜外翻、肛门部流黏液和疼痛；同时切除了低位直肠黏膜和肛管破坏了正常的排便反射，造成感觉性肛门失禁；部分患者因为形成瘢痕而发生直肠狭窄。后者虽采用内痔缝合外痔剥离开放的方法，但对术后继发性大出血、肛门狭窄等合并症和后遗症亦不能完全避免国内以外剥内扎为多，由于皮桥皱褶切口及皮桥部极易水肿，术后肛门部仍遗留不平整之外痔，因此，仍不是一种理想的方法笔者结合芍倍注射液的提拉作用，加快了伤口愈合，避免了术后外痔残留。

参考文献

[1] 国家中医药管理局. 中医病证诊断疗效标准 [S]. 南京：南京大学出版社，1994：257.

《山西中医》2011年第27卷第10期

# 芍倍注射液在直肠前突缝扎术中的应用

李二建　（河南省许昌市中心医院外科　461000）

摘要　目的：总结收敛固脱法治疗直肠前突的经验。方法：采用芍倍注射液对146例直肠前突患者于点状缝扎术后进行注射术。结果：治愈134例，占91.8%，总有效率100%。结论：直肠前突缝扎术中应用芍倍注射液，具有安全、痛苦小及疗效高等特点。

关键词　芍倍注射液；消痔灵注射液；疗效

我科于 2006 年来在直肠前突缝扎术中采用芍倍注射液行黏膜下注射术，疗效满意，报告如下。

## 1    资料与方法

1.1    一般资料：本组 143 例均为已婚女性，32～68 岁，病程 2～42 年。患者均有不同程度的肛门梗阻感，直肠指诊均有直肠下端向阴道的袋状凹陷，排粪造影检查直肠前突深度为 20～40mm，结肠传输试验均有程度不等的乙直部滞留征。

1.2    治疗方法：①术前备皮灌肠，常规静滴有效抗生素 1 次。②直肠前突点状缝扎术：取侧卧位，常规消毒铺巾，骶管麻醉。扩肛约 3～4 指，术者左手示指指腹于双合诊最薄弱处自阴道侧向直肠施压，将薄弱处抵向直肠侧。直肠前突点状缝扎术原则为：以直肠为纵轴，结扎点先内后外、先中线后两侧，中线及两侧的缝扎点呈 W 型，即不能在同一平面，缝扎点之间的距离约 1cm 左右。术者用组织钳或卵圆钳夹住凸入部的直肠黏膜层，并适度地向肛门口牵引，助手用小拉钩暴露直肠下端的直肠前壁，弯血管钳夹住提起的黏膜组织，7 号丝线于血管钳下贯穿缝合扎紧，同法处理其他缝扎点。③芍倍注射液黏膜下的注射术：在喇叭肛门镜下暴露直肠前壁，用 5 号长针头的 10ml 注射器抽取预先准备好的 1∶1 芍倍注射液（即芍倍注射液 1 份，0.5% 利多卡因 1 份），在缝扎点及缝扎点之间的黏膜下层缓慢进针，遇肌性抵抗感后退针送药 2～3ml，注射量均以注射后黏膜充盈呈淡粉红色为度。其他注射部位均同此法，一般注射总量 10～30ml，＜40ml。注射后用指腹轻轻按顺时针方向适度揉压，以利药液充分扩散吸收。

## 2    结果

本组 143 例中 42 例术后排便困难消除，大便通畅，排便时间缩短，最长不超过 4min。9 例术后排便困难明显减轻，肛门下坠症状消失，排便时间最长 ＜7min。143 例患者术后肛门自制功能均正常，直肠指诊直肠下端囊袋消失，随访 1 年无复发，总有效率 100%。

## 3    讨论

直肠前突是引起女性出口梗阻型便秘的主要原因之一，多见于中老年经产妇，以排便困难、肛门下坠为主要表现。干硬粪便排出受阻，成形软便也存在排出困难，部分病人需用手指从阴道向直肠按压以帮助排便。直肠前方、直肠壁借直肠阴道隔和阴道后壁紧密相连，直肠阴道隔两侧为中空器官，缺少支撑，女性妊娠或分娩中，使腹会阴筋膜极度伸展，从而损伤直肠阴道隔强度，易形成直肠前壁靴形扩张膨出，在下行粪块冲击力的作用下，使前突加深，囊袋增大。术者采用多部位直肠黏膜点状缝扎术，不仅消除了直肠前壁囊袋，而且提高了直肠黏膜张力。点状缝扎的黏膜组织脱落后，局部形成了多个小瘢痕，瘢痕挛缩使直肠前壁弹力缩小，收缩力增大，间接消除了直肠前壁囊袋。

直肠前突缝扎术后多采用以消痔灵为代表药物的硬化剂，其作用机制是局部产生无菌性炎症使血管闭塞，通过纤维化粘连而使滑动的直肠黏膜达到固定目的，但是临床上消痔灵注射术后可出现术后大出血、直肠狭窄及直肠阴道瘘等并发症[1]。芍倍注射液是针对硬化剂的缺陷，根据"酸可收敛，涩可固脱"的中医理论，研制的新一代纯中药注射剂。直肠前突以虚症为主，治疗应予酸涩收敛辅以益气升提，芍倍注射液中乌梅、五倍子具有酸涩收敛之功，为君臣药，赤芍活血化淤起反佐作用，三药合用则相辅相成起固涩化淤之功效。该药不会发生明显的炎症、出血、坏死改变，注射术后局部可有短时间的刺激症状，但是未发现有出血、肛门狭窄等并发症[2]。

芍倍注射液直接作用是引起组织发生一种可逆性非炎症性的蛋白凝固样变性，促进纤维母细胞及内皮细胞增生，原位修复变性组织，从而进一步加固了直肠阴道隔，加强了直肠前突缝扎术的治疗效果。

**参考文献**

[1] 王银凤. 芍倍注射液治疗内痔静脉曲张性混合痔临床观察 [J]. 中国肛肠病杂志，2008，28（4）：33.

[2] 李运福，邓东海，李辉. 芍倍注射液治疗内痔混合痔 119 例临床分析 [J]. 中国肛肠病杂志，2008，28（6）：38.

# 以芍倍注射液注射治疗128例痔的临床观察

贺生新（青海省互助县中医院　810500）

关键词　内痔，混合痔，芍倍注射液，注射疗法
中图分类号：R657.1+8　文献标识码：B 文章编号：1001－7585（2012）14－1740－01

芍倍注射液是一种纯中药制剂，注入痔核后使痔核收敛萎缩，局部不产生硬结，避免了感染、大出血、肛门直肠狭窄等并发症的产生，治愈率达97%。我科于2010～2011年采用以芍倍注射液注射治疗为主配合其他疗法治疗内痔、混合痔等128例，取得较满意疗效，经系统观察总结报道如下。

## 1　资料与方法

本组中男66例，女62例，年龄，17～68岁，平均年龄42岁，病程1～20年，平均10.5年，其中混合痔70例。单纯内痔38例所有患者均有不同程度的便血脱出肿痛等症状。

术前患者正常饮食，排空大便，术区备皮。取侧卧位，常规肛周皮肤消毒，局麻或骶麻，肛内用碘伏消毒指诊以排除肛管直肠其他疾患，置入肛门镜准备注射。具体操作步骤：①痔核以上的直肠内松弛黏膜的注射：将准备好的2：1芍倍液（即2份芍倍液1份0.5%的利多卡因）用5ml注射器在肛镜下以3、7、11点为注射点，每次1～2ml，根据黏膜的松弛程度给药总量在5～10ml之间。②痔核区内注射：从痔核隆起最明显处斜刺进针，遇肌性抵抗感后开始推药，并缓缓退针均匀给药，剂量多少取决于痔核的大小，一般每个痔核用药约3～5ml，一般不要超过5ml。注射后局部应均匀充盈、饱满、黏膜颜色变浅为佳。对于伴有的结缔组织外痔者可在外痔基底部做放射状切口至齿线处，结扎止血。对于炎性外痔在水肿最明显处或有血栓处行放射状V字形切口，钝性剥离外痔静脉从达齿线上0.5cm处用粗丝线结扎黏膜部分，切口最多不能超过4处，切口之间保留皮桥。术毕肛内放置油纱条，丁字绷带固定。术后用抗生素及润肠药3～5d，排便后用中药坐浴15min，换药至痊愈。

## 2　疗效

本组一次治愈103例，治愈率达97%，5例主要是黏膜松弛严重经2次注射治疗痊愈。愈合时间：单纯内痔组3～6d，平均4.5d，混合痔6～10d，平均8d内痊愈。注射时肛门有坠胀感，部分患者有小腹疼痛，一般在注射后40min内症状消失。12例患者术后出现排尿困难，行留置导尿。所有患者均未出现狭窄、出血、局部硬结、感染、溃疡等并发症。

## 3　讨论

芍倍注射液是根据中医"酸可收敛，涩可固脱"的理论由柯子、乌梅、石榴皮、甘草等纯中药提炼而成，具有收敛固脱、凉血止血、活血化淤的作用。是继硬化剂之后出现的一种新型软化萎缩剂。该药注射于松弛的直肠黏膜下，其直接作用是引起组织发生非炎症性的蛋白凝固样变性，引起直肠黏膜无菌性粘连，起到固定的作用，恢复直肠黏膜正常形态，以利脱出型痔核的恢复并减少痔形成的机会。痔核内注射起到消炎、抗渗出和收敛的作用，使痔萎缩局部不产生硬结，避免了坏死剂、硬化剂所带来的并发症及后遗症。如术后大出血、溃疡坏死、肛门狭窄等均有报道。所以本疗法具有操作简单、安全可靠、疗程短、收效快、操作简单，易于掌握等优点，值得在基层医院推广。

**参考文献**

[1] 安阿玥、王晏美、范学顺等，芍倍注射液注射治疗痔疮的临床疗效观察[J]．中国医药学报2004，19　增刊：51～53

# 安氏疗法治疗混合痔 166 例

杨中明　刘宏萍（重庆市潼南县中医院肛肠科　402660）

治疗混合痔现多用外剥内扎法，但手术时间长，术中出血术后疼痛术后出血等并发症较多我们用中日友好医院安阿玥教授的安氏疗法治疗混合痔 166 例，取得较好疗效，总结如下。

## 1 临床资料

166 例均为我院门诊和住院患者。男 97 例，女 69 例；年龄 18～82 岁，平均 50 岁；病程 5 年以下 98 例，5～10 年 35 例，10～15 年 21 例，15～20 年 10 例，20 年以上 2 例。

## 2 治疗方法

术前排尽大便，清洁肛门，进半流质饮食，有便秘史者行清洁灌肠取侧卧位，肛周局部麻醉，麻醉成功后用碘伏消毒肛周和直肠下段，铺消毒巾，结合 3、7、9、11 点的关系，选择首先要处理的痔核，设计切口，预留皮桥，作 V 型锐性外痔至齿状线上 0.1～0.3cm，结扎或用电凝止血，保持引流通畅，用中弯止血钳挟持内痔核，再用 7 号丝线结扎切除。依次处理其余痔，结扎一定要牢固，遵照"不同大小，不同平面，不同深度"的原则结扎，使肛门无紧束感然后在喇叭肛门镜下，暴露较高位的内痔核，于痔核表面中心隆起部位，斜刺进针，遇肌性抵抗感后退针注射芍倍注射液（和力达药业有限责任公司生产），剂量取决于痔的大小，一般 2～5ml，注射 1 个痔核，以注射后痔核均匀饱满充盈，表面黏膜颜色呈粉红色为度。用亚甲蓝和布比卡因为主要成分的长效止痛液点状注射创面，齿线周围及结扎点，肛内置入痔疮栓 1 粒，塔形纱布压迫包扎固定，术后给以常规抗感染，换药处理至痊愈。治疗 1 个月后统计疗效。

## 3 疗效标准

痊愈：痔核脱出、出血、大便坠胀等临床症状安全消失，肛管光滑，肛缘平整，肛镜检查内痔黏膜恢复正常。显效：临床症状减轻，便后无出血，无脱出，肛缘皮桥轻度隆起，肛镜检查痔核萎缩 50% 以上，黏膜轻度充血无水肿。有效：痔核脱出和出血等症状较前减轻，肛镜检查痔核萎缩小于 50%，黏膜轻度充血水肿。无效：痔核脱出和出血等症状无明显改变，甚至加重。

## 4 治疗结果

痊愈 114 例，显效 33 例，有效 19 例。

## 5 体会

安阿玥的"安氏疗法"，采用外痔作 V 切口切除、内痔结扎同时注射芍倍注射液，术式简单易行，外痔切除保持了肛门外形的光整，清除了赘生物，最大限度保留了黏膜。安阿玥创制的芍倍注射液是根据"酸可收敛，涩可固脱"的理论，参考肛垫学说、黏膜滑动学说用中药提纯制成，具有抑菌消炎、活血化瘀、收敛固涩之效，可促进止血和凝血，抗急性渗出性炎症及慢性增生性炎症，并有一定的体外抗菌作用，疗效确切可靠临床观察证明，用药后短期内即有明显大血管收缩反应，使痔组织含血量减少，而后部分血管腔完全闭合。同时，间质组织呈粉染均质改变，似蛋白凝固变性，仅保留血管轮廓，黏膜下组织蛋白成分迅即凝固，扩张的静脉收缩，不伴出血或明显炎症反应，2 天后大部分凝固成分崩解、吸收，修复过程无明显肉芽组织或瘢痕形成，均质化的迂曲静脉壁或消失或纤维化致管腔变小，或通过机化管腔闭塞。安阿玥遵循合适的量注入合适部位的原则，提出"见痔进针，先小后大，退针给药，饱满为度"使注射简单化和规范化。应用亚甲蓝和布比卡因为主要成分的长效止痛液点状注射，术后 2 天左右虽有一定的烧灼痛，但疼痛缓解快，术后 7 天则疼痛消失，较好的解决了肛肠手术后的疼痛难题。

芍倍注射液加外剥内扎术治疗混合痔，具有安全、可靠、毒副作用小、无术后大出血及肛门狭窄等并发症的优点。

《实用中医药杂志》2012 年第 28 卷第 3 期

# 安氏熏洗剂中药原方治疗炎性外痔、血栓性外痔 100 例临床报告

孙邦水（安徽石含山县人民医院肛肠科 238100）

**摘要** 为探索炎性外痔、血栓性外痔的保守疗法，自 2008 年元月以来门诊所有此类患者 100 例全部用安氏熏洗剂中药原方熏洗，结果 5～10 天全部治愈，疗效确切。

2008 年元月以来，笔者采用中日友好医院肛肠科安氏熏洗剂中药原方熏蒸，坐浴治疗炎性外痔及血栓性外痔 100 例，疗效满意，现报告如下。

## 1 临床资料

本组男性 78 例，女性 22 例，年龄 18～62 岁，平均 41 岁，疗程 1～7 天。其中炎性外痔 23 例，血栓性外痔 78 例。主要临床表现为肛旁赘生物肿大、疼痛、行走不便等。

## 2 治疗方法

2.1 药物组成及功效：安氏熏洗剂为中日友好医院肛肠科安阿主任所创。主要成份有鱼腥草 30g、败酱草 30g、马齿苋 30g、黄柏 15g、生地榆 30g、苦参 15g、川椒 30g、五倍子 15g、侧柏叶 15g、苦楝皮 20g、生甘草 15g。该方具有清热解毒、凉血祛瘀、燥湿止痒之功。

2.2 方法：将上方中药用凉水泡 30 分钟，大火烧开，小火煎 20 分钟，将药液倒入痰盂里，坐在上面熏蒸至没有热气，水温不烫手时再倒入盆里坐浴 20 分每日 2 次（早晚各 1 次）。

## 3 临床效果

5～10 天全部治愈。

## 4 讨论

根据中医理论，炎性外痔、血栓性外痔多由湿热下注、热毒壅盛、血脉瘀阻等原因所致，且病灶在体表，宜采用外治法，可使药力直达病所，较易奏效。

方中鱼腥草、败酱草、马齿苋具有清热解毒、活血行瘀之功，地榆、侧柏叶凉血止血；黄柏、苦参、川椒、苦楝皮燥湿杀虫止痒止痛；五倍子生肌敛疮，生甘草亦具有清热解毒之功。据现代药理研究，以上诸药对阴性杆菌、球菌、皮肤真菌等都有不同程度的抑菌作用，此外鱼腥草有明显的消炎作用，黄柏可促进皮下溢血的吸收，而甘草有类似肾上腺皮质激素的作用。故该药具有抗菌消炎、消肿止痛、促进血栓吸收、溃疡愈合，还有抗真菌止痒的功效。

目前，对于炎性外痔、血栓性外痔虽多建议手术治疗，但因患者惧怕手术，故保守治疗仍为首选的治疗方法，其中尤以熏洗法最常用，患者亦最易接受。

第十三届全国中西医结合大肠肛门病学术会议暨第三届国际结直肠外科论坛论文汇编 2009 年

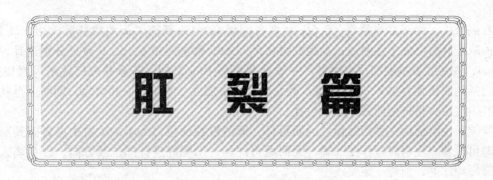

# 安氏肛痛宁注射液治疗肛裂 224 例临床分析

安阿玥　刘　伟（中日友好医院肛肠科　100029）

**摘要**　用安氏肛痛宁注射治疗 224 例肛裂。结果：治愈率 97.8%，总有效率 100%。与其它疗法比较，肛痛宁注射疗法有疗效好、痛苦小、疗程短、无副作用及并发症的优点。

**主题词**　肛裂　安氏肛痛宁　注射疗法

EFFECTIVENESS OF AN'S GANGTONGNING INJECTION ON 224 ANAL FISSURE PATIENTS

An A yue, LiuWei

( Department of Chinese Traditional Anorectal Surgery)

**Abstract**　Infection and injury of anus are the primary factor resulted in the anal sphincter spasm and, hence, anal fissure, An's Gangtongning is a pure TCM injection. It has the effect of eliminating inflammationg, relieving pain and spasm, reducing ulcerationg. The result of treatment was：The curative rate of 224 cases of anal fissure was 97.8% and total effective rate 100%. Comparing with other methods, It has the advantages of good effect, less pain, short recovery period and with rare side effects and complications.

**Key Word**　Anal fissure; An's Gangtongning; Injection

　　肛裂占肛肠疾病的 20%，以肛门疼痛，便鲜血为主要症状，目前对肛裂的治疗主要以手术为主，但迄今为止，尚未一种可通用的手术。1991 年 7 月～1992 年 7 月采用安氏肛痛宁注射液治疗的肛裂 224 例，疗效满意。报告如下。

## 1　临床资料

　　224 例中，均为我院肛肠科患者，其中门诊 202 例，住院 22 例；男 107 例，女 117 例；年龄 15～62 岁，平均 37 岁；病程 1 周～30 年，其中 <1 年者占 70%，1～5 年者占 28%；后位肛裂 137 例（61%），前位 29 例（13%），前后位并存 42 例（20%），侧位 9 例（4%），多发 7 例（3%）。9 例曾行手术治疗。2 例曾行电子治疗仪治疗。

　　按董平的分期法[1] 肛裂 7 例（3%），Ⅰ期 96 例（43%），Ⅱ期 121 例（54%）。

## 2 治疗药物

### 2.1 药物

1%肛痛宁注射液，每支10ml，与0.5%利多卡因配成1:1浓度，此药为科研用药，中日友好医院药厂制剂，已申请专利。

### 2.2 方法

患者右侧卧位，局部常规消毒，0.5%利多卡因局麻，1‰新洁尔灭消毒肠腔。用5ml注射器，6号针头，抽取配好的肛痛宁注射液，在距肛缘0.5~1cm，膝胸卧位6、3、9点处分别进针，每点注射药注5~6ml，并在肛裂基底部重点注射，一般总共用药10~20ml。若合并肛门狭窄可增加剂量1~2倍，至肛门括约肌松弛容纳3~4指为宜。若合并肛乳头肥大，哨痔者一并剪除，创面上点状注射肛痛宁。术毕肛内注射少量抗菌药膏，敷料包扎。

注射要领：注射前用左食指触摸肛门肌形环，看清肛裂部位、大小，注射中患者感到刺痛时，稍停片刻，即可改善。注射时操作要准确，无回血再注药，掌握好进针部位及方向，以免刺入肠腔，放射状均匀缓慢地注射，前侧一定要浅。

### 2.3 术后处理

术后每日正常饮食，排便，常规口服抗生素3~5d，便后中药坐浴10~15min，肛内注入九华膏或痔疮栓。便秘者可服润肠药物。

## 3 疗效标准及结果

### 3.1 疗效标准[2]

治愈：裂口愈合，症状消失；好转：裂口愈合，症状好转；无效：术后3~4周症状体征无变化；复发：术后4周以后又出现症状。

### 3.2 结果

本组224例，治愈219例（97.8%），好转5例（2.2%），总有效率100%。术后随访1年，术后<1年复发者6例（2.7%），其中2例行第2次注射后痊愈；4例经保守治疗后痊愈。无哨痔切除者疗程最短5d，最长20d，平均7.4d。

### 3.3 治疗后反应

本疗法应用于临床以来，未发现有合并症及后遗症，术后不影响活动。注射完毕后，肛门有灼热感和轻度刺痛，一般术后1~3h左右自行缓解。由于个体差异，体质强弱不同，有的患者对肛门灼热、下坠、刺痛感耐受性差，服强痛定或热水坐浴后可缓解，通过对住院患者的系统观察，日平均体温未超过37℃。无肛瘘、肛门失禁、尿潴留等并发症，术后复查，主诉大便形状较术前粗，1次性排泄增加者占87%以上。

据文献[3]统计，肛裂的手术方法有32种，主要有肛门扩张术、内括约肌切断术、肛裂切除术、肛裂切除植皮术等。由于手术本身直接破坏了肛管的微细解剖结构和正常生理功能，术后常发生瘢痕性收缩、肛管上皮缺损、肛门括约肌功能障碍等后遗症和并发症。因此国内外肛肠专业医师都在努力寻求治疗肛裂的非手术疗法。1989年以来，国内陆续有文献报道用强的松龙[3]、布蓝甘注射液[4]、盐酸异丙嗪[5]、痔全息[6]、当归注射液等注射治疗肛裂，由于存在着诸如药物本身有副作用，或操作繁琐需多次注射，或因坏死剂易出现并发症，或只对Ⅰ~Ⅱ期有效，对Ⅲ期疗效欠佳等各种问题，也难以加以推广。

1989年笔者发明了肛痛宁注射液注射治疗肛裂，对各期肛裂疗效均好，在一定范围内已得到推广，并取得了满意效果，通过大量的临床实践，主要以"肛门局部感染，肛门括约肌痉挛"学说[7]治疗肛裂，由于患肛裂经炎症刺激后，肛门括约肌多是痉挛状态，肛门紧缩肌力亢进，肛管压力高于正常人，排便时容易撕裂肛管产生此症。在中医理论和现代医学观点的指导下由于解决了肛门局部炎症性病灶如肛窦炎、肛乳头，减少了肛管的炎性刺激，使感染所导致的肛门括约肌痉挛缓解，随之肛门局部血循环得到改善，使肛裂溃疡面有一个炎症吸收消退的条件。安氏肛痛宁注射液为纯中药制剂，不仅有收敛促进愈合的作用，还有明显的消炎抗菌，解痉镇痛作用。

**附表　肛痛宁注射治疗与其他疗法的比较表（%）**

| | N | 治愈率 | 好转率 | 无效率 | 总有效率 | 复发率 | 疗程 d |
|---|---|---|---|---|---|---|---|
| 肛痛宁注射疗法 | 224 | 97.8 | 2.2 | 0 | 100.0 | 2.7 | 7.4 |
| 异丙嗪注射疗法[3] | 63 | 81.0 | 16.0 | 3.0 | 97.0 | 7 | 12 |
| 痔全息注射疗法[4] | 220 | 90.0 | 1.4% | 8.6 | 91.4 | 8.6 | 10~15 |
| 手术疗法[8] | 258 | 94.9 | 2.3 | 2.8 | 97.2 | 2.8 | 19.5[9] |

附表表示本疗法较其他疗法效果好，疗程短，注射操作简单，创伤小，痛苦少，绝大部分患者只需门诊注射 1 次即可治愈，无哨痔切除者术后 2d 即可正常生活工作；注射疗法也消除了患者的紧张心理，患者易于接受及推广使用。

注射疗法虽然简单，但是必须准确无误，应严格掌握注射要领，部位、深度、药量应因人而异，否则达不到预期效果，本疗法的疗效好坏与术者的操作技术有直接的关系，本组统计材料中因有进修医师初学操作不当，不同程度影响了总疗效。

据临床观察，注射时缓慢均匀并轻柔按局部，可明显改善术后肛门灼痛反应，不断的改进药物时术后反应降低到最小程度，是今后的发展方向。本组术后复发 6 例，均为顽固性便秘患者，因此调整排便习惯也是预防肛裂术后复发的重要措施，此外，可重复使用，无任何副作用，使本疗法的一个特点。

## 4　参考文献

[1] 董平. 肛肠疾病的预防自检和防治. 北京：科学出版社，1987. 55
[2] 徐子鹏. 肛裂术式的选择和比较. 中国肛肠病杂志，1989：9（3）：12.
[3] 魏一鸣. 强的松龙封闭式治疗陈旧性肛裂，中国肛肠病杂志，1989：9（3）：15.
[4] 钱鸿林. 布蓝甘液注射治疗肛裂，中国肛肠病杂志，1992：12（1）：36.
[5] 何朝刚. 盐酸异丙嗪注射治疗肛裂. 四川医学，1993：14（5）：313.
[6] 苏素娟. 痔全息治疗陈旧性肛裂 220 例，中国肛肠病杂志，1993：15（5）：44.
[7] 李雨农，俞德洪，王赞尧. 中华肛肠病学. 重庆：科学技术文献出版社重庆分社，1990. 419
[8] 赵发. 手术治疗肛裂 258 例临床分析. 河北医学院学报，1993：14（2）：103.
[9] 张庆怀，张锡明. 肛裂术后伤口愈合的临床观察. 中国肛肠病杂志，1992：12（1）：35

《中日友好医院学报》第 9 卷第 2 期

# 安氏肛痛宁注射治疗肛裂 582 例疗效分析

刘　伟　李　辉　赵宏彬　安阿玥指导
（北京中日友好医院　100029）

1992 年以来，我院与外院共同采用安氏肛痛宁注射治疗肛裂患者共 582 例，疗效满意。现报告如下。

## 1　临床资料

本组病例中，我院收治 430 例，外院提供资料 152 例；年龄 15~65 岁，平均 38 岁；男性 272 例，女性 310 例；病程 1 周~3 年，其中 1 年以内者占 69.9%，1~3 年者占 28.0%。根据张庆荣分期法[1]：Ⅰ期肛裂 38 例（6.5%），Ⅱ期 240 例（41.2%），Ⅲ期 304 例（52.2%）；其中伴肛门狭窄者 25 例。

## 2　治疗方法

2.1　药物：安氏肛痛宁注射液（以下简称肛痛宁，由中日友好医院药学部生产，科研用药）。

2.2　方法：患者右侧卧位，局部常规消毒，0.5%利多卡因局麻，1‰新洁尔灭消毒肠腔，将肛痛宁与0.5%利多卡因配成1∶1浓度，用5ml注射器加6号针头抽取配好的肛痛宁药液。在注射前先看清肛裂部位，并用左手指探察肛门内括约肌下缘肥厚变性的位置及范围，然后在距肛缘0.5cm，截石位6、3、9点分别进针，至内括约肌下缘，针下有抵抗感时，边退针边注射，每点呈扇形注药5~6ml，并在肛裂面的基底部重点注射。有外痔或已行肛乳头切除者，可于创面表浅注射少量药液，有促进创面愈合的作用。注射效果以肛门括约肌松弛，可容纳3~4指为宜，一般用药量为10~20ml原液，若合并肛门狭窄，可增加剂量1~2倍。注射中若患者感到刺痛，可稍停片刻，即可改善。需前侧注射时，进针一定要浅。操作要准确，回吸无血再注射。术毕以明胶海绵压迫创面，敷料固定。

2.3　术后处理：术后每日正常饮食、排便，常规口服抗生素5天，便后常规中药坐浴10分钟左右，肛内注入九华膏或痔疮栓。便秘者可服麻仁丸等润肠药。

## 3　疗效标准及结果

3.1　疗效标准[2]：治愈：裂口愈合，症状消失；好转：裂口愈合，症状好转；无效：术后3~4周症状、体征无变化；复发：术后4周又出现症状。

3.2　结果：本组582例，治愈570例（97.9%），好转12例（2.1%）。治疗时间最短3天，最长20天，平均7天（见附表）。对我院收治的430例进行术后随访观察，术后1年随访402例，复发6例（1.5%），其中4例经保守治疗痊愈，2例行第2次注射后痊愈。术后3年随访200例，共复发10例（包括1年内复发者）。

3.3　治疗后反应：注射术毕，患者均有不同程度的肛门灼热或灼痛感，根据1975年全国肛肠外科会议制定术后疼痛标准：Ⅰ度为肛门轻度疼痛，不必处理者；Ⅱ度为肛门疼痛，无明显痛苦表情，服一般止痛药即可缓解者；Ⅲ度为肛门疼痛较重，有痛苦表情，需用度冷丁止痛。本组术后疼痛分析见附表。

附表　术后疼痛反应及愈合时间

| | 疼痛Ⅰ° | | 疼痛Ⅱ° | | 疼痛Ⅲ° | | 痛时<3h | | 痛时>3h | | 痛时>12 | | 愈合时间 |
| --- | --- | --- | --- | --- | --- | --- | --- | --- | --- | --- | --- | --- | --- |
| | n | % | n | % | n | % | n | % | n | % | n | % | (d) |
| Ⅰ期肛裂 | 37 | 6.3 | 1 | 0.2 | 0 | 0 | 38 | 6.5 | 0 | 0 | 0 | 0 | 3~5 |
| 并乳头增生 | 76 | 13.1 | 8 | 1.4 | 0 | 0 | 85 | 14.5 | 1 | 0.2 | 0 | 0 | 3~5 |
| 并外痔 | 130 | 22.3 | 20 | 3.4 | 3 | 0.6 | 152 | 26.1 | 2 | 0.3 | 0 | 0 | 6~10 |
| 并乳头外痔 | 240 | 41.2 | 30 | 5.2 | 10 | 1.7 | 276 | 47.4 | 3 | 0.5 | 1 | 0.2 | 5~14 |
| 并皮下瘘 | 17 | 2.9 | 5 | 0.9 | 2 | 0.3 | 24 | 4.1 | 0 | 0 | 0 | 0 | 10~20 |
| 合　计 | 500 | 85.9 | 64 | 11.0 | 18 | 3.1 | 575 | 98.8 | 6 | 1.0 | 1 | 0.2 | 7.4 |

术后患者日平均体温不超过37℃，未发现尿潴留、肛瘘、肛门失禁等并发症及后遗症，注射后不影响活动及饮食。术后复查，主诉大便形状较术前粗，一次性排泄增加者占87%。

## 4　讨论

肛痛宁注射疗法是在中医理论和现代医学观点的指导下发明的一种治疗肛裂的新方法，主张以"肛门局部感染""肛门括约肌痉挛"学说[3]治疗肛裂，由于肛裂经炎症刺激后，肛门括约肌处于痉挛状态，肛门紧缩，肌张力亢进，肛管压力高于正常人，排便时容易撕裂肛管。肛痛宁由白芍、木香、延胡索等中药提炼而成，具有行气化瘀、缓急止痛之功。据现代医学药理研究，白芍有抑制中枢性疼痛和脊髓性反射弧兴奋作用，可治疗中枢性或末梢性肌肉痉挛引起的疼痛；木香能解除括约肌痉挛，使大肠兴奋蠕动加快；延胡索有镇静催眠和使肌肉松弛、解痉等作用。此外，以上药物均有显著抑制大肠杆菌、痢疾杆菌的作用。因此，肛痛宁注射后在局部起到抗菌消炎、解痉镇痛作用，使感染所导致的括约肌痉挛得到缓解，肛门局部血循环得到改善，有利于肛裂溃疡面的吸收消退，从而治愈肛裂。

肛痛宁注射疗法对各期肛裂效果均较好，不破坏肛管的正常解剖结构和生理功能，临床中未发现并发症及后遗症，较手术疗法具有治愈率高、疗程短、操作简便、创伤小、痛苦少等优点。绝大部分患者只需门诊注射一次即可治愈，单纯注射术后2天即可正常生活工作，此疗法也有助于消除患者紧张心理。

　　本疗法术后痛苦小、治疗时间短，附表示Ⅰ°疼痛占85.9%，Ⅲ°疼痛仅占3.1%，疼痛时间不超过3小时者占98.8%，超过3小时者占1.0%，而且疼痛程度与术后疗效无关。据临床观察，对Ⅲ°疼痛患者采用肛门热敷或热水坐浴可缓解疼痛70%。经随访发现术后复发者与便秘关系密切，1年内复发的患者均为顽固性便秘患者，因此调整排便习惯也是预防肛裂术后复发的重要措施之一。

## 5　参考文献

[1] 张庆荣. 临床肛门大肠外科学. 天津：天津科技翻译出版公司. 1992. 93～96.
[2] 徐子鹏. 肛裂术式的选择和比较. 中国肛肠病杂志. 1989. 9（3）：12.
[3] 李雨农. 中华肛肠病学. 重庆：科学技术文献出版社重庆分社. 1990. 419.

《中级医刊》1996年第31卷第9期

# 裂口内肛管松解加病理组织切除
# 治疗陈旧性肛裂340例临床观察

王晏美　　安阿玥　　范学顺

（北京中日友好医院肛肠科　100029）

**摘要**　采用裂口内直视下切断外扩约肌皮下部及齿线下内扩约肌部分并修剪裂口、切除局部病理组织治疗陈旧性肛裂，可一次治愈，并减少创口、避免术后出血感染，临床观察340例，治愈337例，好转3例，未发生术后肛门失禁。文中还就操作注意事项作了讨论。

**主题词**　肛管松解　病理组织　切除　陈旧性肛裂

Anal Relaxation in Fissure and Resection of Diseased Tissues In Treatment of Chronic Anal Fissure Clinical Observation of 340 cases

Wang Yanmei et al.

The Coloproctologic Dept. of China – Japan Friendship Hospital, Beijing 100029

**Abstract**　Three hundred and forty cases with chronic anal fissure were subjected to the operation in which underdirect vision, the subcutaneous part of the external sphincter in the fissure and the internal sphincer under thedentate line were cut, the fissure was repaired and scissored and the localdiseased tissues were resected; 337 of them were cured (99.1%) and 3 of them were better (0.9%). The follow – ups of 6 months showed no postoperative anal incontinence. The matters needing attentionduring the operation are put forward here.

**Key Words**　Anal fissure; Anal Relaxation; Diseased Tissues

　　陈旧性肛裂是指肛裂口反复发作不愈，伴局部潜行溃疡、肛乳头肥大、哨痔及皮下瘘等病理改变的肛裂。从1992年至2001年，我们采用修剪裂口、切除局部病理组织，并在裂口内直视下切断外扩约肌皮下部及齿线下内扩约肌部分，共治疗340例，效果满意，现报告如下。

## 1　资料与方法

1.1　临床资料：诊断分类依据1975年在河北省衡水市召开的第一届全国肛肠学术会议制定的标准。340例中男158例，女182例；年龄16～65岁，平均31.5岁，其中20岁以下33例，20～40岁287例，40岁以上20例；病程2月至8年，平均6.5月；裂口数量，1个214例，2个98例，2个以上28例；裂口位置，截石位6点278例，12点188例，其它位置28例，1个裂口病例中152例位于6点，62例位于12点，2个裂口都位于6、12点，2个以上裂口病例中有2个裂口位于6、12点，其余裂口分布在其它位置。临床症状，全部病例有疼痛，疼痛时间从便后开始持续1～24小时不等，有306例伴便后出血，27例伴便秘，15例伴肛门瘙痒。病理组织，全部病例伴"哨兵痔"，270例伴肛乳头肥大，26例合并皮下瘘。

1.2 手术方法：患者取右侧卧位，碘酒、酒精消毒，0.5%利多卡因局麻。视裂口深浅，用剪刀将肛裂口向肛缘外延长约1~1.5cm左右，裂口越深，延长越长，剪除延长口两侧皮缘，剥离皮下结缔组织或静脉曲张组织，"哨兵痔"也一并剪除，若伴皮下瘘也给予切开，同时修剪肛裂口两侧瘢痕组织，使修剪后的创面呈一向肛缘外放射状的梭型切口。对肛乳头增生，小者予以直接切除，大者予以结扎，防止术后出血。同法处理其它部位的裂口。根据裂口部位，选择截石位6或12点，直视下用剪刀剪断切口内暴露的外扩约肌皮下部和齿线以下部位的内扩约肌，内扩约肌剪断的长度约1.5~2cm，厚度约0.3~0.5cm，结扎动脉出血点，扩约肌松解后肛门在麻醉状态下应能顺利纳入3~4指。不论几处裂口，一般只做一处扩约肌松解。若6、12点同时有裂口，在6点位做松解。创面用明胶海绵加利多卡因凝胶填塞，纱布加压包扎。

1.3 术后处理：正常饮食和排便，便后用安氏熏洗剂坐浴3~5分钟，创口用京万红膏外涂，口服或静脉滴注适量抗生素3~5天。伴大便干燥、便秘者给予杜秘克口服。

## 2 治疗结果

治愈：1月内裂口完全愈合，半年内未见复发，337例，占99.12%；好转：超过1月裂口仍未愈合，但疼痛、便血等症状减轻，3例，占0.88%；无效：疼痛、便血无改善，裂口始终不愈，无改善。

3例好转病例均为超过2个裂口的肛裂，再次行裂口修剪、扩约肌松解后治愈。

术后半年随访，未见复发，有5例偶有肛门潮湿、瘙痒，但用清水外洗，派瑞松外涂后好转。

## 3 讨论

肛裂的发生，目前比较一致的看法是由于肛管缩窄，扩展功能受限，粪便排出不畅，过度用力，肛管上皮撕裂，创口反复感染形成慢性溃疡。裂口不愈会加重肛门内括约肌痉挛，肛管缺血，局部淋巴回流不畅，继发肛缘结缔组织和齿线肛乳头增生。翁天然[1]指出，几乎所有的肛裂均存在不同程度的肛管缩窄，肛管缩窄是肛裂发生、发展的前期病理基础，而肛管缩窄是因局部的损伤导致慢性无菌性炎症，引起组织粘连、增生肥厚。张东铭[2]认为，内括约肌具有肠管环形肌收缩特性，容易发生挛缩，这种挛缩以游离缘为甚，由于局部炎症的刺激致使内括约肌痉挛，反复发作使局部产生纤维化，最终导致肛管缩窄。安阿玥[3]也认为，陈旧性肛裂久不愈合的根本原因是局部存在慢性感染和内扩约肌痉挛。笔者认为，就肛裂的高发病率和好发于肛管前后正中位这两个特点，其发病首先是与肛管的血管和外扩约肌分布有关。肛门动脉是在肛管前后交叉，形成这两个部位的血供较其它部位差。肛门外扩约肌潜部走行于肛管两侧，在其前后形成两个三角形裂隙，使肛管在这两个部位缺乏足够的支持力。加上便秘、排便过久和过度用力，肛管撕裂后又未能及时治疗，形成局部的慢性感染，最终导致病灶和周围组织纤维性增生，肛门内扩约肌弹性减弱，扩张功能受限，形成慢性肛裂。肛裂口久不愈合是因裂口周围形成瘢痕组织、粪便的冲击和内扩约肌痉挛后裂口局部血运障碍造成的。

对慢性肛裂的治疗目前主要采用以扩大肛门为目的的手术方法[4]，在具体方法以3、9点侧位闭式切断肛门内括约肌为多见。贺执茂[5]更直接指出，切断括约肌是彻底根治肛裂必不可少的条件。笔者基于以上对肛裂发病过程的认识，选择在截石位6或12点的裂口内直接切断内扩约肌及外扩约肌皮下部，并对裂口周围的瘢痕组织、肛乳头、外痔及瘘管等病理组织彻底切除或切开治疗肛裂。切断内括约肌可消除其痉挛及肛管缩窄，切断外括约肌皮下部有利于裂口和创面引流，切除病理组织可促进创面愈合。这一方法与侧位闭式挑切相比，虽然创面稍大但不会增加新的创面；同时直视下对括约肌的分辨、切断较闭式的盲目挑出切断要准确、方便；此外这种开放式的切口还可避免闭式侧切后可能产生的局部出血、感染。笔者以往曾采用5点位的挑切，出血、感染的发生率达10%。孔繁广[6]报道用闭式侧切法治疗肛裂，结果有3例发生术后出血，他认为是由于肛门动脉主要分布于内括约肌，手术时血管也一并被引出，与括约肌一道被切断。

既往较少采用这种直视下松解肛管主要是顾忌术后发生肛门失禁。笔者认为，肛门闭合是呈前后纵裂，闭合的松紧主要依靠的是肛管两侧的肌群，此外肛管的闭合功能还有赖于肛直角、肛垫及肛提肌、肛门外括约肌深浅部，所以在前后位松解肛管较其它部位对肛管的闭合功能影响最小。笔者观察的全部病例中，仅有5例术后出现肛门潮湿、瘙痒，无一例出现大便失禁。这5例可能与裂口过深，内括约肌切断位置过高有关。

本术式在具体操作中还应注意：①切断扩约肌应尽量选择在肛门6点位，若肛裂口只有前正中一处，可选择在12点位。有多个裂口，一般只在一处松解扩约肌。②松解肛管时必须同时切断外扩约肌皮下部和部分内扩约肌，内扩约肌一般只限齿线以下部位，防止切断过高过深影响肛门闭合功能。③松解肛管的裂口应尽量向肛外延长，这样不仅使裂口引流通畅，还能减小肛管处裂口的张力，促进整个切口愈合。对其它裂口不做过多延长，只切除周围的病理组织。④在辨认内外扩约肌时应考虑麻醉状态下肛门内扩约肌下移的因素，在肛管充分麻醉状态下，内扩约肌的下缘接近肛门缘，而外扩约肌皮下部则在肛缘外。⑤术后不再用四指扩肛。

## 4 参考文献

[1] 翁天然, 等. 中国肛肠病杂症, 1999; 19 (9)：13.
[2] 张东铭. 肛肠外科解剖生理学. 西安：陕西科学技术出版社, 1989. 45.
[3] 安阿玥. 肛肠病学. 北京：人民卫生出版社, 1998. 138
[4] 梁林江. 中国肛肠病杂志, 1999; 19 (9)：11.
[5] 贺执茂, 等. 中国肛肠病杂志, 1995; 15 (5)：33.
[6] 孔繁广, 等. 中国肛肠病杂志, 1995; 15 (5)：48.

《中国肛肠病杂志》2002 年第 22 卷第 9 期

# 安氏肛痛宁注射治疗瘢痕性肛门狭窄 32 例

范学顺　孙秋云　安阿玥（中医肛肠科　100029）

瘢痕性肛门狭窄较为多见，我院 1992 年 10 月 ~ 1994 年 10 月共收治瘢痕性肛门狭窄患者 32 例，均经安氏肛痛宁注射后痊愈，报告如下。

## 1 临床资料

32 例中男性 17 例，女性 15 例；年龄 13 ~ 42 岁，平均 31 岁。病程 2 ~ 5a，平均 3.5a。其中因混合痔外剥内扎术致肛门狭窄 15 例；因注射消痔灵硬化剂致狭窄 8 例；激光手术后造成肛门狭窄 7 例；因外涂腐蚀性药物损伤肛门 2 例。

## 2 治疗方法

患者右侧卧位，常规消毒，0.5% 利多卡因局麻，1‰新洁尔灭消毒肛管及肠腔 3 遍。将安氏肛痛宁与 0.5% 利多卡因配成 1：1 浓度溶液，左手食指在肛内作引导，右手持 10ml 注射器在截石位 6 点据肛缘 0.5 ~ 1cm 处缓缓进针至肛管直肠环部并随之注药 6ml；自 6 点分别再向 3 点、9 点处进针注药，每针约 4ml。以同样方法分别注射 3 点、9 点各约 5ml，并从 3 点、9 点分别向 12 点处进针，每针约 4ml。注毕用 1‰新洁尔灭再次消毒肠腔。放射状切开瘢痕灶，修剪创缘。以药液 3 ~ 5ml 点状注于创面及深部瘢痕组织（>1 个瘢痕者用同样方法切开注射）。术后，肛管以顺利通过两指为宜。

### 2.2 术后处理

术后常规口服消炎药 3 ~ 5d，术后 24 小时可以正常排便并用中药坐浴，常规换药。便秘者以麻仁润肠丸调服。

## 3 疗效标准及结果

### 3.1 疗效标准

治愈：创面愈合，排便通畅，粪便变粗，肛门不痛，肛门检查能顺利通过一食指；好转：创面愈合，排便欠通畅，粪便较粗，肛门仍痛，能通过一食指但肛门仍有疼痛感；无效：术后 3 周症状体征无变化。

### 3.2 治疗结果

本组 32 例，一次治愈 31 例（96.8%）；好转 1 例（3.2%），总有效率 100%。1 例行第 2 次注射后痊愈。疗程 6 ~ 10d，平均 8d。术后 0.5a 随访无 1 例复发。

## 4　讨论

瘢痕性肛门狭窄多因混合痔外剥内扎术损伤组织较多，注射消痔灵硬化剂、外用腐蚀性药物或激光烧灼等引起肛门瘢痕挛缩而致狭窄。其主要症状为排便不畅，粪便细扁并伴有排便时撕裂样疼痛，临床检查以食指不能通过肛门为特征。祖国医学认为，瘢痕为气血瘀阻所致。基于这一理论，我们应用安氏肛痛宁注射治疗瘢痕性狭窄取得了明显效果。安氏肛痛宁是一种纯中药制剂，具有活血化瘀、消肿止痛、解除痉挛功效。通过药物注射解除了内括约肌的痉挛，随之肛门局部血液循环得到改善，肛管压力减轻，为瘢痕炎症充分吸收与创面生长创造了有利条件。切开瘢痕组织后，通过药物注射能促进瘢痕的软化与吸收，切开瘢痕组织既能创造一引流条件，又能促进新鲜肉芽的生长，瘢痕切开与药物注射相辅相成。

《中日友好医院学报》1996 年第 10 卷

# 肛裂的两种术式比较与选择

范学顺　王晏美　郑丽华　李　辉　指导：安阿玥

（北京中日友好医院肛肠科　100029）

**摘要**　评价采用肛裂切除加扩约肌松解术治疗 Ⅱ ~ Ⅲ°肛裂的疗效。对 220 例住院肛裂患者分两组并分别采用肛裂切除加扩约肌松解术及传统的肛裂侧切术进行治疗。结果表明：治疗组比对照组恢复快，术后并发症少，痛苦小，容易操作，对肛门括约肌损伤小，复发率低，是一种较理想的肛裂手术方法。

**主题词**　肛裂；手术；临床观察

Compare and Select Method of Two Kind of Operation for Anal Fissure

The Coloproctology Dept. of China – Japan Friendship Hospital（Beijing 100029）

Fan Xueshun, et al.

**Abstract**　Evaluate result of treating Ⅱ ~ Ⅲ°anal fissure using method of excision of anal fissure company with relaxation of sphincter. 200 patients weredivided to two groups and accept anal fissure excision company sphincter relaxation, traditional anal fissure lateral incision respectively. Result is: restoration was quicker than contrast group, seldom complication, seldom suffering, and operating easy. There were little hurt of sphincter, low recurrence rate. It is one kind of perfect method of operation for anal fissure.

**Key Words**　Anal fissure；Operating；Clinical Observation

肛裂是肛肠科三大疾病之一，目前国内外主要采用手术方法进行治疗，但手术方法不同，术后效果各异。我科自 2000 年 10 月 ~ 2003 年 3 月采用肛裂切除加扩约肌松解术及传统的肛裂侧切术对肛裂分别进行手术治疗，对比分析，现总结报告如下。

## 1　资料和方法

1.1　一般资料：本组男 93 例，女 127 例；年龄 19 ~ 69 岁，平均 34.2 岁；病程 3 个月 ~ 20 年；肛裂在截石位 6 点 186 例，12 点 34 例；合并内痔 68 例，合并外痔 32 例，合并混合痔 62 例；Ⅱ 期肛裂 168 例，Ⅲ 期肛裂 52 例。按照住院顺序随机将患者分为治疗组与对照组各 110 例，治疗组采用肛裂切除加扩约肌松解术，对照组采用肛裂侧切术。

1.2　治疗方法：治疗组手术基本步骤：常规消毒，局麻或骶管麻醉成功后，患者屈膝侧卧位，执刀自肛管内裂口的近心端沿裂口两侧作一放射状梭形切口（切口偏向于截石位 5 点或 7 点），该切口长约 2cm，剪除切口内皮肤、皮下组织并连同肛裂一并切除，暴露肛裂基底部的新鲜肉芽组织，以刀尖轻划裂口基底部深约 2 ~ 3mm；结扎切除肛乳头，合并有内痔或混合痔者常规切除、注射治疗；两食指探入肛管内检查肛管紧张程度，如肛管尚紧张者给予轻度扩肛直至两食指顺利通过肛门；抽取生理盐水 10

毫升稀释糜蛋白酶 1 支，扇行进针，均匀注射于肛门内扩约肌表层，充分结扎止血。术毕给予凡士林油纱填塞创面，塔型纱布加压固定。对照组手术基本步骤：麻醉同治疗组，结扎切除肛乳头，切除哨兵痔及增厚的溃疡创面，于 5 点或 7 点距肛缘约 1cm 处作一放射状小切口，右手食指探入肛内并触及扩约肌间沟，左手持蚊式钳自切口进入，沿皮下组织将蚊式钳进至括约肌间沟肛管皮下，在右手食指引导下钝性分离内扩约肌下缘的内侧壁和外侧壁，用钳尖将内扩约肌下缘挑出切口外，张开钳尖，从中切断。术毕处理同治疗组。

两组术后均给予补液抗炎 1 周，术后 24 小时排便，便后以中药肛肠洗剂坐浴，油纱条外敷引流。

## 2 结果

依据国家中医药管理局制定的中医病症诊断疗效标准[1]，近期两组病人均治愈。治疗组发生 Ⅱ～Ⅲ度疼痛 22 例，对照组为 73 例，两组差异有统计学意义（$P < 0.05$）；治疗组排尿困难 5 例，术后第二天均缓解，对照组出现 45 例排尿困难，其中尚有 7 例行留置导尿，两组差异有统计学意义（$P < 0.05$）；治疗组中便血 36 例，对照组便血 89 例，两组差异有统计学意义（$P < 0.05$），治疗组便血多在 3 天后消失，对照组便血多在 1 周后消失，两组差异有统计学意义（$P < 0.05$）；治疗组平均住院时间为 12.6 天，对照组平均住院时间为 21.8 天，两组差异有统计学意义（$P < 0.05$）。术后 1 年随访两组病人，治疗组复发 2 例，对照组复发 18 例，两组差异有统计学意义（$P < 0.05$）。见表 1。

表 1 两组术后指标及随访结果比较

| 组 别 | 术 后 | | | | | 随 访 |
|---|---|---|---|---|---|---|
| | Ⅱ～Ⅲ疼痛 n（%） | 排尿困难 n（%） | 出 血 n（%） | 感 染 n（%） | 平均住院天数 | 复 发 n（%） |
| 治疗组 | 22（20.00） | 5（4.54） | 36（32.72） | 0（0） | 12.6 | 2（1.80） |
| 对照组 | 73（66.36） | 45（40.90） | 89（80.90） | 7（6.36） | 21.8 | 18（16.36） |

## 3 讨论

### 3.1 传统手术之弊病

传统观念认为局部解剖因素、肛管的损伤、慢性感染、肛门狭窄等所致的肛门内括约肌痉挛，局部缺血是肛裂久不愈合和疼痛的根本原因，因而，eisenhammer 在 20 世纪 50 年代初提出了切断内括约肌治疗肛裂的方法，并一直沿用至今[2]。目前，一些临床医生主要采用的切断术为后方内括约肌切断术、侧方内括约肌挑断术、小针刀内括约肌切断术等等。应该说，内括约肌切断术的疗效是肯定的，它有效地使肛管静息压下降，恢复了肛管皮肤的正常灌注，使疼痛缓解，肛裂愈合。然而，大量的临床实践证明，本方法尚存在系列弊病：（1）疼痛剧烈：由于目前临床上是以完全切断内括约肌齿状线以下肥厚的环状游离带为度，其高度约为 1.0～1.5cm，厚度为 0.55cm 左右，那么自外切口进入蚊式钳并切断内括约肌的同时，其周围组织损伤较重，创口较深，因而，术后痛苦加大；（2）由于创口较深，术后需要换药引流，一旦引流不畅，极易造成创面的感染；（3）创口愈合缓慢、出血量多也是因于损伤大、创口深而致。基于以上传统方法的弊病，我们认为，改进手术方法势在必行。

### 3.2 对肛裂的再认识

据国内有关学者[3]对肛裂基底部电镜观察，肛裂基底部存在紧缩区，紧缩区组织中存在肌纤维细胞和纤维细胞，肌纤维细胞有类似平滑肌的收缩功能，但又不同于平滑肌，而是肛管黏膜下病理性增生组织，其原由是由于肛裂损伤所致的反复感染所致。该理论认为，肛裂紧缩区的组织是肛管表皮与内括约肌之间的纤维肌性组织在多次撕裂损伤刺激下此组织自身修复引起增生性改变后形成的病理性组织。此病理组织挛缩导致了肛裂患者肛门部紧缩状态的形成，肛裂越严重此紧缩状态越明显。通过我们大量的临床实践观察，无论Ⅱ期或Ⅲ期肛裂，除肛裂溃疡外，食指所探查的肛门狭窄环实际来源于肛管的皮下层，而不是痉挛的内括约肌。因此，没有必要将内括约肌切断而加重病人的痛苦。治疗组术式由于既解决了肛裂陈旧疮疡，又能将肛裂基底部纤维化解除，因而治愈率满意。同样，因其损伤小，恢复快，病人满意率极高。

## 3.3 术后适度扩肛可减少复发

通过临床观察，我们还发现，术后适当进行扩肛松解，对于Ⅱ～Ⅲ度肛裂具有重要意义，它不但能打破原有病理层面的平衡，使局部代谢加强，新生组织再生，还能有助于内括约肌表层纤维环炎性瘢痕的吸收，使肛裂新创面得到有效地血流保障，从而加速创面愈合。但笔者体会扩肛只能适度，术后肛内容纳2指即可停止，防止因过度牵拉而造成不必要的肛管皮肤及括约肌的损伤。

## 4 参考文献

［1］国家中医药管理局. 中医病症诊断疗效标准. 南京：南京大学出版社，1994. 132.

［2］安阿玥主编. 肛肠病学. 第1版. 北京：人民卫生出版社，1998. 285.

［3］黄乃健主编. 中国肛肠病学. 第1版. 山东科学技术出版社，1996. 773.

《中国肛肠病杂志》2005年第25卷第9期

# 直肠脱垂篇

## 近心端结扎瘢痕固定术治疗直肠脱垂 30 例

安阿玥　范学顺　郑丽华（中日友好医院肛肠科　100029）

采用直肠内注射瘢痕固定术及肛门紧缩术治疗直肠脱垂 30 例，疗效满意，报道如下。

一般资料：本组男 25 例，女 5 例；病程均在 20 年以上。直肠脱垂 11 例，Ⅲ度脱垂 19 例，其中伴括约肌松弛肛门不全失禁者 2 例。

手术方法：右侧卧位，常规消毒、麻醉，直视下按肛门截石位 12、6、3、9 点，用组织钳提起黏膜层，以血管钳夹住松弛的黏膜，用丝线"8"字贯穿结扎。残留丝线并做标记。用 5ml 注射器和 5 号长针头，抽取安氏化痔液，在结扎点的上方分别注射药液 2～4ml，再按四个标记点有上而下行黏膜下层环状多点注射。每点注射约 3ml，然后将其全部还纳肛内。肛镜下齿线上区黏膜补充注射，直肠后壁注射后直肠壶腹角度必须恢复正常，这点对远期疗效有很大影响。Ⅲ度直肠脱垂伴肛门括约肌松弛者，在结扎注射的基础上配合肛门紧缩术，肛门括约肌收缩力差者，在直肠远端 3、7、11 点分别结扎松弛黏膜，并在结扎点之间的黏膜下注射安氏化痔液。对伴有大便不完全失禁者可行肛门环缩术。于肛门 6 点位距肛缘 2cm 做"V"型切口，暴露肛尾韧带和外括约肌前层，将切口的皮瓣分离至齿线，显露出肛门后三角区，经皮瓣推入肛门内，用圆针肠线贯穿两股之外括约肌之下，缝合 3 针，将肛门后三角闭合，再将皮肤的半环形切口做纵形缝合。肛门紧缩大小根据肛门括约肌松弛的程度而定，肛管扩张直径 4.5cm 以上者紧缩肛门 1/2，4cm 以下者紧缩 1/3。

30 例中，治愈 29 例（96.7%），好转 1 例（3.3%），随访 1～6 年无复发。

《中国肛肠病杂志》1998 第 18 卷第 1 期

# 近心端结扎瘢痕固定术加中药治疗直肠脱垂108例

安阿玥　　王晏美　　范学顺（中日友好医院　　100029）

1992年以来，我们采用直肠内注射瘢痕固定及肛门紧缩术治疗直肠脱垂108例，取得了满意效果。

## 1　临床资料

本组男80例，女28例，平均年龄40岁，病程均在20年以上，Ⅱ度脱垂42例，Ⅲ度脱垂66例，其中伴括约肌松弛，肛门不完全失禁者7例。

## 2　治疗方法

2.1　近心端结扎瘢痕固定术：患者右侧卧位，术野常规消毒，以患者用力下挣将直肠黏膜或直肠全层脱出肛外，直接下按肛门截石位12、6、3、9点，用组织钳提起黏膜区，以血管钳夹住松弛的黏膜，用丝线"8"字贯穿结扎，残留丝线6cm作为标记。

2.2　黏膜下环状多点注射：用5ml注射器和5号长针头，抽取安氏化痔液，在结扎点的上方分别注射药液2~4ml，再按4个标记点由上而下行黏膜下层环状多点注射，每点注射3ml，然后将其全部还纳肛内，肛镜下于齿线上区黏膜补充注射，以防直肠下端遗漏注射。要领：①必须有肌抵抗感后退针注药；②注药后黏膜呈红色或水疱状；③直肠后壁注射后，直肠壶腹角度必须恢复正常，此点对远期疗效有很大影响。

2.3　肛门紧缩术：3度直肠脱垂伴肛门括约肌松弛者在结扎注射的基础上配合此术。对肛门括约肌收缩力差者，在直肠远端3、7、11点分别结扎松弛黏膜，并在结扎点之间的黏膜下注射安氏化痔液，以起到收缩肛管的作用。对伴有大便不完全失禁者可行肛门环缩术。于肛门6点位距肛缘2cm作"V"形切口，暴露肛尾韧带和外括约肌浅层，将切开的皮瓣推入肛门内，用圆针肠线贯穿两股至外括约肌之下。缝合2针，将肛门后三角缝合，再将皮肤的半环行切口作纵形缝合。肛门紧缩大小根据肛门括约肌松弛的程度而定。肛管扩张直径4.5cm以上者紧缩肛门1/2，4cm以下者紧缩1/3。

2.4　术后处理：术后予半流食3~5天，48小时后即可排便，行紧缩术者需控制排便1周。常规应用抗生素，局部每日灌以抗菌药液。

## 3　治疗结果

近心端结扎瘢痕固定术治疗83例，占总人数的77%，配合紧缩术者25例，占23%。其中，一次治愈者90人，二次治愈者12人，占治疗总数的96.4%，好转4例占3.6%。疗程1~2周。随访1年后，未见并发症及复发。

## 4　讨论

近心端结扎瘢痕固定术治疗直肠脱垂的优点是，既解决了高位直肠黏膜内脱垂，又避免了直肠周围注射不当引起的深部感染。由于结扎点少，比较升森茂树的多点瘢痕疗法[2]，具有术后病人无黏液血便、下坠感轻、1~2天后自行消失等优点。和以明矾为主的硬化剂注射操作比较，安氏化痔液在注射操作上具有简便、直观、药物和方法上更安全，疗程短等特点。无发热、高位感染及尿潴留等后遗症和并发症，亦无其他不良反应。病人术前术后的护理、治疗更趋于正常化，对年老体弱者更为适宜。

肛门紧缩术，采用肛门后6点处为松弛的括约肌紧缩的手术入路，较会阴前侧和肛门左右侧成功率高，感染失败率低，痛苦小，尤其对女性患者更为适宜。

## 5　参考文献

［1］安阿玥，等. 安氏化痔液治疗各期内痔混合痔（附2727例病例分析）. 中日友好医院学报，1994，8（4）：194.

［2］荒川广太郎. 直肠脱垂的现状–最近10年间日本邦全国集计. 日本大肠肛门病学杂志，1979，32（3）：224-229.

# 直肠内注射瘢痕固定法和肛门紧缩术治疗Ⅲ°直肠脱垂探讨

安阿玥　李　辉（中日友好医院肛肠科　100029）

直肠脱垂俗称脱肛。其发病率据我国一些地区普查为 0.58%，以排便、劳动增加腹压时肛管直肠黏膜或直肠全层脱出肛门外为主要症状。我科采用安氏化痔液作直肠内注射瘢痕固定法和肛门紧缩术治疗Ⅳ°直肠脱垂 20 例，疗效满意，报告如下。

## 1　临床资料

20 例中，男 13 例、女 7 例。年龄最小者 20 岁，最大者 66 岁，病程在 18 年以上。其中 8 例单纯接受了手术治疗，4 例单纯接受注射疗法，5 例二者均有，伴有微性息肉增生者 4 例，20 例病人均有不同程度的肛门括约肌松弛。

## 2　治疗方法

### 2.1　操作

术前全部清洁灌肠。

### 2.1.1　近心端结扎瘢痕固定术

患者取右侧卧位，肛门手术野常规消毒，肛门用 1% 新洁尔灭棉球消毒，0.5% 利多卡因 15cc 做局麻后，嘱病人用力下挣将直肠黏膜或直肠全层尽量脱出肛门外，直视下看清整个脱垂的外貌。用新洁尔灭消毒其顶端，按截石位 12.3.6.9 点用量立斯钳提起，然后用血管钳夹住松弛黏膜，然后用 8 字贯穿缝合结扎，然后在每个结扎系均匀注射化痔液 2~4ml，完毕后将其全部还纳肌内。

### 2.1.2　直肠内环状多点黏膜下层和肌层间注射

前法完毕后，在喇叭型肛镜下，用 5cc 注射器和 5 号长针头，装纳 2∶1 的化痔液（化痔液∶0.5 利多卡因 =2∶1），按截石位 12、3、6、9 点由上至下（即由近心端向远心端）由深至浅均匀退针给药，每点注射量约 3~5cc，呈环状退出注射。

### 2.1.3　肛门紧缩术[2]

前法完毕后，局部消毒，于肛门后 6 点位距离肛缘 2cm，作"Ⅴ"型切口，大小视肛门括约肌松弛程度而定。切开皮肤、皮下组织，在肛门后暴露肛尾韧带和外括约肌浅层，然后将切开的皮瓣分离至齿线，显露肛门后三角区，将皮瓣推入肛门内，用圆针肠线贯穿两股至非括约肌之下，缝合二针，即将肛门后之用闭合，再将皮肤的半环形切口作纵形缝合。然后将推入肛内的皮瓣拉出作"∧"字型皮瓣切除，对口缝合。

### 2.2　术后处理

术后每天更换二次敷料，控制大便 3~5 天。每天庆大霉素 16 万 μ 灌肠，缝合切口用盐水消炎清洁创面，外敷雷弗诺尔纱条。常规输液或口服抗生素 5~8 天。

## 3　疗效标准及结果

### 3.1　疗效标准[1]

痊愈，Ⅳ°脱垂直肠全层不再脱出；好转，症状基本消失，脱出显著减轻；无效，经治疗无明显变化。直肠脱垂术后肛门括约肌判断标准：肛门括约功能改善，术前无肛门括约功能者变为括约功能不良或良好，术前括约功能不良者为良好；肛门括约功能变差，术后肛门括约功能较术前减退，可分为术前肛门括约功能良好者变为不良或无括约功能，术前肛门括约功能不良者变为无括约功能。

### 3.2　结果

本组 20 例中，治愈 20 例（100%），好转（一），无效（一），最短随访 2 年，最长随访 7 年，其中 2 例术后直肠黏膜轻度脱垂，经采用安氏化痔液二次注射后痊愈，术后检查 20 例病人的肛门括约功能均有不同程度的改善。病程最短 10 天，最长 21 天，平均治疗时间为 15 天。

### 3.3　治疗后反应

本疗法临床应用以来，未发现有并发症及后遗症（如出血、糜烂、坏死），一般术后 3~5 小时有不同程度的下坠感，术后 3~5 天病人感觉肛门稍干涩。对全部病人观察，日平均体温未超过 37℃，术后复查大便正常无脱出。

我科对 20 例Ⅳ°直肠脱垂患者的治疗，获得满意疗效。认为该疗法有以下优点：①近心端疤痕固定术既解决了直肠周围高位注射术后近心端直肠黏膜内脱垂而远端肛门口黏膜松弛的问题，又避免了直肠周围注射术不当引起的深处高位感染坏死的严重合并症。②直肠内环状多点黏膜下层和肌层间注射安氏化痔液比直肠周围高位注射术（3、9、6）点更加安全，不易感染，在直视下直肠黏膜与周围组织的着药面积比前者更加充分更全面，较前法凭针感手指引导下注药，更为可靠且易掌握。特别是安氏化痔液经药理试验证明无任何毒副作用，可在较短时间内重复注射，较硬化剂注射术后致黏膜变硬变脆易出血的缺点，安氏化痔液具有可反复使用，不影响操作，不影响效果的特点，病人术前术后的护理，治疗更趋于正常化。③肛门紧缩术，采用肛门后 6 点处为松弛的括约肌紧缩的手术入路，较会阴前侧和肛门左右两侧的成功率高。我们认为这类三种手术一次完成的疗法如能正确掌握应用，是治疗Ⅲ度直肠脱垂合并肛门括约肌松弛者的首选方法。

《全国首届中西医结合围手术期研究进展学术会议》1994 年 11 月

# 安氏化痔液注射治疗Ⅱ度直肠脱垂

王晏美　王爱华　李　立　范学顺（中医肛肠科　100029）

## 1　临床资料与方法

### 1.1　一般资料

1993 年~1997 年我科Ⅱ度直肠脱垂患者 30 例，其中男性 21 例、女性 9 例；年龄 17~56 岁，平均 28 岁；病程 1a~45a，平均 12a；30 例中 6 例曾行其它药物注射治疗后病情又复发。

### 1.2　方法

1.2.1　注射方法：注射前 4h 开塞露 20ml 灌肠，排空大便，清洗肛门。

患者取右侧卧位，肛周常规消毒，0.25% 利多卡因局部麻醉。嘱患者屏气增加腹压，使直肠脱出肛外，1‰新洁尔灭消毒并擦净。在脱出直肠的近心端选择截石位 3、7、11 点肠黏膜分别行 "8" 字结扎。用 5ml 注射器 5 号针头抽取安氏化痔液原液自脱垂直肠的近心端向远心端行黏膜下层环状多点注射，每环 3 点~4 点，环与环之间的点错开，注射时进针至黏膜下有肌性抵抗感后退针给药，以黏膜成粉红色水泡状为度，每点药量约 2ml。然后将脱垂直肠还纳肛内，肛镜下用稀释 1 倍的安氏化痔液再在齿线上直肠黏膜下注射，量约 4ml。用庆大霉素 16 万 U 灌入肠内，包扎。

1.2.2　术后处理：48h 后排大便，排便困难者可肛注开塞露 10ml。便后用 16 万 U 庆大霉素灌肠，常规静脉点滴抗生素，连用 3d。

1.2.3　疗效判断标准

痊愈：注射后 3d 排便或增加腹压时直肠不再脱出，随访 >1.5a 不复发。好转：排便时直肠脱垂 <3cm 或仅有部分肠黏膜脱出。无效：治疗前后直肠脱垂无明显变化。

## 2　结果

23 例一次注射治愈，治愈率 94%；好转 5 例，占 6%。全部病例除注射后有轻度肛门坠胀感并在 2h 后缓解外，无其它不适。

## 3　讨论

Ⅱ度直肠脱垂是指直肠全层脱出，多由Ⅰ度直肠脱垂发展而来。直肠黏膜松弛脱垂可导致排便不畅，过度用力排便加上一些患者伴先天肛门括约肌缺损，日久即致直肠全层脱垂。目前的治疗方法主要是手术和注射两种方法。手术虽然有一定疗效，但痛苦大、并发症多。注射法目前主要是采用在松弛的直肠黏膜和骨盆直肠间隙注入大量的硬化剂。但这种方法存在一些问题：①将药物注入骨盆直肠间隙在技术上有较大难度，进针角度和深度稍有偏差即可能刺穿肠壁或腹膜；②大量的硬化剂注入后会形成局部硬结，引起肛门或直肠狭窄，还可能引起感染大出血。

安氏化痔液有较强的收敛固涩作用，注入肠黏膜下层治疗直肠脱垂可使松弛的直肠黏膜回缩，并与直肠肌层牢固粘连，在直肠腔内形成一个较强的内张力，一方面可防止直肠肌层向腔内塌陷随排便翻出肛外；另一方面可保持大便通畅，避免排便过度用力。在脱垂直肠的顶端行"8"字结扎3处，可对肠黏膜起到牵拉固定作用。采用脱出后注射，较肛门镜下注射视野更开阔、部位合理、范围更全面，从而可有效防止直肠脱垂，由于安氏化痔液非通常的硬化剂，注射后局部不形成硬结，不仅注射的量可以加大，还可以重复注射，术后无并发症。注射部位没有选择骨盆直肠间隙，主要考虑将药物注入肠外是否形成粘连尚待证实，即使形成粘连，其牵拉力也很小，固定直肠的价值不大，且操作复杂，并发症多。

本组中5例好转病例属注射硬化刑后又复发者。由于硬化剂注射后使局部组织硬化变脆，再注射时药物吸收较困难，因而临床效果较差。

（感谢安阿玥副主任医师的指导）
《中日友好医院学报》1997年第11卷第4期

# 国内直肠脱垂的治疗进展

李 立 王晏美（中日友好医院肛肠科 100029）

直肠脱垂易诊断，但是直肠脱垂的治疗方法多种多样，各种方法优劣不一。现就国内常用的治疗方法综述如下。

## 1 注射疗法

通过注射药物，使直肠黏膜与肌层、或使直肠高位部分与周围组织产生无菌性炎症、纤维化，使直肠与周围组织粘连固定，而达到治疗效果。宋锡针[1]在直肠镜下，用注射器抽取1：1消痔灵注射液，接长针头，在直视下行高位直肠黏膜下点状注射，10岁以上患者注射上界为7cm。分别于截石位12、1.5、3、4.5、6、7.5、9、10.5各点方向从上至下每间隔1~2cm注射1点，每点注药约0.5~2ml，最低部位为齿线上0.2cm。齿线上5cm以下，改用喇叭口肛镜直视下注射。安阿玥[2]将脱出黏膜在截石位12、6、3、9点以丝线做标记，抽取安氏化痔液，在结扎点上方分别注射药液3ml，然后将其还纳肛内，肛镜下于齿线上区黏膜补充注射。注射后直肠壶腹角度必须恢复正常。

## 2 直肠瘢痕固定术

于直肠内齿线上1.5cm处，直肠壁两侧，用长止血钳夹住直肠黏膜约4~5cm，用圆针带有长约25cm双线，在止血钳下方向对侧贯穿一针，再由对侧向同侧返回，贯穿一针，将黏膜分为三段。在对侧一根缝合线剪断，使双线成为一长两短的三根缝线，再逐次由上而下分别结扎，边结扎边放松止血钳。用此法在直肠选择三处。

## 3 肠管切除术

王荣华[3]采用改良直肠前切除术，方法如下：切除冗长的乙状结肠及上段直肠，行乙状结肠与肠端吻合，采用间断、双层内翻缝合法；再将直肠与骶骨骨膜固定数针，后将吻合口近、远端肠管之前壁与陷凹前方腹膜缝合，消除子宫陷凹或直肠膀胱陷凹。

## 4 括约肌折叠术

刘胜和[4]设计方法如下：令病人直肠脱出，在脱垂顶端12、3、9点位置各做牵引线，在外翻的黏膜面上向牵引线远端以 1：200000 肾上腺素行纵条状黏膜下注射，以减少剥离时黏膜渗血。从齿线开始向脱垂直肠顶端切除 1.5~2cm 宽黏膜，深达肌层，然后在距边缘 2mm 处以 4 号丝线间断缝合。缝合时助手用无齿镊纵形拉紧两侧黏膜创缘，使直肠壁纵形折叠。最后将直肠推回肛内。

## 5　直肠悬吊固定术

将直肠提高及固定以达到治疗脱垂的目的。张林林[5]根据 Orr 原理，设计了腹膜卷和腹膜带直肠悬吊方法。将直肠前和直肠侧盆腔松弛的腹膜，切成 2~3cm 宽带蒂的"T"形腹膜条，卷成卷备用。游离直肠，将腹膜固定在直肠两侧，左侧腹膜条的近端穿过直肠系膜与右侧腹膜条一起缝合固定在骶骨岬前筋膜上，腹膜带直肠悬吊术系将盆腔两侧的腹膜做成 4.5cm×2.5cm 的双层腹膜带，在游离直肠后固定在直肠两侧和骶骨岬上。王宜龙设计将直肠前壁自下而上地做横行折叠缝合，取腹直肌前鞘包绕直肠与骶骨岬缝合以做悬吊。

## 6　肛门环缩术

肛门环缩术适用于直肠脱垂伴有肛门不全失禁者，临床常在注射的基础上，根据肛门括约肌的松弛程度选择。马志强[6]在距肛缘 2~2.5cm 处的 3、7、11 点各做一深达皮下层的小口，用圆针自 3 点处进针，沿内外括约肌间自 7 点穿出，再自 7 点重新穿入，自 11 点穿出，同法 11 点穿至 3 点，打结于 3 点切口内，肛门可容一指。

多年来，随着新药物及新注射技术的推广，注射疗法成为我国治疗直肠脱垂的主要手段。特别是安氏化痔液，它是继硬化剂之后更为安全、操作更为简单的药物。该疗法具有痛苦小、疗程短、疗效好的特点，术后无尿潴留，无继发感染、发热等并发症，避免了硬化剂注射后产生的硬结、溃疡坏死等后遗症，也打破了不能环状注射的禁忌。

## 7　参考文献

[1] 宋锡珍，宋惠平. 高位直肠黏膜下注射治疗直肠脱垂 30 例报告。大肠肛门病外科杂志，1995，1（2）：41–42.
[2] 安阿玥，等. 近心端结扎瘢痕固定术治疗直肠脱垂 30 例，中国肛肠病杂志，1998，18（1）：42.
[3] 王荣华，等. 改良直肠前切除术治疗成人完全性直肠脱垂 26 例体会. 中国肛肠病杂志，1998，18（1）：22~23.
[4] 刘胜和，等. 黏膜条状切除和肌层折叠治疗青少年直肠脱垂. 中国肛肠病杂志，1998，18（1）：39.
[5] 张林林，等. 手术治疗严重直肠脱垂. 中国肛肠病杂志，1996，16（5）：44.
[6] 马志强，等. 肛门环缩术治疗直肠脱垂 50 例. 中国肛肠病杂志，1996，16（5）：44.

《中国临床医生》2001 年第 29 卷第 7 期

# 注射加直肠黏膜近心端结扎法治疗完全性直肠脱垂

郑丽华　范学顺　安阿玥（中日友好医院肛肠科　100029）

**摘要**：目的：观察注射芍倍注射液加瘢痕固定的方法治疗Ⅲ度完全性直肠脱垂的临床疗效。方法：选取符合Ⅲ度直肠脱垂诊断标准的病例 25 例，采用芍倍注射液注射加直肠黏膜近心端结扎法治疗，术后随访 0.5~2 年。结果 25 例均 1 次成功治愈。结论：此方法术后痛苦小，复发率低，无并发症和后遗症等特点。
**关键词**　直肠脱垂；注射加结扎；芍倍注射液

完全性直肠脱垂是直肠全层向下移位，脱出肛外的一种疾病。笔者采用近心端结扎瘢痕固定，配合芍倍注射液注射的方法于 2005~2007 年里治疗完全性Ⅲ度直肠脱垂 25 例，收到较好的效果。

## 1　临床资料

25 例患者，男 14 例，女 11 例，年龄 25~73 岁，病程 8~67 年，脱出的长度为 8~16cm。临床症状均表现为大便后或久站久蹲增加腹压时直肠外翻脱出肛门外，需用手复位，伴不同程度肛门坠胀、潮湿、下腹胀痛和排便不尽感等。少数病例还有腹部钝痛、脱出物溃烂出血及流脓性分泌物等症状。

病例纳入标准：符合Ⅲ度直肠脱垂诊断标准（肛管、直肠和部分乙状结肠脱出肛外，长度8cm以上，呈圆柱状，触之很厚，复位困难，肛门括约肌松弛，大便失禁），患者本人同意以本术式治疗者。病例排除标准：患有心脑血管疾病、糖尿病、血液病以及其他严重危及生命的原发性疾病及妊娠哺乳期者等不适宜手术者。

## 2 治疗方法

**2.1** 近心端瘢痕固定术：患者右侧卧位，术野常规消毒，0.5%利多卡因20ml局部麻醉，碘伏消毒肛管直肠3遍，嘱患者用力下挣将直肠黏膜或直肠全层尽量脱出肛门外，如经患者用力亦无法使其脱出肛外者可将无菌纱布由肛门镜塞人肛内，退下肛门镜后慢慢拉出纱布同时患者配合用力增加腹压，即引出直肠黏膜或直肠全层。再消毒黏膜1次，直视下看清整个脱垂的外貌。根据脱垂直肠的直径确定结扎的点位及个数，于脱出直肠的近心端平面选择3～6个结扎点，其间距均等，以止血钳钳夹黏膜，然后用八字贯穿缝合结扎。结扎线头要留足够长，使直肠回复后露出于肛门外，以确定术后其是否脱落。一般于1周自行脱落，无需拆线。

**2.2** 黏膜下注射术：以结扎点为标记，由近心端至远心端柱状注射芍倍注射液原液至齿线上2～3cm，每柱注射约15ml，观察黏膜情况，在松弛黏膜下补充点状注射芍倍注射液约5ml后，将直肠复位于肛内，肛镜下于齿线上区黏膜补充注射。要领：①必须有肌抵抗感后退针注射药物，确保药物注射于黏膜下层，切忌注射到肌层。②注药后黏膜呈粉红色均匀隆起。

**2.3** 肛管紧缩术：Ⅲ度直肠脱垂伴肛门括约肌松弛者在结扎注射的基础上配合此术。对于肛门括约肌收缩力差者，观察齿线上黏膜如有松弛，即可根据松弛程度选择3～6点黏膜进行结扎，使结扎后无松弛黏膜，达到紧缩肛管的目的。

**2.4** 术后调护患者以卧床休息3天为宜，术后2周内避免剧烈活动和增加腹压，进稀质饮食3天，控制大便2～3天，初次排便给予开塞露灌肠以保证排便顺利，常规静脉抗感染治疗5天。

## 3 结果

25例出院时均痊愈（排便或增加腹压时直肠不再脱出肛外），平均住院8.1天。跟踪随访半年至2年，均未见直肠再脱出，未见直肠肛管狭窄、结肠功能紊乱、排便障碍、性功能减退等后遗症。25例中肛门括约功能均较治疗前有不同程度的改善。

## 4 讨论

芍倍注射液在病理实验中表现为全方凝固组织蛋白，变性而不坏死，萎缩组织而不形成瘢痕，在临床表现为注射黏膜萎缩、止血固脱而不留硬结、不坏死，注射后即刻发生局部蛋白凝固均质样改变，扩张的静脉收缩、间质密集，不侵及黏膜层和肌层[1]。此后间质组织裂解，渐被吞噬细胞吞噬吸收，原扩张迂曲的大静脉襞皱缩、管腔萎缩或闭塞，这是化瘀。修复后无瘢痕形成，局部不留硬结。

开腹悬吊固定、直肠骶骨岬固定等术式复杂；剥离广泛，组织损伤较重，以致并发症、后遗症相对增多，甚至有一定的死亡率。直肠脱垂的实质是直肠与直肠套叠，其脱垂平面较低且较为恒定，即在直肠壶腹部。即使脱垂肠管较长，也是低位肠管脱垂牵引高位肠管下降，不是乙状结肠与直肠套叠。故行腹部手术不能治疗[2]。为此在治疗方法上，应重新考虑对损伤大、并发症多、复发率高的手术，是否有无再实施的必要。采用芍倍注射液注射加多点结扎的综合治疗可有效地减少并发症和后遗症的发生，最大限度减少了对肛管解剖结构的破坏，并有效保护肛管生理功能，取得了满意的疗效[3]。直肠黏膜多点结扎、柱状注射芍倍注射液可以紧缩松弛的直肠黏膜，使直肠得以维持较高张力，注射术基本上不破坏组织解剖结构，不影响结、直肠功能，因而无并发症和后遗症。注射术使直肠侧壁的黏膜下层形成3～5条柱状粘连带，使黏膜变紧，张力增加，具有对抗直肠套叠的作用，从而阻碍直肠脱出。点状结扎后局部注射，使脱出的直肠黏膜与肌层粘连固定，使松弛滑动的直肠黏膜弹性增强而达到协助治疗目的[4]。

## 参考文献

[1] 安阿玥. 收敛化瘀法治疗痔的研究及临床应用 [J]. 中国临床医生，2008，36（1）：52.

[2] 黄乃健. 直肠脱垂动物标本的采集和动物模型的建立 [J]. 中国大肠肛门病杂志，2006，62（1）：41.

[3] 安阿玥. 肛肠病学 [M]. 北京：人民卫生出版社，2005. 154.

[4] 安阿玥. 肛肠病诊疗图谱 [M]. 北京：人民卫生出版社，2003.139.

《中国医刊》2009 年第 44 卷第 1 期

# 近心端结扎、芍倍注射术治疗直肠脱垂的临床分析

谢　刚　崔经建　陈若巧　李广永（安徽省淮北市人民医院　235000）
安阿玥　范学顺（卫生部中日友好医院　100029）

**摘要**　目的：探讨直肠脱垂治疗的有效方式。方法：采用近心端结扎、芍倍注射术治疗直肠脱垂 31 例，观察其临床疗效。结果：31 例均 1 次成功，治愈率 100%。手术时间短、疗效高、无手术并发症。结论：应用本方法治疗直肠脱垂具有操作简单、易于掌握、创伤小、疗程短、恢复快、无不良反应、不易复发、无并发症和后遗症等优点。可以最大限度地减少对肛管解剖结构的破坏，并有效保护肛管的生理功能，取得了满意的疗效。
**关键词**　近心端结扎；直肠脱垂；芍倍注射术

　　直肠脱垂治疗方法国内外报道有百余种，常用术式有直肠瘢痕支持固定术、肠管切除术、肛门紧缩术、括约肌折叠术等数 10 种。这些治疗方法，手术的并发症（感染、肠梗阻）和后遗症（便秘、排便困难、肛门失禁、腹痛）仍不能避免。现将采用近心端结扎、芍倍注射术治疗的 31 例直肠脱垂病例总结如下。

## 1　资料与方法

**1.1　一般资料**：选取 2009 年 7 月至 2010 年 4 月直肠脱垂患者 31 例，男 18 例，女 13 例，年龄 7 ~ 50 岁，脱出的长度为 6 ~ 15cm（Ⅱ度直肠脱垂 16 例，男 10 例，女 6 例；Ⅰ度直肠脱垂 15 例，男 8 例，女 7 例）。临床表现：大便后、久站、久蹲或其他原因导致腹压增加时，可使直肠外翻脱出肛门外，往往需用手复位，同时伴不同程度肛门坠胀、潮湿、下腹胀痛和排便不尽等症状。少数患者甚至有腹部钝痛、脱出物溃烂出血、流脓性分泌物等症状。

**1.2　诊断标准**：参照国际通行标准与中药新药治疗直肠脱垂的临床研究指导原则制订[1]。①Ⅰ度脱垂：排便或增加腹压时，直肠黏膜下移，脱出肛门外，长度小于 4cm，便后自行回缩。指检：有脱垂黏膜堆积在肠腔内，触之柔软，能上下移动。肛门括约肌功能良好。镜检：由于黏膜松弛向下脱垂，不易看到肠腔开口。②Ⅱ度脱垂：排便或增加腹压时直肠全层脱出肛门外，脱出部分长 4 ~ 8cm，便后不能自行回缩，需用手复位。脱出黏膜呈圆锥形，触之肥厚，有弹性，肛门括约肌松弛。③Ⅲ度脱垂：排便时肛管、直肠、部分乙状结肠脱出肛门外，脱出长度 8cm 以上，用手推压较难复位。脱出黏膜呈圆柱形，触之肥厚，失去弹性，肛门括约肌松弛，大便失禁。

**1.3　方法**

**1.3.1　近心端结扎固定术**：患者取侧卧位，常规消毒，0.5% 利多卡因局麻。嘱患者用力做排便动作，将直肠黏膜或直肠全层尽量脱出肛门外，直视下将肛门截石位近心端 3、7、11 点的黏膜分别用组织钳提起，贯穿结扎，残留 6cm 长丝线，借以固定脱出的黏膜，并做标记。

**1.3.2　芍倍注射术**：用 5ml 注射器和 5 号长针头抽取芍倍注射液和注射用水，配制比例 1：1，从结扎点的上方围绕结扎点以圆形注射，每点注射药液 2 ~ 4ml，将其全部还纳肛内；再在肛门镜下由上而下呈柱状注射。注意：①进针有肌性抵抗感后退针给药，切忌注射到肌层；②注药后黏膜呈粉红色水泡状；③注射时必须在肛门镜下按 3 点由上而下注射；④直肠后壁的注射较为关键，注射后直肠壶腹角度必须恢复正常。

**1.3.3　肛门紧缩术**：肛门括约肌收缩力差者，在直肠远端 3、7、11 点分别结扎松弛的黏膜，并在结扎点之间的黏膜下注射药液，以起到收缩肛管的作用。

**1.3.4　术后处理**：术后禁食，3 天后给予流质或半流质饮食，静脉给予液体和能量，控制排便 3 ~ 5 天，常规给予抗生素。每日肛内以康复新液加甲硝唑液各 10ml 灌肠，每日 1 次，1 周后结扎线脱落。

同时配合服用补中益气丸，用于治疗中气不足或湿热下注，每次 10 粒，每日 3 次。对术后所有患者进行相关健康教育：①及时治疗腹泻和肠炎等，防止腹泻；②多摄入粗纤维食物以及蔬菜水果等，多饮水，防止便秘的发生；③养成良好的排便习惯，定时排便，切忌长时间蹲便；④切忌重体力活动和搬重物等；⑤1 周后进行提肛锻炼，每日 2 次，每次不少于 3 分钟，以加强肛门括约肌的功能[2]。

1.4 疗效评定：①痊愈：直肠恢复正常位置，排便或增加腹压时不再脱出肛外，无直肠黏膜脱垂；②好转：症状基本消失，脱出有明显减轻；③无效：经治疗无明显变化。

## 2 结果

1 周后在肛门镜下观察 31 例患者直肠黏膜，水肿消失，无直肠黏膜脱垂。1 个月后肛门镜下观察直肠黏膜不再松弛。跟踪随访 6 个月至 1 年，未见直肠肛门狭窄及排便障碍等后遗症。31 例直肠脱垂患者均痊愈。

## 3 讨论

直肠脱垂是肛肠科较为常见的难治性疾病，其发病率为 0.4% ~ 2.1%，发病机制尚未明确。目前认为，直肠脱垂的发生主要有两种学说[3]：①滑动性疝学说：Moschcowitz 认为，直肠脱垂实际上是直肠盆腔陷凹腹膜的滑动性疝，在腹腔内脏的压迫下，盆腔陷凹的腹膜皱襞逐渐下垂，导致肛提肌裂隙逐渐扩大，直肠失去周围组织的支持作用，最后经肛门脱出；②肠套叠学说：正常时直肠上端固定于骶骨岬附近，在腹内压增加等因素的持续作用下，套入直肠内的肠管逐渐增多，致直肠侧韧带、肛提肌受损伤，肠套叠逐渐加重，盆底功能损害，最后直肠经肛门脱出。国内外报道的治疗方法有百余种以上，经腹手术复杂，疗效不确切。广泛剥离，组织损伤较重，以致并发症、后遗症较多。黄乃健认为[4]，直肠脱垂的实质是直肠与直肠套叠，其脱垂平面较低且较为恒定，即在直肠壶腹部。即使脱垂肠管较长，也是低位肠管脱垂牵引高位肠管下降，不是乙状结肠与直肠套叠，故行腹部手术不能治愈。国内用消痔灵注射治疗直肠脱垂，非常容易引起坐骨直肠窝、骨盆直肠窝脓肿。

本研究采用近心端结扎、芍倍注射液注射治疗直肠脱垂的方法，避免了临床中的一些弊病。此术式可使松弛的直肠黏膜结扎固定加芍倍注射液注射回缩后，与直肠肌层粘连更加牢固，在直肠腔内形成支持的张力，既解决了近心端直肠黏膜内脱垂，远端肛门口黏膜松弛，又避免了直肠周围注射不当引起的深处高位感染坏死的并发症。芍倍注射液主要成分是由五倍子、乌梅、芍药 3 味中药中提取的有效成分柠檬酸、没食子酸和芍药苷组成的。研究表明[5]，五倍子和乌梅有致炎作用，芍药有缓解五倍子和乌梅的致痛作用。病理实验表明，全方凝固组织蛋白，变性而不坏死，萎缩组织而不形成瘢痕。病理临床表现为注射黏膜萎缩、止血固脱而不坏死，注射后即刻发生局部蛋白凝固均质样改变，扩张的静脉收缩、间质密集，不侵及黏膜层和肌层，这是收敛。

而后间质组织裂解，渐被吞噬细胞吞噬吸收，原扩张迂曲的静脉壁皱缩、管腔萎缩或闭塞，这是化瘀。修复后无瘢痕形成，不留硬结。

因此，近心端结扎、芍倍注射液注射的方法治疗直肠脱垂具有操作简单、易于掌握、创伤小、疗程短、恢复快、无不良反应、不易复发、无并发症和后遗症等优点。可以最大限度地减少对肛管解剖结构的破坏，并有效保护肛管的生理功能，取得了满意的疗效。

**参考文献**

[1] 安阿玥. 安氏肛肠病疗法论文集 [M]. 北京：中医古籍出版社，2005.

[2] 王长顺，于洪顺，谭静范，等. 柱状缝合方法治疗直肠内脱垂性便秘 12 例 [J]. 中国临床医生，2006，34（12）：43.

[3] 张东铭. 盆底与肛门病学 [M]. 贵阳：贵州科技出版社，2001. 352 ~ 366.

[4] 黄乃健，李殿伟，王立柱，等. 直肠脱垂动物标本的采集和动物模型的建立 [J]. 中国肛肠病杂志，2006，62（01）：18.

[5] 安阿玥. 肛肠病学 [M]. 第 2 版. 北京：人民卫生出版社，2005. 169 ~ 173.

# 芍倍注射术治疗直肠黏膜脱垂的临床疗效观察

邓东海　李　辉　朱锐昌　李运福

**摘要**　目的：观察芍倍注射术治疗直肠黏膜脱垂的临床疗效。方法：将76例病例随机分为两组，观察组给予芍倍注射术进行治疗，对照组进行PPH，比较两组疗效与并发症。结果：观察组的治愈率高于对照组，而且并发症发生率低于对照组，两组比较，差异有统计学意义（$P<0.05$）。结论：芍倍注射术治疗直肠黏膜脱垂疗效好，无并发症发生，技术操作简单，易推广。

**关键词**　直肠黏膜脱垂；芍倍注射液；注射疗法

直肠黏膜脱垂是指直肠腔内黏膜与肌层分离，黏膜堆积肠腔，而没有脱出肛门外，是直肠脱垂的初期表现。患者由于直肠黏膜下肌层断裂及黏膜堆积形成的阻力，形成直肠排空无力，排便困难，患病后因长期过度用力排便造成腹内压升高，黏膜脱垂更严重，形成恶性循环。笔者所在医院使用芍倍注射术治疗直肠黏膜脱垂，均取得满意的疗效，现报告如下。

## 1　资料与方法

**1.1　一般资料**：选择笔者所在医院2008年~2011年11月利用芍倍注射术与PPH术治疗直肠黏膜脱垂的患者共76例（女性患者均排除直肠前突），其中男36例，女40例；年龄32~89岁，平均51.3岁；病史0.5~15年不等；合并混合痔15例，肛裂8例。临床表现主要为排便困难，肛门坠胀，排便不尽感，梗阻感，部分患者需要用手指插入肛门协助排便。随机分为治疗组及对照组各38例，治疗组男30例，女8例，平均年龄（51.3±13.5）岁，平均病程（4.10±1.99）年；对照组男29例，女9例，平均年龄（51.4±13.2）岁，平均病程（3.80±1.51）年，两组比较，差异无统计学意义（$P>0.05$），具可比性。

**1.2　治疗方法**

**1.2.1　治疗组**：术前晚肥皂水清洁灌肠，患者取右侧卧位，常规消毒铺巾，0.5%利多卡因行局部浸润麻醉，于肛门镜下，碘伏消毒直肠黏膜，用牙科5号5ml长针头注射器抽取芍倍注射液与0.5%利多卡因1：1混合液，根据黏膜脱垂的程度，于齿线上选取1~3个平面，每个平面选取4个点，于黏膜下层注药1~2ml，各点注射，注射距离互相交错，如上一平面选取3、6、9、12点，下一平面则取1、4、7、11点，严重病例可用芍倍原液直接注射，注射时由近心端开始，以黏膜充盈光亮饱满为度，进针时碰到肌性时则退针给药，保证注射液位于黏膜下层，总量不超过40ml。术毕，肛门内注入庆大霉素注射液16万单位预防感染，术后常规静脉应用抗生素3d，便后中药坐浴，换药时常规肛门内注入庆大霉素注射液16万单位，并以化痔栓纳肛。

**1.2.2　对照组**：术前晚肥皂水清洁灌肠，患者行腰硬麻后取俯卧位，常规术野消毒铺巾单，置入肛管扩张器，肛镜缝扎器辅助下，用无损伤缝线于齿线上3~4cm处黏膜下层作双荷包缝合，将肛痔吻合器旋开到最大，置入底钉座组件，收紧荷包缝线并打结，使之包埋底钉座组件，用牵线器将缝线于吻合器的侧孔中拉出并适度牵拉，旋紧吻合器并击发，完成切割吻合，如有活动出血则常规用可吸收缝线8字缝合止血，退出肛管扩张器后再常规用喇叭型肛窥镜检查1次，确保止血。术后处理如治疗组。

**1.3　疗效判断标准**：（1）痊愈：排便通畅，脱垂黏膜平复；（2）好转：排便困难明显改善，黏膜脱垂程度减轻；（3）无效：治疗前后，症状体征无改变[1]。

**1.4　统计学处理**：所有数据均采用SPSS12.0软件包进行统计学分析，计数资料采用$x^2$检验，以$P<0.05$为差异有统计学意义。

## 2　结果

**2.1**　术后随访1个月~2年不等。治疗组痊愈32例，好转6例，无效0例，总有效38例，有效率

100%；对照组痊愈 29 例，好转 6 例，无效 3 例，总有效 35 例，有效率 78.9%。两组有效率比较，差异具有统计学意义（P<0.05）。

2.2 治疗组尿潴留 1 例，并发症发生率 2.63%；对照组尿潴留 3 例，术后大出血 1 例，直肠狭窄 1 例，并发症发生率 13.15%，两组比较，差异有统计学意义（P<0.05）。

## 3 讨论

直肠黏膜脱垂是直肠全层脱垂的前驱病变，病因主要是长期腹内压增高所致，尤其与久蹲厕所有很人关系，久蹲厕所致腹内压增高，且长期久蹲可致黏膜下肌腱断裂而形成直肠内脱垂[2]；另外，与盆底组织软弱相关。目前，治疗直肠黏膜脱垂以手术切除及注射疗法为主。笔者所在医院通过采用芍倍注射疗法与目前流行的 PPH 术对此类患者的临床治疗观察发现，芍倍注射术不仅疗效方面优于 PPH 术，且并发症发生率明显低于 PPH。芍倍注射液是以中医"酸可收敛，涩可固脱"的理论为指导，采用纯中药精制而成，具有收敛固脱，消炎抑菌，凉血止血的作用，其药理表明，芍倍注射液能使局部组织产生可逆性的非炎性的凝固，并促进纤维细胞及内皮细胞增生，原位修复组织。芍倍注射液注入肠黏膜下层治疗直肠脱垂，可使松弛的直肠黏膜回缩，并与直肠肌层牢固粘连，在直肠腔内形成一个较强的内张力，一方面可防止直肠肌层向腔内塌陷，随排便翻出肛外；另一方面可保持大便通畅，避免排便过度用力[3]。PPH 的原理是通过切除多余的直肠黏膜并使其余脱垂的黏膜通过牵拉作用而平复，且可通过吻合口的瘢痕形成而起到进一步悬吊固定，但其切除的黏膜多少有一定的局限性。笔者所在医院在患者的复查中发现，严重病例其吻合口上方尚有脱垂的黏膜，故其疗效欠佳；而芍倍注射术能注射黏膜的范围长度则要大很多，能使更多脱垂的黏膜得到平复，且其安全性要优于 PPH。虽然两者的作用机理不一样，但理论上两者作用能相加，且芍倍注射液的安全性已得到公认，目前也有部分医院采用 PPH 术加芍倍注射术治疗直肠黏膜脱垂，并取得很好的疗效。

**参考文献**

[1] 王丹. PPH 术加芍倍注液治疗直肠粘膜内脱垂性便秘 8 例的临床观察 [J]. 中国健康月刊（电子版），2011，11（4）：158.

[2] 安阿玥. 肛肠病学 [M]. 第 2 版. 北京：人民卫生出版社，2005：380.

[3] 王晏美，王爱华，李立，等. 安氏化痔液注射治疗Ⅱ度直肠脱垂 [J]. 中日友好医院学报，1997，11（4）：3.

《中国医学创新》2012 年第 9 卷第 21 期

# 芍倍注射液治疗老年直肠脱垂的临床体会

任贵全 王 铭

**关健词** 直肠脱垂 芍倍注射液 注射疗法

直肠脱垂俗称脱肛，又称肛管直肠脱垂。是指肛管、直肠甚至乙状结肠下端肠壁粘膜或全层向下移位脱出肛门外的一种疾病。老年人发生直肠脱垂的主要原因是：进人老年期，盆底组织变得软弱，肌肉越来越松弛，难以支持直肠于正常位置，在此基础上，如果遇到某些诱因，包括长期便秘、排便用力、慢性咳嗽、气喘、前列腺肥大引起排尿不畅、精神因素便可引发轻重不一的直肠脱垂。

我院肛肠科采用芍倍注射液注射治疗老年直肠脱垂 20 例，取得较好疗效，现报道如下。

## 1 临床资料

本组 20 例患者，男性 12 例，女性 8 例，最大年龄 72 岁，最小年龄 50 岁，平均年龄 61 岁，病程最长者 15 年，最短 6 个月，根据临床分类均为Ⅱ度、Ⅲ度直肠脱垂（依据 1975 年全国肛肠外科学术会议制定的分度标准）。

## 2　治疗方法：注射疗法

（1）药物：芍倍注射液（由北京中日友好医院肛肠科主任安阿玥发明，由豫南制药有限公司生产），根据脱垂情况决定用量，最大剂量不超过60ml，用药时按2：1（2份药加1份注射用水）比例稀释。

（2）操作方法：术前清洁灌肠，患者取侧卧位，常规消毒，局麻或骶麻。嘱患者用力下挣，使直肠粘膜或直肠全层脱出肛外，直视下按肛门截石位3、7、11点。用组织钳分别提起以上三点的粘膜层，以血管钳夹住松驰的粘膜，用丝线8字贯穿结扎，固定松驰的直肠粘膜，结扎线头保留6cm长做为标记，用5ml注射器和6号长针头，吸取芍倍注射液，在结扎点的上方分别注射药液2～4ml，再按三个结扎标记点由上而下行粘膜下层多点注射，每点注药约3ml，然后将其全部还纳肛门，肛门镜下齿线上区粘膜补充注射，以防直肠下端有遗漏，肛门括约肌收缩力差及肛门松驰者，在直肠远端肛直交界处3、7、11点，分别结扎松驰粘膜，并在结扎点之间的粘膜下注射药液，以起到收缩肛管的作用。

注射药物应注意：

①为避免药物注入肌层，进针有肌抵抗感向后退针给药。

②在肛门镜下注射时，从肠腔内粘膜脱垂上端（近心端）开始，注射到齿线部位。

③脱出肛门外注射，必须要注射均匀，药量适当，注射后即刻将脱垂的粘膜还纳肛门，不要在肛外暴露时间过长，以免药液吸收。

（3）术后处理

术后予半流食，常规应用抗生素3～5d，控制排便48h。

## 3　结果

（1）痊愈：直肠完全不脱出肛门外19例

（2）好转：直肠脱垂症状显著减轻1例

追访痊愈19例患者术后一年内无复发，好转患者一年内症状未加重，总有效率98%。

## 4　体会

此注射疗法，痛苦小，疗程短，疗效好，术后无尿潴留，无继发感染，发热和复发难治等并发症，同时避免了传统注射药物，如硬化剂、坏死剂注射后产生的硬结、溃疡、坏死或假性息肉等后遗症，手术方法简单，易于掌握，年老体弱者均能耐受。

## 5　讨论

直肠脱垂为肛肠科较为严重的疾病，成人发病率约占0.1%，以老年人居多，西医方法主要以手术为主，但手术方法复杂，疗效差，易复发，治疗痛苦大，费用高，而且老年人难以耐受，且手术后还会引起严重的便秘等并发症。

芍倍注射液是依据中医学"酸可收敛，涩可固脱"的理论，以五倍子、赤芍、乌梅等有效成分为主，注射后使组织产生较强的无菌性炎症，而使局部组织纤维化而粘连固定，使直肠恢复原位，不再脱出。

**参考文献**

［1］安阿玥. 近心端结扎疤痕固定术治疗直肠脱垂30例，中国肛肠病杂志. 1998年第1期

［2］安阿玥. 肛肠病学. 北京：人民卫生出版社. 1998. 146

［3］张东铭. 大肠肛门局部解剖与手术学. 安徽科学技术出版社. 2002. 198

［4］喻德洪. 肛肠外科疾病问答. 上海：上海科学技术出版社. 1983. 183

# 芍倍注射液治疗直肠黏膜脱垂 32 例

韩国印　司　敏（河南省项城市妇幼保健院　466200）

**摘要**　目的：进一步探讨安氏疗法治疗直肠黏膜脱垂的疗效。方法：我们采用"安氏近心端结扎瘢痕固定术配合芍倍注射液黏膜下层注射"方法，收治Ⅱ～Ⅲ度直肠脱垂患者 32 例。结果：随访半年、1 年、2 年，无一例复发。结论：点状结扎后局部注射芍倍注射液，使脱出的直肠黏膜与肌层、直肠和周围组织粘连固定，使松弛滑动的直肠黏膜弹性增强，而达到协助治疗的目的，是直肠脱垂的一种简便治疗方法，具有安全高效、易掌握、术后痛苦小、复发率低、无不良反应，无并发症和后遗症等特点，值得进一步研究推广。

**关键词**　直肠脱垂；芍倍注射液注射；多点结扎

　　直肠脱垂是直肠黏膜或直肠全层向下移位，脱出肛外的一种疾病，是肛门外科颇感棘手的病症。国内外报道的治疗方法达百余种以上，常用术式可达数 10 种。如：直肠悬吊固定术、括约肌折叠术、肛管切除术等，但疗效不确切，多次反复治疗给患者带来巨大痛苦的同时也带来了较大的经济负担。我科采用卫生部中日友好医院肛肠科安阿玥教授发明的"安氏近心端结扎瘢痕固定术配合芍倍注射液黏膜下层注射"方法，收治Ⅱ～Ⅲ度直肠脱垂患者 32 例，随访半年、1 年、2 年，无一例复发。该方法安全巧妙，避免了传统手术的损伤、痛苦及复发的弊病，疗效满意。现总结报道如下：

## 1　资料与方法

**1.1　一般资料**：本组 32 例患者，男 11 例，女 21 例，年龄 10～79 岁，病程 8～40 年，脱出的长度为 4～16cm 不等。临床症状均表现为大便后或久站、久蹲增加腹压时直肠外翻脱出肛门外，需用手上托按压才能复位，同时伴有不同程度肛门坠胀、潮湿、下腹胀痛和排便不尽感等。少数患者还有腹部钝痛、脱出物溃烂出血及流脓性分泌物等症状。对患有心脑血管疾病、糖尿病、血液病、其他严重危及生命的原发性疾病及不适宜手术者，妊娠及哺乳期患者，改用其他方法治疗。

**1.2　方法**：患者右侧卧位，常规消毒，局部浸润麻醉成功后再次消毒肠腔，嘱患者用力向下将直肠黏膜或直肠全层尽量脱出肛门外，若经患者用力向下无法使其脱出肛外者，可将无菌纱布经由肛门镜塞入肛门，退下肛门镜后慢慢拉出纱布同时配合患者用力增加腹压，即可引出直肠黏膜或直肠全层。再次消毒黏膜，直视下看清整个脱垂的外貌。根据脱垂直肠的直径确定结扎的点位及个数。以 4 个点位为宜，用止血钳钳夹黏膜，行八字贯穿缝合结扎。以结扎点为标记，由近心端至远心端柱状注射芍倍注射液原液至齿状线上 2～3cm。将直肠复位于肛内后，在肛镜下于齿状线上区黏膜行补充注射。注意确保药物注射于黏膜下层，切忌注射到肌层。注药后黏膜呈粉红色及水泡样。对于肛门括约肌收缩力差者，在齿状线上选择 4 点黏膜进行八字缝合结扎。合并内痔的患者，取 1∶1 的芍倍注射液，按照安阿玥老师注射疗法"十六字"原则[1]注射。术后患者以卧床休息为主，避免剧烈活动和增加腹压，流质饮食，控制大便 2～3d。初次排便时给予开塞露灌肠以保证排便顺利通畅，并常规静脉滴注抗生素 4～6d 预防感染。

**1.3　疗效评定**：①痊愈：直肠恢复正常位置，排便或增加腹压时不再脱出肛外，无直肠黏膜脱垂。②好转：症状基本消失，脱出有显著减轻。③无效：经治疗无明显变化。

## 2　结果

　　32 例注射治疗后，黏膜呈粉红色水泡状皱襞消失，肠腔显露。7d 后在肛门镜下观察，直肠黏膜水肿消失，肠腔明显，直肠黏膜内脱垂基本恢复正常。1 个月后来医院复诊，肛镜检查直肠黏膜不松弛，恢复正常。跟踪随访 6 个月～2 年，均未见直肠肛门狭窄、结肠功能紊乱、排便障碍、性功能减退等后遗症。31 例痊愈，1 例明显好转。32 例中肛门括约肌功能均较治疗前有不同程度的改善。

## 3　讨论

　　直肠脱垂是肛肠科医生较为感到头痛和棘手的难题。常用手术治疗方法多达数十种。由于组织损伤较重，并发症、后遗症相对较多，黄乃健[2]于2006年发表的《直肠脱垂动物标本的采集和动物模型的建立》一文中指出，人类直肠脱垂的实质是直肠与直肠套叠，其脱垂平面较低且较为恒定，即在直肠壶腹部，即使脱垂肠管较长，也是低位肠管脱垂牵引高位肠管下降，不是乙状结肠与直肠套叠，故行腹部手术不能治疗。我们采用的芍倍注射液（原北京中日友好医院肛肠科安阿玥教授发明的"安氏注射液"）是由纯中药（不含重金属砷、铝等）提炼而成，具有收敛固止、凉血止血、活血化瘀的作用。药效学试验表明该药有明显的促止血和凝血、抗急性渗出性炎症及慢性增生性炎症的作用，并有一定的体外抗菌作用（北京中医药大学药理教研室报告）。采用芍倍注射液注射加多点结扎的综合治疗方法，操作简单、易于掌握，创伤破坏小，无不良反应，复发率低，有效减少了并发症和后遗症的发生，最大限度的减少了对肛管解剖结构的破坏，并有效保护肛管生理功能，取得了满意的疗效。

直肠黏膜多点结扎、柱状注射，可以紧缩松弛的直肠黏膜，使直肠得以维持较高张力，注射术基本上不破坏组织解剖结构，不影响结、直肠功能。因而无并发症和后遗症。点状结扎后局部注射芍倍注射液，使脱出的直肠黏膜与肌层、直肠和周围组织粘连固定，使松弛滑动的直肠黏膜弹性增强，而达到协助治疗的目的。直肠黏膜点状结扎术及直肠黏膜下注射法是直肠脱垂的一种简便治疗方法，具有安全高效，易掌握，术后痛苦小，复发率低，无不良反应，无并发症和后遗症等特点，值得进一步研究推广。

## 参考文献

［1］安阿玥. 肛肠病学［M］. 2版. 北京：人民卫生出版社，2005：9.
［2］黄乃健. 直肠脱垂动物标本的采集和动物模型的建立［J］. 中国大肠肛门病杂志，2006，62（1）.

《临床医学》2009年第29卷第7期

# 肛周脓肿篇

# 对口引流法治疗肛门周围脓肿 20 例小结

安阿玥 （中医研究院广安门医院肛肠科）

肛门周围脓肿传统的疗法是先切开引流再进行肛瘘切除的分期处理方法。近年来不少学者认为[1,2]分期处理方法易加重肛隐窝持续感染形成新的脓腔支管，使肛瘘复杂化。主张及时早期行一次性根治术，认为这是防止复发和复杂化的重要措施。笔者根据急性乳腺炎一次切开对口引流治疗肛门周围脓肿的手术方法，通过 20 例临床观察，获得了满意疗效。现报告如下。

## 1 临床资料

性别：20 例中男 19 例、女 1 例。年龄：最小 20 岁，最大 60 岁，平均 33.1 岁。以 20～40 岁的中青年最多，占总数 70%。病程：最短 4 天，最长 60 天，平均 24.8 天。既往治疗：属急性脓肿就诊未治疗者 17 例，经手术切开后复发，形成急性脓肿者 3 例。类型：20 例均属于提肛肌以下脓肿，其中坐骨直肠窝脓肿 6 例，皮下脓肿 7 例，肛门后间隙脓肿 7 例。内口位置：位于截石位 6 点 7 例、9 点 7 例，3 点 6 例。

## 2 治疗方法

2.1 适应症：耻骨直肠肌以下的肛门周围脓肿，包括坐骨直肠窝脓肿、皮下脓肿、黏膜下脓肿等。

2.2 麻醉方法：均采用腰俞麻醉。

2.3 内口定位方法：一般可综合应用美兰染色和探针探查法：

2.3.1 美兰染色法：将美兰液注入脓肿内，由于脓肿内压的增高和脓液被稀释，可使混有美兰的脓液从内口之肛隐窝溢出，从而确定感染源的位置。

2.3.2 探针探查法：先在脓肿中心部或有利于引流处作一与肛门呈放射状的梭形切口，用弯血管钳钝性分开脓腔，术者一手食指插入肛门内另一手持探针有切口插入脓腔，轻轻地向肛门方向探查，当探针头部与肛内食指相触时，通常即为内口之所在，但必须在无阻力的情况下通过内口，严禁暴力通过，以免造口假道，然后将探针从肛内引出肛门外。

2.4 手术方法：查明脓腔与内口关系之后，把原脓腔的切口沿着探针向肛门延长，直到把内口的肛隐窝部切开，同时将脓腔中的纤维间隔钝性分离，并适当地清除坏死组织，使引流通畅。对较大的脓腔，则在原内口一侧作一切口，并使两切口相通，形成对口引流的形式，然后放入红粉纱条使之贯通，两切口则引流通畅，最后盖以纱布块固定。

2.5 术后处理：（1）一般不限制饮食，但忌食辛辣燥热等物，术后 3~5 天以半流食为宜。（2）抗感染，内服中药或抗菌素。（3）术后 48 小时排大便后换药，换药时要保持引流通畅，属于对口引流者先取出引流条后再冲洗创面并换药。（4）注意创面清洁，及时除去表面结扎线头或腐肉。引流条大小要适当，非对口引流时其纱条位置一定要超过内口；对口引流者一定要将引流条两端露出创口外，如有假愈合或"拱形"粘连时要及时分开使肉芽组织从基底部位向上生长愈合。

《肛肠杂志》1983 年第 3 卷第 2 期

# 急性肛门直肠周围脓肿手术方法探讨

安阿玥　范学顺　郑丽华（北京中日友好医院　100029）

我院自 1992 年 8 月~1995 年 8 月共收治急性肛门直肠周围脓肿病人 112 例：分别采取脓肿一次切开术、脓肿切开加对口引流术、脓肿切开加胶管引流术、脓肿切开挂线术等方法治疗，均获得了满意效果，现报告如下。

## 1 临床资料

1.1 一般资料：本组 112 例中男性 94 例，女性 18 例；年龄 19~65 岁，平均 36 岁；病程 2~8 天，平均 4 天。其中脓肿一次切开术 83 例，脓肿切开加对口引流术 18 例，脓肿切开加胶管引流术 8 例，脓肿切开挂线术 3 例。

1.2 手术方法

1.2.1 脓肿一次切开术：该手术适用于低位肛周脓肿。操作方法：自肛缘沿脓肿顶端两侧放射状梭形切开皮肤及皮下组织（切口长度稍长于肿块 0.5~1cm，以利引流），放出脓汁，将左手食指深入肛内作引导，另一手持探针自创口探入肛内，寻找内口并使探针顺利地从内口探出，切开肛管皮肤、皮下组织及部分括约肌，修剪内口周围组织以利引流通畅。

1.2.2 脓肿切开加对口引流术：该手术适用于感染范围较大的坐骨直肠窝脓肿或低位马蹄形脓肿。以低位马蹄形脓肿为例。手术方法：查明脓腔与内口关系后，在与内口同一方位脓腔顶端两侧放射状梭形切开皮肤及皮下组织，放出脓汁，用探针探出内口，并自内口至肛缘切开脓腔壁，此为主灶切口；以食指深入脓腔，沿脓腔走行方向钝性分离腔隙至脓腔的端点，该食指在腔内作为引导，另一手执刀在端点相应部位作一与肛门呈放射状梭形切口，剪除皮肤及皮下组织。用中弯钳钝性分离切口至脓腔，对口部位不伤及肛管皮肤和括约肌，两切口之间有脓腔相通，表面有皮桥存在。

1.2.3 脓肿切开加胶管引流术：该手术适用于内口在肛管直肠环以下，脓腔已超过直肠环的高位脓肿。操作方法：梭形切开脓肿部皮肤及皮下组织，放出脓汁，探查、修剪内口，使之保持通畅。用中弯钳沿创口向深部钝性分离肛提肌，放出剩余脓汁，用 8~10cm 长的橡胶管置入脓腔（橡胶管的上端置于肛提肌以上，下端超出肛缘 1cm），最后以丝线系住胶管并固定于脓腔底部。

1.2.4 脓肿切开加挂线术：该手术适用于内口在耻骨直肠肌以上的高位脓肿。操作方法：放射状梭形切开脓肿波动最明显处，排出脓液。用中弯钳钝性分离脓腔及肛提肌，用探针置入脓腔至肛提肌以上，另一食指在肛内作引导，探出内口；把预先浸泡消毒好的橡皮筋用丝线系于探针另一端，由内口拉出探针及另一半皮筋，将橡皮筋两端收拢，用止血钳夹住勒紧的橡皮筋，再用丝线扎紧。术后 1 周橡皮筋松动，可再次勒紧，直至皮筋脱落。

1.3 术后处理：术后常规应用抗生素 3~5 天。不需禁食、禁便。排便后中药坐浴。单纯脓肿切开可用油纱条换药。置入胶管者，术后 3 日内换药前用双氧水、生理盐水通过乳胶管反复冲洗，3 日后拔管，用油纱常规换药。对口引流术后换药时应把油纱条先填于主灶切口，在对口处插入油纱条要与主灶相通，深度逐日递减，直至痊愈。挂线术术后换药时注意脱线前勿使皮筋残端与创面粘连，脱线后换药方法同前。

1.4 结果：本组病例治疗一次后均获痊愈。一次切开术平均治愈时间为 10~15 天，对口引流术平均治愈时间为 18~25 天，胶管引流术平均治愈时间为 20~25 天，挂线术平均治愈时间为 25~30 天。术后1年随访98例，无1例复发。

## 2 讨论

据统计，99% 的肛门直肠周围脓肿由肛窦感染继而肛门腺化脓而来。因此，无论行任何一种手术，必须寻找内口，才能根治，否则即使近期治愈，远期还会感染复发。

关于脓肿切口，笔者目前采用梭形切开法，此法同以往放射切开法相比具有以下优点：①梭形切口边缘整齐，可以不再修剪创缘；②梭形切口先自肛缘部位切开，肛管部皮肤、皮下组织及肛门括约肌损伤少，愈合后肛门不易变形；③梭形切口愈合后肛门外观平整，不存在普通切开术愈合后所存在的沟状缺损现象。

对于肛周感染范围较大的脓肿或低位马蹄形脓肿，过去往往实行脓肿全部切开或挂线术。笔者认为这两种手术方法损伤组织多，术后瘢痕大，术后肛门及臀部易变形且愈合时间长。通过对口引流方法，笔者取得了良好的效果。对口引流术的机制在于主灶"塞源"，对口"引流"，从而达到治愈目的，对口引流具有一次性切开，损伤组织少，伤口引流通畅，愈合快，瘢痕组织小等优点。

目前治疗高位肛周脓肿，大多数医师采用全部切开挂线术。在实践中，笔者发现，即使高位脓肿，如果内口在耻骨直肠肌中央以下，采用一次性切开加胶管引流术治疗也可获得痊愈。术中切断全部括约肌甚至1/2的耻骨直肠肌，也不会导致大便失禁。此种手术方法与挂线术相比具有痛苦小、愈合快且手术方法简单等优点。对于传统的挂线术，除非明确内口在耻骨直肠肌以上，应尽可能不用。

肛门脓肿术后成功与否，术后换药也是关键的环节，换药时尽可能填充脓腔底部，使引流彻底通畅，避免形成死腔或形成假性愈合。

此外，应准确地把握手术时机，一旦形成脓肿应立即切开，防止形成瘘或因感染扩大而致手术复杂化。

《中级医刊》1997 年第 32 卷第 3 期

# 一次切开内括约肌治疗高位肛周脓肿58例

王晏美　安阿玥　范学顺（中日友好医院肛肠科　100029）

**摘要** 采用切开内括约肌、内口和部分脓腔治疗58例高位肛周脓肿，既敞开了内口、原发灶和脓腔，又保留了肛直环，一次治愈54例，占93.1%；治愈时间18天~39天，平均25天，术后半年随访，无复发和肛门失禁。
**主题词** 内括约肌　高位肛周脓肿

Once Cut of Anal Inside Sphinctter in the Treatment of High Perianal Abscess：Analysis of 58 cases

Wang yanmei, et al.

The Coloproctogy Dept. of Beijing China – Japan Friendship Hospital：100029

**Abstract** The Cut of Anal Inside Sphinctter, inside mouth and originaldisease oven was applied in the treatment of high Perianal Abscess of 58 cases, not only the inside mouth and originaldisease oven and part of pus chamber were open, but also the anus rectum circle was reserved, of which 54 cases were cured at the first time, the cure rate was 93.1%, and the cure course was 18 ~ 39days, averaging 25days. Postoperational follow – up was ofter 0.5 years, which found no relapse, anal incontinence.

**Key words** Anal Inside Sphinctter; High Perianal Abscess

高位肛周脓肿是指病灶位于提肛肌以上的脓肿，由于位置在肛直环以上，一直是临床治疗的难点。从1995年至2001年，笔者根据括约肌肌间感染学说，采用一次切开肛门内括约肌方法治疗，效果满意，现报告如下。

## 1 资料与方法

**1.1 临床资料**：58 例中男性 42 例，女性 16 例；年龄 17~69 岁，平均 32 岁；病程 3 天至 1.5 月，平均 7 天。病灶位于骨盆直肠间隙者 44 例，位于直肠后间隙者 14 例，同时合并括约肌间脓肿者 18 例。临床症状表现为肛门坠胀，便意频，少数伴肛门疼痛、纳差，其中 35 例伴不同程度发热。

**1.2 手术方法**：肛门局部用碘酒、酒精消毒，骶麻或局麻。在脓肿对应的肛缘作一向外放射状的梭形切口并切除切口内的皮肤，切口内端在肛缘处，切口向外延伸约 4~5cm，中间宽度约 2cm。在切口内距内端约 0.5~1cm 之间用直止血钳向脓腔方向钝性分离，并向直肠腔方向倾斜，直至脓液沿止血钳流出。右手持探针或大弯止血钳自分离口探入，左手进入直肠作引导，若能在齿线附近肠壁顺利探出，则沿探针或大弯止血钳切开内括约肌和外括约肌皮下部，使脓腔敞开；若不能顺利探出，可在肠壁最薄弱处或齿线处人工造内口，再切开，术中注意结扎出血点。然后用手指探察脓腔，分离纤维隔，使脓腔引流通畅，修剪肛管处切口两侧皮缘及括约肌断端，使切口呈"V"字形开放。用刀柄搔刮脓腔，清除脓液及坏死的管壁。用凡士林油纱条填塞脓腔和切口，纱布加压包扎。

**1.3 术后抗炎**：抗生素首选喹诺酮类的氧氟沙星和甲硝唑联合用药。氧氟沙星用量：0.4g~0.6g，静脉点滴，每日两次；甲硝唑用量：每日 1~2g，静脉点滴。术后连续使用一周。

**1.4 术后换药**：便后用安氏熏洗剂坐浴，每次 5min，用生理盐水冲洗或擦尽脓腔和创口，填凡士林油纱条，直至完全愈合。

## 2 结果

**2.1 疗效判定标准**：治愈：切口一期愈合，术后无粪便和气、液失禁；显效：切口一期愈合，术后时有液体溢出肛外；无效：术后切口久不愈合，继发形成肛瘘。

**2.2 效果**：治愈 54 例，占 93.1%；显效 3 例，占 5.17%；无效 1 例，占 1.73%，经二次治疗后痊愈。疗程 18 天~39 天，平均 22 天。术后半年随访，有随访结果者 51 例，除 3 例时有肛门潮湿外，其余未见异常。

## 3 讨论

既往治疗高位肛周脓肿多采用先切开引流，待完全成瘘后再切开瘘管或采用一次切开挂线法治疗而获得治愈。这主要基于两点考虑，即脓肿内口的不明确和术中切断肛直环会造成肛门失禁。但即便如此，仍然会出现术后复发和不同程度的肛门失禁，同时，两次手术或挂线给患者增加了较大的痛苦。

手术根治肛周脓肿必须一次同时切开脓腔和感染源（原发感染灶及内口），但高位肛周脓肿由于位置在提肛肌上，通常的切开方法会切断肛直环而造成肛门不全失禁，故一直是临床治疗的难点。解决这一难点的方法是在不损伤或少损伤肛直环的情况下使脓肿敞开彻底引流。

我们在临床中发现，高位肛周脓肿由于直肠侧韧带的存在很少会出现像低位肛周脓肿那样形成马蹄或半马蹄型，脓腔和原发感染灶一般在同一个位置。同时高位肛周脓肿的发生正如 1958 年 Eisenhammer 提出的"肌间瘘性脓肿"理论那样，首先是分布在内、外括约肌的肛腺感染，然后沿联合纵肌的终末纤维向骨盆直肠间隙和直肠后间隙蔓延而形成，本次观察就有 18 例同时伴肌间脓肿。根据这一理论和临床实际观察，笔者采用切开脓肿及与脓腔在同一垂直线上的外括约肌皮下部、肛门内括约肌和内口，这样不仅使内口、肌间感染灶和脓腔彻底敞开，还保留了外括约肌浅、深部和耻骨直肠肌不被切断。1934 年，Millgan-Mongang 提出了肛门直肠环的概念，认为只要不切断肛门直肠环，切断内括约肌和外括约肌浅层、皮下层不会引起肛门失禁。笔者就此治疗的 58 例患者，术后半年随访，未见明显肛门失禁，实际结果与这一理论相吻合。

这一手术方法在实际操作中还应注意：（1）脓肿的定位要准确，肛缘的梭状切口要选择在与其垂直对应的位置，同时切口的长度和宽度要充分，防止外口过早闭合影响脓腔引流；（2）肛外的钝性分离口不可离肛缘过远，向上沿内外括约肌之间分离，并略向直肠腔方向倾斜，这样可避开肛直环，使其不被切断；（3）内括约肌切断要适当向齿线上延伸，使脓腔的敞开要超过一半以上；（4）在齿线上做切开时要注意止血，可用两把止血钳并排钳夹要切开的部位，然后从中间切开，两断端结扎。

高位脓肿全身感染都较重，术后必须及时合理使用抗生素。氧氟沙星对革兰氏阴性和阳性菌有广谱抗菌作用，对大肠杆菌及葡萄球菌均有较好疗效。甲硝唑主要针对厌氧菌感染，对脆弱类杆菌有较强的杀灭作用，与氧氟沙星联合用药，起相辅相成作用。药敏试验表明，环丙沙星、果复美、丁胺卡那霉素、头孢霉素、先锋霉素、卡那霉素、新霉素、氟哌酸等对以上细菌也较敏感，临床也可视病情和具体条件选用。若治疗效果欠佳，应考虑细菌变异为 L 型细菌，可选用红霉素、呋喃妥因治疗。

# 肛门直肠周围脓肿的中西医结合抗感染治疗

郑丽华　王晏美（北京中日友好医院　100029）

肛门直肠周围脓肿是肛门直肠周围组织感染化脓的结果，本病绝大多数是细菌感染，也有少数是结核菌感染。中医属"肛周痈疽"范畴，有虚实之分。本病的发病除与肛门直肠局部的特殊结构有关外，饮食不洁和过度疲劳是主要原因。

## 1 抗感染治疗

细菌感染多表现为发病急，发展快，3 ~ 5 天即成脓，肛门局部红肿热痛甚，伴不同程度发热、纳差。检查血常规、白细胞和嗜中性粒细胞值均高出正常范围。

皮下和黏膜下脓肿可很快自行溃破，表现为局部疼痛、肛门下坠、便意频、发热，少数肛周脓肿表现为局部长期炎症浸润而不成脓，局部触及硬结，轻压痛，无其他全身和局部症状。

细菌感染性脓肿一经诊断明确，原则上应尽快手术切开排脓，若不具备手术条件，也应用注射器将脓腔的脓液抽出，尤其是高位不易自行溃破的脓肿。同时及时合理使用抗生素控制感染。肛门直肠周围脓肿的致病菌群主要为肠源性，少数为皮肤源性，脓液细菌培养结果显示，绝大多数为混合感染，极少为单一细菌感染，致病菌主要为大肠埃希氏菌及 L 型大肠埃希氏菌、金黄色葡萄球菌及 L 金黄色葡萄球菌、脆弱类杆菌、链球菌等，其中既有需氧菌也有厌氧菌。抗生素首选喹诺酮类的氧氟沙星和甲硝唑联合用药。氧氟沙星对革兰氏阴性和阳性菌有广谱抗菌作用，对大肠杆菌及葡萄球菌均有较好疗效。甲硝唑主要针对厌氧菌感染，对脆弱类杆菌有较强的杀灭作用，于氧氟沙星联合用药，起相辅相成作用。未行手术治疗者，氧氟沙星 0.4 ~ 0.6g，静脉点滴，每日 2 次；甲硝唑每日 1 ~ 2g，静脉点滴。1 周为 1 个疗程，连续使用不超过 2 周。对已行手术切开引流者，以上两药用量减半，一般使用 1 周后停药。药敏试验表明，环丙沙星、丁胺卡那霉素、头孢霉素、先锋霉素、卡那霉素、新霉素、氟哌酸等对以上细菌也较敏感，临床也可视病情和具体条件选用。若治疗效果欠佳，应考虑细菌变异为 L 型细菌，可选用红霉素、呋喃妥因治疗。

若患者有结核病史，发病缓慢，局部无明显红肿热痛，脓肿溃破后脓液稀薄晦暗，脓腔不完整，溃破口久不愈合，或伴有消瘦、盗汗、午后低热等症状。结核菌素试验阳性，脓液检出结核菌，即可确定为结核菌感染。治疗时用乙胺丁醇、利福平、雷米封三联用药，并配合保肝药，如叶酸等。具体用法：乙胺丁醇 0.25g，每日 3 次；利福平 0.45g，每日晨服 1 次。雷米封 0.1g，每日 3 次；叶酸 10mg，每日 3 次。一月为一疗程，创口愈合后停药。治疗过程中注意定期复查血象及肝肾功能，如结果异常，应暂时停药，待恢复正常后在继续用药。

## 2 中医辨证施治

2.1 实证：肛周猝然肿起包块，红肿疼痛俱甚，局部拒按，3 ~ 7 天成脓，脓肿溃破后，脓液色黄稠厚，有腥臭。伴不同程度发热恶寒，大便秘结，小便短赤，舌红苔黄，脉滑数。治宜清热解毒，对早期脓未成或长期表现为局部硬结者为内消散宜散解毒，药用：知母 15g，贝母 10g，天花粉 15g，白及 15g 半夏 10g，穿山甲 10g，皂角刺 10g，乳香 15g。发热甚者加石膏 30g，金银花 15g，芦根 15g，紫花地丁 15g，丹皮 15g；疼痛甚者加桃仁 10g，川芎 10g，元胡 10g；大便秘结者加火麻仁 30g，决明子 15g，酒制大黄 8g；纳差加焦三仙各 15g；夜不能寐者加酸枣仁 30g，远志 15g。对脓已成者用透脓散托里透脓，药用：当归15g，生黄芪15g，炒山甲15g，川芎10g，皂角刺10g，蒲公英15g。对脓液排尽后用八珍汤加味补益气血生肌，药用：人参10g，白术15g，茯苓15g，当归15g，生地15g，熟地15g，白芍10g，川芎10g，炙甘草10g。

**2.2　虚证：** 起病缓慢，病程迁延。肛周红肿不甚，疼痛轻微，10～30天成脓，脓肿溃破后，脓液色白稀薄，常淋漓不断，并夹有败絮状物。伴潮热盗汗，疲倦消瘦。舌红少苔，脉细数无力。对脓成未溃者，用秦艽鳖甲散合托里消毒散加减。滋阴清热，扶正透脓，药用：地骨皮30g，柴胡10g，鳖甲30g，秦艽10g，知母15g，当归10g，黄芪30g，皂角刺10g，人参10g，白芷10g，白术15g；发热者加青蒿15g，银柴胡10g，胡黄连10g；盗汗者加龟板30g，浮小麦30g；对脓成已溃、余邪未尽气阴两虚者，用保真汤加减益气养阴，药用：黄芪30g，党参15g，沙参15g，麦冬15g，生地10g，五味子10g，百合10g，百部10g，阿胶10g，炙甘草10g。对脓腔肉芽灰暗，溃口久不愈合者加三七粉3g，七厘散3g，与上药一起冲服。

## 3　外治法

对脓未成或脓成未溃破者，用祛毒汤坐浴，药用：瓦松12g，马齿苋30g，甘草10g，五倍子10g，川椒6g，防风10g，苍术10g，枳壳10g，侧柏叶10g，葱白6g，芒硝15g。水煎500ml，待温后坐浴，每日2次，每次15分钟。也可用安氏熏洗剂外洗坐浴。坐浴后局部外敷金黄膏。对脓成已溃破或行手术切开引流者，除去祛毒汤坐浴外，每日用注射器抽取双氧水对脓腔冲洗2次，冲洗后用生理盐水再冲洗脓腔1次，用干棉球擦净，然后用凡士林油纱条填塞脓腔。冲洗前应用一块纱布填塞肛门口，防止双氧水误入肠腔，若误入肠腔，应尽快用大量生理盐水冲洗直肠腔。后期应注意脓腔的引流通畅，必要时予以修剪，对肉芽过度生长应及时用刮勺搔爬，对脓腔未完全填充肉芽而外口愈合者应予及时扩创。对结核菌感染者除进行以上处理外，还应在每次脓腔冲洗后用雷米封研粉外敷脓腔，然后在填塞凡士林油纱条。若脓腔的脓液已净，应停止双氧水冲洗，其他方法不变。

由于肛门直肠周围脓肿与身体其他部位的感染不同，若不开放感染的渠道即内口，单纯切开引流或抗感染不会治愈，但配合手术使用或应急情况下使用中西医结合抗感染治疗，可以控制病情发展，减轻局部症状，防止脓腔压力过大，脓液向周围蔓延，使感染扩散。术后可消除局部炎症，促进创口愈合。对合并糖尿病及结核菌感染者合理的抗感染尤为重要。

《中国临床医生》2001年第29卷第6期

# 肛周脓肿合并坏死性筋膜炎 1 例

李　立（中日友好医院肛肠科　100029）

患者男性，62岁。患者高血压、糖尿病史10余年，靠注射胰岛素控制血糖。4d前始肛门肿痛，2d来伴会阴肿痛，于1997年9月26日入院。入院当晚出现排尿困难、尿潴留。查体：痛苦病容，被动体位，T38.5℃，BP24.0/13.3kPa。见肛缘11点～1点皮肤红肿，并向会阴延伸致阴囊，范围约为3cm×12cm，阴囊水肿明显。指诊齿线处12点有一凹陷，周围硬结约5cm×3cm，压痛明显，肿块界限不清。实验室检查：WBC13.6×10$^9$/L，空腹血糖14.4mmol/L，肌酐、尿酸、尿素氮偏高。次日在骶麻下行肛周脓肿一次切开术，会阴及阴囊切开减压术，采用对口引流，在肛门、会阴中间保留皮桥，切口共5处，长度3～10cm。术中发现大片皮下组织和筋膜组织坏死，脓液灰白稀薄。诊断：急性坏死性筋膜炎。术后予安灭菌、氧氟沙星联合抗菌，但红肿范围继续扩大，坏死组织呈棉絮状，液化较明显。考虑患者血糖较高，导致抵抗力下降，炎症不局限、易扩散，及时加大胰岛素用量，严格控制血糖，术后3d血象恢复正常。治疗过程中发现患者的病情变化与血糖波动密切相关，在大量联合应用抗生素的情况下控制血糖，加强局部换药。术后2月患者创面基本愈合，血糖、血压平稳，痊愈出院。随访至1999年6月，未见复发。

讨论　坏死性筋膜炎好发于糖尿病、动脉硬化及长期服用激素、免疫抑制剂的患者，属多种细菌混合感染。本例如此广泛面积的会阴肛门处皮下组织的坏死临床上较为罕见，患者有高血压、糖尿病病史 10a，在治疗上有一定的难度。治疗的关键是早期彻底扩创手术，术后勤换药加速坏死组织脱落，同时控制血糖。换药时反复做细菌培养，以选择最敏感的抗生素治疗。

《中日友好医院学报》1999 年第 13 卷

# 低位切开高位引流术根治高位肛周脓肿 165 例

李　辉　范学顺　热　娜　贾兰斯（中日友好医院肛肠科　100029）

**摘要**　目的：探讨低位切开高位引流术治疗高位肛周脓肿的疗效。方法：全部病例采用齿线处内口以下部位完全切开、内口以上部位脓腔旷置用胶管引流，保留肛管直肠环。术后每日换药时通过乳胶管冲洗脓腔，1 周后撤除乳胶管，改为常规换药直至愈合。结果：165 例患者全部治愈。术后 6 个月~18 个月随访 136 例，无复发，无肛门闭合不良及肛门失禁等后遗症。结论：该术式保留肛管直肠环，不损伤肛门功能，术后痛苦小，不复发，优于传统挂线疗法。
**关键词**　高位肛周脓肿；切开；引流；根治

中图分类号：R657.1＋5　文献标识码：A　文章编号：1001—0025（2005）04—0221－03

**Clinical analysis of 165 pafients with high perianal abscess by radical low resection and highdrainage**
**LI Hui，FAN Xue–shun，RE Na，et al**
**Journal of China – Japan Friendship Hospital**，2005 AUG，19（4）：221~223
**Author's address Department ofColoproctology，China – Japan Friendship Hospital，Beijing，100029，China**
**Abstract**　Objective：To discuss the effect of high perianal abscess therapy by low resection and highdrainage method. Methods：Total resection at lower dentate line and deep abscess incision with rubber tubedrainage were done among all patients. Anal sphincters and anorectic ring were reserved. Deep abscess Waswashed through rubber tube everyday during dressing change postoperatively. Drainage was replaced by routinedressing change after one week. Results：165 patients were recovered. There were no complications e. g. anus un—healthy closed and anus incontinence in 136 follow—up patients. Conclusion：The advantage of this surgicalmethod is to reserve analsphincters and anorectic ring without damaging the anal function，which is beuerthan the traditional metllod.
**Key word** high pefianal abscess；resection；drainage；radical treatment

　　高位肛周脓肿是肛肠科急症、重症，感染不及时控制有发生脓毒血症和败血症的危险，尤其是病灶的位置超过肛管直肠环，如何一期根治并保护肛管直肠环一直是临床探索的方向。1996 年 8 月 – 2005 年 1 月问我科采用低位切开、高位胶管引流术（以下简称非挂线术）一期根治高位肛周脓肿 165 例，疗效满意，现报告如下。

## 1　资料与方法

### 1.1　临床资料

　　165 例中男 148 例，女 17 例；年龄 18~54 岁，平均 36 岁。按照"中医肛肠科病证诊断标准"111，其中骨盆直肠间隙脓肿 35 例，直肠后间隙脓肿 8 例，高低位联合脓肿 72 例；病程 3~12d，平均 7.5d。

### 1.2　治疗方法

#### 1.2.1　手术方法

　　术前常规清洁灌肠 1 次，患者取侧卧位，视病灶部位采取左或右侧卧位，病灶在右侧或后侧采取右侧卧位，病灶在左侧采取左侧卧位。骶管麻醉成功后肛周术野常规消毒，肛管和直肠内新洁尔灭消毒。首先指诊和双合诊检查脓肿部位、范围及肛隐窝有无凹陷、硬结，肛门镜下查看肛隐窝处有无红肿及溢脓等情况以确定内口位置。在脓腔相对应的肛缘或肛周脓肿波动感较明显的地方做放射状梭形切口，切除皮肤及皮下组织，用止血钳钝性分离至脓腔，排出脓液，以食指探查脓腔深度范围并缓慢钝性分离脓腔纤维间隔以利引流，尽量排尽脓液。用探针自切口探人并在齿线附近寻找内口，一手指伸人直肠内作引导。若探针从内口处直接探出，沿探针切开皮肤、皮下组织及相关肌肉，切除局部感染肛腺，并将切口向上适当延伸，断端分别结扎止血。若探针不能直接探出内口，则寻找齿线附近肠壁最薄处并视为内口，探针从此处强行探出，其它处理同上。视脓腔深度将肛缘创口适当向外延长。若合并的低位脓肿范围较广成马蹄状，除在内口对应位置进行如上处理外，需在脓腔的另一端做对口，以便引流通畅。低位切开后，在高位尚未敞开的脓腔内放置 1～2 根乳胶管，乳胶管上段剪开 3～4 处侧孔，将乳胶管下段缝扎固定在创缘皮肤上。

### 1.2.2　术后全身用药

常规应用广谱抗生素 6～10d。并予以中药口服，以清热解毒、利湿排脓、缓急止痛为治法，方选清营解毒汤化裁，基本方如下：金银花、紫花地丁、连翘、丹皮、赤芍、生地、皂角刺、穿山甲、黄柏、车前草、苡仁、白芍、甘草、元胡。气血虚弱者加黄芪、当归，肿块不消者加乳香、没药、贝母。水煎服，每日一剂，连服 1 周。

### 1.2.3　术后局部处理

1 周内每日需换药 2～3 次，然后视分泌物情况逐渐减少换药次数，但每 Et 便后必须换药。换药前先用肛肠熏洗剂坐浴，每次 7～10min。换药时先在乳胶管内灌注双氧水，后用生理盐水冲洗脓腔，双氧水及生理盐水各使用 3060ml，直至流出的冲洗液无脓汁。用于棉球擦净局部，脓腔填塞凡士林油纱条，1 周左右撤除乳胶管，撤管后继续油纱条换药直至痊愈。

### 1.3　疗效判断标准

痊愈：创口愈合，症状消失，无肛门变形、肛门失禁等不良反应；好转：创口基本愈合，症状消失，但术后肛门不全失禁或完全失禁；未愈：创口未愈合，症状未改善，或暂时愈合，数日内又复发。

## 2　结果

165 例患者全部痊愈，疗程 17～31d，平均 21d。术后疼痛持续 2～6d，平均 3d。术后 6 个月—18 个月时对全部患者进行随访，有随访结果者 136 例，无脓肿复发及后遗肛瘘，无肛门闭合不良及肛门失禁等后遗症。

## 3　讨论

### 3.1　与挂线疗法比较

目前治疗高位肛周脓肿普遍采用的方法是挂线术，该疗法是针对传统的一次完全切开可造成不同程度的肛门失禁而提出的。笔者既往在临床中体会，挂线疗法虽然在一定程度上降低了肛门失禁的发生，但治疗过程中痛苦较大，挂线术是靠皮筋缓慢断开肛管直肠环，对肌肉的持续刺激引起难以忍受的剧烈疼痛，这种疼痛一般会持续较长时间。且在换药过程中还需分次紧线，更增加了患者的痛苦。不仅如此，挂线皮筋的持续刺激引起肌肉群炎症纤维化反应，可使瘢痕加重，愈合后不同程度的出现"沟状"缺损，造成肛门闭锁不严，临床表现为长时间的肛门潮湿，甚则漏气漏便。此外，挂线法是在肠壁上人为制造内口，而忽略了真正的内口，术后存在一定的复发率。我们通过与文献资料删进行比较，认为本术式无论从术后疼痛持续时间（表1），还是平均疗程、治愈率、复发率（表2）等方面均优于挂线法。从表1中可以看出，本术式疼痛持续时间短，术后 3d 时 78.8% 的患者疼痛基本消失；挂线术由于皮筋的持续勒割，线脱落晚，导致疼痛时间延长，1 周后仍持续疼痛。表2示，非挂线术与两组挂线术在治愈率方面无显著性差异（P＞0.05），在疗程及复发率上均存在显著性差异（均 P＜0.01）。

### 3.2　本术式的特点

根据肛周脓肿病理生理特点及病原菌的研究，我们采用低位切开内口或感染肛腺、高位脓腔旷置引流的手术方式，本术式源于安阿明教授的对口引流法治疗肛门周围脓肿的机理[5]，对主灶及内口一次性全部切开，而对高位脓腔实行旷置引流。该术式的特点：（1）损伤小，保留肛管直肠环，愈合后不损伤肛门功能，术后随访 136 例未见明显肛门闭合不良及肛门失禁；（2）愈合时间短，手术创伤减至最小，通过胶管冲洗改善深部脓腔厌氧环境，加快肉芽组织生长，平均疗程只有 21d。（3）避免二期手术，术中一次性彻底清除原发感染灶，切开感染肛隐窝及肛腺，减少复发率。

### 3.3 手术要点

根据肛腺感染学说[6]及肛门直肠周围解剖特点，肛周脓肿被认为是由于肛腺的非特异性感染所致171，肛腺感染后通过内括约肌蔓延，向肛管直肠周围间隙扩散，形成相应间隙的脓肿，若沿联合纵肌的终末纤维向骨盆直肠间隙和直肠后间隙蔓延，即形成高位肛周脓肿。因此笔者认为，高位肛周脓肿只是感染扩散至肛管直肠环以上，其原发感染灶仍位于肛管直肠环以下的肛腺处，脓肿破溃不能自然愈合而形成肛瘘皆是由于肛腺的反复感染所致。通过165例患者的术中探查及疗效观察，也验证了肛腺感染学说这一理论的科学性。因此该术式重点是：彻底清除感染内口及原发病灶，脓腔顶部盲端采用胶管引流冲洗，从而避免挂线疗法对肛管直肠环的损伤。术中应注意：（1）准确定位内口。指诊肛窦处有凹陷、硬结及周围组织痉挛；肛镜见肛窦处充血或溢脓；探针顺利从肛窦处探出；脓腔注入双氧水，自肛窦处有气泡溢出；马蹄形脓肿内口多在正后方。以上情况均可提示内口位置，定位中应相互结合，忌暴力操作以免造成假窦道。（2）肛缘的放射状切口要选择与内EI方向一致的位置，并根据脓腔的深度适当延长切口，使引流通畅，避免创口闭合过快影响深部脓腔引流。同时肛内沿内口向上适当断开内括约肌及外括约肌，最多可断开肛管直肠环下1/3，尽量敞开脓腔，以利深部引流通畅。（3）对马蹄形脓肿及脓肿范围较大者，采取主灶切开、对口引流术[8]，可达到损伤肛门组织少、引流通畅、愈合疤痕小的效果。

### 3.4 换药注意事项

根据病原菌研究，肛周脓肿多为需氧菌和厌氧菌的混合感染，且厌氧菌感染率较高[9]，深部脓腔更有利于厌氧菌繁殖，因此术后应使用冲洗液、并及时频繁地换药，以改善深部脓腔厌氧环境，促进坏死组织脱落，加快肉芽组织新生。换药应注意以下几点：（1）换药自术后d1开始，1周内应双氧水加生理盐水每13冲洗2~3次，冲洗时注意肛内填塞棉球，避免双氧水冲进肠腔。（2）撤除乳胶管时间视双氧水冲洗时流出冲洗液的颜色及气泡多少而定，换药初期冲洗液颜色灰黄混浊，气泡较多，多日换药后颜色及气泡逐渐变化，待流出冲洗液略为干净、气泡明显减少时可以撤管。撤管时间最长不超过1周，以防瘢痕组织形成；撤管后，必要时可以每次换药时使用一次性吸痰管放置深部脓腔继续冲洗。（3）放置油纱条应将其平整地嵌入脓腔深处及创面基底部，尽量填塞到位，顶部填充不宜过紧。对口引流处油纱条采用楔形放置，外大里小，撑开外口，使引流通畅，视肉芽生长情况放置深度逐渐递减。

（致谢：本文得到我科安阿玥教授的指导帮助，在此表示感谢。）

**参考文献**

[1] 中华人民共和国中医药行业标准［M］．南京：南京大学出版社，1994.132.

[2] 何德才．切开双挂线引流术治疗高位肛周脓肿临床研究明．中国肛肠病杂志，2004，24（5）：26.

[3] 耿志强．切开引流切挂和拖线术治疗瘘管性肛周脓肿临床观察［J］．中国肛肠病杂志，2004，24（5）：30.

[4] 潘良富，谷云飞．一次性根治肛周高位脓肿218例m．中国肛肠病杂志，2000，20（5）：10.

[5] 安阿玥．对口引流法治疗肛门周围脓肿20例小结．中国肛肠病杂志，1983，2（1）：19.

[6] 安阿玥主编．肛肠病学［M］．北京：人民卫生出版社，1998.133.

[7] Sabiston DC. Textbook of Surgery: the Biological Basis ofModemSurgery Practice［M］.15th ed. Philadelphia：W. B. Saun—ders Company，1997.1039.

[8] 安阿玥，黄跃，王晏美．主灶切开对口引流法治疗复杂性肛瘘叨．中国肛肠病杂志，1996，1（1）：13.

[9] 黄乃健主编．中国肛肠病学［M］．山东：山东科学技术出版社，1996.71.

《中日友好医院学报》2005年第19卷第4期

# 旷置引流一次性根治肛周深部脓肿 87 例临床观察

李　辉　范学顺　王晏美　郑丽华　安阿玥*（中日友好医院肛肠科　100029）

**摘要：**目的观察旷置引流一次性根治肛周深部脓肿的临床疗效。方法对 87 例肛周深部脓肿患者采用低位切开、高位旷置引流法治疗，同时结合术后系统冲洗换药。结果 87 例患者全部治愈，术后随访半年，无脓肿复发及后遗肛瘘，未出现肛门失禁、肛门狭窄、肛门畸形等并发症。肛门功能均正常。结论该术式有效保护肛门功能和形态，减轻患者痛苦。减少术后并发症，是目前一期根治肛周深部脓肿比较理想的方法。
**关键词：**肛周脓肿；旷置引流；一次性根治术

2005 年 10 月至 2009 年 8 月，笔者采用低位切开高位旷置引流术治疗肛周深部脓肿 87 例，疗效满意，现报道如下。

## 1　临床资料

1.1　一般资料：87 例中，男 79 例，女 8 例；年龄 22～45 岁，平均 31 岁；病程 2～8 天，平均 4.5 天。病灶位于直肠后间隙 21 例，位于骨盆直肠间隙者 14 例，高低位联合脓肿 52 例。

1.2　手术方法：患者取侧卧位，常规消毒，骶管麻醉，麻醉成功后，予碘伏消毒肠腔，首先指诊和双合诊检查脓肿侵犯部位、范围及肛隐窝有无凹陷、硬结，肛门镜下查看肛隐窝处有无红肿及溢脓等情况以确定内口位置。在脓肿相对应的肛缘或脓肿波动感最明显的地方做放射状梭形切口，切除皮肤及皮下组织，用止血钳向脓腔方向钝性分离，并向直肠腔方向倾斜，直至脓液沿止血钳流出，以右手持探针自切口探入，左手示指伸入直肠做引导，探针从齿线内口处直接探出，沿探针切开内括约肌和外括约肌皮下部，使脓腔敞开。然后以示指探查脓腔，并分离脓腔内间隔。若齿线上脓腔较深可将切口向上适当延伸，向上切断内括约肌，使脓腔敞开一半以上，断端分别结扎止血，以刀柄搔刮脓腔，清除脓液及坏死组织。视脓腔深度将肛缘创口适当向外延长。置入 1～2 根乳胶管达脓腔顶部，乳胶管上端剪开 3～4 处侧孔，其外端用丝线缝合固定于周围皮肤。若合并的低位脓肿范围较广成马蹄状，除在内口对应位置进行如上处理外，需在脓腔的另一端做对口以便引流通畅。

1.3　术后处理：术后给予抗感染治疗，便后用肛肠熏洗剂坐浴，每日 7～10 分钟。换药时用生理盐水和甲硝唑液对脓腔深部特别是放置和对口引流的脓腔进行冲洗，及时除去创面的坏死组织，用油纱条填塞引流，引流条一定要填至创口深部，但不能填得太紧，待 7～10 天后随着基底部肉芽组织生长及脓腔变浅，逐渐拔出引流管，撤管后继续油纱条换药直至脓腔完全闭合。

## 2　结果

2.1　疗效判断标准：治愈：创口愈合，症状消失，无肛门变形，肛门失禁等不良反应；好转：创口基本愈合，症状消失，但术后肛门不全失禁或完全失禁；无效：创口未愈合，症状未善，或暂时愈合，数日内又复发。

2.2　治疗结果：87 例患者全部治愈，疗程 19～31 天，平均 23 天。术后随访半年，脓肿复发及后遗肛瘘，无肛门闭合不良及肛门失禁等后遗症，肛门功能均正常。

## 3　讨论

既往传统治疗肛周深部脓肿大多主张分期手术：一期切开排脓，待炎症消退 2～3 个月后形成瘘管；二期肛瘘根治手术。但该术式使患者承受 2 次手术之苦，增加患者的精神及经济负担。同时二期手术多采用切开挂线术治疗，挂线疗法是传统中医学治疗肛周深部脓肿及高位肛瘘的一种行之有效的方法，其有效地避免了一次切开肛管直肠环导致肛门失禁的发生。但是挂线疗法在治疗中痛苦较大，其以线代刀，慢性勒割的作用使疼痛一般会持续 10 天左右，特别是 2 次或 3 次紧缩皮肤时会再次增加患者的痛苦；何德才采用切开挂线法治疗高位肛周脓肿 60 例，在术后 1 周时仍有剧烈疼痛者 22 例，占 36.7%；而且挂线皮筋的持续刺激引起肌肉群炎症纤维化反应，可使瘢痕加重，且易出现肛门畸形，愈合后不同程度地出现"沟状缺损"，造成肛门闭合不严。此外，许多挂线法是在肠壁上人为制造内口，术后存在一定的复发率。肛周深部脓肿的发生正如肌间瘘性脓肿理论那样，首先是分布在内、外括约肌间的肛腺感染，然后沿联合纵肌的终末纤维向骨盆直肠间隙和直肠后间隙蔓延[2]。根据这一理论和临床观察．肛周深部脓肿其原发感染灶位于肛管直肠环以下的肛腺处，只是感染扩散至肛管直肠环以上，采用低位切开感染肛腺、高位脓腔旷置引流的术式，使内口、肌间感染灶和脓腔彻底敞开，术中只损伤了外括约肌皮下部、浅部及肛门内括约肌，而外括约肌深部及耻骨直肠肌不被切断，不影响肛门的括约功能，不会引起肛门失禁，同时避免了挂线疗法对肛管直肠环的不必要损伤。术中应注意合理选择切口，肛缘的放射状切口要选择与内口一致的位置，原则上脓肿多大切口多长，使引流通畅，避免创口闭合过快影响深部脓腔引流。正确寻找内口，彻底清除感染原发病灶，探查内口时动作一定要轻柔，防止探出假道。确定内口方法可以采用直肠指诊、肛镜检查、探针探查、脓腔注入过氧化氢等方法。充分引流通畅，内括约肌切断要适当向齿线上延伸，使深部脓腔要敞开一半以上，同时脓腔顶部放置乳胶管引流冲洗，以利深部组织引流通畅。术后换药引流通畅是伤口愈合的保障，换药时使用甲硝唑和生理盐水反复冲洗促进坏死组织脱落及脓液流出，待术后 7～10 天，分泌物明显减少时撤出引流管。油纱条一定要填到脓腔深部，但不能太紧。换药时密切注意肉芽生长情况，一旦有虚性肉芽生长及时修剪，以防止假性愈合[3]。

**参考文献**

[1] 何德才．切开双挂线引流术治疗高位肛周脓肿临床研究［J］．中国肛肠病杂志．2004，24（5）：30．
[2] 朱镇宇．两种手术方式治疗高位肛瘘疗效的比较［J］．中华胃肠外科杂志，2006，9（2）：45．
[3] 安阿玥．王晏美，范学顺，等．收敛化瘀法治疗痔的研究及临床应用［J］．中国临床医生，2008，36（3）：205．

《中国医刊》2011 年第 46 卷第 1 期

# 肛周脓肿根治术的治疗体会

麻洪波（河南南阳宛城区瓦店镇肛肠病专科　473001）

我科 2008 年～2010 年收治肛周脓肿 170 例，采用安氏疗法治疗肛周脓肿均一期治愈，取得了满意的效果。

手术方法：脓肿明显波动处做切口，呈放射状容食指为宜。皮下脓肿和内口一并切除。深部脓肿以食指探查脓腔走向，分离纤维隔膜。右食指深入肛门做引导，左手持圆头探针，由切口探入，针指结合处穿出找到内口，动作要轻柔，用橡皮筋把主管道和内口挂开。用刮匙刮掉脓腔的坏死组织，彻底止血，用双氧水冲洗。按脓肿走向在远端造口用橡皮管做对口引流，可以做个对口引流或分段引流，这样做可以减少括约肌的破坏，橡皮管上面做多个小孔，便于引流，如果管道不能造口就用橡皮管探入脓腔底部便于冲洗换药。对于直肠环上的肛周脓肿除上诉操作外，把直肠环下缘作部分切开便于引流。

拨管时间为 15 天左右，根据脓腔填实程度再决定拔管的最佳时机，过早容易复发，有很多复发的就是没有把握好时机。

讨论：采用安氏疗法稍加修改，主管道切开挂线，以主管道用橡皮管对口引流，这样不伤害深部的括约肌，能保证肛门的完整性，减少后遗症。

关于手术后的护理最为关键是预防复发的基本原则。深部的脓肿腔隙比较大，在拔管的时间上没有统一的规定，我是在换药时观察到腔隙内部填充到没有腔隙再拔管，这是最关键的。换药时要把橡皮管来回抽动几次引流更充分，坐浴有活血化瘀清洁创面作用，还有缓解疼痛减压加快创面愈合等优点，被多数人认可。

营养，愈合：多位学者认为愈合时间过长是肛肠的并发症之一，只要处理得当，引流通畅，还有一个主要的原因，就是营养，患有肛肠病的患者害怕排便，就减少饮食，有恐惧感。所以我们要加强对患者多鼓励，宣传肛肠知识，多吃营养丰富的食物，其次静脉补给，输一点氨基酸，脂肪乳等。

综上所述，肛周脓肿是肛周疾病的急症重症。自从 2008 年采用安氏疗法以来，对该病有了新的认识，正确认识其病变过程，尽快选择治疗时机，只要处理得当，就不会出现肛门异位狭窄，失禁。多数认为全部切开是治疗脓肿的最佳方法，其实不然。给患者带来无法弥补的伤害。尤其是深部脓肿，不能全部切开，采用安氏疗法。

中国肛肠病研究心得集 2011 年

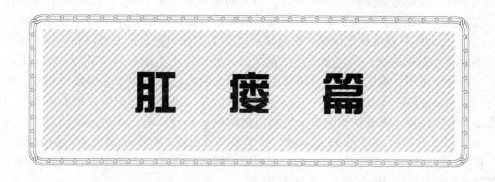

## 内盲瘘的诊断和治疗

安阿玥（中国中医研究院广安门医院）

在肛周瘘性疾患中，内盲瘘比较少见，国内外杂志报道也较少。由于诊断不清，延误治疗和手术后反复发作不愈，在临床时有发生。内盲瘘是肛门外有窦道外口，探针查知则找不到内口，其中一种是肛门外观无肛瘘外口，但有时肿起，时起时伏，在肛管或近齿线位置有一个凹陷口，压之有脓汁溢出，从内口探知向上由黏膜下蔓延有一脓腔，状如口袋，又称单口内肛瘘，二者区别是瘘口一个在肛门外，一个在肛门隐窝位置，按疾病发生的部位和形状，可将后者称为袋状肛瘘。

### 1 袋状肛瘘的病因

此种肛瘘多由于肛隐窝阻塞粪液，局部水肿充血发炎，沿着隐窝肛门腺导管在直肠黏膜下和内括约肌的肌间隙感染化脓所致。

### 2 症状

在急性炎症化脓期，指诊可触及在肠壁一侧有增大的肿块，质软，有压痛，指套上有脓性分泌物，肛门镜下查可见有脓汁溢出，位置多在齿线处。初期患者多主诉：肛内灼热胀痛，大便干燥，此时临床多忽略治疗。但来医院就诊时，患者多主诉：发现肛门内有脓血性分泌物排出，指诊多触及不到肿块，索条状又不明显，在急性感染化脓期过后往往不容易查找到异常之处，因此给我们提示了，在局部检查时切不可粗心大意。反之肛门镜和指诊检查不仔细，见到肛内有脓性分泌物，又未细致查找感染的瘘道口，往往诊断不易确立，甚至盲目手术，以致给患者造成多次痛苦，这就需要我们临床医生要做到明确诊断。和其他病种不同的是，局部病灶定位清楚，减少误诊率，并制定出正确的治疗方案和手术方法，是肛肠科医生主要探讨的一个问题。

### 3 诊断要点

对于袋状肛瘘怎样才能做到正确的诊断，为了说明问题，现举两个实际病案如下：

例1：患者，男，37岁，住院号015224。于1982年6月因肛旁肿痛，周身发热，曾到某医院就诊，为肛周脓肿，住院8天，切开引流。术后一般情况尚好。时隔月余，肛旁又复发肿疼，7天后自行破溃，流出脓血，分泌物较多，肛门口灼痛时轻时重，近来肛门内渗出物较多，分泌物呈腐肉样，于1983年1月8日来我科求治。诊断：肛瘘；Ⅱ度内痔。入院后即做血、尿、便常规，胸透、心电图检查，均未见异常。

　　肛门局部检查结果：肛门外观平坦，无红肿炎症和痔核脱出，在截石位6～7点处可见有手术引流的条状疤痕，无肛瘘外口，肛门镜查11～7～3点处可见Ⅱ度内痔。指诊肿块和压痛不明显。嘱其收缩肛门有少许分泌物，由于不在麻醉下探查，范围有限，根据检查结果，诊断：Ⅱ度内痔、内盲瘘。治疗方案：手术治疗，探查和切除病灶同时进行，患者同意手术。于1983年1月12日上午在手术室局麻下，行探查和切除病灶术；病人采取右侧卧位，消毒手术野，麻醉效果良好，肛门松弛，镜查和指诊均发现6～7点处齿线肛隐窝压之溢脓，肛门镜由此向上探查均正常，无瘘口和炎症，指诊在此位置深约6cm有核桃大小范围肿块，压之溢脓汁位置同前，肿块位于直肠环后"U"字环上方，探针从瘘口进入顺利，有脓汁排出，确定无疑后，用弯血管钳探入腔道内撑开钳子，沿瘘口切开，两边断端结扎，切开后所见脓肿清楚，无其他支管，延长切口至肛门外，以利于标记肛内创面位置和引流。脓肿位置位于直肠后间隙深层，将外括约肌皮下层和内括约肌一部分切断，术后用抗菌素，每天用玉红膏纱条放入引流。创口于1983年1月31日痊愈，于2月9日出院。4月12日复查一切正常。

　　例2：患者，男，26岁，病例号119902，解放军。因肛门疼痛，大便下血，有脓性分泌物五个月余，某医院手术后再发，于1982年10月28日来诊。

　　肛门局部检查结果：肛门内外观正常，肛门镜查，齿线5点处肛隐窝溢脓汁，探针可以从感染的隐窝凹陷处顺利进入3cm左右，肛镜查此处向上黏膜颜色正常。指诊：肛门5～6点处黏膜下有隆起，齿线处有压痛，指套上有脓性分泌物。查尿、便常规正常，胸部透视正常，白血球10000个。

　　诊断：内盲瘘（即袋状肛瘘）。方案：手术治疗。患者取右侧卧位，常规消毒，用1‰利多卡因20ml行骶麻，效果良好，消毒肛内，在肛门镜下于6点瘘口顺利将探针引入。查知腔道在位于黏膜下层和内括约肌间，将探针退出，用大弯血管钳从瘘口探入，撑开镊子后在瘘口中心内左右加两把血管钳，从钳子中间切开，以此逐渐交替切至腔道端，两边断端结扎以利止血，感染腔道清楚可见无其他支腔，创口向肛门外延长，以利于引流和标记。术后处理：抗生素，每天局麻换药，于1982年11月27日痊愈。

　　上述两例，证明详细询问病史，认真检查局部病灶，避免粗心大意，这是诊断疾病的主要依据，诸如此类疾患不需要精密仪器和复杂化验检查，只要正规操作，仔细检查病灶，诊断即可明确。我们所接诊的这两位患者，询问了病史和细阅前治疗病历，发现前治不愈的原因在于术前未做细致的检查而盲目施行手术，术中又未认真处理感染病灶，所致创口引流又不理想，因此延误了治疗，给患者带来许多不必要的痛苦，确应引以为戒。

## 4　治疗原则

4.1　治疗：袋状肛瘘的治疗目的，是要尽快清除感染化脓的病灶，使之引流通畅，加快愈合，避免病灶复杂化并涉及到肛提肌，故应诊断明确，病灶定位准确，早期手术。

　　4.2　手术方式：（1）感染化脓坏死的腔道采用一次性切开，两侧断端结扎，创口向肛门外呈放射状垂直延长，至肛门外约3cm处左右，以利引流通畅。病灶处每天换药，注意不要形成"拱"形愈合。（2）如果腔道位置深，考虑到直肠壁血管丰富，直接切开造成出血，缝扎不容易施行，因而采用挂线治疗，分两次紧线。（3）为了不致错切，腔道内可注射美兰染色，在细塑料管的引导下插入瘘口内缓慢注入，切开后清楚看到染色而且还检查有无分支窦道，如果排除和骶尾骨的关系，也可向内注射碘酒拍片，这样做对于此病的治疗诊断率更高，失误更少些。总之，对内盲瘘（袋状肛瘘）的治疗，其术式的选择，要根据病灶的轻重和肛门直肠环的关系，病灶的范围，医生的手术技能，合理地进行选择。

## 5　参考文献（略）

《新疆中医药》1987年第1期

# 主灶切开对口引流法治疗复杂性肛瘘

安阿玥  黄  跃  王晏美（中日友好医院肛肠科  100029）

**摘要**  主灶切开对口引流法是一种治疗复杂性肛瘘的较好方法。本文收治 40 例全部治愈，无任何症及并发症的发生，平均治愈时间 23 天，本文还对这一术式的机理作了探讨。

**主题词**  主灶切开对口引流法  复杂性肛瘘

Main – focal Incision and Drainage for Complicated Anal Fistula

An A – yue, et al.

The Colo – proctol Dept. of China – Japan Friend ship Hospital 100029

**Abstract**  Main – focal incision anddrainage is a good therapy for complicated anal fistala. Forty cases were subjected to this operation, With the cure rate 100% and without any sequels and complications. The average course of treatment was 23 days. The mechanism of the operation is also discussed in the paper.

**Key Word**  Main – focal Incision anddrainage Complicated anal fistula

1986 年以来，我们采用主管及内口一次切开，支管外口扩大搔扒形成对口引流（简称主灶切开对口引流法），治疗复杂性肛瘘 40 例，效果满意。现报告如下。

## 1  临床资料

本组男 34 例，女 6 例。年龄 17 ~ 48 岁，平均 32 岁。病程 0.3 ~ 10 年，平均 1.5 年。低位复杂性肛瘘 24 例，高位复杂性肛瘘 16 例，14 例曾在外院行一次手术，9 例行过 2 次手术，3 例行过 3 次手术，1 例行过 4 次手术，其余为脓肿自行破溃成瘘。

## 2  治疗方法

常规消毒，铺无菌洞巾，骶麻或局麻后，新洁尔灭消毒肠腔。用探针从外口探入，沿瘘管探清管道走行及主管、内口位置和深浅，在内口相对应的肛缘外作一棱形切口，长度视瘘管深度而定，剪除切口内皮肤及皮下组织，止血钳向内口方向钝性分离，直至瘘管。用探针沿瘘道向内口方向探入，并从内口探出，预先进入肠腔引导的另一食指将探针头勾出肛外，确定所涉及的括约肌，沿探针逐层切开肌组织及管壁。在支管外口周围作一与肛门呈放射状的棱形切口，近肛门不超过肛缘，剪除切口内表皮及外口组织，一般小于主管切口长度，使外口扩大，用刮匙搔扒支管管壁，使主、支管切口之间通畅，然后置带网眼乳胶管于支管内通向主灶切口，主管切口处用油纱填塞引流，纱布加压包扎。术后每次大便后用中药外洗坐浴，3 日内换药，用双氧水、生理盐水通过乳胶管冲洗，清除坏死组织及分泌物，3 日后撤除乳胶管，生理盐水冲洗后，用油纱条填塞引流，主、支管引流条的深度逐日递减，直至痊愈。

## 3  结果

40 例全部治愈，其中 2 例经支管切开后痊愈。疗程 17 ~ 45 天，平均 23 天。

## 4  讨论

本文复杂性肛瘘是指有 2 个以上外口，且瘘道弯曲复杂，深度超过外括约肌浅层以上者。通过多年临床研究，我们发现复杂性肛瘘的内口及肛管段的瘘管是发病的主要环节，亦是治疗的重点部位（称之为主灶），其余通向外口的瘘管称之为支管。对主灶和支管采用不同的手术方法，既可使肛瘘治愈，又可避免过多损伤肛门括约肌，影响肛门功能。主灶实行全部切开，使内口及主管彻底敞开，以利引流而有助于生长。支管实行旷置，对外口切开扩创，使支管外口与主灶切口之间形成对口引流，有利于引流使支管愈合，缩短愈合时间。由于主、支管外口切口与肛门呈放射状，根据肛周结缔组织分布和皮肤纹理走向，此种切口术后瘢痕最小，可避免肛门畸形，选择最接近内口的肛缘作切口切开主灶，避免了对括约肌的斜形切断，减轻了对肛门括约肌的损伤。整个术式体现了少损伤肛门括约肌，不影响肛门功能，彻底治愈肛瘘的原则。

《中国肛肠病杂志》1996 年第 1 期

# 非典型结核性肛瘘中西医结合诊治体会

安阿玥　李　辉　孙秋云　范学顺　马晓勤

（北京中日友好医院　100029）

　　非典型结核性肛瘘是指肛门局部结核体征不突出，全身症状不明显的肛瘘，临床上易被忽视和延误治疗。我们近期收治非典型结核性肛瘘患者 8 例，现将临床诊断及治疗情况分析如下。

## 1　临床资料

　　本组男 5 例，女 3 例，年龄 30～56 岁，平均 45 岁；病程 3 个月～10 年；其中急性发作期肛瘘 3 例。

　　本组患者均有肛旁肿痛、破溃、反复流脓症状。脓液不多，无米泔样分泌物流出；无低热、盗汗、五心烦热及腹痛、尿频、尿痛等症状。均否认结核病史，全身体格检查未发现结核病特异性体征，术前及术后行胸片、B 超等检查均未发现活动性结核病灶，只 2 例胸片回报肺部陈旧性钙化点。初步诊断为化脓性肛瘘，其中低位单纯性肛瘘 6 例，高位半马蹄形肛瘘 2 例。入院后分别行一次切开或主灶切开、支管引流术。术后发现局部伤口生长异常，创口形状特异，呈凹陷形，周边肉芽增生而隆起，中间肉芽组织水肿，生长极为缓慢，且颜色晦暗；创口分泌物清稀，迁延不净。术后 2 例患者出现轻微盗汗症状。全部病人取肉芽及创口边缘组织送病理，病理回报均为"结核性肉芽肿"。辅助检查示：结核菌素试验 5 例呈（＋＋），3 例呈（＋＋＋），化验血沉其中 6 例明显加快。

　　所有患者均以抗结核药物治疗为主。联合口服利福平 450mg、雷米封 300mg 及乙胺丁醇 750mg，每日晨起空腹顿服，疗程为 3 个月。同时，根据中医辨证施治原则配合中药治疗，且内外治相结合，内服中药选青蒿鳖甲汤（青蒿 15g、鳖甲 15g、生地黄 20g、知母 15g、丹皮 15g）。随证加减：分泌物较多者去知母 15g，加木通 10g、泽泻 15g；疼痛者加元胡 15g、川芎 10g；腐肉不去者加生黄芪 30g、当归 10g；肛瘘急性发作加栀子 15g、黄连 10g，外用中药选黄柏 20g、马齿苋 15g、夏枯草 10g、侧柏叶 15g、生地榆 15g、百部 10g、厚朴 10g、秦皮 15g 以水煎坐浴。

　　本组 8 例患者经中西医结合治疗，伤口均完全愈合，愈合时间 38～61 天。术后随访半年，无 1 例复发。

## 2　讨论

2.1　病因及诊断：结核性肛瘘是结核杆菌感染引起的肛门周围脓肿破溃后形成的肛瘘，临床不甚多见，1980 年升森茂树统计欧美等国文献其占肛瘘发病率为 6%～10%。典型结核性肛瘘有明显的结核病史，并伴有低热，盗汗及病灶部位特异性症状，一般术前即可明确诊断。近年来通过临床观察非典型结核性肛瘘逐渐增多，本组 8 例患者均否认结核病史，全身无明显结核表现，胸片均未见活动性病灶。据报道，无肺结核的结核性肛瘘占结核性肛瘘的 20% 左右。考虑可能因身体其他部位、器官的潜伏期结核病灶以及消化道或伤口结核菌感染所致，或者与结核感染程度较轻有关。

　　非典型结核性肛瘘的发病缺乏全身特异性症状，无低热、盗汗及病灶部位结核表现。局部体征亦不突出，术前不易诊断。一般均按化脓性肛瘘处理。因此临床上易被忽视，贻误治疗。通过临床观察，我们体会：即使全身症状不明显，但当局部出现以下特征时也应引起高度重视：（1）肛门指诊检查瘘管管道较炎症性瘘管为宽，本组中最宽直径达 1.5cm；且术中探查见瘘管管壁不整齐，向周围组织蔓延。（2）瘘管内坏死组织颜色晦暗。（3）急性发作期患者疼痛不剧烈，肿块压之中心质软，但红肿、高突不明显，周围皮肤颜色发暗，术中见脓液清稀，且无明显恶臭味。（4）术后伤口肉芽生长极为缓慢，肉芽颜色晦暗，创口呈凹陷形。若有上述情况出现则应立即做进一步针对性检查。局部组织学病理检查是诊断本病的主要依据，此外，结核菌素试验及血沉检查亦有辅助诊断意义。同时，诊断性治疗也是有效的方法，对于怀疑本病的患者可以先给予抗结核药物连续服用1周，若局部伤口情况明显好转可诊断为非典型结核性肛瘘。

2.2 治疗：全身性抗结核药物治疗是非典型结核性肛瘘最主要的治疗办法，而且术后抗结核药物用得越早，创口愈合时间越短。本组患者最短术后8天开始服药，共服38天创口痊愈；最长术后23天开始服药，共服61天创口痊愈。在抗结核治疗的基础上应配合中医药治疗，运用中医辨证施治的理论从整体出发，调节脏腑功能，提高机体免疫力，可以尽快减轻全身及局部症状，并同时减弱抗结核药物的不良反应。本病虽然全身症状不明显，但通过局部表现及舌脉特点仍辨证为阴虚内热，治宜养阴清热为主，选青蒿鳖甲汤加减。外用中药经现代药理研究对结核菌均有明显抑制作用，可使创面保持较高的血药浓度，控制炎症发展，提高疗效，缩短疗程。经中西医结合治疗，非典型结核性肛瘘术后创口愈合情况与非结核性肛瘘相同，预后良好。

《中级医刊》1998年第33卷第2期

# 肛瘘癌变 1 例

安阿玥　王晏美　郑丽华（中日友好医院　100029）

患者，男，46岁。1982年在外院诊为肛瘘，曾2次手术治疗，术后在肛门后近尾骨尖处有一破溃口长期不愈合，反复流脓性分泌物。2个月前分泌物增多，味臭，并发现溃破口组织增生变硬，轻度疼痛。检查：截石位6点肛缘5cm处见菜花状增生，约2.3cm×2.3cm×0.5cm，中间有溃疡口并借瘘管与6点齿线处相通，沿瘘管触诊：质硬、不活动、轻压痛。肛内6点齿线处质硬，但无突起，术中探查：肛管及后外侧有一中间溃疡性肿物，沿皮下呈浸润性生长并突破肛周皮肤形成表皮瘤结，整个肿物约5.5cm×3cm×2cm。病理诊断为中分化腺癌，双侧腹股沟淋巴结转移。手术行乙状结肠、直肠、肛管及双侧腹股沟淋巴结清扫、降结肠造口术。

讨论：肛瘘癌变早期征兆不明显，本例仅是因外口组织增生才来就诊，从腹股沟淋巴结已有转移来看，瘘管癌变早已开始，故难以靠自觉症状来早期发现癌变，预防的根本办法还是及时合理地治疗肛瘘。

《中国肛肠病杂志》1999年第19卷第6期

# 采用非挂线疗法一次治愈高位肛瘘 156 例小结

范学顺　李　辉　李殿环　指导：安阿玥
（中日友好医院肛肠科　100029）

自1992年以来，我科采用主灶切开加胶管引流术治疗高位复杂性肛瘘156例，获得满意疗效，现报告如下：

## 1 资料与方法

1.1 资料：本组男性118例，女性38例，年龄16~63岁，平均34.2岁，病程4周~15年。其中内、外口各一个的单纯性肛瘘56例占35.8%，伴有支管、半马蹄型78例占50%，全马蹄型22例占14.2%，外口数目最多为8个。

1.2　方法：156 例患者全部采用骶管麻醉法。采用侧卧位，常规消毒，铺巾，麻醉成功后，以 1‰ 新洁尔灭消毒肛管及肠腔 3 遍。以探针自外口引入，沿瘘管探清管道走行并确定主灶及内口位置。在与内口相应方位的肛缘以探针为标记，做放射状梭形切口（切口应长于瘘口 0.5～1cm 以利引流），切除皮肤及皮下组织，暴露管腔，自内口至外口一次切开管壁，彻底消除内口窦道内坏死组织，结扎残端部分以防止出血。对波及括约肌深层和耻骨直肠肌的管道及齿线上方肌间管道，采用中弯钳饨性分离扩创并反复搔扒管壁，使之彻底引流通畅，形成"∧"型创口，最后以乳胶管置入管腔顶端丝线缝扎固定。对于低位支管采用主灶切开对口引流法进行一次性根治。本组最多 1 例开窗 8 处。术后常规补液抗炎，24 小时后可以正常排便，便后以纯中药安氏熏洗剂（侧柏叶、马齿线、黄柏、苦参等）坐浴5～10 分钟。一周内每天以 50 毫升生理盐水加入 2 支庆大霉素冲洗胶管内，冲洗后以凡士林油纱条填充创口，直至痊愈。

1.3　结果：经本方法治疗 156 例高位肛瘘均获一次性痊愈，治愈率为 100%。疗程 22～45 天，平均27±2 天。均无肛门狭窄、肛门变形、大便失禁等后遗症。对 108 例随访 3 年，无 1 例复发。

## 2　讨论

2.1　挂线疗法：挂线疗法是中医学治疗肛周脓肿、肛瘘的传统方法之一，我国明代已广泛使用。其治疗机理为缓慢勒开管道并逐渐达到愈合。在医疗水平尚未提高的情况下，它不失为治疗脓肿及肛瘘的好方法。现代医学经过近百年的发展，尤其是生理、病理、解剖学的进展以及大量的临床实践证明，挂线疗法尚存在许多难以克服的缺陷。（1）痛苦大：因挂线疗法是靠丝线或皮筋慢性、持续性勒开瘘管及肛门括约肌，而肛门大部分括约肌受体神经支配，这样丝线的持续压力刺激使肛门产生剧烈疼痛。（2）愈合时间长：常规挂线脱落时间为 8～12 天，如因线已松动而瘘管仍未剖开，则需第二次紧线从而使时间延长。（3）瘢痕重：因挂线的持续刺激，肛门肌肉群炎性增生变性，瘢痕加重即使创面愈合，肛门外观易出现"沟状"缺损甚或影响括约功能。针对挂线疗法引起的种种弊病，改革手术方法势在必行。

2.2　主灶切开加胶管引流术治疗高位肛瘘的机理：本疗法源于安氏"主灶切开对口引流术治疗复杂性肛瘘"的机理。采用主灶及内口一次性全部切开，而对高于耻骨直肠肌的管道实行旷置方法，因高位管道亦通于内口，只是支管位置较高、较深。本方法与传统挂线疗法比较，不伤及直肠腔也不必全部切开括约肌，因而具有痛苦小、恢复快、瘢痕轻，术后不易变形等优点。

2.3　治疗成功的关键：①必须正确处理内口和主灶，创面必须引流通畅。尤其内口周围坏死组织较多，应清除干净以防后患。处理内口时需时刻注意内口与肛管直肠环的解剖关系，当内口全部切开时，管壁清楚周围炎症粘连明显，即使切断肛管直肠环的下 2/3 也不会引起肛门失禁。②术后换药也是治愈高位肛瘘的重要一环，特别是拔除乳胶管后，位于肛管直肠环上方的病灶必须用油纱条塞紧，待创口变浅、变小时，逐渐递减油纱条的塞入深度，直至创面全部愈合。

《医学研究通讯》2001 年第 30 卷第 1 期

# 非挂线疗法一次治愈高位肛瘘 312 例临床分析

范学顺　王晏美　李　辉　指　导：安阿玥

（北京中日友好医院肛肠科　100029）

**摘要**　采用主灶一次切开加胶管引流术治疗高位复杂性肛瘘 312 例．治愈率 100%。疗程 22～45 天，平均（27±2）天。随访 3 年，无 1 例复发。该方法与传统挂线疗法比较，具有痛苦小，恢复快，不易复发等优点。

**主题词**　肛瘘；切开引流；挂线疗法

Clinical Study On Non－thread－drawing Therapy in thePrimary Treatment of High Anal Fistula：Analysis of 312 Cases
Fan Xueshun, et al.

The Coloproctologic Dept. of China－Japan Friendship Hospital, Beijing 100029

**Abstract** Primary incision of the main focus plus rubber tubedrainage was applied ln the treatment of high anal fistula, 312 such cases were cured by first intention, the cure rate was 100%, the treatment course was 22~45days, averaging (27±2) day. No relapse was foundduring 3-year follow-up period. Compared with thread-drawing method, this method is less in pain, faster in recovery and not inclinable to relapse.

**Key Words** Anal fistula; Incision&drainage; Thread-drawing therapy

自 1992 年以来，我科采用主灶　次切开加胶管引流术治疗高位复杂性肛瘘 312 例. 获得满意疗效，现报告如下。

## 1 资料和方法

1.1 临床资料：高位复杂性肛瘘 312 例，男 236 例，女 76 例；年龄 16~63 岁，平均 34.2 岁；病程 4 周至 15 年。其中单纯性高位肛瘘 112 例，占 35.9%；复杂性高位肛瘘伴有支管、半马蹄形 156 例，占 50%，全马蹄形 44 例，占 14.1%。外口数目最多为 8 个。

1.2 手术方法：全部采用骶管麻醉法。取侧卧位，常规消毒铺巾，以 0.1% 新洁尔灭消毒肠腔。用探针自外口仔细探查，沿瘘管探清管道走行方向和深度并确定内口的位置。在与内口相应方位的肛缘以探针为标记，放射状梭形切开皮肤及皮下组织，暴露管腔，自内口至外口一次切开管壁，彻底暴露内口窦道内坏死组织，结扎内口残端部分以防止出血。对波及外括约肌深层和耻骨直肠肌以上的管道及齿状线上方肌间管道，则采用中弯钳钝性分离、扩创，搔扒坏死灶，使之彻底引流通畅，形成八形创口，最后以上 1/3 段带有侧孔的乳胶管一头置入管腔顶端，另一头暴露肛外，以丝线缝扎固定。对于低位支管采用主灶切开对口引流法进行一次性根治。本组最多 1 例支管开窗 8 处。术后常规应用抗生素，中药坐浴治疗。每日冲洗换药直至创口愈合。

## 2 结果

312 例高位肛瘘均获一次性治愈，治愈率 100%。疗程 22~45 天，平均（27±2）天。均无肛门变形、狭窄及大便失禁等后遗症。对其中 216 例患者随访 3 年，无 1 例复发。

## 3 讨论

3.1 高位复杂性肛瘘的内口定位及处理是手术成功的关键：根据 1975 年全国肛肠会议制定的统一标准"，高位复杂性肛瘘的内口均在肛窦部位，只是瘘道穿过括约肌深部以上而已。通过 312 例临床患者的检查与治疗，我们也证实了这种分类方法的科学性。高位肛瘘内口部位完全可以采用普通肛瘘的处理方法，进行一次性切开，而不必采用挂线疗法。在处理内口时，必须注意：（1）将周围坏死组织和瘘管管道彻底切开，不留死腔，以确保引流通畅；（2）注意内口与肛管直肠环的解剖关系，当内口全部切开时，管壁清楚，周围粘连明显，即使切断肛管直肠环的下 2/3 也不会引起肛门失禁。

3.2 该法优于传统挂线术：挂线疗法是祖国医学治疗肛周脓肿、肛瘘的传统方法之一，其治疗方法为低位瘘管切开，高位瘘管则在直肠壁造口挂线，以达到缓慢勒开管道并逐渐愈合的目的，笔者认为，在医疗水平尚未提高的情况下，这不失为治疗脓肿及肛瘘的好方法。但经过我们多年临床实践证明，挂线疗法尚存在许多难以克服的弊病：（1）痛苦大，因挂线方法是靠丝线或皮筋慢性、持续性勒开瘘管及肛门括约肌，皮筋的持续压力刺激使肛门疼痛加剧；（2）愈合时间长，常规挂线脱落时间为 8~12 天，如因线已松动而瘘管尚未剖开，则需要第 2 次紧线，不仅加重病人痛苦，也延长了治愈时间；（3）瘢痕重，因挂线的持续刺激，肛门肌肉群炎性增生变性，瘢痕加重，即使创面愈合，肛门外观易出现"沟状"缺损甚或影响括约肌功能，造成不完全性肛门失禁；（4）易复发，因挂线疗法采用直肠壁造口挂线方法，手术操作盲目性较大，术中极易遗漏真正的感染源（即内口）的处理，尤其是手术经验不足时，更易出现此情况。

3.3 主灶切开加胶管引流术治疗高位肛瘘的机理：本法源于安氏"主灶切开对口引流术治疗复杂性肛瘘"的机理[2,3]，采用主灶及内口一次性全部切开，而对高于耻骨直肠肌的管壁实行旷置方法。因高位管道内口亦源自齿状线处肛隐窝，只是较深而已。因此，完全可以不采用挂线方法也能达到治愈的效果。且本方法与传统挂线术比较，不伤及直肠壁，也不必全部切断括约肌，因而具有痛苦小，恢复快，瘢痕轻，术后肛门不易变形等优点。

3.4　术后换药也是关键的环节：一般1周内，乳胶管尚未拔除时，需用双氧水及生理盐水反复冲洗管道，以使坏死组织得到充分引流；1周后根据坏死物的多少而决定拔管时间。当拔除胶管后，位于肛管直肠环上方的病灶必须用油纱条塞紧，待创口变浅、变小时，逐渐递减油纱条的塞人深度，直至创面愈合。

## 4　参考文献

[1]　安阿玥. 肛肠病学. 北京；人民卫生出版杜，1998，126.
[2]　安阿玥. 对口引流法治疗肛门周围脓肿20例小结. 肛肠杂志，1983，2：19.
[3]　安阿玥，黄　跃，王晏美. 主灶切开对口引流法治疗复杂性肛瘘. 中国肛肠病杂志，1995，1：13.

《中国肛肠病杂志》2002年第22卷第5期

# 高位复杂瘘的定位与手术方法

范学顺　王晏美　李　辉　李　立　安阿玥指导
（北京中日友好医院肛肠科　100029）

　　高位肛瘘是肛肠科常见病之一，传统手术方法主要是切开挂线术。近年来，随着对解剖认识的不断深入，我们采用主灶切开加胶管引流术治疗高位肛瘘患者93例，获得一次性治愈。我们认为高位肛瘘的彻底治愈与防止复发除手术技巧外，与术前的准确定位密不可分。现结合临床资料报道如下。

## 1　临床资料

　　本组男73例，女20例，年龄9~62岁，平均42.1岁，单纯高位肛瘘59例，高位复杂性肛瘘34例。肛瘘合并感染者16例。本组病例外口最多为8个。手术定位主要采用探针检查及瘘管内注水两种方法。

## 2　术前定位与手术方法

2.1　高位复杂瘘的定位方法：首先，确定内口的部位。因高位的复杂性肛瘘，探针检查时外口与内口常不在对应位置上，指诊不易触及管道走行方向，有时在肛内齿线处可触及硬结、凹陷或有触痛感，可参照索罗门定律进行定位，也可采用自外口注入双氧水等有气液体以判断内口的位置。即将纱布卷成柱状塞入肛内，然后自外口注入药液，观察纱布潮湿的方向即为内口的部位，这时肛镜下可见有泡状液体自内口溢出。本组34例患者均采用该方法，内口准确率为100%。内口部位确定后，易出现只查出齿线处的内口而忽略了内口以上的管道的情况。因此，还需结合手术才能搞清楚瘘管的走行及与直肠环的关系。即先切开齿线内口及其以下部位，再易探针探查齿线上的瘘管走行深浅。本组93例患者经检查内口均位于肛管6点部位，而高位管道已超过肛管直肠环的部位。其中，31例瘘管达到直肠后间隙。

2.2　高位复杂瘘的手术方法：在内口相对应部位肛缘以探针为标记，放射状梭形切开皮肤及皮下组织，暴露管腔，自内口至外口一次切开管壁，彻底暴露内口窦道内坏死组织，结扎内口残端部分以防止出血。对波及外括约肌深层和耻骨直肠肌以上的管道及齿状线上方肌间管道，则采用中弯钳钝性分离、扩创，搔扒坏死灶，使之彻底引流通畅，形成"∧"形创口，最后以上1/3段带有侧孔的乳胶管一头置入管腔顶端，另一头暴露肛外，以丝线缝扎固定。对于低位支管采用主灶切开对口引流法进行一次根治。本组最多1例支管开窗8处。术后7~10天肛门内分泌物减少时，可将固定乳胶管的线拆除，改用普通凡士林油纱条引流。并用抗生素、中药坐浴治疗。

## 3　结果

3.1　疗效评定标准：治愈：创面愈合，肛门无压痛及分泌物。好转：创面基本愈合，肛门仍有压痛及少量分泌物。无效：创面不愈合，肛门压痛明显，创口有较多分泌物。

3.2 治疗效果：本组93例均获一次性治愈。疗程22～40天。术后2年，共随访62例患者，无1例复发。患者均无肛门变形、狭窄等后遗症的发生。

## 4 讨论

4.1 术前准确定位是成功治愈肛瘘的前提：肛瘘手术的成功与否与定位有着非常重要的关系。只有准确定位，探清内口所在位置及管道走行才能得知病灶的深浅与手术的难易程度，从而决定采用哪一种手术方法。如手术前定位不准确，即使切开瘘管也很快复发。尤其是高位瘘管，更易出现此现象。因此在切开瘘管内口的同时，一定要探明内口以上是否还存在高位瘘管的可能。由于肛门周围肌肉间隙较多再加肛周组织疏松，术中极易探出假的内口，切除假的病灶。术前自外口注水能巧妙地解决这一问题。有人认为因肛门腺感染而引起的肛瘘占95%～97%。仅有个别病例系由溃疡性大肠炎、克隆病、多发性化脓性汗腺炎、外伤等引起[1]。按照1975年全国首届肛肠学术会议制定的肛瘘统一标准，即使是高位肛瘘也只是管道走行较高而已[2]。据我们临床观察也充分验证了这种分类方法的科学。

4.2 关于低位复杂瘘的术式选择问题：以往，大多数医生采用将病灶全部切开的方法治疗复杂性肛瘘。虽然手术彻底，但手术的创面巨大，痛苦剧烈，特别式术后因瘢痕收缩而致肛门变形，因而不易被患者接受。近年来，国内安阿玥[3]率先提出主灶切开对口引流术的方法巧妙地解决了这一难题，其机制主要为主灶切开杜绝感染源，支管旷置引流，从而有较好地临床效果。该术式不仅减轻了病人的痛苦，且术后瘢痕小，肛门不易变形，不影响愈合时间。

4.3 对高位肛瘘采用主灶切开加胶管引流术的评价：长期以来，高位瘘的术式主要采用切开挂线术的方法。挂线以切开、引流、愈合同时进行的机制，避免了括约肌断端回缩和术后失禁的发生。但挂线术尚存在以下弊端：①肛门剧烈疼痛；②挂线期间分泌物较多不利清洁；③因定位不准，盲目从直肠壁造口而忽略真正的内口，术后易复发。受安阿玥[3]非挂线疗法治疗高位脓肿的启发，我们采用将内口以下的外括约肌及创面全部打开，而将走行与直肠环以上的瘘道扩创、旷置、引流。该手术在切开内口及扩创的同时，虽不同程度地损伤肛管直肠环，但我们观察只要留有1/3以上的肌环，并不影响肛门括约功能。该术式打破了高位肛瘘必须采用挂线术的理论，且经得起临床实践的考验。相对于传统挂线术，本方法具有痛苦小、恢复快、肛门不变形等优点。

4.4 手术切口的改进：我们现在肛瘘手术全部采用棱形切口，其优点是：①切口边缘整齐，无需再次修剪；②肛管组织损伤小。对于创面基底部的坏死组织不必切除、搔刮，以免引起创口剧痛。坏死组织在切开后可因纱条的刺激而被激化成分泌物，这种方法并不影响愈合时间，且术后创面平坦，不会存在沟状缺损现象。

## 5 参考文献

[1] 安阿玥. 非典型结核性肛瘘中西医结合诊治体会. 中级医刊，1988. 2（23）：53.
[2] 安阿玥主编. 肛肠病学. 第1版. 北京：人民卫生出版社，1998. 126
[3] 安阿玥. 急性肛门直肠周围脓肿手术方法探讨. 中级医刊，1997，3（32）：33.

《中国临床医生》第31卷第308期

# 不同术式治疗高位肛瘘98例临床观察

王晏美 安阿玥 范学顺（中日友好医院肛肠科 100029）

**关键词** 高位肛瘘；手术；中药；临床观察

高位肛瘘以往多采用单纯挂线法治疗，患者痛苦大，疗程长，术后局部瘢痕沟较深。1998年起我们根据高位肛瘘内口位置的不同分别采取不同术式治疗，共观察98例，效果满意，现报道如下。

## 1 临床资料

选择符合诊断标准的98例患者，其中男性69例，女性29例；年龄23～72岁，平均37.5岁；病程3月~32年，平均6年；全部病例瘘管顶端均超过肛管直肠环，其中内口位于齿线85例、直肠壁13例，内口位于齿线处截石位3、6、9和其他点分别为14、50、11和10例；2个以上外口7例，瘘管弯曲外口偏离内口垂直位置5例；曾经手术治疗6例。诊断标准参照国家中医药管理局颁布的《中医肛肠科病证诊断疗效标准》制定[1]。

## 2　治疗方法

### 2.1　手术方法

（1）内口在齿线，低位切开高位引流。常规术前肠道准备和皮肤准备，在骶管阻滞麻醉或肛门浸润麻醉后，通过指诊、探针或灌注过氧化氢等方法确定内口位置，在外口周围作梭形切口，从外口沿瘘管管壁，直至齿线处内口，术中注意止血。向肛直环上延伸的瘘管旷置取一乳胶管并在上半段剪开2~3个侧孔，置入旷置的瘘管内，下端缝扎一针将其固定在创口内，创面撒敷赛霉胺适量，凡士林油纱条压迫，术毕。

（2）内口在肠壁，低位切开高位挂线。齿线下瘘管切开方法同上。取橡皮筋两根，一端用止血钳夹住一端用丝线结扎，将结扎线的两线头系在一起套于左手食指尖并顶紧送入直肠内口处，右手持小弯止血钳从切开的瘘管内探入并从内口探出，轻轻用力将止血钳打开夹住左手食指尖顶着的丝线，将其引入瘘管内并从切口拉出，收紧橡皮筋两端用止血钳夹住，用丝线从止血钳下结扎两道，挂线完毕，包扎同上。

（3）多外口或瘘管弯曲度过大，主灶处理同上，支管扩创引流。两个以上外口或瘘管弯曲度过大外口与内口不在同点位，将与内口在同一垂直位置的瘘管和外口确定为主灶，齿线下切开，0齿线上引流或挂线。偏离这一垂直位置的瘘管或支管予以旷置，并将其外口切开扩创以利引流，旷置的瘘管搔刮后置带侧孔的乳胶管，包扎同上。

### 2.2　术后治疗

便后先用中药肛肠熏洗剂坐浴，方为鱼腥草30g、黄柏30g、马齿苋15g、桃仁10g、苍术10g、防风10g、川椒目6g、白芍15g、芒硝15g、侧柏叶10g、白芷10g、甘草10g，煎取1000ml药液，便后坐浴5~10min。坐浴后通过乳胶管用生理盐水对瘘管和创口进行冲洗，然后用凡士林油纱条填入切口并将创面全部覆盖术后1周时将乳胶管拆除，挂线者10d时予以紧线1次。

## 3　结果

### 3.1　疗效判定标准

参照国家中医药管理局颁布的《中医肛肠科病证诊断疗效标准》制定[1]。治愈：症状、体征消失，创面愈合；好转：症状体征改善，创面未愈合；未愈：症状体征均无变化。

### 3.2　肛门括约肌节制功能判断标准

参照石家庄全国肛肠外科会议标准制定[2]。正常：不但控制正常大便，也能控制稀便，而且不漏气、漏液，同常人；较好：能控制正常大便，且能控制稀便，但漏气、漏液；较差：仅能控制成形大便，不仅漏气、漏液，而且不能控制稀便。

### 3.3　治疗结果

结果见表1、表2

表1　98例高位肛瘘临床疗效（例）

| 病位 | 例数 | 治愈 | 好转 | 未愈 | 总有效率/% | 平均疗程/d |
|---|---|---|---|---|---|---|
| 内口在齿线 | 85 | 79 | 3 | 3 | 96.47 | 21.8 |
| 内口在肠壁 | 13 | 11 | 2 | 0 | 100.00 | 24.6 |
| 合计 | 98 | 90 | 5 | 3 | 96.94 | 22.5 |

表 2　对肛门括约肌节制功能影响结果（例）

| 病位 | 例数 | 正常 | 较好 | 较差 |
|------|------|------|------|------|
| 内口在齿线 | 85 | 85 | 0 | 0 |
| 内口在肠壁 | 13 | 12 | 1 | 0 |
| 合计 | 98 | 97 | 1 | 0 |

## 4　讨论

高位肛瘘难治，难就难在肛门功能的保护上。肛门功能分自制（闭合）和括约两方面，肛门的自制有赖于内括约肌和肛管直肠角，而括约功能除内括约肌外还有赖于外括约肌和肛提肌，所以由内外括约肌（深部）、耻骨直肠肌等组成的肛直环历来被视为维持肛门功能的关键组织结构[3]。高位肛瘘是指瘘管深入到骨盆直肠间隙或直肠后间隙的疾病，按切开全部瘘管和内口的传统肛瘘治疗原则手术势必会将肛直环也切断，从而导致肛门功能严重受损。解决这一矛盾目前普遍采用中医的挂线法，传统的挂线法较一次直接切开在一定程度上减少了肛门失禁的发生，但痛苦大、疗程长、疤痕沟深，仍会出现不同程度的气、液失禁。

笔者认为，肛瘘无论是高位还是低位，准确定位并切开内口、瘘管引流通畅是手术成功的两个关键，也是手术的原则。在这一原则指导下，要根据高位肛瘘内口的位置而采用不同的手术方法，在治疗疾病的同时尽量减少对肛直环的损伤。在临床中我们发现，多数高位肛瘘的内口还是位于齿线，尤其是后侧，形成一个"T"字结构。这些患者我们采用将齿线处内口及以下瘘管全部切开，齿线上瘘管旷置，为解决引流问题置入带侧孔的乳胶管并每日冲洗。术中只伤及部分内括约肌和外括约肌，肛直环基本未受损伤。对少数内口位于齿线上肠壁的患者采用齿线下切开齿线上挂线。齿线上是肛直环的核心，利用挂线的慢切开原理，使两断端不至突然回缩而是与周围组织形成粘连，虽然肛直环被断开，但对其功能影响较小。齿线下直接切开减少了挂线的范围，也减轻了术后疼痛，缩短疗程，避免肛门变形等不良反应。对多外口和瘘管弯曲的复杂性瘘再次利用上述原则对支管和弯曲段瘘管进行旷置，扩大外口和置乳胶管引流，化繁为简，保护了肛门的外形和功能[4]。

高位肛瘘的内口定位是左右手术成功与否的又一关键，若内口定位错误，人为制造内口，即使切开整个肌环，术后仍会复发。高位肛瘘的内口有时很难判断，因为瘘管在肛缘皮下不易触及，无法通过指诊沿条索状管壁寻找；多数内口不是瘘管的端点，无法通过探针来探查；还有一些瘘管内口已闭塞，无法注射色素或造影。我们采用安阿玥教授发明的注射过氧化氢法探查，成功率较高[5]。肛门镜下先在直肠腔填塞几个干棉球，防止液体流入肠腔烧灼损伤肠粘膜。用 20ml 注射器自外口注入过氧化氢，过氧化氢进入瘘管后会产生气泡并形成一定压力，肛门镜下可见肠腔有水泡溢出，此处即为内口。一次不成功，从外口开始逐渐将瘘管切开，并不断试用上面方法，除非内口完全闭合，一般都能获得成功。这一方法的优点在于局部不会染色，可以重复进行，管腔内形成的压力可使液体通过非完全阻塞或闭合的部位，尚能清洗瘘管起一定治疗作用。

3 例无效者是出院后复发的，检查时发现在原切口处形成新的瘘管和内口，考虑当时手术时内口不明显，定位错误造成，第 2 次手术后 3 例均治愈。

中医学认为肛瘘（漏）的发病主要因湿热下注，故便后用肛肠熏洗剂坐浴，方中重用鱼腥草、黄柏、马齿苋清热解毒；苍术、防风、川椒目祛风湿；桃仁、白芍、甘草活血化瘀、解痉止痛；芒硝清热消肿止痛；侧柏叶解毒止血；白芷消肿排脓止痛，全方共奏清热解毒祛湿、祛风解痉止痛、祛腐生新促进创面愈合作用。

**参考文献**

[1] 国家中医药管理局 . 中医病证诊断疗效标准 . 南京：南京大学出版社，1996.1，33

[2] 张有生 . 肛肠科手册 . 沈阳：辽宁科学技术出版社，1985.89

[3] 安阿玥 . 肛肠病学 . 北京：人民卫生出版社，1998.15

[4] 安阿玥，黄跃，王晏美 . 主灶切开对口引流法治疗复杂性肛瘘 . 中国肛肠病杂志，1996，16（1）：13～14

[5] 安阿玥. 肛肠病诊疗图谱. 北京：人民卫生出版社，2003.131

《北京中医药大学学报》2005 年第 28 卷第 3 期

# 肛管直肠环大部离断术治疗单纯性高位肛瘘的临床观察

郑丽华　王晏美　范学顺　李　辉　安阿玥（中日友好医院肛肠科　100029）

**摘要**　目的：观察肛管直肠环大部离断术治疗单纯性高位肛瘘的临床疗效。方法：选取符合高位单纯性肛瘘诊断标准的病例 68 例，采用直接切开瘘管的手术方法治疗，术后随访 2 年。结果：68 例患者均一次成功治愈。结论：此方法具有术后痛苦小，损伤小，复发率低，无并发症和后遗症等特点。

**关键词**　单纯性高位肛瘘；肛管直肠环大部离断术；手术技巧

肛瘘是常见的肛门直肠疾病，发病高峰年龄在 20～40 岁，男多于女。现总结 2007～2008 年采取一次性切开治疗的单纯性高位肛瘘 68 例临床资料，现报道如下。

## 1　临床资料

68 例患者，男 56 例，女 12 例，年龄 21～56 岁，平均 36.25 岁；病程 3 个月至 25 年，平均 3.65 年。病例纳入标准：诊断符合 2002 年中华中医药学会肛肠分会专业委员会高位单纯性肛瘘诊断标准[1]：内口在肛门隐窝，仅有一个管道，走行在外括约肌深层以上，侵犯耻骨直肠肌和肛提肌以上者。排除标准：患有心脑血管疾病、免疫系统疾病、血液病以及其他严重危及生命的原发性疾病及妊娠期哺乳期者等不适宜手术者。

68 例患者中 48 例采用骶管麻醉，20 例采用局部麻醉，采用左侧或右侧卧位，常规消毒，铺无菌巾，麻醉成功后，肛管内碘伏棉球消毒数次。用过氧化氢从外口注入瘘管内，在肛门镜下观察是否有气泡从中冒出，冒出气泡处即为内口处，再用探针自外口进入沿瘘管探清管道走行并确定主灶及内口位置，一般探针均无法从齿线探出，而是沿直肠向深部走行，在与内口相应方位的肛缘以探针为标记，做放射状梭形切口，切开皮肤及皮下组织，暴露管腔，然后用剪刀或刀片沿探针走向仔细逐层切开至瘘管管腔，可以见到或多或少明显的坏死组织、条纹清晰的纤维化的硬性管腔，探针顶部跨过肛管直肠环进入直肠后间隙或坐骨直肠窝。结合过氧化氢显示的内口位置，可判断出近肛门端瘘管的走向，然后用圆头探针继续向近心端探寻，可准确找到内口。此时再用刀片沿探针走向依次切开剩余组织，做到无死腔。纤维化管腔可用剪刀剪除少许，或用刀片于其上做不规则划切，严密止血。对波及外括约肌深层和耻骨直肠肌以上的管道及齿状线上方肌间管道，则采用中弯钳钝性分离、扩创，搔扒坏死灶，使其彻底引流通畅，形成"Λ"形创口，最后以上 2/3 段带有侧孔的乳胶管一头置入管腔顶端，另一头暴露肛外，以丝线缝扎固定。术后常规应用抗生素、中药坐浴治疗。每天冲洗换药，1 周后，待冲洗已干净时拔出乳胶管，隔日油纱条引流换药，直至创口愈合。

## 2　结果

依据全国肛肠学术会议制定并经修订统一的肛瘘疗效标准判定[2]。疗效标准：痊愈：症状消失，肛瘘愈合；无效：经治疗后肛瘘未愈；远期治愈：随访 2～3 年，原部位未见复发。后遗症诊断标准：肛门不全失禁：维持肛门括约功能的肌肉部分损伤，平时或排便时气体及稀便不能控制。肛门完全失禁：维持肛门功能的主要肌肉离断，干、稀便及气体均不能自主控制。所有入选病例术后随访时间均超过 2 年。68 例患者均治愈。随访 2～3 年，均无复发。其中 45 例已达到远期治愈。均无肛门失禁，肛门功能均正常，瘢痕萎缩后未出现肛门明显变形，仅可见一手术瘢痕。

## 3　讨论

高位肛瘘多由直肠肛管周围深部脓肿破溃或切开形成，瘘管结构较复杂，涉及的肌肉组织较多较深，手术的关键是减少肛门括约肌的损伤，防止肛门失禁，同时处理好肛瘘内口，避免肛瘘的复发[3]。

对于单纯性高位肛瘘，目前临床上报道多采用切开挂线法，手术时从肛瘘外口处切开至肛缘，瘘管全部切开，清除肛瘘病灶及其周围的瘢痕组织，肛内部分予以挂线处理。优点是创面开放彻底，创口引流通畅，疗效确切。其缺点是手术创面较大，术后并发症、后遗症多、愈合时间较长，尤其是因过度切除瘘管病灶而导致肛管周围正常组织结构的过度损伤，其后果是大量瘢痕性增生愈合、肛门畸形、肛门泄漏等问题。笔者采用肛管直肠环大部离断术治疗单纯性高位肛瘘，发现肛管直肠环是可以大部分一次切断的，而长期的肛瘘正符合这种条件。长期的瘘管周围都有炎症硬结，使直肠环与周围组织产生粘连，把它固定在原来的位置上，即使一次性把它大部分切除也不会造成肛门失禁。高位肛瘘由于病变位置高，管道多弯曲复杂，常有支管及深部死腔，要想通过探针直接准确地找到内口较困难。边探查、边切开就可以有效地避开这些麻烦，切开到内口附近时再去探查内口的位置比较容易。

术中术后需注意的问题：本术式适合单纯性的高位肛瘘，术前应根据外口位置和肛检情况作出初步判断，再经过术中仔细探查，了解内口位置、瘘管走向、是否存在支管等情况，明确单纯性高位肛瘘的诊断后，选用本术式处理。正确探查处理内口，必须灵活运用指检、直视观察、探针探查、注射过氧化氢观察等多种探查内口的技巧，准确判断内口位置，用力要轻柔得当，以免造成假内口和瘘管。术中使用刮勺仔细搔刮管道，尽量清除坏死组织和管壁瘢痕组织，用弯钳钝性分离扩大高位的盲腔，可以有效保持远端旷置瘘管引流通畅；术后换药亦是手术成功的关键，每天用过氧化氢及盐水冲洗乳胶管，坏死组织液化后引流通畅，术后5~6天无分泌物溢出时要去掉乳胶管，以免管腔形成窦道，以后换药用油纱填塞。此术式减少了肛门周围的皮肤肌肉组织损伤，愈合后瘢痕小，既保护了肛门括约肌的功能，也保持术后肛门外观的完整和美观，缩短了疗程[4]。

**参考文献**

[1] 中华中医药学会肛肠分会. 痔、肛瘘、肛裂、直肠脱垂的诊断标准 [J]. 中国肛肠病杂志, 2004, 4：42~43.
[2] 姜春英, 管仲安. 肛肠病新论 [M]. 上海：第二军医大学出版社, 2003.57~61.
[3] 安阿玥, 王晏美, 范学顺, 等. 收敛化瘀法治疗痔的研究及临床应用 [J]. 中国临床医生, 2008, 36 (3)：205.
[4] 朱镇宇. 两种手术方式治疗高位肛瘘疗效的比较 [J]. 中华胃肠外科杂志 2006, 9 (2)：45.

《中国医刊》2010 年第 45 卷第 12 期

# 高位肛瘘的术式选择与比较

李　辉　范学顺　王晏美　郑丽华　安阿玥* （中日友好医院肛肠科　100029）

**摘要** 目的：对 214 例高位肛瘘分别采用一次性切开加乳胶管引流术和齿线处低位切开高位挂线术进行对比观察。方法：214 例高位肛瘘患者随机分为治疗组和对照组各 107 例，治疗组采用一次性切开加乳胶管引流术，对照组采用低位切开高位挂线术。结果：两组术后持续疼痛时间和尿潴留情况差异有显著性，治疗组持续疼痛时间短，术后 3、4 天后疼痛明显减轻，1 周后疼痛基本消失；对照组由于橡皮筋的持续勒割，线脱落晚，导致疼痛时间延长，1 周后仍持续疼痛。治疗组由于患者疼痛较轻，发生尿潴留者少，术后第 2 天排尿基本正常；对照组由于患者痛苦大，发生尿潴留者多，持续时间长。结论：一次切开加乳胶管引流术较低位切开高位挂线术具有痛苦小、恢复快、复发率低等优点。
**关键词** 高位肛瘘；乳胶管引流术；低位切开高位挂线术

2001 年 10 月至 2010 年 5 月，笔者对 214 例高位肛瘘患者分别采用一次性切开加乳胶管引流术和低位切开高位挂线术进行对比观察，发现前者较后者具有明显优点，现报告如下。

## 1　临床资料

1.1　一般资料：214 例中，男 169 例，女 45 例；年龄 19~58 岁，平均 36.2 岁；病程 1~7 年。其中骨盆直肠间隙肛瘘 16 例，直肠后间隙肛瘘 198 例，均符合《中医病证诊断疗效标准》[1]。按住院顺序随机分为治疗组和对照组各 107 例，两组差异无显著性。

1.2　治疗方法：治疗组采用一次切开加乳胶管引流术，在肛瘘内口对应的部位梭形切开瘘管皮肤及皮下组织，敞开瘘管，彻底分离肌间纤维隔膜，用球头探针寻找感染的内口，沿探针逐层切开外括约肌的皮下部、浅部、部分内括约肌直至内口，结扎内口周围出血点并使内口及管腔保持引流通畅；以中弯钳沿创口深部坏死组织钝性分离肛提肌，开创引流，将 8～10cm 带修剪孔的橡胶管置入瘘管深部（橡胶管的上端置于肛提肌以上，下端超出肛缘 1cm），最后以丝线系住胶管并缝扎固定于瘘管基底部。若合并低位半蹄铁型或全蹄铁型肛瘘，则在处理与内口相对应部位瘘管的同时，在肛瘘的另一端（即肛瘘外口）做对口（不伤及肛门括约肌）引流。对照组采用低位切开高位挂线术，切开肛瘘，寻找内口并一次切开皮肤及皮下组织，敞开内口；用中弯钳钝性分离肛瘘及肛提肌，用一头绑扎一橡皮筋的球头探针置入瘘管深部至肛提肌以上，另一示指在肛内做引导，于瘘管最高点的薄弱处穿出探针，拉出橡皮筋，两端合拢用止血钳夹住勒紧，然后以丝线扎紧。术后 1 周橡皮筋松动，可再次勒紧，直至橡皮筋脱落。术后 2 组常规补液抗感染治疗 5～7 天。术后 24 小时可以正常排便，以中药肛肠洗剂坐浴 15 分钟，然后以 0.5% 甲硝唑或生理盐水反复冲洗脓腔，以凡士林油纱条外敷创面。治疗组 7～10 天冲洗瘘管至无分泌物时拔管，对照组 10 天如皮筋松动需再次收紧，直至皮筋脱落后创面改用油纱条换药。

## 2 结果

2.1 疗效标准：治愈：症状、体征、消失，病灶彻底清除，创面愈合；好转：症状消失或明显改善，病灶基本清除；无效：症状、体征均无明显改善，病灶存在或后遗肛瘘。

2.2 疗效：治疗组 107 例均一次性治愈，疗程 19～25 天，平均 20.1 天，均无肛门变形、失禁等后遗症；99 例随访 1～3 年无复发。对照组一次性治愈 98 例，治愈率为 91.6%，9 例失败，行二次手术治愈，占 8.4%，脱线时间为 13～21 天，平均 15.2 天。29 例行二次紧线，11 例行三次紧线，疗程 28～41 天，平均 35.1 天。术后 12 例出现肛门关闭不紧，19 例出现沟状缺损。83 例随访 1～5 年，复发 6 例（7.2%）。两组术后持续疼痛时间和尿潴留情况差异有显著性，治疗组持续疼痛时间短，术后 3、4 天后疼痛明显减轻，1 周后疼痛基本消失；对照组由于橡皮筋的持续勒割，线脱落晚，导致疼痛时间延长，1 周后仍持续疼痛。治疗组由于患者疼痛较轻，发生尿潴留者少，术后第 2 天排尿基本正常；对照组由于患者痛苦大，发生尿潴留者多，持续时间长。见表 1、表 2。

表 1　两组术后疼痛例数及持续时间比较（n,%）

| 组别 | 1d | 2d | 3d | 4d | 5d | 6d | 7d | 8d | 9d | 10d |
|---|---|---|---|---|---|---|---|---|---|---|
| 治疗组 | 26(24.3) | 55(51.4) | 62(57.9) | 42(39.2) | 16(14.9) | 4(3.7) | 0(0) | 0(0) | 0(0) | 0(0) |
| 对照组 | 92(85.9) | 99(92.5) | 91(85) | 71(66.3) | 51(47.7) | 43(40.1) | 26(24.3) | 18(16.8) | 9(8.4) | 6(5.6) |

表 2　两组术后尿潴留情况比较（n,%）

| 组别 | 1d | 4d | 7d | 10d |
|---|---|---|---|---|
| 治疗组 | 15 (14.0) | 0 (0) 0 (0) | 0 (0) | |
| 对照组 | 37 (34.5) | 21 (19.6) | 3 (2.8) | 1 (0.9) |

## 3 讨论

挂线疗法有效地解决了耻骨直肠肌以上肛瘘引流与愈合问题，防止一次切开导致肛门失禁，但挂线术术后痛苦大，特别是二次或三次紧缩皮筋时会再次增加病人的痛苦；瘢痕大且易出现肛门畸形，瘢痕挛缩形成卷曲、凹陷、变形、移位，造成肛门瘢痕加重并易出现创面的沟状缺损，即使完全愈合也易出现肛门关闭不全、漏液等功能减弱现象；恢复时间长，因需第二次甚或第三次紧线，因而延长了愈合时间；即使直肠黏膜与肌层愈合后，该处瘢痕组织也易受粪便的污染，故增加了再次感染的机会。一次切开加乳胶管引流术最大的特点是在切开内口的同时，将波及外括约肌深层和耻骨直肠肌以上的瘘管敞开、旷置、引流，最大限度地保留了肛管直肠环肌群，因组织损伤少，所以患者痛苦小，恢复快，且不影响肛门功能。主灶切开对口引流术治疗肛门周围脓肿解决了复杂性肛周脓肿术后瘢痕重、痛苦大、肛门变形等后遗症。本方法实际上是对口引流术式的延伸，只是瘘管涉及范围及对口部位较高而已。99%的肛门直肠周围脓肿及肛瘘均由肛窦感染继而肛门腺感染化脓而来，肛腺感染后通过内括约肌蔓延，向肛管直肠周围间隙扩散，形成相应间隙的脓肿，若沿联合纵肌的终末纤维向骨盆直肠间隙和直肠后间隙蔓延即形成高位肛周脓肿，脓肿自溃或人为切开而成为肛瘘旧[1]。因此，高位肛瘘的内口实际上也在肛管直肠环下方的肛窦内。基于此种观点，对于高位肛瘘完全可以采取将内口敞开，内口以上瘘管旷置、引流，达到治愈的目的。

一次切开加乳胶管引流术的手术要点：高位肛瘘的内口定位与走行对手术范围至关重要，只有找准内口，才能彻底治愈；否则即使近期治愈，远期还会感染复发。确定内口方法可以采用直肠指诊、肛镜检查、探针探查、过氧化氢灌注等方法，特别是对耻骨直肠肌以上部位，必须查明是否有瘘管的存在，以免遗漏病情。其次，术中需注意肛缘的放射切口要选择与内口方向一致的位置，以减少对肛门周围组织的损伤。同时，处理内口时，在肛内沿内口向上可适当切开内括约肌及外括约肌，以保证引流通畅。对于高位肛瘘，内口以下创面及耻骨直肠肌以上管腔必须彻底冲洗引流通畅，以保证创面的生长愈合[3,4]。

### 参考文献

[1] 国家中医药管理局. 中华人民共和国中医药行业标准 [M]. 南京：南京大学出版社，1994. 132.

[2] 安阿玥. 肛肠病学 [M]. 第2版. 北京：人民卫生出版社，2005. 研.

[3] 李辉，范学顺，王晏美，等. 旷置引流一次性根治肛周深部脓肿87例临床观察 [J]. 中国医刊，2010，46（1）：63.

[4] 安阿明，王晏美，范学顺，等. 收敛化瘀法治疗痔的研究及临床应用 [J]. 中国临床医生，2008，36（3）：205.

《中国医刊》2011年第46卷第2期

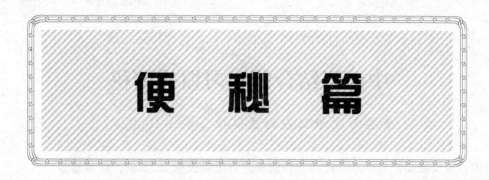

# 调便汤治疗便秘47例报告

王晏美（中日友好医院肛肠科　100029）

便秘是多种原因引起的大肠传导功能失常而出现的排便障碍。我们运用调畅气机、润养肠道法自拟调便汤治疗慢性功能性便秘47例，效果显著，现报告如下。

## 1　诊断依据

主要依据排便习惯的改变和排便困难的程度而定。具体有：①大便干结或不干；②排便困难，排除时间延长，一般超过正常排便时间一倍以上；③排便间隔时间延长，一般超过正常时间2天以上；④或伴腹痛、腹胀、头晕、纳差、心烦易怒、夜寐不安等；⑤或伴有相应的气血阴阳虚弱等全身症状；⑥X线检查，可见肠袋变浅或密集等改变，排除器质性病变；⑦病程超过3个月以上。

## 2　临床资料

47例中，男性31例，女性16例。发病年龄27～83岁，平均49岁。病程1～52年，平均14年。合并内痔者42例，直肠黏膜脱垂者12例，高血压者4例，慢性支气管炎2例，肺气肿者1例。

## 3　治疗方法

调便汤为基本方，临证时辨证加味。

调便汤药物组成：紫菀15克，杏仁10克、柴胡10g、玄参15克，火麻仁15克，肉苁蓉10g。阴虚加麦门冬、女贞子，有虚火上炎者再加黄柏，气虚加黄芪，太子参，血虚者加当归、酸枣仁，阳虚者加干姜、肉桂。每日水煎一剂，早晚各一次温服。

## 4　治疗结果

治愈：药后三天便软，能在较短时间内（不超过10分钟）不费力的排出，1～2日一行，半年内不再复发。计39例，占82.9%。好转：服药期间便软，能轻松的排出，停药三月后又复发倾向。计6例，占12.7%。无效：服药一周后诸症无明显改善，计2例，占4.4%。

## 5　体会

排便过程是赖大肠的传导功能来完成，大肠传导功能是否正常又取决于肠道的润涩及与之相关的内脏功能。若脾传输、肺宣发布散津液的功能失常及肾精亏虚，则会肠道干涩；若肺失肃降、肝失疏泄和胃失和降，则气机逆乱，推动无力。这两者是导致肠道失常而引起便秘的最基本机制。针对这一机制，采用调畅气机、润养肠道法进行遣方用药。我们从古今医书中寻找出近百味具有调便功能的中药进行临床验证，最后筛选出其中六味组成调便汤基本方。从柴胡、紫菀、杏仁调畅气机，用玄参、火麻仁、肉苁蓉润养肠道。诸药合用，再辨证加味，能标本兼顾，临证具有速效性和巩固性两大特点。

《中医杂志》1992 年第 33 卷第 1 期

# 中西医结合治疗习惯性便秘

王晏美 （中日友好医院肛肠科　100029）

我们采用自拟调便汤配合手术治疗习惯性便秘并直肠黏膜脱垂 58 例，效果显著。

## 1　临床资料

58 例中，男 36 例，女 22 例。年龄 27~83 岁，平均 49 岁，病程 1~52 年，平均 14 年，其中合并内痔 33 例，高血压 4 例，慢性支气管炎 2 例，肺气肿 1 例。

## 2　治疗方法

2.1　方药：调便汤由紫菀 15g、杏仁、柴胡各 10g、玄参、火麻仁各 15g、肉苁蓉 10g 组成。阴虚加麦门冬、女贞子，气虚加黄芪、升麻，血虚加鸡血藤、酸枣仁，阳虚加干姜、肉桂，腹胀加厚朴、莱菔子。每日水煎一剂，早晚各一次温服。

2.2　手术：术前清洁灌肠。术中病人取侧卧位，肛周用洗必泰消毒，局麻下，直肠内用红汞消毒。用 5ml 注射器、8 号针头抽取 5% 鱼肝油酸钠与 1% 普鲁卡因 2∶1 混合液，按左、右、后三个位置从肛缘外 1.5cm 进针在齿线上 4cm 起向肛周呈柱状注射在黏膜下层，注射总量不超过 15ml。若黏膜套叠，应同时结扎切除部分黏膜，然后于肛门内挤入九华膏，肛门外放纱布卷固定。术后卧床休息，48 小时后排便，伴内痔者，术中一并治疗。

## 3　结果

本组治愈 41 例，好转 13 例，无效 4 例。

## 4　讨论

祖国医学认为，排便与内脏功能密切相关。若脾传输、肺布散津液的功能失常或肾精亏损，则肠道失养而涩滞。若肺失肃降、肝失疏泄和胃失和降，则气机逆乱，推动无力，致排便困难。如单纯使用刺激性泻剂可损伤结肠并加重便秘，而油类润滑剂则易引起营养不良，调便汤中柴胡、杏仁可调畅气机；玄参、火麻仁、肉苁蓉润养肠道；紫菀能开泄肺郁，宣通窒滞，敷布津液，助肾藏精。主要合用有调畅气机、润养肠道的双重作用。实践证明，此访治习惯性便秘，方法简便、安全、可靠。

《中国肛肠病杂志》1995 年第 0 卷第 1 期

# 以注射为主治疗直肠黏膜内脱垂性便秘 83 例

范学顺　孙秋云　指导：安阿玥

（中日友好医院　100029）

1992 年以来，笔者采用以安氏化痔液注射为主，以口服中药为辅方法治疗直肠黏膜内脱垂性便秘患者 83 例获得满意效果，现报告如下。

## 1 临床资料

**1.1 一般资料**：83 例中，女性 71 例，男性 12 例；年龄 40～70 岁，平均 57 岁；病程 1～20 年，平均 5 年。其中合并内痔 36 例，高血压 5 例。均有反复服用通便药史。

**1.2 治疗方法**

**1.2.1 手术方法**：患者取右侧卧位，常规消毒肛周皮肤。以 0.5% 利多卡因局部浸润麻醉。麻醉成功后，肛门镜下 1‰ 新洁尔灭棉球消毒肛管及肠腔 3 遍。暴露直肠内一处（如 3 点处）黏膜脱垂上端，用 5ml 注射器、5 号长针头，抽取化痔液原液，注入黏膜下层，退针给药 2～3ml；将肛门镜稍向外退，暴露黏膜脱垂部位。取 2：1 化痔液（化痔液 2 份，0.5% 利多卡因 1 份）注入黏膜下，药量为 5～7ml；再将肛门镜退至黏膜垂脱下端至齿线部位，取 1：3 化痔液（化痔液一份，0.5% 利多卡因 3 份）注入黏膜下层。注射时以黏膜充盈光亮、毛细血管暴露清楚为度。同法处理 7、11 点及其他部位垂脱黏膜。总量不超过 40ml。术毕，以方纱固定。

**1.2.2 术后处理**：术后常规应用抗生素 3～5 天。24 小时可以正常排便，便后中药坐浴，以庆大霉素 16 万 U 保留灌肠 7 天，以局部消炎。

中医认为本病系脾虚失司，中气下陷，不能固涩所致，故术后给予中药治疗时，以益气养血，升阳固脱，润肠通便为治则。方药为：黄芪 25g、当归 10g、升麻 6g、柴胡 6g、麻仁 20g、生地 15g、玄参 15g、党参 10g、麦冬 15g、陈皮 10g、肉苁蓉 15g、水煎口服，每日 1 剂，连服 10 天。

## 2 治疗结果

**2.1 疗效标准**：①痊愈：排便通畅，脱垂黏膜平复；②好转：排便困难明显改善，黏膜脱垂程度减轻；③无效：治疗前后，症状体征无改变。

**2.2 疗效**：83 例中，痊愈 67 例，占 80.7%；好转 16 例，占 19.3%。

## 3 讨论

直肠黏膜内脱垂病人发病多在 50 岁以上，主要症状为排便困难，有坠胀和梗阻感，部分患者排便时有下腹部疼痛及骶尾、会阴部酸胀感。严重者需用手指插入肛门内协助排便[1]。直肠黏膜内脱垂为直肠全层脱垂的前驱病变，由于黏膜下肌层断裂，使黏膜与肠肌分离，造成直肠排空无力，因而形成排便困难。患此病后，患者长期过度用力排便，导致腹内压升高，因而黏膜脱垂愈加严重，形成恶性循环。

对此型便秘的治疗，若单纯采用油类润肠剂或刺激性泻剂，不能从根本上改善黏膜脱垂现象，因而效果较差。如长期采用泻剂，还可因肠腔内水分丢失反而使便秘加重。对此，笔者采用直肠黏膜下注射化痔液为主，口服用药为辅治疗，获得了满意效果。安氏化痔液为纯中药制剂，具有化瘀止血，收敛固涩之功效。应用安氏化痔液注射可治疗各期内痔，混合痔及直肠脱垂[2]，通过该药物注射能使脱垂黏膜牢固的黏附于肠肌上，从而使黏膜平复，肠腔复原，因而为本病的治疗解决了关键的一环。临床中，我们还根据中医脾虚运化失司、气虚血亏失于润养的理论，采用益气养血、升阳固脱，润肠通便中药配合治疗，调整气机，两者相得益彰。

## 4 参考文献

[1] 王玉成. 引起便秘的一组盆底疾患，中国肛肠病杂志，1988，8（3）：37.
[2] 安阿玥等. 安氏化痔液治疗各期内痔混合痔. 中日友好医院学报，1994，8（4）：193.

《中级医刊》1998 年第 33 卷第 3 期

# 四逆散合增液汤加注射疗法治疗习惯性便秘

范学顺 安阿玥 李 辉 王晏美

（中日友好医院 100029）

## 1 临床资料

1.1 一般资料：习惯性便秘130例中，女性86例，男性44例；年龄18~72岁，平均54岁；病程1~15年，平均7年。其中合并Ⅰ期内痔15例，Ⅱ期内痔30例，肛乳头肥大6例。

### 1.2 治疗方法

1.2.1 注射方法：患者右侧卧位，常规消毒肛周皮肤，以0.5%利多卡因局部浸润麻醉。麻醉成功后，肛门镜下1‰新洁尔灭消毒肛管及肠腔3遍，以干棉球2~3块堵塞直肠腔上部。充分暴露直肠腔前方，用5ml注射器，5号长针头，抽取安痔注射液原液，自肠腔近心端黏膜下向远心端依次点状注射并退针给药，每点0.5~1ml，直至黏膜充盈光亮。以同法注射3、7、11点松弛黏膜。合并内痔者再以2：1安痔注射液（安痔注射液2份，注射用水1份）均匀注射于痔核黏膜下层，总量不超过40ml。伴有肛乳头肥大或单纯结缔组织外痔者一并切除。术毕，明胶海绵外敷创面，方纱固定。术后常规补液抗炎。手术24小时后可以正常排便，便后以安氏熏洗剂（鱼腥草、苦楝皮、苦参、侧柏叶、生甘草）坐浴10分钟，常规换药。

1.2.2 口服中药：柴胡10g、枳实10g、白芍15g、生甘草10g、川楝子10g、麦冬15g、生地15g、麻仁30g、玄参15g。腹胀者加木香6g、厚朴15g。用法：术后第1天始服，空腹，每日1剂，分2次服用，连服7~10天。

1.2.3 治疗结果：治愈（症状消失，局部检查肠腔黏膜平复）121例，占93.07%；好转（排便困难改善，黏膜松弛或脱垂基本平复）9例，占6.93%。平均住院日14±2天。1年后随访66例，无1例复发。

## 2 讨论

四逆散具有透邪解郁、疏肝理气之功，用于肠胃气滞不畅效果颇佳。增液汤具有增液润燥之功。麻仁润肠通便，配合四逆散及增液汤具有相辅相成之功。笔者很少用大黄、番泻叶等强泻药物，是因为强泻药物易致肠内丢失水分较多，停药后便秘现象反而更加严重。而本方行气导滞、润肠通便，既能改善胃肠运行机制，又达增水行舟之功，通过黏膜下注射，能起到化瘀止血、收敛固涩效果。

《中级医刊》2000年第35卷第7期

# 治疗便秘药物的合理选择

郑丽华 贾兰斯（中日友好医院肛肠科 100029）

中图分类号：R574.63 文献标识码：A 文章编号：1008-1089（2007）04-0062-02

便秘是由多种原因引起的常见病症。患者常有粪便干结、排便困难或不尽感，在不用通便药时，完全排空粪便的次数显著减少等。它的发生率在慢性消化系统疾病中排位第一，尤其在老年人中更为多见。便秘应及时治疗，粪便在结肠内滞留时间过长，发酵腐败产生大量对人体有害的毒素，机体吸收后会出现头晕、恶心、乏力、食欲不振等症状；长期便秘也是结肠癌的一个诱因，而且，排便时屏气用力，易使高血压、心脏病患者突发意外。

## 1 治疗便秘的常用药物

**1.1 容积性泻药**：又称膨松剂，主要为含纤维素和车前草的各种制剂，小麦麸皮、魔芋、琼脂、甲基纤维素、车前子制剂等。吸水后增加容积，轻度刺激肠蠕动；抵达结肠后被肠道内细菌酵解，增加肠内渗透压和阻止肠内水分吸收，增强导泻的作用。适用于低纤维素膳食、妊娠期，以及撤退刺激性泻剂时应用。不良反应小，可长期使用。由于此类药的作用力较弱，与饮食调整差别不大，故临床已少应用。

**1.2 刺激性泻药**：药物本身或其在体内的代谢产物能刺激肠壁，使肠蠕动加强而促进排便。代表药物有比沙可啶、酚酞（果导）、双醋酚汀等。适应证：各类型便秘，分娩前、手术前、腹部 x 线检查或内镜检查前的肠道排空，手术后、产后恢复正常的排便习惯时。注意事项：这类泻药作用较峻烈，不宜长期服用，只宜临时应用。服片剂时不得压碎、嚼碎，服药前后 2 小时不能喝牛奶、口服抗酸剂或刺激性药物。此类药品有刺激性，应避免接触眼睛和皮肤黏膜。少数患者服后有腹痛感，排便后自行消失。孕妇慎用，急腹症患者禁用。

**1.3 润滑性泻药**：又称大便软化剂，能润滑并刺激肠壁，软化大便，使粪便易于排出，且作用温和。包括液状石蜡、甘油等，前者有软化粪便作用，甘油制剂如开塞露通便疗效是基于其刺激和软化粪便，尤其是对感觉阈值增高的出口梗阻性便秘有效。这类药作用温和，不引起剧泻，适用于避免排便用力的患者如老年人、孕妇、产妇、高血压患者、术后患者、痔瘘患者等使用。注意事项：易产生依赖性，不宜长期使用。

**1.4 渗透性泻剂**：主要有盐类和糖类渗透性泻药。

**1.4.1 口服盐类渗透性泻药**：如硫酸镁，不易被肠道吸收，停留在肠腔内，使肠内容积的渗透压升高，能吸收大量水分并阻止肠道吸收水分，使肠中容积增大，刺激肠壁，反射性地增加肠蠕动而导泻。其作用强烈，临床上多用于肠道检查前的清肠准备，应避免过量或反复应用。注意事项：严重心、脑、肺、肾疾病，全身重度衰竭者慎用；孕妇、因严重器质性病变肠梗阻引起的近期排便困难禁用。

**1.4.2 糖类渗透性泻剂**：如乳果糖和聚乙二醇，乳果糖适用于使用其他轻泻剂无效的病人及慢性便秘患者。乳果糖如杜秘克为一种合成的二糖，不为胃肠道的酶水解和在小肠中很少吸收。它到达结肠前没有改变，在结肠中被结肠细菌代谢成短链有机酸，这些不吸收的酸代谢物能增加渗透活性，导致结肠内轻度水分积聚，通常在 1～3 日内可产生软而成形的粪便，有些病人在 6～24 小时内产生半液体粪便。它对有慢性便秘的病人有效，且显著地降低老年人粪便嵌塞的发生率。由于它的作用是非全身性的并限于结肠，故没有其他轻泻药吸收后造成的有害作用。开始服用时常引起胃肠胀气和肠绞痛，常为暂时性的，过量可产生水样腹泻。注意事项：糖尿病病人宜慎用。对老年衰弱而接受乳果糖治疗超过 6 个月的病人宜定期测定血清电解质。对需低半乳糖饮食的病人应禁用。

聚乙二醇如福松由氧化乙烯聚合而成，不被酵解或细菌分解，通过氢键结合水分子参与粪便形成，使水化粪便体积至正常，不断刺激结肠使其蠕动增加，促进结肠推进，粪便排出顺畅，很少引起腹胀、腹痛。在治疗中不会带来水、电解质失衡。

**1.5 中成药**：包括行气导滞类、清热通便类、益气滋阴类。

**1.5.1 行气导滞类**：治疗气滞证便秘。常用药物为六味安消胶囊、木香槟榔丸、枳实导滞丸，主要成分为木香、槟榔、枳壳、枳实等。功用：行气导滞，泻热通便。适应证：胃肠积滞，脘腹胀痛，大便不爽，里急后重，肛门下坠等症。

**1.5.2 清热通便类**：治疗实热证便秘。常用药物为牛黄上清丸、牛黄解毒丸、牛黄清火丸、新清宁片、番泻叶冲剂等。主要成分为大黄、黄连、黄芩等。功用：清热解毒、泻火通便。适应证：内热蕴蓄，头晕目眩、咽喉肿痛、实性大便秘结，舌红苔黄者。

**1.5.3 益气滋阴类**：治疗虚证便秘。常用药物为麻仁润肠丸（软胶囊）、苁蓉通便口服液。主要成分为麻仁、栀子、厚朴、杏仁、白芍等。功用：润肠、通便、缓下。适应证：大肠积热，津液不足，年老体弱肠燥便秘、腹胀者。此类药作用缓和，适用于中、老年人病后便秘，妇女产后体虚便燥及习惯性便秘患者。可适当长时间服用，用于顽固性便秘患者时，帮助患者建立良好大便习惯后，减量给药，直至停药，以彻底治疗便秘。

## 2 特殊人群便秘治疗的药物选择

2.1 老年人便秘：由于老年人活动减少，膳食中缺少纤维素，而且多伴有全身性疾病如糖尿病、尿毒症、脑血管意外、帕金森病。经常服用多种药物，如抗抑郁药、钙离子拮抗剂、利尿药、抗胆碱类药物，以及镇痛剂等，都是促发便秘的因素。在临床上往往表现为排便费力和次数减少，过分用力排便会诱发短暂脑缺血发作或排便晕厥，甚至在原有基础疾病上并发心肌梗死和脑血管疾病。但老年人一般体质较弱，故更应慎选通便药。临床一般先选用乳果糖类药物，中药选用六味安消胶囊短期调整，待便秘缓解后改用聚乙二醇，中药选用麻仁润肠丸维持治疗，逐渐减量服用。

2.2 肛门术后患者便秘：应使用疗效确定的、作用较快的泻药，以免影响创口的生长，减轻排便对患者产生的疼痛。一般可选用润滑性泻药。通常术后第一天可用开塞露，口服麻仁润肠丸等中药。

2.3 儿童便秘：一般说来，儿童不宜应用泻药。有些父母错误地认为必须每天解便而给患儿用泻药，这样可能会造成泻药依赖性便秘。如儿童确有大便硬，难于排出的情况，首选高纤维饮食和充分的水分摄人。如果饮食治疗无效、便秘严重或已形成大的坚硬粪块的可选用缓泻剂，乳果糖、聚乙二醇、中药四磨汤、麻仁润肠丸均为较安全的临床常用于治疗幼儿便秘的药物，但剂量应酌减。对粪便嵌塞患儿予清洁灌肠或结合短期使用刺激性泻剂以解除嵌塞，然后再选用膨松剂，以保持排便通畅。

2.4 怀孕期间便秘：由于子宫增大压迫直肠，并使直肠的生理曲度发生变化，更易导致便秘，而孕妇用药更应相当谨慎，因为用药不当会影响胎儿的生长，严重者可导致畸形及流产等，目前，较安全的孕妇用药为乳果糖类中的杜秘克，先予小剂量，如效不显时再加量，以免导致腹泻。

## 3 便秘治疗中应注意的问题

治疗便秘，首选的应该是非药物治疗，指导患者养成定时排便的习惯，建立高纤维、低脂肪的合理饮食结构。泻药只能救一时之急，经常服用会令自身的排泄功能退化，易造成习惯性便秘。临床发现：果导、番泻叶、芦荟胶囊等泻药，长期服用会造成电解质紊乱、低血钾、维生素缺乏、肠道炎症，严重的可诱发结肠黑变等癌前病变和神经源性假性梗阻。一些患者由于不了解泻药的不良反应，一旦出现便秘就滥用泻剂，不但便秘没有改善，相反越来越严重。其原因是肠壁内的神经细胞受到泻药造成腹泻的刺激，为了对抗腹泻保持人的正常生理功能，用降低肠壁应激性来调节。一旦停用泻剂即使肠壁受到足够的刺激，也不能适时地引起排便反射。长期滥用泻剂，势必造成顽固性便秘。因此，使用泻剂切忌滥用和长期使用，对已有依赖性的患者，应立即改换通便药，停用刺激性泻剂，改用缓泻剂，如乳果糖、聚乙二醇、麻仁润肠丸、六味安消胶囊等，待便秘好转后减量服用，这样的患者需要调整的时间更长一些，大约需要3个月至半年。

《中国临床医生杂志》2007 年第 35 卷第 4 期

# 补阳还五汤化裁治疗顽固性便秘

冯大勇　王晏美　范学顺（中日友好医院肛肠科　100029）

随着我国老龄化社会进程的加快，人们生活方式、饮食结构的改变，便秘的发病率日益增高，逐渐成为常见病多发病，严重影响着人们的生活质量，甚则引起严重的并发症，补阳还五汤原为治疗中风半身不遂的方剂，安阿玥教授以其化裁治疗气虚血瘀型的顽固性便秘，取得了满意的疗效。

从病因病机来看，许多顽固性便秘患者长期服用大黄、番泻叶等苦寒泻下之品，虽获一时之快，但长期应用苦寒之剂弊病甚多，苦寒伤阴，阴液伤则无水行舟，肠道滞涩大便不通；苦寒之品耗伤阳气，阳虚则寒凝，肠道脉络气血凝滞谷道失养，萎弱不用。其次，苦寒药物克伐脾土，一则脾胃居于中焦，为一身气机升降之枢机，脾胃受伤则清阳不升，浊阴难降，易致便秘；其二脾胃损伤则气血生化乏源，上无以生宗气助心行血，补肺气而助其肃降，下不能充肾气养先天，肾气亏虚则一身之气皆虚，而成气虚血瘀之证。顽固性便秘其发病多年深日久，"久病入络"、"久病多瘀"、"久病多虚"，加之患者久受疾病困扰，郁郁寡欢，肝气不疏，气滞则血瘀。综上，此种类型便秘以气虚为本，气滞血瘀为标，宿便积于肠内为表象。所以治疗时应以补气为主，疏肝理气、活血化瘀为辅，适当佐以滋阴养血、润肠通便、行气导滞之品。

补阳还五汤重用黄芪为君药，黄芪甘温，入肺脾经，性主升，一方面益气行血，令肠道血脉通利而有所养，传导之功自复，另一方面可复脾主升清之功，清阳升则浊阴自降，同时黄芪入肺经补肺气，肺主肃降，肺与大肠相表里，亦有利丁便秘的治疗；当归尾、桃仁既有祛瘀通络之功，又具润肠通便之效，地龙、川芎、红花皆为祛瘀通络之品为臣药；赤芍可活血化瘀，同时其性偏凉，可制约黄芪、川芎的温燥之性，以免化燥加重便秘，为反佐之品。安教授临证善于少量加用枳壳、厚朴、槟榔等下气之品，更有利于恢复气机升降之常态。

安阿玥主任临床过程中多根据病情随症加减，肝气郁滞兼阴虚可合用一贯煎化裁，单纯肝气郁滞可合用四逆散，阴津亏耗伴有虚热可加用增液汤，单纯阴液不足可加五仁汤，阳虚可合用济川煎化裁，对于便秘日久，瘀血较重的患者，可加用山甲珠，《医学衷中参西录》云："穿山甲味淡性平，气腥而窜，其走窜之性，无微不至，故能宣通脏腑，贯彻经络，透达关窍，血凝血聚为病，皆能开之。"安教授遣方用药思路开阔而章法明晰，强调"师其法而不泥其方"，治疗方向一定要明确，用药要细致入微，以轻剂起沉疴。另外强调纠正患者不良的饮食生活习惯也是非常重要的，首先要令其养成良好的排便习惯，从而逐步建立正常的生理排便功能，其次应多吃些含纤维素的食物，如玉米、糙米、芹菜、韭菜、菠菜等，以增加膳食纤维，刺激和促进肠道蠕动，应适当地参加体育运动，以便增强腹部肌肉的力量和促进肠蠕动，提高排便能力。典型病例：患者女性，53岁。便秘病史10余年，经常服用果导片、麻仁润肠丸、番泻叶等通便药物。起初效果尚可，后来必须增加药物用量方可奏效，不服药则几无便意，2年前曾于南京某医院诊为慢传输型便秘，并行结肠节段切除术，术后便秘症状有所改善，但常觉腹痛。近半年来便秘逐渐加重，大便4~5d一行，遂于2010年3月11日至我院就诊。患者神疲、乏力、纳差，大便先干后软，便后乏力更甚，且有自汗，偶有腹痛，舌质暗边有齿痕苔白，舌下脉络迂曲怒张，脉细涩。安主任认为，患者久服泻药，克伐脾土，中气不足，加之曾行结肠手术，一则耗伤气血，其次金刃之伤必然会导致肠道脉络受损，瘀血内停，四诊合参，证属气虚血瘀，立法补气活血，祛瘀通便。处方：生黄芪30g、白术9g、当归尾10g、赤芍10g、桃仁15g、丹参15g、地龙9g、川芎12g、火麻仁15g、柏子仁15g，7剂水煎服。二诊患者诉神疲乏力好转，自汗明显减轻，未出现腹痛，排气较前增多，服药期间排便1次。其舌质仍较暗，原方加山甲珠10g，继服7剂，上述症状进一步好转。考虑患者病程长，病久及肾，加用肉苁蓉20g，7剂水煎服。复诊诸症悉除，大便2d一行。以上方为丸，嘱患者继续服用一段时间，以资巩固。

《中日友好医院学报》2010年第24卷第5期

# 芍倍注射液治疗痔源性便秘72例

仲超祥 胡玉超 江 飞（江苏省沭阳县中医院肛肠科 223600）
蔡 鸿（福建省莆田市城厢区灵川卫生院 351162）

关键词 便秘；芍倍注射液；外治法

2006年10月~2008年12月间，笔者采用芍倍注射液治疗痔源性便秘患者72例，取得满意疗效，现报道如下。

## 1 临床资料

按照2002年9月中华中医药学会肛肠专业委员会《痔诊断暂行标准》及国际罗马便秘诊断标

准[1~2]，共纳入 72 例内痔患者，男 25 例，女 47 例；年龄 20 ~ 65 岁，平均 32 岁。Ⅰ期 44 例，占 61.11%，Ⅱ期 28 例，占 38.89%；有排便不尽感 18 例，排便费力 25 例，排便时有肛门梗阻感 45 例。均经排粪造影检查示：无直肠黏膜内脱垂及直肠前突。

## 2　治疗方法

患者取侧卧位，行肛周及肛管下端常规消毒，做局部浸润麻醉，满意后指法扩肛。视痔核大小及分布情况，取预先备好的 2∶1 芍倍注射液（芍倍注射液：0.5% 利多卡因 = 2∶1，由河南省信阳和力达药业有限责任公司提供，组成：柠檬酸、没食子酸、芍药苷，批号：20071203），用 5 号注射器接 5 号长针头，在喇叭形肛镜下于痔核上区行松弛黏膜注射（3、7、11 点为主），每点注射 1 ~ 2ml，总量 5 ~ 10ml。然后退肛镜至齿线区，充分暴露痔核，取 1∶1 芍倍注射液从痔核最隆起处斜刺进针，遇肌性抵抗感后退针给药，令痔核饱满、充盈，表面颜色呈粉红为度，每处用量为 3 ~ 5ml。对于Ⅱ期内痔，可于痔核的相应齿线区另注射 2 ~ 3ml。术中总计注射原液 10 ~ 30ml。术毕以油纱纳肛，纱布外敷，24 ~ 48h 后排便，用祛毒汤水煎外洗，常规换药。若肛门坠胀可用庆大霉素灌肛。

## 3　疗效分析

### 3.1　疗效标准

参照 1995 年中华人民共和国中医药行业标准《中医肛肠科病症疗效标准》判定。治愈：术后 1 个月，便后无出血，无肿物脱出，排便通畅，镜下见痔核完全萎缩；有效：术后 1 个月，便后有少许出血，肿物轻度脱出，排便欠畅，镜下见痔核萎缩不明显；无效：术后 1 个月，症状及体征均无改善。

### 3.2　治疗结果

本组患者全部治愈，治愈率 100%。住院 3d ~ 10d，平均 6d。随访 1a 无复发。

## 4　典型病例

王×，女，30 岁，已婚。自觉有排便不尽感半年。专科检查：肛门外形平整，肛周无压痛，肛内指检：肛门截石位 3、7、11 点位黏膜稍隆起，上端无黏膜堆积，前壁未及成袋状突向阴道，肛管括约肌松紧适度。肛镜下见上述点位黏膜呈结节状隆起。经排粪造影检查无直肠黏膜内脱垂及直肠前突。诊断：痔源性便秘。予局麻下行芍倍注射液注射。治疗 1 周出院。1 个月后随访，述排便通畅，肛镜下见痔核完全萎缩。

## 5　讨论

痔病与便秘常合并存在，其发病率高达 76.10%[3]。目前临床及流行病学均已证实，便秘由肿胀的肛垫机械梗阻所致[4]。肛垫是位于直肠末端的组织垫，其功能是协助肛管括约肌完善肛门闭锁。在垫内血管充盈状态下，可构成肛管静息压的 15% ~ 20%。当肛垫发生病理性肥大或移位时就形成痔病。便秘往往出现在痔症状之后，是痔的继发症状，而不是痔的病因。有文献报道，40% 的未脱出性痔患者排便努责，16% 感觉排空不尽。据 Sun[5] 研究表明：未脱出性痔病患者肛垫血管内压高于常人，而脱出性痔血管内压则升高不明显。推测未脱出性痔由于高压充血和肛垫阻塞肛管，排便时患者只凭借升高腹内压加以克服，越是用力排便，肛垫内的血管内压就越高，使排便更加困难。排便后肿胀的肛垫对于正常人可迅速恢复，而患者由于高压性肛垫的阻力，继续影响粪便的通过，故患者感觉排空不尽。而脱出性痔（Ⅲ期、Ⅳ期内痔）由于肛管内阻力消失，肛压下降，因而随着痔核脱出，便秘得以缓解。

临床上痔源性便秘多见于Ⅰ期、Ⅱ期内痔患者，按照现代医学关于痔的治疗原则[1]，应采用保守疗法。笔者采用具有"活血化瘀、抗菌消炎、收敛固涩"功效的芍倍注射液治疗本病，取得良好疗效。于痔核以上松弛黏膜注射该药，目的是使松弛黏膜下层组织得到改善，通过该药收敛、消炎、固定的作用，影响来自上方供应痔区的血管，减少痔的形成机率，上提 Treitz 肌，恢复直肠的正常解剖结构。痔区内注射，使痔内组织迅速发生蛋白凝固均质化，伴随变性组织的修复，淤积的静脉团及变性的大静脉纤维化，使血管管腔变小。通过机化使血管管腔闭塞，间质化后使大血管管腔结构消失，新的毛细血管再生，令病理性肥大肛垫得以萎缩，恢复正常形态，变性组织通过降解被吸收[6]。齿线区注射，有稳固肛垫内发生变性断裂的支持组织、保护 ATZ 上皮、维持其排便神经感受器的功能。因芍倍注射液为软化萎缩剂，它是提取了中药乌梅、五倍子和赤芍的有效成分枸橼酸、没食子酸和芍药苷。拆方实验证实，枸橼酸为主，没食子酸为辅，芍药苷起反佐作用，三者相辅相制相成，作用于痔体后，病理下可见痔内迂曲扩张的静脉及其周围的结缔组织蛋白凝固，静脉腔闭锁吸收和修复过程快。修复过程中无明显瘢痕形成，痔黏膜保留不受破坏，且不影响肛垫的生理功能。痔核萎缩后，病理性肥大移位的肛垫得以恢复正常的解剖形态及功能，从而解除了肛垫高压—用力排便—压力升高—痔病加重这一恶性循环，同时由于便后肛垫可及时自然复位，减少对排便感觉激惹中心齿线区的刺激，从而治愈痔病，改善便秘。

### 参考文献

[1] 丁义江. 丁氏肛肠病学 [M]. 北京：人民卫生出版社，2006：117；239.

[2] 韩少良，倪士昌. 大肠肛门病外科治疗 [M]. 北京：人民军医出版社，2006：497.

[3] 丁义江. 肛肠病治疗与研究 [M]. 南京：东南大学出版社，1995：482.

[4] 张东铭. 痔病 [M]. 北京：人民卫生出版社，2004：100；293－299.

[5] SunW M. Hypertensive anal cushions as a cause of the highanal canal p ressures in patients with hemorrhoids [J]. BrJ－Surg, 1990, 77（4）：458.

[6] 安阿玥. 安痔注射液治疗痔的临床疗效和病理学观察 [J]. 中国肛肠病杂志，2000，20（11）：3.

### 作者简介

仲超祥（1970－），男，1994 年毕业于南京中医药大学，本科学历，主治医师。现在江苏省沭阳县中医院肛肠科工作。研究方向：中西医结合治疗肛肠疾病。

《中医外治杂志》2009 年第 18 卷第 4 期

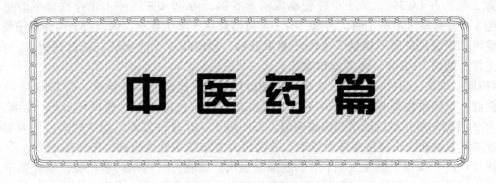

中 医 药 篇

# 中药内服外用灌法治疗家族性息肉 15 例

安阿玥　郑丽华（北京中日友好医院　100029）

　　家族性息肉病全称为家族性多发性结肠息肉病。在直肠和结肠内发生无数息肉样腺瘤和无蒂的腺瘤。有的在小肠和胃内也有腺瘤，有一定的家庭遗传因素，但不属于先天性疾患。其癌变的趋向很大。多见于青年人，也有的发生在婴儿或 40 多岁以上的成年人。目前国内外普遍采用手术切除的方法，但手术造成的不可逆性的生理功能障碍无法解决，病人难以接受。笔者在多年的临床实践中，详细观察治疗了 15 例病人，取得满意疗效。现报道如下：

## 1　临床资料

1.1　一般资料：15 例中，男性 11 例，女性 4 例；年龄最小者 10 岁，最大者 37 岁，平均年龄 26 岁。其中作结肠息肉切除手术者 8 例；做过 2 次开腹，息肉及结肠切除手术者 1 例；手术后复发者 7 例；做息肉电灼术者 5 例；2 例为做过任何治疗。其临床表现与腺瘤所在部位及侵及范围的不同而有所差异。多半有排便次数增多，逐渐加重，里急后重。粪便稀软，有恶臭味，内有泡沫、脓、血和黏液。腹部轻痛或绞痛，位置不定，常有少量或大量出血，全身营养状况不良，体重减轻，有贫血及癌变倾向。

1.2　诊断标准：①指诊直肠内可摸到很多质软有弹性大小不等的肿瘤。②直肠镜、乙状结肠镜和纤维结肠镜可见很多散布在黏膜上的小瘤，呈紫红色，有光泽。③x 线钡剂灌肠检查表现为圆形和卵圆形充盈缺损和杯状影像。④活组织检查确定腺瘤及有无癌变。

1.3　治疗方法：①内服中药方：紫花地丁 15g、蒲公英 15g、半枝莲 30g、生地榆 9g、白花蛇舌草30g、桃仁 9g、白术 12g、灸甘草 6g、蜂房 15g、穿山甲 12g、生地 10g、元参 12g。每日一剂，水煎服，早晚分服。②灌肠方：乌梅 12g、五倍子 6g、五味子 6g、生牡蛎 30g、夏枯草 30g、生地榆 15g、马齿苋 30g、贯众 15g、秦皮 15g、石榴皮 15g，浓煎 100ml，保留灌肠，每日一次，三个月为一疗程。灌肠方可随症加减，大便次数多及黏液多者加诃子肉、板蓝根；血便多者加大黄炭、黄柏、仙鹤草。

1.4　治疗结果

1.4.1　临床治愈标准：①痛苦症状明显改善或消失。②贫血纠正，全身营养状况得以改善。③直肠镜及纤维结肠镜检治疗前息肉的数量明显减少。④活组织检查无癌变。

1.4.2　治疗及随访结果：15 例患者经内服外灌治疗后 2 周，临床症状均减轻，大便次数由开始的 4 次以上恢复到每天 1～2 次，黏液血便由多见少，肉眼脓血便量减少或消失，大便不成形亦有所改善。治疗后均予镜检及随访检查。其中本院检查 6 例，后又有 10 例寄回结果。直肠镜检 2 例，乙状结肠镜检 6 例，结肠镜检 7 例。因各地医院条件所限，报道详细不一。但均表示对病情控制满意，息肉数量明显减少或控制，有肉眼不可数到可数，黏膜脆性也较治疗前有改善，活检为息肉样腺瘤无癌变。经一个疗程治愈 2 例，占 13.3%；经 3 个疗程临床治愈 6 例，占 40.0%；经 4 个疗程临床治愈 4 例，占 26.7%；经 5 个疗程临床治愈 3 例，占 20.0%；1 例治愈后 3 年又复发，因做过 2 次开腹结肠多发息肉及肠管切除术，患者及家属不接受手术治疗前来就诊，经治疗 1 个疗程后，脓血便消失，贫血纠正，大便恢复正常，随访 2～6 年，患者告知满意。

**1.5　典型病例：**李某，男性，33 岁。主诉便带脓血伴肛门骶尾部隐痛 3 年余。自 1969 年时出现大便带血，色鲜红，呈间歇性发作。1989 年后，自觉肛内隐痛，便次增加，稀便不成形，伴脓血性分泌物。1991 年 5 月始加重，肛门骶尾部疼痛明显，每间隔 5～10 分钟发作，便次较多，每天 10 次以上。并出现体重减轻及贫血，不能从事体力劳动。外院诊为直结肠多发性息肉，不排除癌变。于 1992 年 3 月就诊，指诊肛内 8cm 以上触及大小不等的腺瘤状息肉，质硬，肛门括约肌松弛，肠腔狭窄，血性腥臭分泌物溢出肛门。乙状镜检 8～14cm 处充满腺瘤样息肉尤以直肠后壁增生息肉为多。呈短蒂状，最大直径约 5cm，一般 0.5～2cm 不等。诊断为家族性息肉病。辩证：恶气积聚，气滞血淤。采用中药内服外灌治疗 2 周后，肛内分泌物明显减少，味减，大便较前通畅，疼痛减轻，间隔时间延长，里急后重感亦减轻。经用原方加减 3 个月治疗，胸透正常，大便成形，每日 2～3 次，肛内疼痛消失，血红蛋白 110g/l。又经内服外灌 3 个月治疗，复查乙状结肠镜，8～15cm 无息肉，镜体进入 15cm 未见息肉。患者自诉大便成形，无脓血。每日 1～2 次，疼痛消失，工作生活正常。1994 年 4 月随访，患者仍在单位工作，身体健康状况良好。

## 2　讨论

家族性息肉病的病因尚不清楚。治疗上国内外学者多主张广泛切除。因息肉所在部位不同，采取不同的手术方法。但因手术切除肠管后遗症较多，患者不宜接受。《灵枢·水胀篇》有："寒气客于肠外，与卫气相搏，气不得荣，因有所系，癖而内著，恶气乃起，息肉乃生。"现多之于恶气积聚、气滞淤血。恶气指六淫邪气及内聚横遏之气。气机瘀阻或凝聚，发为息肉；气滞血淤于肠间，内著与脉道，使血行障碍，则可隆起为息肉。以往中医在治疗上多以止血、消炎和改善症状为主。笔者认为中药在这方面不仅可指标，也可以治本，临证宜以扶正祛邪为大法，攻补兼施。内服方药可软坚散结、清热解毒、补益气血、活血化淤，使毒热散去、气血调和。以蜂房、地丁、蒲公英清热解毒，穿山甲、当归行血散结，消肿排脓共为君药。白术健脾，生地、元参养阴，桃仁活血共奏清热解毒，软坚散结止泻。夏枯草、地榆清热利湿，蜂房、秦皮解毒可作用于局部而奏效。临床实践证明，中药内服外灌方对家族性息肉病的治疗，不但可以免除手术之苦，可以配合手术作为辅助治疗。一方面缩短手术疗程。一方面也可以减少并发症的发生。此法简便易行，其具体作用机制尚有待进一步研究。

## 3　参考文献

[1] 张庆荣. 临床肛门大肠外科学. 天津：天津科技翻译出版公司，1992，198-203.
[2] 胡伯虎，等. 实用痔瘘学. 北京：科学技术文献出版社，1992：404-420.

《中级医刊》1995 年第 30 卷第 12 期

# 中药治疗肛肠手术后疼痛

## （附 800 例病例分析）

王晏美（肛肠科）

**摘要** 用中药内痔与外痔相结合治疗手术后疼痛 800 例，平均见效时间 2d，总有效率 98%，无任何毒副作用；并对疼痛性质进行分类，为治疗了提供依据。

**主题词** 中药 肛肠手术后疼痛

TREATMENT OF PAIN AFTER ANORECTAL OPERATIONS WITH TRADITIONAL CHINESE MEDICINES（REPORT OF 800 CASES）

Wan Yanmei, et al.

（Department of Chinese Traditaional Anorectal surgery）

**Abstract** 800cases of patients whth pain after anorectal operation were treated with internal administration and external application lf traditional Chinese medicines. The time for onset of effect iveness was twodays in average. The effective rate was 98%. There were no toxic action and side effect. Pain was classified according to its manifestation. The classification was a guide for adopting the therapeutic measure.

**Key Words** traditional Chinese medicines；pain after anorectal operation

疼痛是肛肠手术后最常见的并发症，并可激发尿潴留、肛门水肿等。[1]目前治疗方法单一，存在一定毒副作用。[2,3]本文采用中医内治与外治相结合的方法，临床治疗 800 例，效果满意，报告如下。

## 1 一般资料

800 例中，男 426 例、女 274 例；年龄 6～81 岁（平均 43 岁）；其中痔 438 例、肛裂 139 例、肛瘘 93 例、肛周脓肿 82 例、肛乳头肥大 30 例、肛门直肠脱垂 18 例；术后发生尿潴留 69 例、肛门水肿 18 例。按疼痛性质分类：创面疼痛 658 例、排便疼痛 570 例（其中 229 例合并内括约肌痉挛）、并发症疼痛 82 例、瘢痕疼痛 23 例。

## 2 治疗方法及效果

**2.1 中药内服**：法拟清肠软便，祛风除湿。方选润肠丸合止痛如神汤，药用酒制大黄、火麻仁、桃仁、归尾、玄参、生地、秦艽、防风、荆芥、泽泻、白芍、元胡。尿潴留加车前子、木通肛缘水肿加金钱草、黄柏，创口感染加蒲公英、地丁；内痔术后加地榆、白及。水煎服，日 1 次，分 2 次温服。

**2.2 中药熏洗**：法拟解毒燥湿，化瘀止痛。药用大黄、黄连、苍术、明矾、白芷、乳香、川椒。后期创面有肉突出时，加乌梅肉；疤痕形成者加蜈蚣、黑蜡。水煎汤，日 1 剂，取 500ML，变后先熏后洗，每次 15 分钟。

**2.3 中药灌肠**：用于肛内创面，用药同熏洗方。日水煎 1 剂，取 500ml，晚睡前保留灌肠。

**2.4 中药外敷**：熏洗后，用九华膏纱条覆盖创面，肛门水肿用金黄膏外敷。

**2.5 疗效判定标准及后果**：显效 378 例，药后疼痛及并发症能很快消除；有效 404 例，药后疼痛减轻，并发症缓解；无效 16 例，药后疼痛及并发症无好转。平均见效时间 2d，总有效率 98%。

## 3 讨论

目前肛肠手术后疼痛的主要治疗方法，是使用长效麻醉剂、镇痛药和禁食控制排便。长效麻醉剂如油质利多卡因、普鲁卡因奎宁及美兰等。油质利多卡因不易吸收，对局部组织有直接毒性作用，且肌肉注射可引起局部坏死。美兰可损害末梢神经髓质，阎于悌报道美兰多次注射引起皮肤溃疡。吗啡杜冷丁等镇痛药作用时间短，长期使用容易成瘾。因此，无害止痛是急待解决的课题。

根据肛肠手术后疼痛特点，笔者将其分为 4 类①创面疼痛，因术后暴露的神经受外界刺激，术后 1～2 天呈烧灼样疼痛；②排便疼痛，因创面受粪便的冲击、摩擦、污染之内括约肌痉挛，术后 2 周每次便后成撕裂样痉挛性疼痛；③并发症疼痛，因术后创口感染、肛缘水肿、痔核嵌顿、血栓形成，术后2周后呈肿胀或烧灼样疼痛；④瘢痕疼痛，因新鲜瘢痕缺乏弹性及瘢痕压迫神经末梢，术后2周呈一过性针刺样疼痛，排便时明显。

为此，我们的治疗原则是软化大便、保护创面、解除内括约肌痉挛、消除并发症。润肠丸和止痛如神汤加减内服，能润肠通便，消肿止痛。郭业昭报告用止痛如神汤治疗肛肠术后水肿疼痛，效果明显。加白芍、元胡能缓解内括约肌痉挛而止痛，动物实验表明白芍对家兔离体肠管有降低张力和抑制运动的作用。中药熏洗能清洁创面，促进局部血液循环。大黄、黄连、明矾具有广谱抗菌作用，能防治创面感染；苍术祛风躁湿，防治水肿；乳香去腐生肌，化瘀止痛；川椒、白芷有明显局部止痛作用。九华膏纱条覆盖创面，能保护创面，促进创口愈合。

笔者认为，这种方法寓止痛于治疗中，在止痛消除并发症同时，使创面很快愈合，且无任何毒副作用，为肛肠术后疼痛提供一条有效的治疗途径。

《中日友好医院学报》1992年第6卷第3期

# 中药治疗肛肠病术后并发症40例临床观察

王晏美（中日友好医院　100029）

**摘要**　采用中药灌肠、熏洗、纳肛、掺敷治疗肛肠病手术并发症40例，总有效率92.5%。文中还对术后并发症进行了分类。

**主题词**　中药治疗　肛肠病　手术　并发症

Chinese Materia Medica in Treatment of Complications after Operation On Anorectal Diseases：Clinical Observation of 40 Cases

Wang Yanmei

The Colo – proctological Dept. of Sino – Japan Friendship Hospital 100029

**Abstract**　Enema, fumigating and washing, bringingdrugs into anorectum and topical application of Chinesedrugs were performed to treat the complications after the operation anorectaldiseases in 40 cases. The total effective rate was 92.5%. The postoperative complicationsare classified in this paper.

**Key Words**　Treatment with Chinese materia medica Anorectaldisease Operation Complications

1984年以来，我们采用中药外治法治疗肛肠病手术后并发症40例，疗效显著，现报告如下。

## 1　临床资料

本组男26例，女14例；年龄18～82岁。其手术后并发症资料见表1。

**表1　10例肛肠病手术后并发症临床资料**

|  | 出血 | 疼痛 | 瘙痒 | 气液失禁 | 便秘 | 创口久不愈合 |
|---|---|---|---|---|---|---|
| 内痔注射 | 5 |  |  |  |  |  |
| 内痔结扎 | 1 | 1 |  |  |  |  |
| 外痔切除 |  | 2 |  |  |  | 2 |
| 内括约肌切断 |  | 2 | 1 | 1 | 2 | 3 |
| 肛瘘切开 |  | 1 | 2 | 1 | 2 | 4 |
| 肛瘘挂线 |  | 2 | 1 | 1 | 1 | 3 |
| 其　　他 | 1 |  | 1 |  |  |  |

## 2　治疗方法

40例均用肛肠洗剂熏洗，药用大黄、威灵仙、夏枯草各15g，红花、明矾、川椒、黄柏、乳香、白芷各 10g，水煎 500ml，每日两次熏洗，每次 10 分钟。肛门内出血、疼痛及创口不愈合并用复方大黄汤灌肠，药用大黄、黄连、地榆、儿茶各 15g，白及、白芷各 10g，水煎 50ml，每晚睡前保留灌肠。气液失禁、瘙痒及便秘用肛肠栓剂 1 号纳肛，药用黄柏、乌贼骨、五倍子各 60g，元胡、白芷各 30g，冰片 6g，每次 1 枚，每日 2 次。肛门外有创面者用生肌散外掺，药用乳香、没药、血竭、甘石、赤石脂、儿茶、龙骨、象皮各 60g，冰片 30g，研末于熏洗后或掺或调膏外敷。

## 3 疗效

见表 2。

**表 2　40 例肛肠病手术后并发症的疗效**

| | 出血 | 疼痛 | 瘙痒 | 气液失禁 | 便秘 | 创口久不愈合 |
|---|---|---|---|---|---|---|
| 痊愈 | 5 | 4 | 2 | 2 | 3 | 10 |
| 显效 | 1 | 2 | 1 | 1 | 1 | |
| 好转 | 1 | 1 | 1 | | | 1 |
| 无效 | | | | 1 | 1 | |
| 总有效率 | 100% | 87.5% | 100% | 75% | 80% | 100% |

## 4 讨论

　　肛肠病手术后并发症的原因比较复杂，但不外术中及术后两个环节。术中多由于手术粗暴、多次手术及复杂、高位病变手术所致；术后主要为创面感染。出血多见于内痔注射药液浓度过高、药量过大、部位过深，致局部坏死，发生感染；纤维型内痔由于痔核黏膜结缔组织增生，静脉壁增厚纤维化，表面血管失去弹性，可使创面不易愈合，各种手术均易出血。疼痛主要由于切口影响、感染及残留异物等造成。瘙痒多由于肛内分泌物流出刺激肛周皮肤所致。气液失禁属不完全性肛门失禁，多发生于肛瘘和肛裂术后，一次切断过多括约肌或术后形成疤痕沟，致肛管闭合不全。大便困难主要发生于手术造成的肛门直肠狭窄。创口久不愈合由于术中切除皮肤过多和术后护理不当，如创口引流不畅，术后假愈合，伤口内有异物刺激，更换敷料或换药不当等。另外，全身慢性疾病也可影响创口愈合，如肺结核、糖尿病和克隆病等。我们采用中药外治，无任何毒副作用，且疗效可靠。肛肠病手术后并发症属金刃创伤，可使经伤络损，气滞血瘀，热毒内蕴。治疗应祛邪通络使局部得到修复。熏洗法有洗涤、药力、热力多方面作用，能较好地清洁创口、祛除邪毒、温通腠理、调和气血，同时也有利于药物渗透肌肤，故为各症必用。针对不同病证，再施以灌肠、纳栓、掺药等，能很快收效。

《中国肛肠病杂志》1996 年第 0 卷第 2 期

# 中西医结合治疗溃疡性结肠炎 108 例临床总结

范学顺[1]　安阿玥[1]　李立[1]　李辉[1]　廖明[2]
（1. 北京中日友好医院肛肠科　100029；
2. 广东省高州是人民医院肛肠科　121200）

　　1998 年 10 月～2001 年 10 月，我科以中西结合、内服外灌、心理治疗为原则的方法治疗溃疡性结肠炎患者 108 例，获得较好效果。

## 1 临床资料与方法

　　根据 1993 年太原会议制定的诊断标准，均确诊为溃疡性结肠炎。其中男 83 例、女 25 例；年龄 17～67 岁，平均 38.3 岁；病程 3～20a，平均 12.5a。慢性复发型 38 例、慢性持续型 25 例；急性发作 12 例、初发 33 例。病变范围：乙状结肠 50 例、直肠 23 例、左半结肠 19 例。有腹泻、黏液血便、腹痛及腹胀等症状者考虑使用本疗法。急性发作者以中西医结合治疗，并以激素灌肠；慢性患者采用中医药辨证治疗并以中医灌肠。

急性发作期表现为症状加重，便意频繁，尿短赤，便血量多，每日排便 10 次以上，个别患者有发热现象。舌质红，苔黄腻，脉弦滑数。光导纤维结肠镜下见黏膜充血、红肿、糜烂，有散在溃疡或片状溃疡，黏膜较脆，极易出血。西医治疗：静脉点滴甲硝唑 500ml/d，持续 3～5d。口服泼尼松龙 20～40mg/d。用药 2～3 周症状缓解后可逐渐减量，撤药后采用口服 5－氨基柳酸 2～4g，每天分 2～4 次口服。重度暴发型患者用大剂量氢化考的松作一次行持续行静脉滴注，剂量为 300～400mg/d。对于溃疡发生在直肠或直肠乙状结肠交界者，每晚以氢化考的松 100mg 加入 250ml 生理盐水灌肠，根据患者病情轻重可适度增减激素用量。中药予清热解毒、利湿止泻法。基本方：乌梅 30g、马齿苋 30g、薏仁 15g、赤芍 10g、白芍 10g、陈皮 10g、白术 10g、防风 10g、吴茱萸 6g、生地 12g、生甘草 10g、南沙参 15g，如便脓血加赤石脂 15g、三七粉（分）3g。每日分为 2 次口服。

## 2　缓解期的辨证治疗

根据临床表现分为脾胃虚弱、肝郁乘脾、脾肾阳虚三个证型。脾胃虚弱型的主要表现为神疲乏力，食少，饭后腹胀，舌淡，苔白腻。镜下见黏膜水肿，血管纹理不清，呈颗粒状，溃疡表面有渗出物，少数溃疡边缘或中心出现岛状息肉。中药予补中益气，健脾止泻方法。处方为：党参 15g、云苓 20g、白术 15g、薏仁 15g、砂仁 10g、桔梗 10g、黄芪 12g、乌梅 30g、肉豆蔻 25g、山药 15g、炙甘草 10g、升麻 6g。肝郁乘脾型的主要表现为腹胀，两肋不适，遇怒则泻，伴有腹痛，泻后痛减，舌红苔薄白，脉弦滑。镜下见黏膜水肿，有散在或成片的溃疡，伴有分泌物较多。给予舒肝健脾、调和气血之方：陈皮 10g、白术 10g、防风 10g、白芍 15g、党参 15g、薏仁 15g、砂仁 10g、木香 10g、柴胡 10g、郁金 12g、当归 10g。脾肾阳虚型表现为发病时间长，下腹冷痛，伴有腰酸，晨起即泻，舌淡边有齿痕，脉沉细。镜下见黏膜苍白，重度水肿，表面有颗粒及附脓苔，有炎性息肉出现。给予补肾温阳、生肌健脾方药：补骨脂 15g、五味子 12g、吴茱萸 6g、肉豆蔻 25g、党参 15g、云苓 20g、白术 15g、薏仁 15g、砂仁 10g、炙甘草 10g、白及 10g。腹冷加制附子 6g。直肠及乙状结肠溃疡患者可结合中药灌肠方法：仙鹤草 10g、三七粉 3g、乌梅 15g、元胡 10g、败酱草 30g、马齿苋 15g、珍珠母 6g。方法：将药物浓煎至 50ml，每晚睡前保留灌肠。

## 3　疗效判定标准

显效：（1）主要症状消失，偶尔有轻微腹痛，舌脉基本正常，大便 1～2 次/d。（2）肠黏膜复查基本恢复正常，或溃疡在 3 个以下，周边有轻度水肿。无效：临床症状及肠镜复查未有改变，但未加重。

## 4　结果

本组病例 10d 为 1 个疗程，均治疗 3 个疗程。治疗后均予结肠镜复查，其中显效 102 例、无效 6 例，总有效率 94.4%。

## 5　讨论

临床实践证明，溃疡病采用中西医结合的方法进行治疗效果较好。中药治疗可防止因激素过量而引起肾上腺功能皮质的损害。另外，抗生素以单纯使用甲硝唑效果较好，因该药不仅对多种革兰氏阴性菌、厌氧菌有显著杀伤作用，还对阿米巴滋养体、滴虫等有高效杀灭功能。

中医认为"脾主升清"，"脾主运化"，"下泻属脾"。在治疗溃疡性结肠炎的各个阶段，除解除其他病因外，必须重视健脾，脾升清降浊机能正常，才能解决根本问题。对于发生在直肠乙状结肠交界部位、直肠部位的溃疡性结肠炎，还应重视中药保留灌肠的作用。实践证明，中药能有效调节、提高人体的免疫机能，增加人体的抗病能力。而中药保留灌肠具有化瘀解毒、去腐生肌、修复黏膜的作用。另外，在药物治疗的同时使患者保持心情舒畅、适当活动和树立战胜疾病的信心，有利于康复。

《中日友好医院学报》2003 年第 17 卷第 2 期

# 肛门直肠周围脓肿的中西医结合抗感染治疗

郑丽华　王晏美（北京中日友好医院　100029）

肛门直肠周围脓肿是肛门直肠周围组织感染化脓的结果，本病绝大多数是细菌感染，也有少数是结合菌感染。中医属"肛周痈疽"范畴，有虚实之分。本病的发病除与肛门直肠局部的特殊结构有关外，饮食不洁和过度疲劳是主要原因。

## 1 抗感染治疗

细菌感染多表现为发病急，发展快，3~5天即成脓，肛门局部红肿热痛甚，伴不同程度发热、纳差。检查血常规、白细胞和嗜中性粒细胞值均高出正常范围。

皮下和黏膜下脓肿可很快自行溃破，表现为局部疼痛、肛门下坠、便意频、发热，少数肛周脓肿表现为局部长期炎症浸润而不成脓，局部触及硬结，轻压痛，无其他全身和局部症状。

细菌感染性脓肿一经诊断明确，原则上应尽快手术切开排脓，若不具备手术条件，也应用注射器将脓腔的脓液抽出，尤其是高位不易自行溃破的脓肿。同时及时合理使用抗生素控制感染。肛门直肠周围脓肿的致病菌群主要为肠源性，少数为皮肤源性，脓液细菌培养结果显示，绝大多数为混合感染，极少为单一细菌感染，致病菌主要为大肠埃希氏菌及 L 型大肠埃希氏菌、金黄色葡萄球菌及 L 金黄色葡萄球菌、脆弱类杆菌、链球菌等，其中既有需氧菌也有厌氧菌。抗生素首选喹诺酮类的氧氟沙星和甲硝唑联合用药。氧氟沙星对革兰氏阴性和阳性菌有广谱抗菌作用，对大肠杆菌及葡萄球菌均有较好疗效。甲硝唑主要针对厌氧菌感染，对脆弱类杆菌有较强的杀灭作用，于氧氟沙星联合用药，起相辅相成作用。未行手术治疗者，氧氟沙星 0.4~0.6g，静脉点滴，每日 2 次；甲硝唑每日 1~2g，静脉点滴。1 周为 1 个疗程，连续使用不超过 2 周。对已行手术切开引流者，以上两药用量减半，一般使用 1 周后停药。药敏试验表明，环丙沙星、丁胺卡那霉素、头孢霉素、先锋霉素、卡那霉素、新霉素、氟哌酸等对以上细菌也较敏感，临床也可视病情和具体条件选用。若治疗效果欠佳，应考虑细菌变异为 L 型细菌，可选用红霉素、呋喃妥因治疗。

若患者有结核病史，发病缓慢，局部无明显红肿热痛，脓肿溃破后脓液稀薄晦暗，脓腔不完整，溃破口久不愈合，或伴有消瘦、盗汗、午后低热等症状。结核菌素试验阳性，脓液检出结核菌，即可确定为结核菌感染。治疗时用乙胺丁醇、利福平、雷米封三联用药，并配合保肝药，如叶酸等。具体用法：乙胺丁醇 0.25g，每日 3 次；利福平 0.45g，每日晨服 1 次。雷米封 0.1g，每日 3 次；叶酸 10mg，每日 3 次。一月为一疗程，创口愈合后停药。治疗过程中注意定期复查血象及肝肾功能，如结果异常，应暂时停药，待恢复正常后在继续用药。

## 2 中医辨证施治

2.1 实证：肛周猝然肿起包块，红肿疼痛俱甚，局部拒按，3~7天成脓，脓肿溃破后，脓液色黄稠厚，有腥臭。伴不同程度发热恶寒，大便秘结，小便短赤，舌红苔黄，脉滑数。治宜清热解毒，对早期脓未成或长期表现为局部硬结者为内消散宜散解毒，药用：知母 15g，贝母 10g，天花粉 15g，白及 15g 半夏 10g，穿山甲 10g，皂角刺 10g，乳香 15g。发热甚者加石膏 30g，金银花 15g，芦根 15g，紫花地丁 15g，丹皮 15g；疼痛甚者加桃仁 10g，川芎 10g，元胡 10g；大便秘结者加火麻仁 30g，决明子 15g，酒制大黄 8g；纳差加焦三仙各 15g；夜不能寐者加酸枣仁 30g，远志 15g。对脓已成者用透脓散托里透脓，药用：当归 15g，生黄芪 15g，炒山甲 15g，川芎 10g，皂角刺 10g，蒲公英 15g。对脓液排尽后用八珍汤加味补益气血生肌，药用：人参 10g，白术 15g，茯苓 15g，当归 15g，生地 15g，熟地 15g，白芍 10g，川芎 10g，炙甘草 10g。

2.2 虚证：起病缓慢，病程迁延。肛周红肿不甚，疼痛轻微，10~30天成脓，脓肿溃破后，脓液色白稀薄，常淋漓不断，并夹有败絮状物。伴潮热盗汗，疲倦消瘦。舌红少苔，脉细数无力。对脓成未溃者，用秦艽鳖甲散合托里消毒散加减滋阴清热，扶正透脓，药用：地骨皮 30g，柴胡 10g，鳖甲 30g，秦艽 10g，知母 15g，当归 10g，黄芪 30g，皂角刺 10g，人参 10g，白芷 10g，白术 15g；发热者加青蒿 15g，银柴胡 10g，胡黄连 10g；盗汗者加龟板 30g，浮小麦 30g；对脓成已溃、余邪未尽气阴两虚者，用保真汤加减益气养阴，药用：黄芪 30g，党参 15g，沙参 15g，麦冬 15g，生地 10g，五味子 10g，百合 10g，百部 10g，阿胶 10g，炙甘草 10g。对脓腔肉芽灰暗，溃口久不愈合者加三七粉 3g，七厘散 3g，与上药一起冲服。

### 3 外治法

对脓未成或脓成未溃破者，用祛毒汤坐浴，药用：瓦松 12g，马齿苋 30g，甘草 10g，五倍子 10g，川椒 6g，防风 10g，苍术 10g，枳壳 10g，侧柏叶 10g，葱白 6g，芒硝 15g。水煎 500ml，待温后坐浴，每日 2 次，每次 15 分钟。也可用安氏熏洗剂外洗坐浴。坐浴后局部外敷金黄膏。对脓成已溃破或行手术切开引流者，除去祛毒汤坐浴外，每日用注射器抽取双氧水对脓腔冲洗 2 次，冲洗后用生理盐水再冲洗脓腔 1 次，用干棉球擦净，然后用凡士林油纱条填塞脓腔。冲洗前应用一块纱布填塞肛门口，防止双氧水误入肠腔，若误入肠腔，应尽快用大量生理盐水冲洗直肠腔。后期应注意脓腔的引流通畅，必要时予以修剪，对肉芽过度生长应及时用刮勺搔爬，对脓腔未完全填充肉芽而外口愈合者应予及时扩创。对结核菌感染者除进行以上处理外，还应在每次脓腔冲洗后用雷米封研粉外敷脓腔，然后在填塞凡士林油纱条。若脓腔的脓液已净，应停止双氧水冲洗，其他方法不变。

由于肛门直肠周围脓肿与身体其他部位的感染不同，若不开放感染的渠道即内口，单纯切开引流或抗感染不会治愈，但配合手术使用或应急情况下使用中西医结合抗感染治疗，可以控制病情发展，减轻局部症状，防止脓腔压力过大，脓液向周围蔓延，使感染扩散。术后可消除局部炎症，促进创口愈合。对合并糖尿病及结核菌感染者合理的抗感染尤为重要。

《中国临床医生》2001 年第 29 卷第 6 期

# 肛肠洗剂治疗痔瘘的疗效观察

孙秋云 郑丽华 宋宇辉

（北京中日友好医院肛肠科 100029）

痔瘘是常见的肛肠疾病，我科 1997 年 10 月～2002 年 1 月对 400 例患有肛肠疾病患者进行了肛肠洗剂坐浴治疗的系统观察，现总结报告如下。

### 1 临床资料与方法

本组患者均为本院肛肠科住院的痔瘘患者，男 260 例，女 140 例；年龄 1～81 岁，平均 41.5 岁。

1.1 病例选择：肛门直肠疾病不论手术与否，凡有疼痛、肛门下坠、直肠下坠、便血、肛缘水肿、肛缘肿硬、伤口不净等症状及有血像变化者，皆列为观察对象，本组共有 13 个病种，其中合并 2 种疾病以上者 60 例，以主要疾病进行统计。

1.2 观察方法：设治疗组和对照组，治疗组 300 例，其中混合痔 20 例、内痔 56 例、外痔 90 例、肛瘘 34 例，300 例中手术 240 例，非手术 60 例；对照组 100 例，其中混合痔 40 例、内痔 18 例、外痔 30 例、肛瘘 12 例。100 例中手术、非手术各 50 例。两组患者手术均采用外痔切除、内痔注射、肛瘘切开术，治疗组术后患者用肛肠洗剂每日坐浴外洗；非手术者单纯肛肠洗剂坐浴；对照组术后患者用高锰酸钾溶液坐浴外洗，非手术者单纯用高锰酸钾溶液坐浴外洗，治疗前两组患者症状分布情况见表1。

**表 1　治疗前两组患者症状分布情况**

| 组　别 | 治疗组 | | 治疗组 | |
|---|---|---|---|---|
| | 手术组 n（%） | 非手术组 n（%） | 手术组 n（%） | 非手术组 n（%） |
| 疼　痛 | 238（99） | 60（100） | 49（98） | 49（98） |
| 下　坠 | 130（55） | 45（75） | 17（34） | 17（34） |
| 便　血 | 144（60） | 9（15） | 27（54） | 27（54） |
| 水肿硬结 | 101（42） | 47（78） | 28（56） | 28（56） |

　　治疗组处方组成与用法：肛肠洗剂本方是根据安阿玥教授多年临床经验筛选出的最佳药物，有黄柏、川椒、防风、芒硝、地榆、鱼腥草、苦楝皮、苦参、侧柏叶、生甘草研细装成药包，每日温水坐浴 1～2 次，对照组用 0.02% 高锰酸钾溶液坐浴外洗。

## 2　结果

　　显效：7 日内症状消失；有效：14 日内症状消失或明显减轻；无效：14 日内症状无变化、恶化、症状加重，或出现皮疹、水疱、渗出、糜烂以及过敏反应，两组疗效结果见表 2。

**表 2　两组疗效结果对比**

| 组别 | | 疗效 | 显效 | | 有效 | | 无效 | | 总有效率 | |
|---|---|---|---|---|---|---|---|---|---|---|
| | | | n | % | n | % | n | % | n | % |
| 治疗组 | 手术组 | 止　痛 | 163 | 68.4 | 75 | 31.6 | 0 | 0 | 238 | 100 |
| | | 控制下坠 | 105 | 80.86 | 13 | 9.86 | 12 | 9.28 | 118 | 90.7 |
| | | 止　血 | 115 | 80.06 | 26 | 17.9 | 3 | 2.04 | 141 | 97.06 |
| | | 消除肿硬 | 57 | 56.14 | 44 | 43.86 | 0 | 0 | 101 | 100 |
| | 非手术组 | 止　痛 | 31 | 51.6 | 29 | 48.4 | 0 | 0 | 60 | 100 |
| | | 控制下坠 | 36 | 60.5 | 24 | 39.5 | 0 | 0 | 60 | 100 |
| | | 止　血 | 19 | 31.4 | 41 | 68.6 | 0 | 0 | 60 | 100 |
| | | 消除肿硬 | 24 | 40. | 30 | 48 | 6 | 12 | 54 | 88 |
| 对照组 | 手术组 | 止　痛 | 0 | 0 | 37 | 74 | 13 | 26 | 37 | 74 |
| | | 控制下坠 | 0 | 0 | 10 | 20 | 40 | 80 | 10 | 20 |
| | | 止　血 | 0 | 0 | 14 | 28 | 36 | 72 | 14 | 28 |
| | | 消除肿硬 | 0 | 0 | 19 | 38 | 31 | 62 | 19 | 38 |
| | 非手术组 | 止　痛 | 0 | 0 | 37 | 74 | 13 | 26 | 37 | 74 |
| | | 控制下坠 | 0 | 0 | 10 | 20 | 40 | 80 | 10 | 20 |
| | | 止　血 | 0 | 0 | 14 | 28 | 36 | 72 | 14 | 28 |
| | | 消除肿硬 | 0 | 0 | 19 | 38 | 31 | 62 | 19 | 38 |

## 3　讨论

　　肛肠洗剂为纯中药粉碎制剂，有性质稳定、不易挥发、不产生化学反应、不易变质、使用方便、无不良反应等特点。根据观察结果，肛门直肠疾病不论手术后或非手术者，具有水肿、疼痛、肿硬、下坠、便血、脱出潮湿、流脓及术后伤口等症状体征者，均为该洗剂适应症。

　　中医认为，魄门肿痛乃湿热阻滞、气血淤滞、经络阻隔所致，川椒、芒硝、防风可解毒消肿；黄柏可清热、燥湿、解毒，从而使肿消痛止，尤其煮沸后放置温凉，使用时温水坐浴可以使肛门括约肌松弛，改善局部血液循环，促使炎症消退，水肿消失，便血多因湿热下注，热伤肠络所致。黄柏、川椒、芒硝、侧柏叶、甘草可清热解毒；防风、地榆、黄柏可收敛燥湿；苦楝皮、苦参凉血泻火，从而湿热除之，收敛而止血。术后伤口腐肉多因湿热内蕴，凝结于肌肉之间，气血运行失常，气血淤滞，经络阻塞所致。黄柏、川椒、芒硝、防风、甘草可清热解毒，去腐去湿，促进伤口愈合。此外，肛肠洗剂对大肠杆菌、变形杆菌、金黄色葡萄球菌及链球菌均有抑制作用。通过 300 例痔瘘等肛肠疾病临床验证证实，肛肠疾病术后或非手术者 140 例白细胞总数及中性增高，不用抗生素，只经过肛肠洗剂坐浴 7~14d，血像即恢复正常范围，证明肛肠洗剂确实有抑菌消炎作用。

《中日友好医院学报》2002 年第 16 期第 4 卷

# 安氏中药洗剂治疗尖锐湿疣 134 例临床观察

马晓勤　武锦丽　指导：安阿玥

（甘肃省庆阳县中医院　745100）

1995 年以来，我们用安氏中药洗剂治疗尖锐湿疣 134 例，疗效满意，现报告如下。

## 1　临床资料

本组男性 50 例，女性 84 例，其中 18~30 岁 115 例，31~40 岁 19 例。大部分有不洁性交史。在男性患者中，11 例有包皮过长；女性患者中，3 例未婚，1 例妊娠，14 例并发真菌性或滴虫性阴道炎。女性好发部位以两侧大阴唇、小阴唇内侧面，阴蒂、阴唇后联合处，肛门周围等处多见。其中 5 例伴阴道播散，3 例阴道、外阴、肛门广泛性尖锐湿疣。男性好发部位除肛门周围外，还好发于冠状沟、尿道口等处。患者呈乳头状、菜花状或鸡冠状的增生物，质柔软，表面湿润，呈暗红色或污灰色，根部常有蒂，表面易于糜烂，触之易出血，可渗出恶臭之混浊浆液。部分病人做病理切片检查呈尖锐湿疣组织相。

## 2　治疗方法

2.1　药物组成：安氏中药洗剂由中日友好医院樱花药厂生产，为冲泡剂型，每袋 50g。其主要成分为板蓝根、大青叶、蛇床子、细辛、苍术、川椒、苦参、陈皮、马齿苋、蜂房、白芷等。该方具有清热解毒、消疣利湿、消肿散结的功效。

2.2　使用方法：以安氏中药洗剂坐浴，每次用 1~2 袋，加水 1500ml 左右，煎煮 10 分钟或开水冲泡 20 分钟，待水温不烫手时坐浴，每次 10~15 分钟，每日 4~5 次，7 天为一疗程。

## 3　临床效果

3.1　疗效标准：痊愈：经治疗 1~2 个疗程后局部赘生物完全脱落，皮肤颜色正常，临床症状消失。有效：用药 1~2 个疗程后疣体干燥、枯萎、皮肤面积明显缩小，临床症状减轻。无效：用药 1~2 个疗程后症状、体征无改善。

3.2　结果：本组 134 例，治愈 119 例，占 89%；好转 15 例，占 11%。经过 3 个月后复查，119 例局部皮肤黏膜完全恢复正常。

3.3　注意事项：必须男女双方同时检查治疗，杜绝传染源。未治愈前禁止性生活。

## 4　讨论

尖锐湿疣是常见的性传播疾病之一，是由人类乳头瘤病毒（HPV）引起，好发于温暖湿润的皮肤和黏膜上。中医认为本病系由湿与毒热之邪结聚而成。方中板蓝根、大青叶、苦参、马齿苋、蛇床子均有清热解毒之效；苍术、陈皮、蜂房有祛风燥湿之效；白芷可散结消肿，细辛、川椒可杀虫止痒止痛。此外，上述药物大多数有抗菌、抗病毒作用。诸药合用，相得益彰，共奏清热解毒、消疣利湿、消肿散结功效。

目前治疗尖锐湿疣的方法很多，传统的方法是用腐蚀剂，10%~25% 的足叶草脂为常用药物，治疗外阴和肛周面积不大的病变 1~3 周可以治愈[1]，但其不良反应较多[2]。现用 $CO_2$ 激光治疗常有较好疗效[3]。而有人通过临床统计发现 $CO_2$ 激光治疗尖锐湿疣术后复发率高，均为 38%[4]。另外，冷冻、包皮环切或局部切除也是常用的方法，但痛苦较大，患者不易接受。本组病例采用中药对局部反复擦洗，使药力直达病所，疣体逐渐干燥、枯萎，随后脱落，局部无瘢痕，未发现皮肤过敏者。与其它方法相比简便易行，无痛苦，易被患者接受，复发率低。对巨大尖锐湿疣，只能作为术后辅助用药。以预防术后复发，提高治愈率[4]。因此，本疗法的药味、剂型还有待进一步筛选及探讨。

## 5 参考文献

[1] 徐馨明，等. 女性性传播疾病. 实用妇产科杂志，1998（增刊），83.
[2] 张秉武，等. 性传播疾病（六）－尖锐湿疣. 中国皮肤性病学杂志. 1994，4（4）：249－250.
[3] 吴恺熙. 等. 关于性病的一些研究进展. 中级医刊. 1986，21（8）：20.
[4] 李瑾力. 中药治疗尖锐湿疣术后复发疗效观察. 中级医刊. 1995，30（5）：51.

《中级医刊》1998 年第 33 卷第 4 期

# 安氏熏洗剂在肛肠科的临床疗效观察

### （附 3000 例临床分析）

王 孝 孙书生 指导：安阿玥

（中日友好医院肛肠科 100029）

1993 年 7 月以来，我们采用中药安氏熏洗剂坐浴治疗肛门疾病 3000 例，效果满意。

## 1 临床资料

治疗组 3000 例，男性 1900 例，女性 1100 例；年龄 9～72 岁，平均 45 岁；病程 1 天～30 年。其中混合痔 1022 例，炎性血栓外痔 591 例，肛裂 768 例，肛周皮肤病 356 例，肛瘘、脓肿 178 例，其他 85 例。主要临床表现为便后肿物脱出、便血、肛门肿胀、疼痛、瘙痒等。

随机设置以 PP（高锰酸钾）水坐浴的对照组 200 例，做对比治疗。

## 2 治疗方法

2.1 药物组成及功效：安氏熏洗剂为冲泡剂型，每包 2 袋，每袋 60g，由我院药厂加工制作而成。主要成份有鱼腥草 30g、败酱草 30g、马齿苋 30g、黄柏 15g、生地榆 30g、苦参 15g、川椒 30g、五倍子 15g、侧柏叶 15g、苦楝皮 20g、生甘草 15g。该方具有清热解毒、凉血祛瘀、燥湿止痒之功。

2.2 方法：治疗组以安氏熏洗剂坐浴，每次用 1～2 袋加 1000～1500 毫升水煎煮或开水冲泡 20 分钟，水温不烫手时坐浴，每次 10～15 分钟，日 1～2 次，7 天为一疗程。

对照组以 PP 粉少许加开水冲成浅紫色溶液，坐浴方法、时间及疗程同治疗组。

## 3 临床效果

3.1 疗效标准：显效：经治疗一疗程症状消失，或明显减轻、体征明显改善或消失。有效：用药一个疗程症状减轻，局部体征改善。无效：用药一个疗程，症状、体征均无改善。

3.2 结果（见附表 1）。

附表 1　治疗组与对照组临床效果及不良反应

| n | 显效 | | 有效 | | 无效 | | 总有效 | | 皮肤过敏 | | 皮肤增厚着色 | |
|---|---|---|---|---|---|---|---|---|---|---|---|---|
| | n | % | n | % | n | % | n | % | n | % | n | % |
| 治疗组 | | 70.5 | 600 | 20.0 | 28.5 | 9.5 | 2715 | 90.5 | 3 | 0.1 | - | - |
| 对照组 | | 45.6 | 51 | 25.6 | 58 | 28.8 | 142 | 71.2 | 4 | 2.0 | 15 | 7.5 |

据统计学处理，P＜0.05，二者有显著差异。

## 4 体会

根据中医理论，肛门病多由湿热下注、热毒壅盛、血脉瘀阻、风盛夹湿等原因所致，且肛门疾患病灶在体表，宜采用外治法，可使药力直达病所，较易奏效。因此，我们选用中药安氏熏洗剂，坐浴治疗肛门疾病。方中败酱草、马齿苋、鱼腥草具有清热解毒活血行瘀之功；地榆、侧柏叶凉血止血；黄柏、苦参、川椒、苦楝皮燥湿杀虫止痒；五倍子生肌敛疮，生甘草亦具有清热解毒之功。据现代药理研究，以上诸药对阴性杆菌、球菌、皮肤真菌等都有不同程度的抑菌作用，此外鱼腥草有明显的消炎作用，黄柏可促进皮下溢血的吸收，而甘草有类似肾上腺皮质激素的作用。故该药具有抗菌消炎、消肿止痛、促进血栓吸收、溃疡愈合，还有抗真菌止痒的功效。

　　经临床观察，安氏熏洗剂坐浴在治疗肛门病方面有明显的效果，与 PP 水坐浴组对照，二者有明显差异，且治疗组副反应小，皮肤过敏者极少。

　　目前，对于肛门疾病虽多建议注射或手术治疗，但因患者惧怕疼痛，故保守治疗仍做为首选的治疗方法，其中尤以坐浴疗法最常用。此外安氏熏洗剂用来做为肛门病术后的常规用药，可以减轻术后疼痛，消除创缘水肿、促进创面愈合，特别是肛裂术后以此药坐浴，对疗效的好坏及预防复发方面非常重要。不足之处是此药对顽固性肛周皮肤病的疗效略差，无效病例中此类占多数，有待进一步探讨。

《张家口医学院学报》1996 年第 13 卷第 5 期

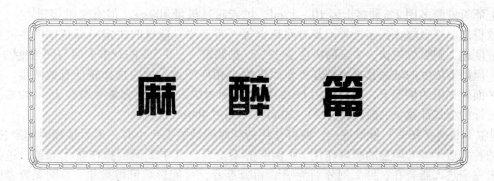

# 低浓度麻醉药在骶麻中的临床应用

安阿玥（中日友好医院肛肠科　100029）

骶管阻滞麻醉是肛肠科常用手术方法之一，所用药物通常是2%利多卡因。有些患者因高浓度使用此药而引起严重不良反应。自1992年2月～1994年10月，我科采用1%利多卡因进行骶管麻醉共124例患者，获得了满意效果，现介绍如下。

## 1　临床资料

1.1　一般资料：124例中男性86例，女性38例；年龄19～39岁，平均37岁。

1.2　临床分类：高位复杂性肛瘘11例，低位肛瘘63例，高位肛周脓肿7例，低位肛周脓肿39例，黏膜下脓肿4例。

1.3　药物及方法：将2%利多卡因与注射用水制成1%的浓度，容量根据患者情况按下列公式计算：0.5ml×体重（kg）=5ml，一般所用量为20～30ml，每次最大量不超过400mg，一般无需辅助用药。患者取侧卧位，常规消毒，采用单次骶麻法，按骶裂孔定位法找到穿刺点，以普通针头穿刺，肥胖者可用腰麻针头，于骶裂孔上取约45°角或垂直刺入，有明显减压感后经回吸无血液，注入空气无阻力时，先注入试验剂量3～5ml，观察5分钟，确无下肢痛觉和运动消失及血压下降等蛛网膜下腔阻滞症状后，再注入15～25ml麻药，术毕拔除针头，干棉球压迫针孔。

1.4　禁忌症：骶裂孔畸形或闭锁，局部皮肤有感染病灶者。

## 2　麻醉效果及不良反应

2.1　效果判定：见附表。

附表　效果判定及结果

| 效　果 | 判　断　标　准 | 例数 | 百分比（%） |
|---|---|---|---|
| 满　意 | 手术无痛，肛门完全松弛 | 119 | 96 |
| 不满意 | 手术有时轻微痛感，肛门松弛不完全 | 4 | 3.2 |
| 无　效 | 完全无效 | 1 | 0.8 |

麻醉潜伏期为5～10分钟，持续时间最短1.5小时，术后镇痛效果最长维持8小时，平均3.5

小时。

2.2  不良反应：124 例中有 9 例（7.2%）于麻醉后 20～30 分钟出现头晕、恶心、心慌、面色苍白、出冷汗等轻度不良反应，以上 9 例口服葡萄糖后自行缓解，未发生任何麻醉后遗症。

## 3  讨论

临床上骶管麻醉多用 2% 利多卡因 10～15ml，虽未超过极量 400mg，但有文献报道[1～3]，2% 利多卡因可导致昏迷、呼吸停止甚至抢救不及时而死亡等严重后果。骶麻时决定阻滞范围的主要因素是药物浓度；浓度越大则吸收越快，中毒的机会越多[4]。据测定[5]，0.5% 的利多卡因与同浓度的普鲁卡因毒性相同，但随着浓度的增高其毒性较普鲁卡因毒性也相应增大。故应选择较低有效浓度。在肛肠科所需麻醉平面较局限的情况下，我们选用 1% 的浓度。因为成人骶管腔容量平均在 25ml 左右，所以容量按自己设计的公式计算，一般用量为 20～30ml（不超过 400mg）。

124 例中 119 例（96%）麻醉完全，麻醉作用持续时间最短 1.5 小时，术后镇痛时间最长 8 小时。对肛瘘、脓肿术后疼痛有明显的缓解作用。4 例麻醉不全者，其中 2 例因操作技术问题，进针深度不够，药物未完全进入骶裂孔；另 2 例分别为嗜酒和吸毒者，可能影响麻醉效果。1 例无效者因骶裂孔畸形麻醉失败，改为局麻。因此，只要操作准确，多能获得满意效果。

浓度降低后药物的毒性相应减小。本组中仅 9 例手术开始后 20～30 分钟时出现轻度不良反应，无 1 例发生严重不良反应，亦未发生任何麻醉后遗症。分析这 9 例发生不良反应的原因有以下几个方面：1 患者术中精神紧张；患者神经衰弱，有失眠症状；3 患者术前自己控制饮食造成虚脱。以上三个方面原因均可导致机体耐受性差，易出现不良反应。因此，针对患者不同情况，术前应给予对症支持处理，以降低不良反应的发生率及程度。

骶麻较局麻有以下优点：①术中患者痛苦小，麻醉效果好；②术后有延续镇痛效果；③可避免因局麻导致肛周感染形成炎性病灶的可能性。由于肛肠科手术的部位对痛觉非常敏感，我们认为骶麻是一种操作简便，行之有效的麻醉方式，适于肛肠科各类手术。

## 4  参考文献

[1]  阎承兰，等. 骶管阻滞用于肛旁直肠内手术. 临床麻醉学杂志，1991，7（3）：159.

[2]  张涛，等. 利多卡因麻醉致呼吸停止 2 例报告. 临床麻醉学杂志. 1992，8（5）：282.

[3]  刘俊杰，赵俊. 现代麻醉学. 北京：人民卫生出版社，1987：593.

[4]  叶安平. 应用麻醉学. 西安：陕西科学技术出版社，1986：204.

《中级医刊》1995 年第 30 卷第 9 期

# 肛管麻醉在临床的应用

安阿玥　孙秋云　王晏美　范学顺

（北京中日友好医院肛肠科　100029）

肛门周围神经密布，感觉异常敏感。术中减轻患者疼痛程度，消除患者紧张，多年以来一直是术者的追求。笔者经近 10 年的临床摸索和小范围交流，"肛管麻醉法"已臻成熟。现辅以病例观察对照予以介绍。

## 1  解剖依据

在解剖学上肛管对肛门有着重要作用。齿线与肛门之间 2.5～3cm 以上的直肠和结肠无感觉神经，所以在乙状结肠镜检查、黏膜缝合结扎、灼烙或肿瘤溃疡生成时均不感到疼痛；在齿线下缘的 0.8cm 长的肛管，也是这样一个无痛区（即肛管的近心端 0.8cm 以内）。

齿线以上 1cm 左右黏膜区有周围神经分布，所以对涨满（如内痔注射时药液充满痔核）或指诊压捻均有感觉。这是内脏感觉神经引起的，由副交感神经和腹下神经的内脏感觉纤维支配。肛管的副交感神经是由直肠壁内肠肌丛连接而来，形成联合纵肌神经丛，分布在肛周皮肤和内外括约肌束，同时黏膜下神经丛与肛周皮肤的神经丛相连。这就形成了肛管的诸多神经和肛周皮肤的众多神经末梢。不仅支配内外括约肌和肛提肌，还对痛觉、温觉、触觉特别敏感。术中表现为肛门松弛不够及痛、胀、牵引等不适。

根据肛管局部神经分布特点，选择对疼痛不敏感部位进针麻醉，并将麻药直接注到手术的敏感部位，乃是肛管麻醉之精要。这一大胆、全新的尝试已在临床收到良好效果。

## 2 适应证和禁忌证

适应证：各期内痔注射，内痔单纯结扎，肛门乳头增生，肛裂。

禁忌证：肛周炎性疾患及各期外痔。

## 3 肛管麻醉操作方法

术前患者排空大便，皂液清洗肛门。

患者取侧卧位，肛周皮肤用碘酒、酒精常规消毒 2 遍，铺孔巾，0.1%苯扎溴铵（新洁尔灭）消毒肛管 2 遍。

嘱患者放松，将沾涂石蜡油的喇叭型肛门镜缓慢推入肛门，看到肠腔后用 0.1%苯扎溴铵消毒肛管 2 遍。肛门镜缓慢退到齿线处再次用苯扎溴铵消毒肛管。用 5ml 注射器将 0.5%利多卡因药液依照肛门截石位 3、6、9、12 点顺序注药。进针位置在齿线下缘肛管处，针管与肛管壁成 30~40°之锐角向上（向心方向）进针，待有肌性感后开始注药。一般四个点位的药量在 15ml 左右，进针深度不超过 3 cm。

如黏膜区肿胀膨大，表明进针过浅或进针角度不对，药液没有注射到肛管肌环上。麻醉涉及的主要是内括约肌、外括约肌皮下层的肌束。1 分钟后麻醉显效，此时肛门松弛，肛门镜进退自如，病变暴露清楚，痛感消失，操作顺利。

注意事项：诊断要明确，解剖部位应清楚。切忌粗暴操作。截石位 12 点处进针不可过深。

## 4 对比情况

自 1994 年起，笔者在内痔注射治疗中采用肛管麻醉并与肛门麻醉（局部浸润麻醉）对比，结果满意。1000 例病案对比观察如下。

表 1 对比分组情况

| 麻醉方法 | 例 数 | 男 | 女 | 年 龄 | （平均） | 内痔 | 混合痔 |
|---|---|---|---|---|---|---|---|
| 肛管麻醉 | 500 | 375 | 125 | 18~61 | （35） | 269 | 231 |
| 肛门麻醉 | 500 | 351 | 149 | 16~70 | （36） | 218 | 282 |

表 2 治疗结果比较情况

| 麻醉方法 | 疼痛（%） | 肛门下坠感（%） | 心慌、恶心（%） | 出 汗（%） | 尿潴留（%） |
|---|---|---|---|---|---|
| 肛门麻醉 | 152（30.4） | 332（66.4） | 61（12.2） | 52（10.4） | 19（3.8） |
| 肛管麻醉 | 3（0.6） | 10（2.0） | 5（1.0） | 0（0） | 0（0） |

## 5 肛管麻醉法的优点

5.1 由于针刺感轻微，患者没有负担，易配合，这种良好的心态不仅利于手术亦利于康复，为其他麻醉方法所不及。

5.2 避免了肛门麻醉在肛周的多次进针，消除了患者因肛门疼痛而引起的紧张和恐惧。杜绝了因肛周皮肤皱多、消毒不严引起皮下感染的并发症。

5.3 痔注射或结扎术后，患者一般有以下反应；肛门疼痛和下坠感、痔核脱出、便意感频，小便不利、腹胀牵拉等不适。采用肛门麻醉或其他麻醉方法的患者，80%有不同程度的上述症状。采用肛管麻醉的患者，术后痛、胀、牵拉便意感等几乎消失。如表 2 所示，术后有疼痛症状者仅 0.6%，且症状轻微。观察 500 例，要求止痛者仅 2 例。这一效果较好的原因有二，一是肛管麻醉进针部位针对性强；二是麻醉药物更近患区。

5.4 于肛区敏感的特殊性，肛肠手术的麻醉效果不仅要求痛觉消失，还要求肛门松弛。肛管麻醉注射部位针对性强，麻醉药物直接作用于括约肌神经丛，肛门松弛的手感非常明显。

注射针对性强还有一大优点，就是麻醉药物用量小，更不易过量，从而避免了麻药中毒反应，如头晕、恶心、呕吐、躁动、心率加快、血压变化、面色苍白等。肛管麻醉视病情 10～20ml 即可达到麻醉效果，而肛门麻醉，有的实习医师或对肛肠麻醉不太熟悉的资深医生，在临床上用药到 50ml，患者肛门仍不松弛，痛觉也未完全消失。

总之，由于无痛或少痛，无术后反应或少术后反应，麻醉药量小，操作简单，肛管麻醉将会被越来越多的术者和患者所接受。

《中级医刊》1998 年第 33 卷第 6 期

# 亚甲蓝改善肛肠术后疼痛的临床观察

郑丽华　孙秋云　宋宇辉　指导：安阿玥（肛肠科）

痔、瘘、裂是肛肠科常见疾病，目前仍以手术治疗为主。因肛门周围神经末梢丰富及肛门结构和功能的特殊性，致肛门病术后疼痛剧烈。使很多病人因惧怕疼痛而放弃治疗而忍受痛苦。肛门术后的止痛效果直接影响着病人接受手术的态度和肛门手术的深入开展。我们自 1998 年 8 月～2002 年 8 月采用亚甲蓝用于肛肠术后止痛，取得了良好效果，现报告如下。

## 1 临床资料与方法

1.1 一般资料：1998 年 8 月～2002 年 8 月我们共对肛门手术 156 例进行观察，其中混合痔二期 34 例、三期 23 例、低位肛瘘 30 例、肛裂 45 例、血栓外痔 24 例，男性 69 例，女性 87 例，年龄 14～62 岁，平均年龄 35 岁。混合痔手术采取外剥内扎术，手术切口为 1～4 个；肛瘘行一次切开根治术，手术切口 1～2 个；肛裂行部分括约肌切断术及肛裂修剪术，手术切口 1～2 个。所有病例创口均为放射性梭形切口，长约 1～5 厘米。将病例随机分成两组，亚甲蓝组 78 例及常规处理组 78 例。

1.2 方法：两组病例均采用 0.5% 利多卡因 15～30 毫升局部麻醉，取右侧卧位，混合痔及肛裂患者于肛缘 3、6、9 点作深及肛门括约肌深部的浸润注射，12 点作皮下注射，肛瘘患者则除括约肌深部的浸润注射外，于瘘管周围作浸润注射。亚甲蓝组于手术结束时，于创面下、创缘皮下、结扎基底部注射亚甲蓝混合液 10～25 毫升，即由 2% 亚甲蓝 2 毫升、0.5% 布比卡因 5 毫升、2% 利多卡因 5 毫升、注射用水 16 毫升所组成的 1：14 的亚甲蓝混合液，注射后均匀按揉注射部位，使药液均匀浸润到创口周围，使创面均呈兰色为宜。常规处理组手术结束时不注射该药液。

## 2 结果

2.1 术后疼痛观察：疼痛反应观察标准参照 1992 年全国第七次肛肠学术会议制定的诊断标准，Ⅰ度疼痛不处理，Ⅱ度疼痛一般止痛药即可缓解，Ⅲ度疼痛较重，需要用吗啡、度冷丁方能缓解，两组患者手术后疼痛比较见下表。

疼痛对照表

| 分组 | 病例数（n） | 无疼痛 n（%） | Ⅰ度疼痛 n（%） | Ⅱ度疼痛 n（%） | Ⅲ度疼痛 n（%） |
|------|-----------|-------------|--------------|--------------|--------------|
| 用药组 | 78 | 23 | 43 | 12 | 0 |
| 对照组 | 78 | 29.5 | 55.1 | 15.4 | 0 |
| | | 0 | 26 | 41 | 11 |
| | | 0 | 33.3 | 52.6 | 14.1 |

两组对比用 $\chi^2$ 检验 $P < 0.05$，差异显著。

## 2.2 术后水肿、尿潴留观察

用药组术后水肿仅 1 例，对照组术后水肿 22 例，用药组术后无尿潴留，对照组术后尿潴留 12 例，两组对比，$\chi^2$ 检验 $P < 0.05$，差异显著。

## 3 讨论

肛门部的手术疼痛较甚，这是由于肛门周围神经末梢较丰富，对疼痛刺激较敏感，如因肛管括约肌受到手术创伤及排便刺激，极易干疼挛，因此术后的疼痛往往持续时间较长，一般的局部麻醉药和镇痛药的镇痛时间很难达到此时限。亚甲蓝是一种碱性染色剂，对神经组织有较强的亲和力。局部注射后，对切口及切口周围皮下末梢髓质产生可逆性损害，导致神经传导阻滞，局部疼痛减轻或消失，这种可逆性神经损害一般 15 天左右消失，恰可以满足创口生长的要求。但其起效较慢，缓起缓降，约为 4~6 小时后才能起效，且注射后 2~4 小时可有灼热样疼痛，所以稀释亚甲蓝时加用布比卡因，以延长局部麻醉时间，消除亚甲蓝注射后的局部灼热痛，不留麻醉间隙，使病人达到术后无疼痛。同时由于使用此药后切口不疼痛或疼痛轻微，减轻了因术后肛门疼痛而引起的反射性排尿困难及反射性括约肌痉挛，使术后尿潴留及创面水肿减少，以减轻病人痛苦。注射亚甲蓝不会影响创口愈合，这是由于长效止痛剂减轻或消除了疼痛、消除括约肌痉挛，改善局部血液循环，有利于创口的愈合，另外亚甲蓝还能有助于创面止血，减少分泌物。我们使用亚甲蓝 4 年来，术后未见全身不良反应，局部无水肿、坏死，对局部肉芽组织生长和创口愈合无影响，创面修复后，肛门功能无异常，排便通畅，经随诊未见不良反应，疗效可靠。但亚甲蓝也有其副作用一面，因其止痛效果较好，有时甚至掩盖创口感染的疼痛。且当用量不当或用法不当时，会出现肛门感觉末梢神经损害，感觉减退，肛门麻木，直肠侧壁机械感受器迟钝，便意降低，甚至影响肛门括约肌功能，引起稀便失控溢出肛门（15 天后可恢复），为了避免亚甲蓝的这些副作用，应正确掌握其浓度、用量、用法，其浓度以低浓度为宜，注射时不宜过深，不宜集中，力求点状、均匀。不要向非手术区注射，以免造成局部感觉异常。另外，肛瘘术后应在仔细探查瘘管并将其打开后再注射亚甲蓝，以免着色后视野不清掩盖瘘管。临床上亚甲蓝的应用，使肛门术后无痛或少痛成为现实，消除了病人对肛门术后疼痛的恐惧，使病人易于接受治疗，以解除病痛。

《中日友好医院学报》2003 年第 1 卷第 1 期

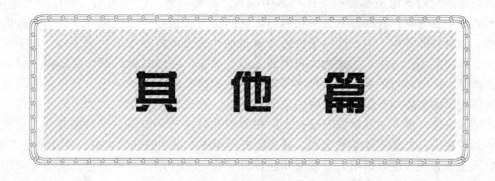

# 直肠绒毛乳头瘤 2 例报告

安阿玥（中医研究院广安门医院肛肠科）

绒毛乳头瘤是息肉的一种，容易误诊。直肠绒毛乳头瘤又称"直肠绒毛样息肉"，与直肠息肉相比癌变率高，据文献报告：直肠腺癌来自绒毛样息肉者占 35.7%[1]，绒毛样息肉与腺癌在组织学上较相似，恶变倾向很强，故称癌前期病变。但绒毛样息肉比息肉发病率低，只占 0.3%[2]，而且多发生于中年以上的成人。由于该病的临床症状和形态类似息肉，往往被误诊误治，以致恶变成癌，所以应引起重视。现将笔者遇到的 2 例报告如下。

例 1：男性，50 岁，住院号 01638。因便后有肿物脱出，便血一年，于 1983 年 5 月由外地来京治疗。主要症状：肛门下坠，便时肿物脱出肛外，便中有黏液性分泌物和鲜血。经直肠镜检查，距肛门缘 6~7cm 处可见有两个肿块，大者约 2×2.5cm，小者约 1×1.5cm，表面呈绒毛状且有黏液性分泌物覆盖。指诊：质柔软，指套上有黏液和血迹，无恶臭味。钡剂灌肠：直肠壁可见葡萄状或规则息肉样透亮影，黏液紊乱而不规则。考虑为直肠绒毛乳头状瘤。在骶管麻醉下行肿物切除术，肿物呈草莓状，质软分红色。

病理报告：直肠炎性息肉并有出血，腺体非典型增生 Ⅱ 级。由于绒毛乳头状瘤是息肉的一种，符合临床诊断。1984 年 3 月 15 日去信随访，情况良好，大便正常。

例 2：女性，56 岁，华侨，住院号 00182。因大小便时肛门内有肿物脱出十余年，便中带血量多，并有黏液性分泌物。于 1983 年 10 月就诊于中国中医研究院深圳肛肠诊疗中心。患者曾在香港做过两次手术，术后仍便血。直肠镜检：齿线以上 7cm 处有 5×2.5cm 大小的乳头瘤，蒂广而质脆。指诊：触之柔软，有血性分泌物，瘤周围无硬结改变。病人在香港做下消化道造影，乙状结肠以上未见有占位性病变。临床诊断：直肠绒毛乳头状瘤。在骶管麻醉下行肿物切除术。外院病理报告：直肠炎性息肉，无癌变。1984 年 1 月 16 日来诊疗中心复查，全身情况良好，体重增加；肛门直肠镜检：见肛内黏膜颜色正常；指诊光滑，切除病灶愈合，大便成形。

**讨论**

直肠绒毛乳头状瘤的发病率，据文献记载占息肉状腺瘤的 10%[3]。该病病因不明，与饮食起居条件和生活工作环境均无明显关系。其病理变化是：绒毛乳头状瘤基底宽、范围大，在少数情况下有蒂。瘤体高出正常黏膜，边界不十分清楚，质地不脆、很柔软，一般多发生在乙状结肠以下，直肠 6cm 以上的部位，此部位是直肠壶腹范围，加上质地柔软故不致发生梗阻。临床表现有肿物脱出肛外，黏液血便，X线检查，钡剂灌肠拍片以及指诊是必要的。应提及的是，某些病例因瘤体大，肛门镜检查仅仅看到一个瘤体，只是在乙状镜检时，嘱患者用加大腹压使其脱出肛外后指诊，才能发现瘤体是两个，甚至手术时，由于麻醉后肛门括约肌松弛良好，视野清楚，当切除一个瘤体后，再进一步探查才发现第2个，这就提示我们不论是术前检查还是术中探查，都要细致，以免遗漏，并排除其他位置病变。诊断一般不难，但要注意：直肠绒毛乳头状瘤与常见的息肉状腺瘤主要区别在于外观，临床易被误诊为内痔便血，直肠腺癌等病。例如这例华侨患者就是在外地以痔核治疗多次而无效。对于本病，关键是排除癌变，以决定治疗方法。如肿物体积大而又没有癌变，一般只做局部切除即可，但手术时必须对此病探查清楚。因瘤体与正常黏膜分界不明显，加上瘤体反复向肛外脱出，直肠黏膜均有不同程度的松弛，瘤体侵润的黏膜均有很小的、粉白色的小颗粒，较正常黏膜粗糙；为了防止再发，手术时一定要切除至正常黏膜，深度达到黏膜下层；大面积的切除时注意不要将黏膜对端缝合，以免愈合后形成疤痕而致肠腔狭窄。如果瘤体基底变硬，并排除有近期手术及注射药物史时，要注意是否癌变。

本病临床主要表现大便时排出大量黏液和血性分泌物，并有排便时不净感，或瘤体脱出肛门外后小便才可以排出。这是由于瘤体较大压迫后尿道的结果。有时还由于检查上的粗心大意和对病史了解不详，往往误诊为溃疡性结肠炎和阿米巴痢疾。此病单纯便血不多，个别病例便血重者多由于大便干燥而使瘤体破溃造成出血。全身症状，由于长期有黏液便并伴有蛋白质的丢失，可以有消瘦乏力，精神不振等。此病如在指诊时发现有硬结，排除局部治疗如近期手术和注射药物外，常常表示有癌变的可能，手术切除之标本肉眼所见为松软的黏膜组织，瘤体与正常黏膜不十分清楚，表面呈绒毛状，较正常黏膜粗糙，颜色比一般息肉为淡（如有出血则为暗红色），表面覆盖一层黏液，触之为海绵样感觉，瘤体组织中除基底部有血管外，其表面2/3部分均无明显血管出血。

文献报道，本病癌变倾向大，国外如日本、美国的资料称之为癌前期病变，已引起医务界重视，因此对该病应早期行根治手术，定期复查[4]。

**参考文献**

[1] 久保明良. 大肠疾患诊断治疗的指针. 永井书店. 1977；260.
[2] 升森茂树. 直肠类癌的临床病理. 大肠肛门志. 1976；29：489.
[3] 吴蔚然. 大肠息肉. 黄家驷, 吴阶平主编. 外科学. 第1版. 北京：人民卫生出版社, 1979；686-694.
[4] 张庆荣. 绒毛乳头状瘤. 肛门直肠结肠外科学. 第1版. 北京：人民卫生出版社, 1980；246.

《中级医刊》1985 年第 7 期

# 特殊灌肠法治疗粪嵌塞 30 例临床观察

安阿玥　王晏美　李　辉（北京中日友好医院　100029）

粪便在直肠腔停留时间过久，结成较大的粪球堵塞肛管上口而排不出叫粪嵌塞。它不同于习惯性便秘，通常的灌肠方法效果较差。我们自 1992～1996 年采用一种特殊灌肠法治疗 30 例，效果理想，现报告如下。

## 1　临床资料与方法

1.1　一般资料：男 12 例，女 18 例。年龄 35～80 岁，50～70 岁 23 例，占 76.67%。便秘 3～15 天，平均 6.5 天。

1.2　材料：一次性塑料导尿管或细肛管 1 根，50 毫升注射器 1 支，直止血钳 1 把，小碗或弯盘 1 个。在小碗或弯盘中将生理盐水与开塞露按 2：1 比例配置成 150 毫升的灌肠液。

1.3　方法：患者取侧卧位，暴露臀部。将塑料导尿管（若用细肛管，需用止血钳夹住前端）顺着肠腔纵轴方向缓缓插入肛内，深度不超过 12 厘米。若插入过程中患者感到疼痛或阻力过大，应及时退出，调整方向后再插。用注射器抽取灌肠液接于导尿管或细肛管的尾端，缓缓推注。若用细肛管，应先松开止血钳。推注过程中同时缓缓撤退导尿管或细肛管，直至 150 毫升灌肠液推注完。拔除导尿管或细肛管，患者平卧 5～10 分钟即可排便。

1.4 结果：24 例在灌肠 10 分钟后顺利排出嵌塞的粪便，5 例经第 2 次灌肠后排出，1 例在第 2 次灌肠并肛管局麻后排出，有效率 100%。

## 2 讨论

通常的灌肠方法只能润滑肠道、刺激肠蠕动，很难将巨大的粪球破碎，灌肠后只将灌肠液排出，粪球依然嵌塞，效果较差。以往治疗本病的方法多是用手指或借助勺子等物将其挖出，很易撕破肛管，有时甚至挖破肠壁，造成肠腔大出血，老年女性因多伴有直肠黏膜松弛，此种情况尤其多见。采用这种特殊灌肠法，选择直径较细、质地稍硬的灌肠管直接插入粪球中，用注射器将灌肠液压入，由于灌肠管的不断后撤，可从上到下将整个粪球破碎。灌肠液中的开塞露含 50% 的甘油，不仅有润滑作用，还可刺激直肠壁反射性地引起排便，从而将破碎后的粪便排出。

本方法操作的关键是插管，既要准确插入粪球中，又要避免误伤肠壁。灌肠管应顺着肠腔纵轴方向缓缓插入，切忌粗暴乱插，成功的标志是推注灌肠液时有一定阻力。插入的深度不能过深也不能过浅，否则灌肠液将不能完全进入粪球中。插入时若灌肠管中有血液流出，说明方向不对，已刺破肠壁，应立即退管停止操作，并作相应止血处理。

用本法观察的 30 例中有 6 例是经两次灌肠后才完全排出，可能是灌肠管为完全插入粪球中或灌肠液量不够，未能充分将粪球破碎。

《中国农村医学》1998 年第 26 卷第 3 期

# 治疗肛门闭锁术后大便失禁一例

安阿玥（中日友好医院肛肠科）

患者女性，9 岁，No：908183。于 94 年 1 月 12 日收住院。

患者出生后因先天性肛门闭锁行手术治疗，术后大便难以控制，后又两次行肛门成形术，效果均不满意，日间干稀便均不能控制，需带尿布。局部检查：肛缘环周 1cm 内皮肤缺损，截石位 12 点缺损面积较大，直肠黏膜环行外翻，色鲜红，长约 2cm，肛周皮肤潮红有粪污；指诊肛门松弛、收缩不均匀、括约功能无力，自制作用差，直肠壶腹消失，肛直角消失。诊断：①肛门失禁；②先天性肛门畸形；③肛管皮肤缺损；④直肠黏膜外翻。经过 10 多天的全身营养调配及肛周皮肤护理之后，于 1 月 25 日行手术治疗。全麻下，取右侧卧位，手术分三步：①肛门环缩，在肛门前后正中各作一纵形切口，用镰状有槽探针自肛门后正中切口插入，通过肛门右半侧外括约肌浅层之间，从前正中切口穿出，将双股肠线通过探针从前而后穿回后切口。同法处理肛门左侧，使羊肠线围绕肛门呈一圆环。助手将食指放入肛内，术者紧线，缩小肛门以容一食指为宜。在后切口将羊肠线结扎或在外括约肌浅层处，用细线将前后切口群氏缝合。②重建肛直角，将后切口向尾骨方向延长，将外括约肌浅层折叠缝合，截石位 6 点"U"型环呈现。然后分离出耻骨直肠肌从尾骨侧由后向前纵形折叠缝合，将缝线和环缩线交替汇合结扎，使之成为一个整体，耻骨直肠肌环在肛门收缩时可带动环缩线更好地起到收缩功能，使肛管向前弯曲，此时肛直角出现。全层缝合皮肤，注意创口张力。③直肠黏膜固定，以 2∶1 安氏化痔液行黏膜下注射，使外翻黏膜回缩固定。术后第 4～5 天间断拆线，创口一期愈合。患者第 6 天出现便意感，可自主控制 20 分钟后再去排便。第 7 天可自行到厕所排便，医生在其有便意时有意让其收缩肛门控制排便达 30 分钟左右，术后 10 天出院。术后 3 个月随访，患儿自诉症状明显改善，清醒时已可自主控制大便，晨起时偶有粪污。

《全国首届中西医结合围手术期研究进展学术会议》

# 肛肠病术后尿潴留 4 种方法效果对比

王晏美　安阿玥　李　立　蒋建婷（中日友好医院　100029）

尿潴留是肛肠病术后常见并发症，采用诱导排便法（A 组）并与临床常用的热敷（B 组）、针灸（C 组）和肌注新斯的明（D 组）进行对比，现报告如下。

## 1　临床资料

120 例随机分 4 组，每组各 30 例，排除因前列腺肥大等泌尿系统器质性改变导致的尿潴留。

## 2　治疗方法

（1）诱导排便法：适度放松固定肛门、增加腹压，做排便动作；（2）热敷：用热水袋或盐水瓶盛满热水，热敷下腹部；（3）针灸：取中极、关元、气海、三阴交穴，用泻法；（4）肌注新斯的明 1mg。经以上方法治疗 30min 后小便仍不能排出者视为无效而采用留置导尿。

## 3　结果

4 组治愈（%）、有效（%）、无效（%）分别为：A 组 27 例（90.0），2 例（6.7），1 例（3.3）；B 组 17 例（56.7）。1 例（3.3），12 例（40.0）；C 组 19 例（63.3），2 例（6.7），9 例（30.0）；D 组 18 例（60.0），2 例（6.7），10 例（33.3）。A 组与 B、C、D 组差异显著（$P < 0.05$）。

## 4　讨论

肛肠病术后尿潴留多是由于手术操作时牵拉、挤压、损伤，致局部水肿和剧痛，使交感神经受到刺激，引起膀胱逼尿肌松弛和膀胱括约肌痉挛收缩而致。热敷、针灸和肌注新斯的明是治疗此种尿潴留的常用方法。诱导排便法诱导患者排便，并做出排便姿势和动作，可使患者不由自主放松肛门，同时由于排便时需要收缩腹肌增加腹压，可压迫膀胱起到膀胱逼尿肌收缩所起的作用。该法简单易行，治疗效果优于其他组。但该术前应尽量排空大便，在诱导排便时，若有大便排出，应及时清洗肛门，若创面出血应收紧绷带，仍有出血，应做止血处理。若 5min 后仍不能排出，应停止排便，卧床休息片刻，轻揉小腹，再行第 2 次治疗；若仍不能排出，停止治疗，避免久蹲后肛门水肿，创面出血和血栓形成。

《中国肛肠病杂志》2001 年第 21 卷第 3 期

# 安氏化痔液治疗肛周皮肤病临床观察

王银凤　李　辉　指导：安阿玥
（1. 河南省淇县人民医院　456750；2. 北京中日友好医院肛肠科　100029）

**主题词**　安氏化痔液；注射；肛周皮肤病；燥湿止痒；活血化瘀

安氏化痔液是一种由纯中药组成的新型软化萎缩剂，主要用于注射治疗内痔、混合痔。我们在临床中发现，对于肛周皮肤病亦有较好的治疗作用。我院自 1993～1996 年采用安氏化痔液注射治疗肛周慢性湿疹、肛周神经性皮炎、肛门瘙痒症，临床观察 110 例，疗效满意，现报告如下：

## 1　临床资料

本组 110 例，其中男性 69 例，女性 41 例；年龄最大 68 岁，最小 14 岁，平均年龄 41 岁；病程最长 32 年，最短 4 个月，平均病程 16.2 年。肛周慢性湿疹 42 例，肛周神经性皮炎 33 例，肛周瘙痒 35 例。肛周湿疹表现为肛周皮肤潮湿、瘙痒，皲裂，症属湿热阻滞，气血失调；肛周神经性皮炎，肛门瘙痒症表现为肛周瘙痒，皮肤增厚，色素脱失，症属血虚风燥，肌肤失养。

## 2 治疗方法

2.1 药物：安氏化痔液是中日友好医院安阿玥发明（已获国家个人发明专利），由中日樱花药厂生产的科研用药，本剂型为 10ml，无色透明注射液。

2.2 治疗方法：患者取侧卧位，肛周皮肤常规消毒，0.5% 利多卡因局麻，以 1：1 安氏化痔液，在肛周皮损处作点状浸润注射（注意不要注射过深），一次注射量一般为 15～30ml（视皮损程度而定），注射要均匀，术毕揉按片刻，以使药液充分吸收，最后，以赛霉安粉外敷，敷料包扎固定。

2.3 疗程：注射 1 次为 1 疗程，观察 1 周，若效果不佳，再注射第二疗程，一般注射 1～2 疗程即可治愈。

2.4 术后处理

2.4.1 中药坐浴：安氏熏洗剂，以鱼腥草、苦参、川椒、地榆、防风等为主组成，具有清热燥湿，凉血祛风止痒之功。每日 1 袋，水煎外洗，水温以不烫为宜，连续 1～2 周。

2.4.2 外敷：坐浴后以赛霉胺粉外敷，或以二妙丸调成糊状外擦，具有清热燥湿作用。不用油膏之类。

2.5 注意事项：保持局部清洁干燥，勤换衣裤；忌食辛辣刺激之品；忌用热水浸烫和肥皂擦洗，避免局部搔抓、摩擦；忌用激素类软膏。

## 3 治疗效果

3.1 疗效标准：注射 1～2 个疗程，术后 1 周复查判定疗效。痊愈：临床症状消失，皮损恢复正常；好转：自觉症状好转，皮损情况恢复正常或改善；无效：症状及皮损无明显好转。

3.2 治疗结果：本组 110 例，治愈 88 例。占 80%；好转 16 例，占 14.6%，无效 6 例，占 5.4%。其中 1 次注射 100 例，占 91%，2 次注射 10 例，占 9%。

3.3 随访：术后 1 年随访 76 例患者，治愈 68 例，占 89.5%，复发 8 例，占 10.5%。

## 4 体会

肛周慢性湿疹、肛周神经性皮炎、肛周瘙痒症是临床常见的，较为顽固的肛周皮肤病，其共同症状是以肛门皮肤顽固性奇痒为特征，同时伴有不同程度的皮肤损害。中医认为，本病多因湿热阻滞，血虚风燥及虫淫搔扰肛门皮肤所致。根据中医理论，治应清热燥湿，收敛止痒。

安氏化痔液是由石榴皮、诃子、乌梅、赤芍等中药为主提炼而成，石榴皮，清热燥湿，诃子、乌梅能收敛止痒。赤芍能活血化瘀，共奏燥湿收敛止痒，活血化瘀止痛功效。药理实验证明该方药具有消炎抗渗出、收敛解痉、改善血循环、促进皮修复的作用。安氏熏洗剂中的鱼腥草、苦参、川椒具有清热燥湿的的作用。生地榆可凉血，防风有祛风止痒之效。术后使用本品能够增强并巩固疗效。

本组患者大多是经过其它各种疗法治疗而效果不满意者。如使用激素类药膏，虽有一定短期疗效，但易复发，远期疗效不佳，达不到治愈目的。使用本法具有治愈率高，疗程短，远期疗效好，药物无毒副作用，痛苦小等优点。据临床观察，该方法对肛门瘙痒症，肛周神经性皮炎疗效较突出，肛周慢性湿疹疗效略差，行 2 次注射者多属此类疾患。

《北京中医药大学学报》1997 年第 20 卷第 5 期

# 安阿玥教授治疗肛肠疾病的经验总结

范学顺（中日友好医院肛肠科 100029）

安阿玥教授创建的治疗肛肠病的安氏疗法以手术痛苦小、术后恢复快、治疗效果灵验而吸引了众多患者前来就诊。2002 年 1 月～2011 年 12 月近 10 年间，我们共收治各种痔疮、肛瘘、肛裂、肛周脓肿、直肠脱垂等肛肠常见病约 15600 例，一次治愈率达 98% 以上，有效率 100%，得到广大患者的一致好评。安阿玥教授集 30 余年临床经验创出一套"小、快、灵"的治疗肛肠病新疗法，该疗法集现代医学与中医学的精华并因其独特的敢于突破传统的陈旧理论而独树一帜，2005 年医院成立"肛肠病安氏疗法中心"。

安氏疗法包含痔疮注射新药芍倍注射液、肛肠熏洗剂、栓剂、中药以及围绕肛肠常见病而创建的一些行之有效的独特手术方法。笔者就几年来跟师体会将老师的学术思想及临床经验加以总结。

## 1 遵古而不拘泥于古，善于创新

安师在尊重前人的基础上，遵古而不拘泥于古，如对于痔的病因，他认为中西医观点是一致的。《素问·生气通天论》论述痔的病机为"因而饱食，经脉横解，肠澼为痔"[1]，筋脉横解有血管迂曲扩张之意。之后，历代医家均认为痔是"筋脉迟缓，血液瘀积"的血管病变，《内经知要》认为"脉入肛，故为痔"之说。可见中医学认为痔有扩张或淤血之意。

现代医学对痔的认识尚有一定争论，但主要存在以下学说[2]：①静脉曲张学说：认为痔组织内有扩张的静脉，并提出痔是肛管粘膜下静脉曲张所致，这一学说流行最久，影响最大。②血管增生学说：18 世纪的欧洲许多学者认为痔是一种勃起组织化生而成。Allingham 提出痔的本质是血管瘤的概念。③细菌感染学说：认为痔的发生与肛门感染有关。感染通过肛隐窝的肛导管、肛腺和其周围的淋巴管进入肛门周围组织，在痔血管丛中引起静脉周围炎，从而使很薄的静脉管壁扩张。④肛垫学说：认为痔是肛门直肠下端的血管性衬垫，这些衬垫主要由洞状静脉和平滑肌、少量弹力纤维和结缔组织构成。生理上，肛垫在直肠内起到软垫的作用，有助于肛门的严密闭合，故名为"肛垫"。当大便干燥或长期久蹲厕所时，肛垫组织可下移造成痔的脱出。

安师总结了中医学与现代医学的致痔观点，认为传统的中医观念与现代医学的肛门直肠局部血管病理性血管扩张、血液淤滞相一致。中医学的"筋脉横解"有血管纵横交错、迂曲扩张之意，"筋脉迟缓，血液瘀积"有血管淤血之意。"解"与"懈"同，是扩张，是松懈，实证血热则妄行，血瘀血不循经则出血；虚证则气不摄血而出血，气虚不固脱则痔核脱出。安师根据中医观点认为，痔的最主要病理改变是"解"（懈），"懈"是松懈和扩张。痔的两个主要症状即是出血与脱垂。"散者收之"，因此收敛是第一大法，含有收敛血管和收敛固脱之意。通过收敛达到萎缩扩张的血管，通过收敛使肛垫不肥大，通过固涩可以固定肛垫。对于瘀，中医认为"瘀者散之化之"，"化瘀止血"，因此，立"化瘀"法。收敛与化瘀相辅相成，单纯收敛萎缩，则有祛病留邪之弊病，痔核萎缩后会产生瘢痕与硬结[3]。若单纯化瘀，则"经脉横解（懈）"不除而瘀血难化。收敛中伴有化瘀使敛而不滞，祛病不留瘀；化瘀有收敛配合，化而不破。安师创建的"收敛化瘀治痔法"与传统硬化剂不同，传统中药注射剂属于硬化萎缩法，只强调硬化萎缩，而无化瘀，因而易于形成硬结。以往的注射药物无论是中药制剂还是西药制剂，其作用机理均在硬化、坏死范畴，其共同并发症为局部硬结、产生瘢痕性狭窄、溃疡或大出血[4]。安师发明的芍倍注射液由乌梅、五倍子、赤芍组成，经现代科学工艺提取其有效成份柠檬酸、没食子酸、芍药苷组成注射剂，意在收敛固脱，同时凉血、活血、止血，经上万例患者实践证明，不产生硬结，无硬化、坏死之弊[5]。从近 10 年的国内文献记载，国内专家学者均给予很高评价，尚未见坏死、出血等并发症的报道。该药的出现，突破了传统理论，成为新一代注射治疗痔疮的新药物。在内痔的注射方法上，安师创出治痔十六字方针，即"见痔进针，退针给药，先小后大，饱满为度"的注射原则[6]，实践证明该方法大大缩减了注射难度，化复杂为简单，与消痔灵四步注射法相比，使学习者更容易掌握。"见痔进针"，限定内痔的中心区域为进针注药部位，即齿线上 2cm 左右区域直肠下端黏膜隆起处，此步骤解决了过去注射部位不统一问题防止操作上的误注问题；"先小后大"，明确了多个痔核的注射顺序是从小到大，若先注射大的痔核，小痔核则被遮掩显露不明显，容易发生注射盲区，遗漏治疗，此步骤解决了多内痔一次治疗的均衡性问题防止漏治；"退针给药"，明确进针后边退针边注药的推药方法，此步骤可有效避免注射过深，伤及肠壁、前列腺、阴道壁等周围组织并保证药液在痔内分布均匀；"饱满为度"，明确注药痔核呈充盈饱满、粉红色水泡状为合适用量。痔核大小差异很大，用量差异也很大，此步骤解决了不同痔核个性化注射剂量的问题。对于任何痔疮手术，安师都主张"整形治病"的目的。如对于特大环状痔，能否一次做干净或能否保证肛门功能的基础上使肛门外观平整复原并能防止水肿，是肛肠工作者一直致力研究的范围。通过多年实践，他设计出一整套小切口外剥内扎、充分保留肛管皮桥的手术方式，他认为创面应"宁长勿短，宁窄勿宽"，同时要保证创面引流通畅，小切口创面自然对合，不仅能最大程度减少水肿发生，还能充分保留各创口之间的皮桥，有效地减少术后痛苦发生并能积极地预防创口瘢痕挛缩所致的术后狭窄现象；对于相应内痔应结扎不同平面，结扎不宜过大或过小，过大则会发生脱落、出血、狭窄，过小则内痔再次外翻，因此需有充分的手术设计，对于内痔 >3cm×3cm 大小时，老师只结扎痔核的 1/2 或 2/3，以减小痔脱落后的损伤面积（又称为不全结扎法）；结扎不到的痔核或松弛粘膜用芍倍注射液收敛萎缩，这样肛门、直肠术后张力正常，可有效地防止直肠狭窄的发生。经多年跟师观察，安师这一观点方法在治疗各种环状痔、静脉曲张型痔、混合痔嵌顿等效果良好，且未出现任何术后并发症[7]。

对于各种混合痔常采用辨痔定位的原则进行处理：①"先大后小，外大为先，脱垂为先，嵌顿为先"，先去除外痔中较大者，如外痔大小相等、界限不分，则以内痔较大脱垂或嵌顿对应的外痔部分为切口；②3~5 处为宜；③手术时考虑肛周力的均衡性，即不能将所有创面均选择在肛门的一侧，甚至为了防治水肿而对一些皮桥施行小切口减压。先大后小是先去除主要病灶；3~5 点是考虑肛门功能的保护；切口均衡是为了有效防止水肿及远期疗效。④痔体大则创面长，反之则创口短，长与宽的比例为 3:1，这样有利于引流并能充分防止水肿。⑤以母痔区首先结扎的原则。母痔区即 3、7、11 点为痔的最常见部位，将母痔区先行结扎或注射可起到三点固定平面的作用，可有效地保证远期的疗效。⑥采用梭形口的原则，不是传统的"V"字口，两头尖的梭形口可防止肛内组织损伤过多[8]。

国内肛肠界公认，对于环状混合痔如果结扎超过 3~5 处时，需将内括约肌切断，以防止肛门痉挛和术后疼痛。但安师认为，术后切断内括约肌一是增加了患者的创伤，延长了愈合时间；二是内括约肌切断后，肛管压力失衡，断处压力较低，断端两侧的肛管皮肤极易内卷而发生水肿。老师通过采用分段小切口、不全外剥内扎的术式，充分保留了皮桥与黏膜，术后创面自然对合，术后愈合良好，即使外剥内扎超过 5 处也未曾有肛门直肠狭窄的病例发生。老师认为痔是"突起"病变，既然解除了突起，肛门周围又有足够的皮肤黏膜，就不必再损伤内括约肌。嵌顿痔为痔疮重症，常由混合痔反复发作而来，一旦发病，痛苦巨大，由于痔核常合并有大量的血栓形成，所以难以自愈，甚则由于肛门压力过大，肛门括约肌痉挛过久出现痔核缺血、坏死甚或糜烂，因此，嵌顿痔应视为肛肠科急症之一。安师主张嵌顿痔应采用及早手术的原则，目的是早期手术将痔核下的血栓尽快剥离，可迅速改变痔脱出－肛门痉挛－痔缺血的病理改变，使患者迅速解除痛苦[9]。传统的观念认为齿线是有痛与无痛的分界线，但实践中发现，普通局麻内痔注射术中不仅有坠胀感，很多人还出现明显的疼痛，由此表明，齿线的分界线并非绝对，痔注射术有必要在注射部位进行麻醉，而通常的局部麻醉很难充分满足，在这种情况下，安师对局麻进行改良[10]，将进针部位由较敏感的肛周皮肤移至痛觉迟钝的齿线下缘，将注药部位由整个的肛周皮肤、皮下组织、括约肌群移至痔基底部，从而使进针无痛。其解剖基础是齿线与肛门之间 2.5~3cm 以上的直肠和结肠无感觉神经，在齿线下缘的 0.8cm 内的肛管区域内也是无痛区。与局部麻醉比较，肛管麻醉有如下优点：①痛苦小。做内痔注射或结扎时，肛管麻醉法使胀、痛、牵拉、便意感全部消失，而局部麻醉法有 80% 患者出现程度不同的上述症状。②并发症少。肛管麻醉法避免了局部麻醉在肛周多次进针时因肛门疼痛所致的患者紧张感和恐惧感，同时也减轻了因为肛周皮肤皱纹多消毒不严导致皮下感染的并发症。由于用药量少，注射部位针对性强，基本上消除了麻药中毒反应，如头晕、恶心、呕吐、躁动不安、脉搏加快、血压升高或下降、面部皮肤苍白等。采用肛管麻醉内痔注射后如出现肛门疼痛、肛门下坠、痔核脱出、便意感频、小便不利及腹胀等反应均很少发生。我们详细观察近千例患者，有以上症状者占 0.5% 左右。且症状轻微，术后要求止痛占 0.3%。③量少力专。肛管麻醉药量明显减少，可视病情轻重在 10~20ml 内即可达到麻醉效果，而局部麻醉法若对肛门麻醉方法不太熟悉，即使用药 50ml，患者肛门仍不松弛，痛觉也不消失。由于注射麻药位置针对性强，麻药一般不会过量。只要注射部位正确，肛门松弛很明显。究其原因有二，一是肛管麻醉进针部位合理，二是麻醉药物针对性强。

## 2 倡手术技巧，以小博大，化复杂为简单

如在治疗肛裂方面，安师以独到的理论阐释肛裂发病机理。既往大多数临床工作者认为，肛裂发病与久不愈合的原因是内括约肌痉挛所致，因而长期以来采用肛裂挂线术或者肛裂侧切加内括约肌挑

断术，虽然疗效是肯定的，但术后主要的弊病是痛苦大、恢复慢，如引流不畅会造成局部感染。经过长期观察，他认为肛裂的发病原因是肛裂溃疡反复炎症刺激导致肛门内括约肌表面的纤维化所致。由于纤维化增生使肛门裂溃疡处血液循环较差，所以创面难以愈合，因此，手术只需将内括约肌表层的纤维化切断，肛门括约肌即会得到松弛，安师所创建的肛裂原位切除、内括约肌松解术即体现了这一理论精神[11]。该方法由于损伤小、切口合理（未全部切断内括约肌）所以愈合快，并发症少。

　　低位复杂性脓肿或肛瘘是临床中较为棘手的两大疾病。尤其是全马蹄或半马蹄脓肿与肛瘘，过去传统的方法是将感染区域全部敞开，不仅痛苦大而且瘢痕重，恢复慢。安师将这些陈旧方法进行了大量总结，提出了主灶切开对口引流术治疗复杂脓肿与肛瘘的新理念。其特点是将内口定位清楚，在与内口对应的部位人为切开作为主灶，同时将内口一并切开以彻底解除感染源；对于瘘管外口或者脓腔的端点，则将创口扩创使引流通畅，此为对口，对口与主灶相通以保证引流通畅。这种方法能大大减轻患者痛苦，同时术后肛周美观、不变形。按照我国《中医肛肠科病症诊断疗效标准》[12]及张燕生、刘仍海主编的《肛肠病手册》[13]制定的高位肛瘘划分标准，高位肛瘘或脓肿的内口仍在齿线肛窦部位，只是瘘管的走行或脓腔的深度已超过外括约肌深部而已。因此，安师对传统的切开挂线术提出质疑，他认为挂线术虽然安全可靠，但手术存在如下问题[14]：①痛苦巨大：由于挂线的持续勒割，患者痛苦很大，持续1~2周，活动受限或低热，特别是第2次紧线时加重患者痛苦；②瘢痕重：由于皮筋儿的刺激，炎症明显，愈合后瘢痕很重；③容易出现钩状缺损：由于创口内卷，患者愈合后往往出现肛门沟状缺损，导致肛门关闭不紧，造成漏粪现象；④易于复发：传统的挂线术主要采用直肠壁人为造口，形成直肠末端瘢痕，瘢痕感染后易于复发疾病。如果盲目从直肠壁造口而忽略了真正的内口也常常导致复发。老师根据多年的临床实践与总结，创建了非挂线保留括约肌的术式很好地解决了这一世界难题，该方法主要是在齿线以下全部敞开，而将齿线以上的瘘管与脓腔充分扩创，附加乳胶管引流，从而使各种高位肛瘘与脓肿都得到了很好地治疗，此方法突破了传统高位瘘必须采用挂线术的传统理论，经过对比证实，非挂线术较挂线术具有痛苦小、恢复快、肛门不变形等优点。

　　传统的手术方法治疗直肠脱垂主要有直肠瘢痕固定术、肛管切除术、括约肌折叠术、直肠悬吊术、肛门环缩术等，这些方法虽然有效，主要弊病是对人体损伤大、破坏重，同时费用大，并发症多。随着注射疗法的广泛使用，人们试图采用注射的方法治疗直肠脱垂，在传统方法中使用最广与报道最多的是消痔灵注射术，该方法采用直肠内黏膜下注射与直肠外手指引导注射的方法，以使直肠黏膜与肌层、或使直肠高位部分与周围组织产生无菌性炎症、纤维化，达到直肠与周围组织粘连固定目的。该方法主要弊病一是硬化剂本身所致的并发症，另一个是通过坐骨直肠窝向骨盆直肠窝注射药物要求无菌概念极强，否则会导致骨盆直肠窝脓肿的发生。老师创建的远、近心端瘢痕固定加芍倍注射液注射术治疗各期直肠脱垂，不但具有很好的疗效，而且采用直视下手术和注射，较前法凭针感引导注射的方法更为可靠安全，临床中安师最多应用10支芍倍注射液原液未见任何并发症发生。

　　3. 发挥传统中药内服优势，内服外灌提高疗效如家族性大肠息肉病是一种先天性遗传疾病，癌变率相当高，可达40%，且时间越长癌变率越高。目前有效的方法是镜下电切或手术将结肠切除，但后遗症极多。老师根据中医理论，认为息肉为气机瘀阻、热毒内蕴、气滞血瘀于肠间所致，认为中医不仅治标，亦可治本[14]。经多年实践，采用扶正祛邪、攻补兼施的中药内服外灌方法治疗本病。内服选用紫花地丁、蒲公英等，灌肠选用乌梅、五倍子等。临床观察表明，该方法可以消除脓血便等临床症状，使部分息肉脱落或消失，达到控制病情发展、提高生存质量的目的。对于肛肠病术后便秘、腹泻等，老师也经常根据中医辨证方法进行中药内服辅助治疗，以减少并发症的发生。

**参考文献**

[1] 陈方林. 浅析"筋脉横解，肠游为痔"[J]. 实用中医药杂志，2003，19（6）：327~328.

[2] 张有生，李春雨主编. 实用肛肠外科学［M］. 北京：人民军医出版社，2009.123~125.

[3] 刘绍林，邓志刚，张美媛，等. 芍倍注射液治疗内痔和静脉曲张型混合痔87例［J］. 中国中西医结合外科杂志，2007，13（5）：464~465.

[4] 范学顺，王晏美，李辉，等. 注射疗法治疗内痔的问题及展望［J］. 中日友好医院学报，2003.17（4）：249.

[5] 廖明，陈莉，顾丽常，等. 芍倍注射液治疗内痔混合痔的临床观察［J］. 中日友好医院学报，2005.19（1）：57~58.

[6] 王晏美，范学顺，李辉，等．芍倍注射液治疗内痔静脉曲张型混合痔临床研究［J］．中国肛肠病杂志，2005，25（3）：11～12.

[7] 范学顺，王晏美，李辉，等．芍倍注射液治疗内痔、混合痔1980例临床观察及机理探讨［J］．中国肛肠病杂志，2005，25（11）：11～12.

[8] 李辉，郑丽华，范学顺，等．两种术式治疗混合痔嵌顿的疗效对比分析［J］．中国医刊，2010，45（10）：61～63.

[9] 干安建．急性嵌顿痔431例手术治疗分析［J］．中国中西医结合外科杂志，2006，12（3）：282～283.

[10] 安阿玥主编．中国肛肠病学［M］．北京：人民卫生出版社，2005.88，292.

[11] 范学顺，王晏美，郑丽华，等．两种术式治疗肛裂疗效比较［J］．中国肛肠病杂志，2005，25（9）：19～20.

[12] 国家中医药管理局．中华人民共和国中医药行业标准．中医肛肠科病证诊断和疗效标准［S］．南京：南京大学出版社，1995.1

[13] 张燕生，刘仍海．肛肠病手册［M］．北京：人民卫生出版社，2004.37～48.

[14] 范学顺，蒋建婷．非挂线疗法一次治愈高位肛瘘312例临床分析［J］．中国肛肠病杂志，2002，22（5）：17～18.

《中日友好医院学报》2012年第26卷第2期

# 低浓度骶麻用于肛门直肠手术的临床观察

郑丽华　安阿明（中日友好医院肛肠科　100029）

**摘要**　目的：研究在能满足手术要求的情况下尽量减少麻醉药用量，以减少其不良反应。方法将患者随机分成两组，分别在常规骶麻和低浓度骶麻下行手术治疗，观察效果。结果两批麻醉效果均满意．均能满足手术要求，差异无显著性，但不良反应方面低浓度骶麻明显低于常规组，差异具有显著性。结论以1%利多卡因15～20ml即可满足肛门直肠手术的麻醉要求，且不良反应比常规骶麻小，差异有显著性。

**关键词**　低浓度骶麻；肛门直肠手术；不良反应

　　骶管阻滞麻醉是经骶裂孔穿刺，注射局麻药于骶裂管腔内，以阻滞骶脊神经，是硬膜外阻滞的一种方法。骶麻用于肛门直肠手术已非常普及。常规方法在骶管穿刺成功后注入2%利多卡因15～20ml，术后伤口疼痛、尿潴留和局麻药中毒导致的一过性神经症状，阻碍了骶麻的广泛应用。自2004～2007年，本院在常规骶麻的基础上，降低麻药浓度，减少麻药用量，仍能满足于术需要，还能有效避免麻药的副反应和并发症，取得了满意的临床效果，现介绍如下。

## 1　临床资料

1.1　一般资料126例住院患者随机分成两组，低浓度骶管麻醉组63例，男33例，女30例，年龄21～67岁，平均42.5岁；常规骶管麻醉对照组63例，男35例，女28例，年龄19～70岁，平均45.6岁。两组性别、年龄差异无显著性。低浓度组混合痔22例，肛裂12例，肛瘘18例，肛周脓肿11例；常规组混合痔25例，肛裂10例，肛瘘16例，肛周脓肿12例。

1.2　骶麻方法1%利多卡因15～20ml。患者取侧卧位，骶角是确定骶裂孔的最好界标。摸不清骶角时可先摸清尾骨尖，顺尾骨尖的中线向上约5～6cm即是骶裂孔位置。穿刺时在骶裂孔做一皮丘，而后浸润骶尾韧带等深部组织，直达骨膜外表。由皮丘刺入，针体先与皮肤垂直至骨膜后，将针体向尾椎方向倾斜，与皮肤呈45°角。当针尖通过骶尾韧带后，则有阻力骤然消失的感觉（即落空感），表明针尖已进入骶管腔。先回吸无血液及脑脊液后，注入少量空气看是否有阻力，然后分次注入局麻药物。浓度为1%的利多卡因15～20ml。当注药后患者出现头晕、耳鸣、四肢震颤时，考虑为麻药中毒所致，应给于吸氧、镇静等对症处理措施。同时应密切观察患者血压、脉搏情况，如有可疑，立即停药，抬高床头。完成注药后5～10分钟麻醉起效，90分钟内麻醉敏果良好。

1.3　统计学处理本试验采取随即分组，采用t-test。

## 2　结果

　　麻醉效果评价：手术时及术后6小时内疼痛程度分3度：0度：完全无痛；Ⅰ度：轻度疼痛，患者可忍受；Ⅱ度：疼痛明显，需注射止痛针才能止痛。手术后6小时尿潴留程度分三度：0度：排尿通畅；Ⅰ度：排尿困难，但仍可自行排出；Ⅱ度排尿困难，须导尿才能排出。

## 3　讨论

　　肛肠科手术是较小的手术，理想的麻醉方法应该是痛苦小，方法简单、安全，麻醉显效快消失也快，而且不良反应较小的麻醉方法。局部麻醉肛门括约肌松弛不理想，无法满足一些复杂手术的需要，给手术造成操作上的困难，而且患者痛苦也较大。应用腰麻，则术中操作痛苦大，起效慢，恢复慢。相比较，骶管麻醉对于肛肠科手术而言是个较理想的方法。常规骶管麻醉是采用2%利多卡因15～20ml（即利多卡因300～400mg），但成人注射利多卡因单次极量不超过400mg，常规注射法注射量已接近于最大剂量，增加术中发生局麻药中毒的危险，术后发生尿潴留的比例也高。从结果可以看出试验组与常规组的术中及术后6小时的止痛效果差异无显著性，而局麻药中毒反应及术后尿潴留的情况试验组明显少于常规组，差异有显著性。试验组无1例出现局麻药不良反应，对照组有3例出现头晕、心慌、恶心等麻药中毒反应。予吸氧后缓解。对于麻醉后导致的下肢乏力，不能行走者，一般1～4小时后逐渐恢复，无需特殊处理。

　　低浓度骶麻是在常规骶麻的基础上减少麻药用量所进行的尝试。该法局麻药用量少，对机体生理影响甚微，尤其对循环，呼吸系统无明显影响，从而大大减少了临床上常规骶麻中局麻药不良反应，提高了麻醉的安全性，同时也并不降低麻醉的成功率，并能达到手术的要求。

### 参考文献

［1］丁义山. 骶管阻滞麻醉药剂量的研究［J］，中国肛肠病杂志。1991，11（3）：14～15
［2］刘希家. 肛肠病外科治疗［M］. 沈阳：辽宁科学技术出版牡，1992.54。

《中国医刊》2007年第42卷第11期

# 美辛唑酮栓加肛肠洗剂治疗肛窦炎150例

郑丽华（中日友好医院肛肠科　　100029）

**摘要**　目的观察中西医结合治疗慢性肛窦炎临床疗效。方法治疗组150例以肛肠洗剂坐浴，同时用美辛唑酮栓纳入肛门；对照组130例，以马应龙痔疮栓纳肛。结果治疗组治愈93例，有效57例；对照组治愈52例，有效42例，无效36例。结论肛肠洗剂坐浴配合美辛唑酮栓纳肛可以有效治疗慢性肛窦炎，改善症状。
**关键词**　慢性肛窦炎；肛肠洗剂坐浴；美辛唑酮栓剂

　　肛窦炎又称肛隐窝炎，常见病肛门直肠周围脓肿、肛裂、肛乳头炎甚至纤维瘤形成等均与之有关。本院自2003～2007年采用美辛唑酮栓加肛肠洗剂治疗肛窦炎150例，现报告如下。

## 1　临床资料

1.1　一般资料：将280例患者随机分为两组，治疗组150例，男65例，女85例；采用肛肠洗剂坐浴配合美辛唑酮栓剂纳肛治疗。对照组130例，男64例，女66例；采用马应龙痔疮栓纳肛治疗。两组年龄22～74岁，平均52岁；病程3天至2年，平均55天。两组年龄及病程差异无显著性。

1.2　诊断标准：临床表现：肛门部不适，下坠感，排便不尽感。疼痛：偶有刺痛，排便时因局部刺激而有灼痛感。如括约肌受到刺激时疼痛加重，并且可向臀部及下肢后侧放射。分泌物：症状加重或急性发作伴有便秘时，排便时常有少许黏液或血性分泌物。专科检查：肛门部紧缩感，在齿线附近可摸到稍硬的隆起和凹陷，指诊肛窦均有明显触痛，或可触及肿大的肛乳头，肛门镜检均见肛窦充血，齿线黏膜色暗红，并伴有少量脓性分泌物。

1.3 治疗方法：治疗组采用肛肠洗剂坐浴（鱼腥草、败酱草、马齿苋、黄柏、生地榆、苦参、川椒、五倍子），要求以肛门完全泡人药液为准，水温 36～38℃，坐浴时间 15～20 分钟，每日早晚各 1 次。栓剂采用成分为美辛唑酮，1 日 2 次，于坐浴后纳入肛门，1 次 1 粒，1 个疗程 1 周。治疗期间嘱患者充分休息，保证睡眠，忌食辛辣刺激性食物及海鲜食品，多食水果蔬菜，保持大便通畅，避免便秘及腹泻。对照组采用马应龙痔疮栓纳肛治疗。

## 2 疗效观察

2.1 疗效标准治愈：肛门下坠疼痛等肛门不适症状消失，肛隐窝充血水肿消退，无脓、血性分泌物；好转：自觉症状好转，肛隐窝仍有轻度充血水肿，未见分泌物；无效：上述症状、体征未见好转。

2.2 治疗结果治疗组治愈 93 例（62%），有效 57 例（38%），总有效率 100%。对照组治愈 52 例（40%），有效 42 例（32.3%），无效 36 例（27.7%），总有效率（72.3%）。经统计学处理，治疗组与对照组治愈率与有效率差异均有显著性，$P < 0.05$。

## 3 讨论

肛窦炎是指发生在肛窦、肛门瓣的急慢性炎症，是肛肠其他炎性疾患的主要诱因。肛窦炎是一种发展缓慢、病程较长，容易反复发作的肛肠常见病症。是因慢性炎症在局部长期浸润，反复发作，顽固难愈。肛窦部位由于其特殊的解剖结构而极易发生感染，其窦底在下、开口朝上，呈上宽下窄的漏斗状，不仅引流差污浊之物不易排出，而且容易损伤，加之排便次数增多或患肠炎、痢疾、腹泻等，频繁刺激肛窦和肛瓣也容易发生炎症。机体和局部抵抗力降低，粪便和异物存积肛窦，窦道受阻，肛腺的分泌液引流不畅，加上粪便分解、病菌繁殖，肛窦即发生炎症肿胀。常见致病菌为大肠杆菌、葡萄球菌、变形杆菌等。慢性炎症又刺激肛门括约肌痉挛导致肛门疼痛、坠胀等症，严重影响患者的工作、生活。目前多采取西药消炎止痛栓剂或单纯中药熏洗灌肠等方法。美辛唑酮栓由非甾体抗炎药吲哚美辛、呋喃唑酮组成。吲哚美辛对环氧合酶的抑制而减少前列腺素合成，制止炎症组织痛觉神经冲动形成，抑制炎性反应。呋喃唑酮可将本药还原成活性产物，能抑制乙酰辅酶 A 等多种酶而干扰细菌的核糖体蛋白及大分子蛋白导致细菌代谢紊乱并损伤 DNA 而抗菌。美辛唑酮栓直肠给药不受肝脏作用破坏，对胃无刺激，不受胃肠吸收的影响，直接作用于局部，吸收好，效果佳[3]。

中医认为发生本病多因饮食不节，过食膏粱厚味和辛辣醇酒、肥甘煎炒之品等刺激性食物致使湿热内生、浊气下降肛肠，或因肠燥热结，便秘蕴热肛门，大便干燥，用力努挣，肛管损伤染毒，致使气滞血瘀，经络阻塞；或因湿毒蕴结，湿热下注肛门所致。治疗多以清热解毒，活血化瘀，燥湿杀虫为主。肛肠洗剂方中败酱草、马齿苋、鱼腥草具有清热解毒活血行瘀之功；地榆、侧柏叶凉血止血；黄柏、苦参、川椒、苦楝皮燥湿杀虫；五倍子生肌收敛，共奏清热解毒，活血化瘀之效。局部坐浴还能直接对病变局部加热，可改善局部血液循环，使局部血流加速，氧分压增高，白细胞及淋巴细胞浸润，提高组织抗炎和免疫能力，促进了炎症的消散和吸收，并有利于药物的吸收，有效提高治疗效果[4]。

**参考文献**

[1] 魏玉萍，许硕葵，刘彩霞. 等. 肛肠外科疾病的临床护理特点 [J]. 中国临床医生，2008，36（8）：574.
[2] 维奥来尔·霍查. 肛裂术后常见并发症的处理方法 [J]. 中国医刊. 2008. 43（11）：827.
[3] 易秉强，王振军，杨新庆. 解读肛周脓肿和肛瘘治疗指南 [J]. 中国临床医生，2008，36（8）：637.
[4] 高峰，闫于悌，徐明，等. 难治性肛门直肠瘘的介入治疗 [J]. 中国临床医生. 2008，36（8）：615.

《中国医刊》2009 年第 44 卷第 3 期

# 国外与国内肛肠患者在安氏疗法治疗后的差异

蒋建婷　王姜美　范学顺　李　立　指导：安阿玥

（中日友好医院肛肠科　100029）

从 1992 年至 1997 年，我们在门诊观察采用安氏疗法治疗的分别来自日本、韩国、印度尼西亚、阿拉伯联合酋长国、荷兰、西班牙、德国、罗马尼亚、俄罗斯、美国等 30 多个国家和国内的肛肠患者各 100 例，发现在耐受疼痛、术后反应、并发症及疗程等方面两者存在差异，现报告如下。

## 1　一般资料

国外患者中，男性 84 例，女性 16 例，年龄 18～60 岁，平均 37 岁；病程 5～20d，平均 7d。国内患者中，男性 54 例，女性 46 例；年龄 16～68 岁，平均 45 岁；病程 3～25d，平均 20d，国外与国内患者病程分布：国外：混合痔 34 例，血栓外痔 26 例，肛乳头瘤 2 例，肛裂 6 例，肛周脓肿 28 例，肛瘘 4 例；国内：混合痔 48 例，血拴外痔 24 例，肛乳头瘤 6 例，肛裂 14 例，肛周脓肿 4 例，肛瘘 4 例。

## 2　治疗情况

两组均采用安氏疗法。混合痔行安氏化痔液注射术，肛裂行肛痛宁注射术，肛旁脓肿和肛瘘行一次切开或对口引流术，血栓外痔、肛乳头瘤均行切除术。除国外组 2 例行骶管麻醉外，其余均用 0.5% 利多卡因局麻。

术后常规口服消炎药，不禁食，24 小时后正常排便，便后中药坐浴，自行或到门诊换药。

## 3　术后反应

国外与国内患者术中术后反应差异：国外：术中紧张 30 例，术后麻药反应轻 4 例，术后疼痛程度一度 92 例、二度 8 例，术后休息 3d；国内：术中紧张 60 例，术后麻药反应轻 10 例，重 3 例，术后疼痛程度一度 81 例，二度 16 例，三度 3 例，术后休息 6d。

注：术中紧张是指患者全身肌肉收缩、出冷汗、对各种刺激异常敏感。术后麻药反应，轻者面色苍白、头晕、恶心，可自行缓解；重者有一过性虚脱，脉搏减弱，吸氧及平卧休息后缓解。术后疼痛程度按 75 年全国肛肠外科会议制定的标准判定。

国外与国内患者术后并发症差异：国外：尿潴留 1 例，水肿 2 例；国内：尿潴留 3 例，水肿 4 例，粘膜溃疡 2 例。

注：水肿是指创缘组织水肿，予中药坐浴及消炎软膏外敷后消退；粘膜溃疡指注射后形成局限性粘膜坏死，经局部灌肠后粘膜恢复正常。

## 4　疗效

国外与国内患者疗效差异：国外：治愈 99 例，好转 1 例，总有效率 100%，无复发，平均疗程 5d；国内：治愈 98 例，好转 2 例，总有效率 100%，复发 1 例，平均疗程 8d。

注：3 例好转病例均属混合痔患者，经第二次注射后治愈。国内组 1 例复发为肛裂患者伴顽固性便秘，经第二次肛痛宁注射后治愈。

## 5　体会

从一般资料看，国外就诊患者急、重症较多，这主要因为国外患者工作学习比较紧张，生活相对不规律，肛旁脓肿发病率相对高。从术中及术后反应看，在精神紧张、耐受麻药及术后疼痛、并发症及疗程方面均有明显差异。国外患者在术中及术后能按医生要求，做到相对放松，而国内患者多数较紧张，这可能与国内外患者的体质及对医生的信任度有关。由于国外患者能做到放松，耐受麻药及术后疼痛自然较国内患者强。而术后并发症也与精神紧张有关。国外患者的平均疗程明显短于国内患者，主要与国外患者的饮食结构及术后能严格按医生要求做有关，而与休息时间长短无关，休息时间短可能更有利于伤口愈合。

从国内外肛肠患者在术后的一些差异可以看出，良好的医患配合、彻底的精神放松、术后合理的处理及营养，对缩短疗程、避免术后并发症及复发都起到了积极作用。这就提醒我们临床工作者，不仅要提高医疗技术水平，还要重视患者的心理咨询及术前术后昨解释工作这对提高临床疗效都是很重要的。

**参考文献**

［1］ 安阿玥，黄跃．安氏化痔液治疗各期内痔混合待．中日气好医院学报，1994，8（4）：193
［2］ 安阿玥，蒋建婷．安氏肛痛宁注射治疗肛裂 224 例临床分析．中日友好医院学报，1995.9（2）：77
［3］ 安阿玥王编．实用肛肠病学．河北科学技术出版社，1989，169

《张家口医学院学报》1997 年第 14 卷第 6 期

# 外科手术治疗肛肠疾病 360 例

姜 飞 张德兵 廖 军 谢 春
（重庆市九龙坡区第五人民医院外科 401329）

自 2007 年 1 月～2011 年 10 月对 360 例肛肠疾病患者采用外科治疗，报道如下。

## 1 资料与方法

1.1 一般资料：本组 360 例，男 262 例，女 98 例，年龄 16～76 岁，平均年龄 46 岁。其中痔 223 例，肛门周围脓肿 52 例（深部脓肿手术前均经 B 超证实），肛瘘 37 例，肛裂 13 例，直肠癌 16 例，直肠息肉 9 例，直肠脱垂 4 例，其他 6 例。

1.2 手术方法：外科手术治疗 232 例。124 例痔和 4 例直肠脱垂病人，采用"安氏疗法"，其中 88 例应用安氏注射疗法、40 例应用安氏手术疗法配合安氏注射疗法。

## 2 结果

2 例肛周脓肿发展成瘘，后经再次手术治愈；3 例直肠癌手术后复发，距手术时间分别为 11、27 和 63 个月；其余病例均治愈。

## 3 讨论

99 例痔采用单纯手术治疗。内痔主要采用结扎或血管钳套扎法，疗效满意，痛苦小，出血少，方法简单，基本无后遗症。通过结扎、套扎促使内痔产生缺血坏死，经过创面组织修复达到治愈目的。方法是用止血钳从痔块基底部夹紧，在齿线处剪开一小口，用丝线在止血钳下方结扎或"8"字贯穿缝扎，一次结扎部位不应超过 3 个，对环状内痔可选择 2～3 个较大痔核结扎，其余则采用注射法。外痔可采用血栓外痔分离摘除术、静脉曲张型外痔剥离切除术和结缔组织型外痔切除术。混合痔采用外痔剥离内痔结扎法。肛周脓肿切开要彻底，关键是找到内口，一次切开感染的肛窦，避免肛瘘形成。引流可采用对口引流法，特别是深部脓肿，换药时应注意使主灶先愈合，后拔除侧方对口引流。肛瘘采用切开和挂线法治疗，前者多用于较浅的肛管直肠环下方瘘管，后者多用于较深的肛管直肠环上方瘘管。正确地找到和处理感染内口是肛瘘手术成功的关键。切开法和切除法适用于慢性和陈旧性肛裂，手术关键是松解内括约肌，必要时可适当缝合但需慎重。直肠息肉采用结扎切除和切除缝合术，后者适用于较大广基腺瘤或疑有癌变者。距肛门 8cm 以上息肉需经腹手术。直肠癌确诊后限期手术治疗。本组 11 例施行 Miles 手术，5 例行 Dixon 术。直肠癌远端安全切缘应在距肿瘤 3cm 以上[1]。距肛缘 6cm 以上直肠癌可行保肛手术。要根据每一位患者情况全面考虑，我们体会采用一次性消化道管状吻合器能增加保肛机会。低位吻合术中最可能的并发症是吻合口瘘，使用管状消化道吻合器低位吻合后吻合口瘘发生率在 0～30%，本组 10 例，未发生术后近期吻合口瘘。对 124 例痔和 4 例直肠脱垂，采用"安氏疗法"，操作简便，安全可靠，单纯注射法仅需注射 1 次就可以彻底治愈。安痔（芍倍）注射液，术后无出血、狭窄、坏死、硬结等不良反应。采用肛管麻醉。手术在喇叭型肛镜下进行操作，分别在痔核上黏膜、痔核和痔核下齿线处进行注射，总量 10~20ml，以黏膜表面呈粉红色为佳，达到消炎抗渗出和收敛作用，减少痔动脉、静脉血供，使痔核萎缩。结缔组织外痔、血栓外痔禁忌注射。本组 20 例合并外痔（混合痔），注射完毕作剥离、切除手术。4 例直肠脱垂采用直肠注射瘢痕固定法，近心端按肛门截石位三点贯穿缝合结扎，直肠内自上而下环状多点黏膜下层和肌层注射，每点注射量 3ml 左右，可用量 30~40ml。

**参考文献**

[1] 郑英键. 重视直肠癌诊治方面的几个问题 [J]. 腹部外科, 2000, 13: 67.

《中国现代普通外科进展》2012 年第 15 卷第 11 期

# 旷置引流一次性根治肛周深部脓肿 87 例临床观察

李 辉 范学顺 王晏关 郑丽华 安阿玥（中日友好医院肛肠科 100029）

**摘要：** 目的：观察旷置引流一次性根治肛周深部脓肿的临床疗效。方法对 87 例肛周深部脓肿患者采用低位切开、高位旷置引流法治疗，同时结合术后系统冲洗换药。结果：87 例患者全部治愈，术后随访半年，无脓肿复发及后遗肛瘘，未出现肛门失禁、肛门狭窄、肛门畸形等并发症。肛门功能均正常。结论：该术式有效保护肛门功能和形态，减轻患者痛苦。减少术后并发症，是目前一期根治肛周深部脓肿比较理想的方法。

**关键词** 肛周脓肿；旷置引流；一次性根治术

2005 年 10 月至 2009 年 8 月，笔者采用低位切开高位旷置引流术治疗肛周深部脓肿 87 例，疗效满意，现报道如下。

## 1 临床资料

1.1 一般资料：87 例中，男 79 例，女 8 例；年龄 22~45 岁，平均 31 岁；病程 2~8 天，平均 4.5 天。病灶位于直肠后间隙 21 例，位于骨盆直肠间隙者 14 例，高低位联合脓肿 52 例。

1.2 手术方法：患者取侧卧位，常规消毒，骶管麻醉，麻醉成功后，予碘伏消毒肠腔，首先指诊和双合诊检查脓肿侵犯部位、范围及肛隐窝有无凹陷、硬结，肛门镜下查看肛隐窝处有无红肿及溢脓等情况以确定内口位置。在脓肿相对应的肛缘或脓肿波动感最明显的地方做放射状梭形切口，切除皮肤及皮下组织，用止血钳向脓腔方向钝性分离，并向直肠腔方向倾斜，直至脓液沿止血钳流出，以右手持探针自切口探入，左手示指伸入直肠做引导，探针从齿线内口处直接探出，沿探针切开内括约肌和外括约肌皮下部，使脓腔敞开。然后以示指探查脓腔，并分离脓腔内间隔。若齿线上脓腔较深。可将切口向上适当延伸，向上切断内括约肌，使脓腔敞开一半以上，断端分别结扎止血，以刀柄搔刮脓腔，清除脓液及坏死组织。视脓腔深度将肛缘创口适当向外延长。置入 1~2 根乳胶管达脓腔顶部，乳胶管上端剪开 3~4 处侧孔，其外端用丝线缝合固定于周围皮肤。若合并的低位脓肿范围较广成马蹄状，除在内口对应位置进行如上处理外，需在脓腔的另一端做对口以便引流通畅。

1.3 术后处理：术后给予抗感染治疗，便后用肛肠熏洗剂坐浴，每日 7~10 分钟。换药时用生理盐水和甲硝唑液对脓腔深部特别是放置和对口引流的脓腔进行冲洗，及时除去创面的坏死组织，用油纱条填塞引流，引流条一定要填至创口深部，但不能填得太紧，待 7~10 天后随着基底部肉芽组织生长及脓腔变浅，逐渐拔出引流管，撤管后继续油纱条换药直至脓腔完全闭合。

## 2 结果

2.1 疗效判断标准：治愈：创口愈合，症状消失，无肛门变形，肛门失禁等不良反应；好转：创口基本愈合，症状消失，但术后肛门不全失禁或完全失禁；无效：创口未愈合，症状未善，或暂时愈合，数日内又复发。

2.2 治疗结果：87 例患者全部治愈，疗程 19～31 天，平均 23 天。术后随访半年，脓肿复发及后遗肛瘘，无肛门闭合不良及肛门失禁等后遗症，肛门功能均正常。

## 3 讨论

既往传统治疗肛周深部脓肿大多主张分期手术：一期切开排脓，待炎症消退 2～3 个月后形成瘘管；二期肛瘘根治手术。但该术式使患者承受 2 次手术之苦，增加患者的精神及经济负担。同时二期手术多采用切开挂线术治疗，挂线疗法是传统中医学治疗肛周深部脓肿及高位肛瘘的一种行之有效的方法，其有效地避免了一次切开肛管直肠环导致肛门失禁的发生。但是挂线疗法在治疗中痛苦较大，其以线代刀，慢性勒割的作用使疼痛一般会持续 10 天左右，特别是 2 次或 3 次紧缩皮肤时会再次增加患者的痛苦；何德才采用切开挂线法治疗高位肛周脓肿 60 例，在术后 1 周时仍有剧烈疼痛者 22 例，占 36.7%；而且挂线皮筋的持续刺激引起肌肉群炎症纤维化反应，可使瘢痕加重，且易出现肛门畸形，愈合后不同程度地出现"沟状缺损"，造成肛门闭合不严[1]。此外，许多挂线法是在肠壁上人为制造内口，术后存在一定的复发率。肛周深部脓肿的发生正如肌间瘘性脓肿理论那样，首先是分布在内、外括约肌间的肛腺感染，然后沿联合纵肌的终末纤维向骨盆直肠间隙和直肠后间隙蔓延[2]。根据这一理论和临床观察．肛周深部脓肿其原发感染灶位于肛管直肠环以下的肛腺处，只是感染扩散至肛管直肠环以上，采用低位切开感染肛腺、高位脓腔旷置引流的术式，使内口、肌间感染灶和脓腔彻底敞开，术中只损伤了外括约肌皮下部、浅部及肛门内括约肌，而外括约肌深部及耻骨直肠肌不被切断，不影响肛门的括约功能，不会引起肛门失禁，同时避免了挂线疗法对肛管直肠环的不必要损伤。术中应注意合理选择切口，肛缘的放射状切口要选择与内口一致的位置，原则上脓肿多大切口多长，使引流通畅，避免创口闭合过快影响深部脓腔引流。正确寻找内口，彻底清除感染原发病灶，探查内口时动作一定要轻柔，防止探出假道。确定内口方法可以采用直肠指诊、肛镜检查、探针探查、脓腔注入过氧化氢等方法。充分引流通畅，内括约肌切断要适当向齿线上延伸，使深部脓腔要敞开一半以上，同时脓腔顶部放置乳胶管引流冲洗，以利深部组织引流通畅。术后换药引流通畅是伤口愈合的保障，换药时使用甲硝唑和生理盐水反复冲洗促进坏死组织脱落及脓液流出，待术后 7～10 天，分泌物明显减少时撤出引流管。油纱条一定要填到脓腔深部，但不能太紧。换药时密切注意肉芽生长情况，一旦有虚性肉芽生长及时修剪，以防止假性愈合[3]。

**参考文献**

[1] 何德才．切开双挂线引流术治疗高位肛周脓肿临床研究［J］．中国肛肠病杂志．2004。24（5）：30.
[2] 朱镇宇．两种手术方式治疗高位肛瘘疗效的比较［J］．中华胃肠外科杂志，2006，9（2）：45.
[3] 安阿明，王晏美，范学顺，等．收敛化瘀法治疗痔的研究及临床应用［J］．中国临床医生，2008，36（3）：205.

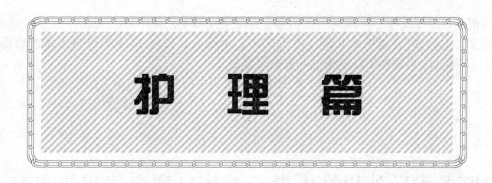

## 近心端结扎瘢痕固定术治疗Ⅲ°直肠脱垂的护理

季 红（北京中日友好医院 肛肠科 100029）

近心端结扎疤痕固定术治疗Ⅲ°直肠脱垂是一种新型的手术方法，该法与传统手术比较具有痛苦小、恢复快、无后遗症及并发症等优点。自1992年以来，我科以直肠内注射芍倍注射液，近心端结扎疤痕固定术及肛门紧缩术治疗直肠脱垂128例结合良好的护理配合，取得了很好的临床效果，现将术中护理配合报告如下。

### 1 临床资料和方法

128例中男85例、女43例；年龄24～84岁，平均52岁。128例患者的病程均>20a；其中伴括约肌松弛、肛门不全失禁者8例；55例曾行消痔灵注射治疗。手术时间3～70min，平均45min。术后可行正常饮食，于36h后可正常排便，便后以中药坐浴，以太宁栓置入肛内保护黏膜，术后9～12d痊愈出院。

护理（1）术前准备：①心里护理：本组病例病程较长，既往曾接受各种治疗但效果不佳，病情反复或加重，因而就医时存在的心理压力较大，手术室护士于术前日到病房访视患者，介绍手术室的环境、设备、麻醉方式、手术卧位和术式等，用通俗易懂的语言解释本术式的优点及与其他术式的区别，回答他们所提出的问题，消除其不良心理反应，鼓励树立信心。②临床护理：术前一日常规肛门局部备皮，嘱患者洗澡，于睡前清洁灌肠一次，术前当日嘱患者正常饮食，排空小便，测量血压及体温，如因一时紧张而至血压偏高（>150/100mmhg），可舌下含心痛定10mg，20min后血压降至正常再行手术治疗。③器械准备：术前准备专用手术包，另备芍倍注射液50ml，2%利多卡因10ml，注射用水30ml，10号丝线数根，小圆针2个，小块纱布若干。（2）术中配合及护理：患者取屈膝右侧卧位，充分暴露臀部及肛门，待医生结扎完毕，以5ml注射器抽取配比浓度为2∶1芍倍注射液，并接上5号长针头以备注射。

术中注意观察患者的血压、脉搏、呼吸情况，可在术中向患者作简单的交谈以分散其注意力，如血压下降、心慌憋气、出冷汗等多考虑为麻醉药扩张周围血管所致，可给予肌注杜冷丁50mg，个别出现麻醉药中毒惊厥者，可给予静脉推入2.5%硫喷妥钠2～5ml，惊厥停止则不再推药。（3）术后护理：①临床护理：术后以方纱、绷带加压固定，返回病床后测量血压、脉搏。嘱患者平卧，3h内禁止下床活动，并交待术后注意事项、饮食安排、排便时间、口服药物等具体事宜，随时注意是否有创面渗血，如有特殊情况随时向医生汇报并积极配合处理。患者术后 36h 即可排便，便后以安氏熏洗剂外洗，局部外涂药膏并用栓剂置于肛内，术后 7d 左右结扎线脱落，其间可肛内灌注康复新 10ml，1 次/d，脱落后如排便无血即告痊愈。②生活护理：饮食应以清淡的蔬菜为主，保证大便的通畅及规律性，术后不宜油腻及辛辣食品以防刺激肛门影响疗效，如厕排便时嘱患者不宜久蹲，如有便秘可在医生指道下用药治疗。

本组病例经过治疗及精心护理均一次治愈，疗效为 100%，其中近心端结扎疤痕固定术治疗 119 例，占总数 92.97%，配合紧缩术 9 例，占 7.03%，术后当日腹胀 23 例，经热水带外敷而使小便通畅，疗程 1~2 周，1a 后随访 100 例未见并发症及复发。

（本文承蒙安阿玥主任和范学顺副主任医师的指导，特此感谢）

《中日友好医院学报》2004 年第 18 卷第 5 期

# 肛肠术后外用维生素 C 对伤口愈合作用的观察

游正坤　　陈　斌（中日友好医院肛肠科）

## 1　临床资料与方法

1996 年 9 月~1997 年 4 月我科住院手术后患者 51 例，其中男性 36 例、女性 15 例；年龄 23~75 岁，平均 44 岁。分为观察组 24 例，其中肛瘘、肛周脓肿 3 级甲等伤口 13 例、混合痔 2 级甲等伤口 11 例；对照组 27 例，其中肛瘘、肛周脓肿 3 级甲等伤口、混合痔 2 级甲等伤口 15 例。

观察组：术后 24h 排便后用祛毒汤 2 号坐浴 20min，以生理盐水棉球清洁创面，再用 4% 浓度的维生素 C 溶液 3~5ml 冲洗创面，涂京万红软膏或用九华膏纱条敷于创面，并用无菌纱布覆盖固定，1 次/d，直至伤口愈合。

对照组：换药方法同观察组，只是不用维生素 C 溶液冲洗创面。

## 2　结果

观察组中 13 例肛瘘、肛周脓肿患者术后伤口愈合时间为 15.8d±4.5d，对照组为 28.4d±11.4d，两组相比有极显著性差异（P<0.01）；观察组中 11 例混合痔术后伤口愈合时间为 13.1d±2.3d，对照组为 19.0±5.5d，两组相比有极显著性差异（P<0.01）。

## 3　讨论

维生素 C 对肛肠术后伤口愈合的促进作用机制尚不清楚，可能存在下列几个方面的作用：①增加机体免疫功能，促进创面组织修复；②增强机体抗感染能力，维生素 C 通过促进干扰素的产生增强了机体非特异性抗感染能力，这对肛瘘、肛周脓肿及混合痔术后创面的愈合尤为有利；③维生素 C 具有较低的 pH 值，可以改变伤口局部的 pH 环境，病原体难于生长与繁殖，从而利于创面愈合；④参与胶原蛋白的合成及体内氨基酸的合成与转化，具有促进组织修复的作用。此外，我们选用了不同浓度的维生素 C 溶液进行伤口冲洗，结果显示，浓度为 4% 的维生素 C 溶液冲洗创面较为理想。外用维生素 C 患者仅有轻度刺激性疼痛，但随伤口逐渐愈合疼痛逐渐减轻以致消失。因此，我们认为，在传统伤口换药的基础上加用适当浓度的维生素 C 冲洗创面可以加速伤口愈合，缩短住院时间，减轻患者痛苦，具有临床实际意义。

《中日友好医院学报》1998 年第 12 卷第 1 期

# 芍倍注射液直肠内注射治疗直肠脱垂的护理

王艳芝（中日友好医院肛肠科 100029）

我科用芍倍注射液直肠内注射加瘢痕固定术及肛门紧缩术治疗直肠脱垂，结合手术前后护理，取得满意效果，现将护理经验总结如下。

## 1 临床资料

本组 60 例中男 28 例、女 32 例；年龄 18~76 岁，平均 57 岁。病程均 >20 年。其中 Ⅱ° 直肠脱垂 41 例、Ⅲ° 19 例，每例患者均有不同程度的肛门括约肌松弛。

## 2 护理方法

### 2.1 术前护理

常规准备：（1）手术前一天常规肛门周围备皮，手术前洗澡、清洗肛周，更换清洁衣裤。（2）术前晚可进正常餐，禁忌过饱。手术当日，早餐禁牛奶、豆浆、鸡蛋等产气食物，以易消化食物为主。但不提倡空腹，以防低血糖。（3）完善术前检查，测量生命体征。（4）根据医嘱留置导尿管。肠道准备：术前晚温盐水清洁灌肠或口服恒康正清彻底清洁肠道。内科疾病的处理：由于麻药的毒副作用和手术刺激，素有内科疾患者，术前务使患者的血糖、心率、血压控制在正常范围，防止麻醉意外发生。如患者过度紧张可于术前 0.5h 遵医嘱少量给予镇静剂。如一过性血压过高可一次含服心痛定 5mg 等降压，10min 后待血压恢复正常再行手术。血糖过高给予降糖药或注射胰岛素，使血糖控制在餐前 6~7mmol/L。咳喘患者须由内科进行治疗，控制症状。

### 2.2 心理护理

长期的心理压力使其对各种治疗方法均充满怀疑，因此向患者解释"安氏疗法"与其他方法的特点及区别，使其解除顾虑，也可以采取病友现身说法，使患者树立战胜疾病的信心和决心。

### 2.3 术后护理

术后正确的护理方法可减少患者头晕、疼痛、水肿、便秘和排便不畅等并发症的发生。

#### 2.3.1 护理观察要点

（1）测量生命体征：术后测量血压、脉搏、呼吸等，如有异常及时通知医生，并给予对症处理。（2）观察一般情况：神志、面色、肢体、皮肤等如有不适立即抢救及对症处理。（3）皮肤护理：由于患者卧床，应定时翻身，保持皮肤清洁干燥，防止压疮的发生。（4）伤口情况：术后应仔细观察伤口情况，有无出血、渗血，及时通知医生，并配合医生给予必要处理。伤口加压包扎能有效防止创面渗血，常规一般术后加压包扎 3h 即可。（5）心理支持疗法：术后 3h 内为伤口最疼痛期，在此期间给予心理支持，帮助患者提高疼痛的耐受性。针对患者紧张、恐惧及担心术后复发、并发症等心理采取鼓励、举例说明、有针对性的护理措施，进行心理疏导。（6）保证休息和睡眠，可适当给予镇静止痛药。

#### 2.3.2 专科护理要点

（1）体位要求：为防止麻醉副反应，术后 3h 患者绝对卧床；术后 3~24h，自动体位，以卧床为主，可在床上解小便或直接留置导尿，禁止用力，防止用力后脱出，影响手术效果。24h 后，适当活动，劳逸结合，不可久站、久坐、久蹲、提重物及过度劳累。（2）二便指导：术后 3h 内禁止小便，3h 后如小便不易解出，可给予热敷、听流水声、冲洗会阴部等法，使患者放松。年龄大、病情严重或既往前列腺肥大患者可直接导尿。一般 48h 可解大便，行肛门紧缩术者控制大便一周，大便不可用力，不可久蹲厕所，可口服通便药、使用开塞露或灌肠，防止因时间过长大便在肠道内水分重吸收，导致大便干硬。观察大便次数和性状，及时向医生汇报，及时处理。（3）坐浴指导：排便后使用肛肠熏洗剂（袋泡茶样包装）坐浴，起到清热解毒、凉血祛瘀的作用。（4）换药指导：每日配合医生进行局部伤口换药，创面清洁消毒，外敷凡士林油纱条，如果大便次数多，增加换药次数。（5）饮食指导：直肠脱垂术后均需控制排便48h。根据该原则，48h内少食或流食。48h后予清淡易消化食物；禁忌牛奶、豆浆、豆制品等产气食物，防止腹胀发生；禁忌粗纤维食物，防止肠蠕动加快，排出第一次大便后可正常饮食，以高蛋白、高纤维素、易消化食物为主，防止便秘，提高免疫力。（6）肛门括约肌训练：指导患者每日做肛门收缩训练，增加外括约肌、耻骨直肠肌和肛提肌的收缩功能。坚持做提肛运动，每日2~3次，每次连续作30次。下蹲时肛门放松，站立时用力收缩肛门，以增强盆腔肌肉筋膜对直肠的支持和固定作用，并改善括约肌功能。

## 3　结果

60例患者均获得一次治愈，治愈率100%。未出现并发症及后遗症，仅个别术后3h内有不同程度的下坠感，3h后下坠感消失。术后1年随访46例，未见并发症及复发。我科采用近心端结扎瘢痕固定术，芍倍注射液直肠内环状多点黏膜下层和肌层间注射，及肛门紧缩术三种治疗方法治疗直肠脱垂，结合良好的护理和健康教育，使得患者减少并发症，提高了治愈率。

（本文得到安阿玥主任和范学顺主任医师的指导，特此致谢！）

《中日友好医院学报》2008年第22卷第3期

# 改良外剥内扎加芍倍注射术治疗混合痔的疗效观察

贾才英　李群芝

**摘要**　目的：探讨改良外剥内扎加芍倍注射术治疗Ⅱ-Ⅳ期混合痔的临床疗效。方法：将103例混合痔患者随机分为2组。治疗组51例，行改良外剥内扎加芍倍注射术；对照组52例，行传统外剥内扎术，并对患者进行专科护理。比较2组患者的疼痛情况、住院天数、术后3天便血积分和术后肛缘水肿情况。结果：治疗组患者术后疼痛、便血积分、住院天数，肛门局部水肿的发生率等观察指标均优于对照组（$p<0.05$）。结论：改良外剥内扎加芍倍注射术治疗Ⅱ期以上混合痔安全有效，并发症少，值得临床推广。

**关键词**　混合痔；外剥内扎术；芍倍注射术；护理

中图分类号：R473.6 文献标识码：B 文章编号：10066411（2011）03-0029-02

混合痔是由齿状线上、下静脉丛互相吻合并扩张而成，兼有内痔及外痔的表现，出血、脱垂、嵌顿、瘙痒、疼痛均较明显，是成人的常见病。外剥内扎术是治疗混合痔的传统术式，但围术期存在便血、疼痛、肛门水肿、恢复期长等不足，因此本院在此基础上进行改良并加行芍倍注射术，配合积极有效的护理，能明显克服以上不足。现报告如下。

## 1　对象与方法

**1.1**　研究对象将2007年7月-2009年7月本院肛肠科住院的103例符合纳入标准的混合痔患者，根据随机数字表法，分为治疗组和对照组，治疗组51例，对照组52例。2组间年龄、性别、病程及痔各期例数等一般资料，经统计学检验无明显差异（$P>0.05$），具有可比性。

**1.2**　治疗方法

**1.2.1**　对照组：采用传统混合痔外剥内扎术。

**1.2.2**　治疗组：采用改良外剥内扎加芍倍注射术，对轻度充血隆起的子痔不予结扎，取0.5%利多卡因与芍倍注射液（河南和力达药业有限责任公司生产，批准文号：国药准字Z20030126）1:1混合液行注射治疗：部位为各结扎痔核上方粘膜下及各结扎痔核间子痔部，注射法参照芍倍注射十六字原则。

**1.3**　观察指标记录术后第1天、第3天、第5天、第7天肛门疼痛情况：无疼痛记0分；疼痛可耐受，不需用止痛药记2分；疼痛不能耐受，需服止痛药（酮洛芬肠溶胶囊）记4分；疼痛不能耐受，需注射止痛剂（哌替啶）记6分。记录术后3天每日1次主要大便时便血总积分：无便血记0分；拭纸染血记2分；点状滴血记4分；线状滴血或射血记6分。记录住院天数。观察术后肛缘水肿发生情况。

1.4 统计学处理采用 SPSS13.0 统计软件进行处理,计量资料采用 z 检验,计数资料采用 x2 检验。

1.5 护理配合

1.5.1 术前护理

1.5.1.1 注意休息保持心情愉快及规律的生活起居。

1.5.1.2 观察患者便血情况:因长期出血可出现贫血,注意防止患者在排便时或淋浴时晕倒受伤。

1.5.1.3 调节饮食:多吃新鲜蔬菜水果和粗粮,多饮水,戒烟酒,少吃辛辣刺激性食物及高热量零食,保持大便通畅。

1.5.1.4 坐浴用温水坐浴每日 2 次,便后及时清洗,保持肛周清洁舒适,必要时用 1:5000 高锰酸钾溶液温水坐浴,持续 15~20min,以减轻水肿和疼痛,防治感染。对年老体弱的患者,在坐浴结束时要搀扶起身,以免晕倒。

1.5.1.5 配合医生做好常规术前检查术前 1 日给予半流质饮食,术前 1 日晚予缓泻剂口服,必要时术日晨清洁灌肠。

1.5.2 术中配合

1.5.2.1 心理护理患者对麻醉和手术往往顾虑较多,针对患者的情绪紧张甚至恐惧心理,应与之交谈分散其注意力,鼓励患者放松思想. 积极与医生配合。

1.5.2.2 器械配合与药物准备:应备好肛肠科常规器械包、喇叭口肛门镜、丁字带、芍倍注射液及麻醉用药。

1.5.2.3 麻醉及体位准备:一般采用局部麻醉,患者取右侧卧位,髋部和膝部屈曲。在注射药物时及手术过程中,注意观察患者的神志,监测脉搏、呼吸等,准备好抢救药物。

1.5.3 术后护理

1.5.3.1 体位:麻醉无特殊要求者可取侧卧位或平卧位休息,避免伤口受压。并嘱患者在创面未愈期间,不做剧烈活动,以免影响愈合。

1.5.3.2 疼痛:肛门对疼痛非常敏感,术后患者常有疼痛,告知患者不要穿过紧的内裤,疼痛剧烈者根据医嘱给予止痛剂。

1.5.3.3 观察创面渗血情况:定时测量血压、脉搏,如有出血征象,应立即通知医生处理。

1.5.3.4 尿潴留的观察与护理术后 24h 内,每 4~6h 嘱患者排尿 1 次。避免因手术、麻醉、疼痛等因素造成术后尿潴留。若术后 8h 未排尿且感下腹胀满、隆起时,可行诱导排尿或导尿等。

1.5.3.5 术后 2 天进半流质饮食如稀饭、面条、藕粉、莲子羹等,以减少肠蠕动和排便,促进切口愈合。2 天后可进软食,宜多予蔬菜、水果、瘦肉汤、鸡汤等营养丰富食物,忌辛辣、肥甘、油腻之品。

1.5.3.6 术后当天不解大便,次日起保持大便每日 1 次,排便时不宜久蹲或用力过猛,有便秘者及时通知医生处理。并保持肛门周围皮肤清洁,每次大便后用 1:5000 高锰酸钾温水溶液坐浴。

1.5.3.7 健康教育 养成定时排便习惯;保持肛周清洁卫生,但避免在肛门周围使用肥皂和用毛巾用力擦洗;饮食应多予蔬菜水果、多饮水,少进辛辣食物,不饮酒;避免久蹲、久站或久坐;鼓励患者进行肛门肌肉收缩舒张运动。

2 结果

2.1 2 组患者疼痛情况比较(见表 1)

表 1

| 组别 | 例数 | 术后 1d | 术后 3d | 术后 5d | 术后 7d |
|---|---|---|---|---|---|
| 治疗组 | 51 | 4.20±1.42 | 2.53±1.3 | 0.60±0.93 | 0.13±0.51 |
| 对照组 | 52 | 4.33±1.29 | 3.20±1.13 | 1.20±0.99 | 0.60±0.93 |
| Z | | -0.344 | -2.108 | -2.067 | -2.316 |
| P | | 0.731 | 0.035 | 0.039 | 0.021 |

2.2　2组患者住院天数及术后3天便血积分情况比较（见表2）

表2

| 组别 | 例数 | 住院天数 | 便血总积分 |
|---|---|---|---|
| 治疗组 | 51 | 9.43±1.51 | 4.06±1.33 |
| 对照组 | 52 | 10.44±2.17 | 5.13±1.94 |
| Z | | -2.212 | -2.336 |
| P | | 0.027 | 0.020 |

2.3　2组患者术后肛缘水中发生情况（见表3）

表3

| 组别 | 例数 | 肛缘水肿 | 肛缘不肿 |
|---|---|---|---|
| 治疗组 | 51 | 6 | 45 |
| 对照组 | 52 | 13 | 39 |
| $X^2$ | | | 4.628 |
| P | | | 0.031 |

### 3　讨论

改良外剥内扎术不要求将所有内痔彻底结扎，而在此基础上加行芍倍注射术。芍倍注射液是提取中药乌梅、五倍子和赤芍的有效成分枸橼酸、没食子酸和芍药苷组成的重要复方制剂。在痔病理实验中表现为凝固组织蛋白，变性而不坏死，萎缩痔组织而不形成癫痕，具有萎缩痔核、止血固脱而又不留硬结、不坏死、不破坏肛垫的作用。临床验证表明，加强围手术期护理，能更好地达到减少痔术后出血量，减轻肛垫下移，减少术后肛门水肿发生的效果，为患者减轻痛苦，促进康复。

### 参考文献

[1] 黄家驷. 外科学［M］北京：人民卫生出版社，2008：1613
[2] 曹伟新，李乐之. 外科护理学［M］. 北京：人民卫生出版社，2006：266
[3] 刘冬保，唐智军. 芍倍注射液治疗痔32例临床观察［J］. 湖南中医杂志. 2008，24（3）：28.
[4] 玉晏美. 芍倍注射液局部注射治疗痔的临床观察［J］中国肛肠病杂志，200，28（3）：16.

《当代护士》2011年3月中旬刊

# 外剥内扎术加芍倍注射液注射治疗环状混合痔的护理

江秋红　王丽华　陈珠妹

（福建省三明市第二医院福建医科大学临床教学专业基地　366000）

关键词　外剥内扎术；芍倍注射液；环状混合痔；护理

［中图分类号］R473.6　［文献标识码］B　［文章编号］1008-8849（2010）34-4496-02

环状混合痔是肛肠外科较常见疾病，现代医学认为：痔是肛垫病理性肥大、移位及肛周皮下血管丛血流淤滞形成的局部团块[1]，可引起出血、脱垂、疼痛和嵌顿等症状，如果治疗不及时或护理不当，就会出现严重的并发症，致使病程延长，给患者带来很大的痛苦，从而影响工作和生活。2007年以来我院采用外剥内扎术加芍倍注射液注射治疗环状混合痔患者 230 例，取得了满意疗效，现将其护理体会介绍如下。

## 1 临床资料

1.1 一般资料：本组男 135 例，女 95 例；年龄 18～70 岁，平均 41 岁；病程 1～20a。患者均有程度不等的便血、疼痛和肛内肿物脱垂，50 例患者伴有嵌顿症状。均为住院患者。

1.2 手术方法：均采用外剥内扎加芍倍注射术治疗，按照先大后小，交叉进行，外大为先，内大为次的原则，选择 3～5 处外痔隆起最明显处作为剥扎点。两个剥扎点之间保留皮桥和黏膜桥。组织钳轻提外痔，从肛缘剥离皮下组织向肛内游离，至齿线上用大弯止血钳从基底部夹住结扎保留 0.5cm 长残端，其余予以剪除推回肛内。修剪两侧皮缘，使外痔切口呈 "V" 字形向外放射状，保持引流通畅。在肛门镜下对未结扎的内痔及直肠下端松弛的黏膜注射 1：1 浓度（即 1 份芍倍注射液加 1 份 0.5% 利多卡因）的芍倍注射液，进针时速度要快，遇肌性抵抗感后缓慢退针给药，使药液均匀充盈痔核呈水泡状，每个痔核用药量 3～5ml。注射完毕后取出术前填塞直肠腔的干棉球，退出肛门镜，止血海绵填塞创口，纱布块加压包扎。

## 2 护理

### 2.1 术前护理

2.1.1 心理护理：随着医学模式的转变，整体护理已成为世界大多数国家护理工作的主旋律，一切护理工作的开展，都应以不同心理状态的患者为出发点和归宿点，心理护理在整体护理的开展中占有极其重要的地位[2]。手术作为一种强烈应激源，常可导致患者产生比较强烈的生理与心理应激反应，直接影响手术的效果。肛肠科患者常会因为恐惧疼痛、羞于暴露会阴部、担心术后肛门狭窄而影响排便等顾虑较多。针对以上心理问题，护士首先要详细了解患者的思想状况，然后进行耐心细致的术前解释，讲解手术治疗的必要性以及手术方式，关心体贴患者，使其建立对医务人员的信赖感，从而消除紧张情绪，对即将实施的手术充满信心，以更好的心态积极配合手术。

2.1.2 术前准备：完善血尿粪常规、出凝血时间等实验室检查，常规备皮，进食高营养消化无辛辣刺激的食物，术前 1d 进流质并常规灌肠。

2.1.3 病情观察：加强生命体征及排便时出血、疼痛和局部痔核脱出等情况的观察，了解患者有无咳嗽、发热、腹泻、女性月经来潮等情况，发现异常及时报告医师。

### 2.2 术后护理

2.2.1 一般常规护理：患者回病房后，指导患者屈膝侧卧位（骶麻患者去枕平卧 6h）观察病情变化，立即测量生命体征，查看 "丁" 字绷带是否松动，切口敷料有无渗血，有无腹胀便意感和肛门局部坠胀疼痛等。鼓励患者在术后 12h 开始活动。可以协助患者在床上适当地活动，做深呼吸、肛门操。教会患者有目的地咳嗽，这样有利于肺部活动、排出分泌物、促使肠蠕动，可防止发生腹胀和便秘[3]。术后当日进少量流质或半流质饮食，次日改为半流质或普食，宜富有营养易消化之品，多饮水，多食新鲜蔬菜及水果，忌辛辣、肥甘、烟酒等刺激之品。

2.2.2 心理护理：术后患者往往出现紧张、烦躁、焦虑等情绪，应主动给予心理上的安慰，与患者进行交谈，解除其压力，消除恐惧，解决他们所提出的各种问题和要求，使他们感到安全舒适，增强战胜疾病的信心，保持良好的心理状态，达到配合治疗的目的。

### 2.2.3 术后常见并发症的护理

2.2.3.1 疼痛：由于肛门区神经较丰富，痛觉敏感，加之术中局部组织损伤，术后创面炎症水肿等均可引起瘙痒，应做好心理疏导，关心患者的疼痛，分散患者注意力以减轻疼痛，可针刺足三里、承山等穴位以行气止痛，必要时可口服止痛片或肌肉注射度冷丁。

2.2.3.2 出血的观察：术后严密观察患者面色、神志及生命体征的变化以及肛门处切口敷料渗血情况。因肛门直肠有丰富的血管和密集的静脉丛，所以手术后容易出血，或由于手术结扎部位不牢或手术中创面止血不彻底或排便过于用力、撕裂伤口均可引起出血。手术后嘱患者压迫伤口创面 0.5h，24h 禁排大便，最好 48h 后排便，以防出血。若患者有下坠感或便意，要告诉患者这是由于术后肛门内敷料刺激所致。术后 7～12d 是切口线头脱落时期，应保持大便通畅，防止用力排便，如果大便秘结、排便用力可导致创口再度撕裂、内痔过早脱落而出血[4]。一般出血较易发现，应高度重视有肠内出血（多数有创口血逆流直肠内），因直肠出血不易发现，如果患者有恶心、头晕、腹胀下坠、心慌出汗、面色苍白等症状时，应立即通知医生，尽快结扎出血点[5]。

2.2.3.3 尿潴留：尿潴留是肛肠手术常见的并发症。其原因是有患者精神因素和排尿习惯改变、术后肛门疼痛、麻醉影响、泌尿系疾病等，应采取相应的护理措施。做好术前检查，除外泌尿系统结石、肿瘤、前列腺肥大等所致的隐匿性排尿困难。术后进行心理疏导，指导患者正确的排尿方法，鼓励其自然排尿。对不习惯在床上排尿的患者可协助离床排尿。做好止痛处理，服解痉药物缓解尿道括约肌的痉挛。还可热敷下腹部或行腹部红外线理疗，温水冲洗外阴或用流水声诱导排尿，或配合针刺三阴交、足三里、太冲穴等穴位，上述方法无效时可行无菌导尿术。

2.2.3.4 术后切口感染：由于肛肠手术部位的特殊性，经常受大便、尿液的污染，切口愈合的时间较长，所以手术后感染发生率较高，要特别注意。护理措施：1 保证术前清洁灌肠的效果。2 术后2d进半流质饮食，既预防了当日排便引起出血，也预防了大便对切口过早污染。3 每日大便后及换药前用1：5000高锰酸钾溶液或中药坐浴，坐浴时间为10min左右，水温保持在38~43°C。4 术后换药是促进伤口愈合预防感染的重要措施，应正确换药。

2.2.3.5 术后便秘：保持大便通畅是创面修复的关键，肛肠病术后，因活动量减少或食物中的纤维素和水分不足，惧怕疼痛而推迟排便，使大便干燥出现便秘。应当指导患者保持良好的心理状态，当日不要排便，以防出血，次日可适当活动，多食水果、蔬菜、多饮水、忌食辛辣食物，饮食规律。适当活动以促进肠蠕动，养成定时排便习惯，必要时可服润肠通便药物或行排便灌肠。

2.2.3.6 创缘水肿：主要原因为术后局部循环障碍、炎症、大便时间过长或手术不当等所致。可用10%~20%高渗盐水湿敷局部，中药坐浴。如水肿较大者需报告医生，在严格消毒情况下做减压切口，有血栓形成者摘除血栓。

## 3 结果

本组230例患者，术后所有患者脱出痔块全部回缩，均达治愈标准，住院时间8~12d，平均10d。患者肛门平整，大便通畅。术后并发尿潴留5例，肛缘水肿2例；有15例患者因疼痛口服戴芬片。无术后大出血、切口感染等并发症。术后3~6个月随访110例，无明显并发症及复发。

## 4 讨论

采用外剥内扎术加芍倍注射术治疗环状混合痔对患者的组织损伤轻、疼痛小、疗效好、无手术后遗症，而正确的护理方法是不可缺少的重要环节。护士应配合医生做好围手术期的护理，术前充分的心理护理、术前准备及术后精心护理是手术成功的保证，可以减轻患者痛苦，缩短恢复期，提高治愈率。

**参考文献**

[1] 喻德洪，杨新庆，黄莚庭，等. 重新认识，提高痔的诊治水平 [J]. 中华外科杂志，2000，38（12）：890~891
[2] 丁彤，张燕，伍亚民. 心理护理及其在整体护理中的实践与体会 [J]. 中华中西医杂志，2004，5（19）：127
[3] 薛玉门. 肛肠疾病的护理 [J]. 中华现代医学杂志，2003，1（4）：948
[4] 张春粟，耿华，付会波. 护理程序应用于肛肠手术病人的临床护理 [J]. 黑龙江护理杂志，1999，5（7）：32
[5] 河龙满，于俊华. 肛肠术后护理 [J]. 哈尔滨医药，2004，24（6）：50

《现代中西医结合杂志》2010年第19卷第34期

# 安氏肛肠病疗法疼痛认知护理

王秋香（内蒙古荣誉军人康复医院肛肠科 010020）

**摘要** 目的：通过疼痛认知教育提高患者对安氏肛肠病疗法术前、术中、术后疼痛的认知和控制，改善镇痛质量，提高手术治愈率。方法：对 320 例拟施行安氏肛肠病疗法手术患者实施疼痛教育（A 组），与 320 例未实施疼痛认知教育患者（B 组）进行对照。由专职护士一对一实施疼痛教育，教育内容统一，给予疼痛相关教育，贯穿于术前、术中、术后。术前由专职护士用同一指导语进行认知护理教育，评估患者手术疼痛认知度，观察患者疼痛程度（VAS 评分）、疼痛处理及恢复情况。结果：B 组感觉疼痛是 A 组的 9 倍。A 组能够配合手术病例比 B 组高 32%。患者疼痛的控制和认知明显上升。结论：疼痛教育护理能明显提高患者对疼痛及疼痛控制的认知度，消除患者对肛肠手术的恐惧感，提高镇痛接受程度，改善安氏肛肠病疗法手术的镇痛质量，提高手术的成功率和治愈率。

**关键词** 疼痛认知教育；肛肠病；手术

中图分类号：R473.6 文献标识码：B 文章编号：1672 – 0369（2012）08 – 0985 – 02

据国内普查报道，肛门直肠病患病率占 59.1%，其中痔占 87.25%。主要治疗方法仍然是手术，痛苦大，损伤重，使很多患者产生畏惧感。安氏肛肠病疗法由于痛苦小、局部组织损伤小、治疗时间短、治愈率高，很受人们欢迎[1]。但是手术常用局麻和骶麻，痛觉不能完全消失，在麻醉进针时会引起疼痛，再加上心理上的疑惧和生理上的创伤，直接影响患者的正常心理活动而导致患者过度紧张，不仅降低对麻醉药的敏感度，还可能引起其他不良反应，影响手术顺利实施，增加手术难度[2]。有许多患者对手术缺乏正确认识，因害怕疼痛和恐惧而放弃手术。自 2007 年以来我科对肛肠病患者进行正确的疼痛认知教育护理，使得手术顺利进行，提高了治愈率。现报道如下：

## 1 资料和方法

1.1 临床资料我院肛肠科对 320 例（A 组）患者实施疼痛认知教育，320 例（B 组）未实施疼痛认知教育。疼痛分级：Ⅰ级：患者无痛苦表情，能配合手术；Ⅱ级：患者感觉疼痛，但能忍受，可配合手术；Ⅲ级：患者感觉严重疼痛，伴有心慌、憋气、出汗、烦躁、呻吟、面色苍白，手术不能顺利进行；Ⅳ级：患者疼痛剧烈，无法配合手术。

1.2 方法根据 Hunt 制定的疼痛控制态度量表设计患者疼痛认知及疼痛情况调查表，包括年龄、文化程度、是否有过手术疼痛经历、疼痛知识等，首先统一教育内容（疼痛概念、疼痛评估方法、缓解疼痛配合方法及优缺点、疼痛可引起的不良反应），术中和术后疼痛的评估采用视觉模式评分法（VAS），该法比较客观、方便。作为效果评价标准，在 10cm 的疼痛评分横线上，左端表示无痛，右端表示剧痛，中间表示不同程度的疼痛，请患者据自我感觉在横线上划一记号，以表示疼痛程度，记号处数值就是 VAS 值。

1.2.1 术前护士热情接待患者，建立良好医患关系，做好术前心理疼痛认知护理，解除既往手术体验及情绪障碍遗留的焦虑和恐惧，设法帮助患者得到较多的社会及家庭支持。通过评估与患者及家属交谈等，对患者给予支持，进行有针对性的疏导及帮助。这样，才能让患者解除心理负担，自愿接受手术；让患者尽量增强信心及自我控制能力。通过详细介绍，用婉转语言告诉患者疼痛认知和自我控制可以帮助解决在术中可能出现的不良反应，提高疼痛耐受力，使手术顺利进行。

1.2.2 术中监测脉搏、血压、心率和呼吸并记录。向患者做简单的交谈来分散其注意力，并告诉患者可能出现的症状，如何配合医护人员缓减出现的疼痛，解除患者紧张、忧虑和恐惧的感受等复杂情绪反应。

1.2.3 术后由于患者害怕疼痛而控制饮食和不敢排便，这非常不利于伤口愈合，所以解除恐惧疼痛心理护理很重要，让患者知道术后正常饮食和排便的重要性，帮助患者做好惧痛心理护理准备工作，减轻疼痛，增强疼痛耐受性，遵医嘱牢记坐浴的注意事项和有效的功能训练。

## 2 结果

通过心理疼痛认知的护理宣教，B 组感觉疼痛是 A 组的 9 倍。A 组能够配合手术病例比 B 组高 32%。

## 3 讨论

肛门部的手术疼痛较甚，由于肛门周围神经末梢较丰富，如肛门括约肌受到手术创伤及排便刺激极易痉挛，因此术后疼痛往往持续时间较长。虽然局部麻醉药和镇痛药可减少患者的疼痛[3,4]，但是恐惧心理降低了疼痛阈值，适当的疼痛心理护理可消除患者对术后疼痛的恐惧，疼痛阈提高，易于接受治疗[5]。所以通过疼痛教育，提高患者对疼痛的认识和控制，对安氏肛肠治疗手术前、手术中及手术后的配合，有效缓解疼痛非常重要。紧张的情绪使自主神经功能失去平衡，容易诱发其他疾病，直接或间接地影响手术正常进行。术中正确解释和指导，给予患者生理和心理上的支持和帮助，不仅可改善患者焦虑情绪，消除恐惧、孤独心理状态，而且能建立良好的护患关系，从而增强患者对手术的信心。患者正确认识安氏肛肠病疗法优点，自愿接受手术，增强自我控制疼痛的自信心，对有效减轻手术疼痛，顺利配合手术，加快术后康复发挥了明显作用。心理疼痛认知护理宣教，直接影响着有效疼痛心理护理管理，所以，应引起医护人员的高度重视。

## 参考文献

[1] 安阿玥，闫孝诚，主编. 安氏肛肠病疗法论文集 [G]. 北京：中医古籍出版社，2005.

[2] 林莉莉，李幸霞，杨晓春，等. 疼痛教育对妇科病人疼痛认知度及术后康复的影响 [J]. 中华护理杂志，2007，42（1）：51.

[3] 毕娜，综述. 姚梅芳，徐美英，审校. 术后疼痛及止痛的进展 [J]. 国外医学·护理学分册，1999，18（5）：211～214.

[4] 安阿玥，主编. 肛肠病学 [M]. 北京：人民卫生出版社，1997.

[5] 杨玉波，王丽华. 心理干预对分娩影响的探讨 [J]. 中国民康医学，2010，22（14）：1840.

《中国民康医学》2012 年第 24 卷第 8 期

# 安氏疗法配合中药坐浴治疗肛肠疾病 200 例护理体会

杜存英（云南林业中西医结合医院　650224）

**关键词**　安氏疗法；中药坐浴；肛肠疾病；护理体会

安氏疗法系北京中日友好医院安阿玥教授研制的"安氏注射液"治疗肛肠疾病的疗法，本科引进开展"安氏疗法"5 年多，对肛肠疾病的治疗积累了丰富的临床经验，并形成了包括中药坐浴、饮食调整等一套中西医治疗肛肠疾病的方法，治愈率高达 96.5%。现将护理经验报告如下。

## 1　临床资料

笔者收集 2004 年 1 月～2007 年 1 月本科肛肠手术病人 200 例，其中男 155 例，女 45 例；年龄 20～60 岁，平均年龄 40 岁。混合痔 115 例，肛瘘 20 例，肛周脓肿 30 例，内痔 8 例，外痔 12 例，外痔合并肛瘘 15 例。

## 2　治疗方法

采用局部麻醉或骶管麻醉，手术切除病灶，用"安氏注射液"注射在病变部位，使病变体逐渐萎缩、脱落并最终愈合，配合中药肛肠洗剂煎水坐浴，每日 1 剂，坐浴后换药，每日 1 次，一般 7～10 天左右伤口愈合。肛肠洗剂组方：鹅不食草 30g，土茯苓 15g，牛蒡子 9g，花椒 9g，侧柏叶 9g，炒地榆 9g，五倍子 10g，芒硝 30g，黄柏 10g，甘草 9g。

## 3　治疗结果

治愈率为 96.5%，复发率约 2.6%。

## 4　护理体会

4.1　术前护理（1）除按常规护理外，应向患者讲解手术的方法、步骤、麻醉方式，最重要的是做好心理护理，消除患者焦虑、恐惧、忧郁情绪，使患者积极配合手术，保证手术的顺利完成；（2）告诉病人手术前 1 日应进半流质饮食，忌食产气、辛辣刺激性饮食；（3）术前宜排空大便，必要时灌肠。

4.2　术后护理（1）心理护理：由于患者术口疼痛，往往出现紧张、烦躁、焦虑等情绪，针对患者出现的此种情况，应主动给予心理上的安慰，并用同情、关心的语言与患者进行交流，解除其心理压力，消除恐惧心理，解决他们所提出的各种问题和要求。使他们感到安全、舒适，增强战胜疾病的信心，保持良好的心理状态，达到配合治疗的目的；（2）创面护理：术后24h内严密观察血压、脉搏、面部表情等变化，注意有无腹胀、腹痛及局部出血情况。创面疼痛时给予适量镇静剂和止痛剂。每天大便后用肛肠洗剂煎水坐浴，指导患者正确坐浴，避免烫伤。然后消毒伤口，用京万红软膏涂在患处，消毒纱布包扎。每日换药1次；（3）排尿护理：术后当日患者由于精神紧张，加之肛门敷料填塞过紧或卧床排尿不习惯引起尿道痉挛而造成排尿不畅甚至尿潴留，此时。应采取相应的护理措施。如服解痉药物缓解尿道括约肌的痉挛，腹部热敷，温水坐浴，温水冲洗外阴或听流水声，诱声排尿，指导患者正确排尿方法，鼓励其自行排尿。上述方法无效时，可行无菌导尿术。本科术后采取导尿的患者仅占2%；（4）饮食护理：指导患者合理膳食，在术后护理中非常重要，嘱其多进易消化，高营养、高蛋白、富含维生素的食物．避免辛辣刺激性食物，更不可暴饮暴食引起消化不良性腹胀腹泻。部分患者因惧怕排便时创口疼痛而不敢多进食，此时应及时向患者讲解饮食与疾病的关系，指导患者正常进食，摄取富含营养的饮食，促进创面早日愈合，（5）排便护理：术后患者由于活动量减少或其他原因而引起便秘，应当指导患者保持良好的心理状态，当日不要排便，以防出血，次日可适当活动，促进肠蠕动以利排便，养成良好的按时排便习惯，便时不可久蹲，不可过分用力，防止腹压增加而引起创面水肿。要注意饮食卫生，减少局部刺激症状，防止创面出血或腹泻影响创面愈合；保持局部清洁，便后清洗伤口并用中药坐浴，及时更换敷料。如有排便困难者，可口服番泻叶，麻仁胶囊或液体石蜡等缓泻药物，或是肥皂水、甘油等灌肠。

## 5 肛肠疾病的健康教育

5.1 饮食合理凡辛辣、刺激食物应尽量少吃或不吃，多吃蔬菜、水果，多喝开水或有通便作用的饮料。采用"安氏疗法"治疗后。饮食宜清淡，少吃油腻过重或煎、炸、薰的食物，最好不吸烟，不喝酒，饮食定量，不要暴饮暴食，防止消化功能紊乱。

5.2 良好的大便习惯保持大便通畅，防止便秘或腹泻。

5.3 适当的运动，注意改变体位参加一些诸如做操、打拳之类的活动，坚持"提肛"运动，不要久站、久坐、久蹲，要适当改变体位，力求劳逸结合。

5.4 注意肛门卫生保持肛门清洁、干燥，可用热水薰洗或者是坐浴。

5.5 治疗原发病对患有高血压、动脉硬化、肝硬化、心脏病、腹腔肿瘤等容易诱发肛肠疾病的患者，要及时治疗原发病。避免病上加病。

**参考文献**

[1] 宋秋芬，赵宏勤．肛肠疾病的护理 CJ3. 中华现代护理杂志，2006，（3）：13～17.

《云南中医中药杂志》2009 年第 30 卷第 2 期

# 芍倍注射液治疗痔疮 116 例临床护理

王燕君（日照港口医院　276800）

2004 年 1 月～2008 年 12 月，我院共进行芍倍注射液注射治疗痔疮 116 例，并给予精心护理，效果满意。现将护理体会报告如下。

## 1 资料与方法

1.1 临床资料：本组 116 例，男 54 例，女 62 例，年龄（42.28±10.90）岁。其中内痔 66 例，静脉曲张型混合痔 50 例。病程（3.5－20.3）年。

1.2 方法：将芍倍注射液和 0.5%～1.0% 利多卡因以 1∶1 稀释，行痔核内注射。

## 2 结果

本组 104 例便血，78 例脱出者注射芍倍注射液 10d 后全部消失。痔黏膜表面正常率于注射 3～10d

后全部消失。本组个别患者于注射 2~3d 内出现轻度肛门疼痛、坠胀潮湿等局部刺激症状，不需处理或给予中药坐浴，对症治疗后局部刺激症状 10d 内完全消失。

## 3　护理

### 3.1　注射前准备

3.1.1　患者准备：嘱患者注射前排空大便，一般不需要灌肠。芍倍注射液治疗痔疮是一项新技术，患者对注射方法了解不够，对注射治疗效果知道不多，因此患者针对注射治疗难免会产生恐惧心理。为此，术前护理人员应主动向患者讲解此注射治疗的特点及优越性，同时讲明注射后可能出现的不适及并发症，解除其心理紧张，取得其配合。仔细查看患者必要的检查结果，以求全面掌握病变情况，减少并发症，保证注射安全。注射前 30min 口服芬必得，以有效减轻注射后肛门坠胀、疼痛等不适症状。

3.1.2　器械准备：包括常规消毒的大叶肛门镜 1 套，带刻度的 40ml 量杯 2 个，5 号注射器，5 号长针头（口腔科专用）2 个，止血钳 2 把，干棉球少许。

### 3.2　注射中护理：注射过程中可与患者语言交流，以分散患者注意力，减轻疼痛和过于紧张的情绪。做好常规手术配合，严密观察患者 T、P、R、BP 等生命体征变化，注意患者异常情况，以便及时采取急救措施。密切观察注射中的出血量，少量出血用干棉球压迫止血即可。注意事项：芍倍注射液是一种新型的萎缩剂，应在 2~10 度处保存，保存不当易产生药液变色、沉淀；因此用药前应详细检查药液有无变色、沉淀等情况，如有则不可使用；药液应现用现配，尽量减少药液开启后暴露在空气中的时间，确保药物的有效成分不被破坏。

### 3.3　注射后护理：术后不适的护理：芍倍注射疗法在注射 2~3d 内出现轻度肛门疼痛坠胀等局部刺激症状属正常现象。出现此症状应适当增加卧床休息时间，必要时温水或中药坐浴。告知患者此不适症状一般在 7d 左右全部消失。

注意事项：术后近期勿做过度劳动，吸烟者劝其禁烟，以免咳嗽增加腹压，加重不适感觉。注射后 1 周内避免过热刺激，如熏洗时可用温药水，时间宜短，避免注射针眼出血或肛缘水肿而加重不适症状。饮食指导：宜进清淡易消化、富营养食物，忌辛辣、油腻、炙烤及易产生胀气或能引起过敏的食物，多食蔬菜、水果等。

## 4　讨论

芍倍注射液具有收敛、固脱、活血、消炎等作用，可使痔核萎缩，肛垫肥大消失，促进肛门生理功能恢复。其机理是通过闭塞直肠上动脉分支和窦状静脉，修复肌管黏膜和固定肌垫，使 Treitz 肌纤维、Parks 韧带功能恢复，而达到痔核萎缩的目的[1]。此法具有操作简单，容易掌握，完全高效，无后遗症和并发症，不需禁食，不禁便，不手术，无痛苦，一次性注射治愈等优点，且护理配合比较简单，患者容易接受，值得临床推广应用。

### 参考文献

[1] 安阿玥. 肛肠病学 [M]. 北京：人民卫生出版社，1999：279~281.

《齐鲁护理杂志》2009 年第 15 卷第 24 期

# 对 145 例安氏肛肠疗法的术后观察及护理

刘路德（内蒙古自治区荣誉军人康复医院　010020）

安氏肛肠疗法从 94 年在我院开展以来共收治门诊病人 1171 人（不包括复诊）。门诊手术病人 630 人，住院手术病人 145 人，治愈率 98%，收到了比较满意的效果。现将我们应用安氏疗法对住院术后病人的观察护理作如下报告。

## 临床资料

我院从 1994 年 6 月至 1996 年 4 月共收治肛肠住院病人 145 例。男 9 例，女 50 例，最大年龄 74

岁，最小年龄 21 岁。住院最长 28 天，最短 2 天，其中混合痔 90 例，内痔 11 例，外痔 9 例，肛瘘 12 例，肛裂 12 例、肛周脓肿 13 例，病程最长 30 年，最短 2 年。

**观察与护理**

1. 要注意局部清洁，术后病人第一次排便后用"安氏熏洗 1 号"坐浴熏洗，然后再换药。用"安氏熏洗 1 号"坐浴有消炎，收敛，止血，消肿的作用，增进血液循环，促进炎症消退，保持局部清洁。

2. 安氏肛肠病人术后坐浴的特点是温水坐浴。护士要指导病人先用开水把"安氏熏洗 1 号"冲开，待药液水温降至 60～70°C 时可用热气熏洗水温降至 32～40°C 之间时坐浴，坐浴时间 10～15 分钟。在指导和协助病人坐浴的同时训练病人每日定时排便。对手术后第一次坐浴的病人更应认真观察指导。

3. 疼痛的护理安氏疗法和其它方法肛肠手术术的不同之处是：疼痛时间较短，一般在 2 小时左右疼痛基本减轻，疼痛较重者可适当给以止痛药安痛定等。

4. 肛瘘切开引流术后 48～72 小时内如未排便不得换药，待排便后用安氏 1 号熏洗剂坐浴后方可换药，检查引流情况，防止伤口感染。

5. 肛肠术后常有排尿困难，通过对 145 例安氏疗法肛肠病人的观察，未发现此种现象。应用安氏疗法手术，对病人肠道及膀胱刺激较小，一般不会造成排尿困难，虽有个别人由于术后疼痛不适等因素，自觉不能排尿，护理人员适当加以引导，解除思想负担，最终可达到顺利排尿的目的。

6. 饮食的护理，尽量食用高热量清淡半流质食物，一周内限制饮酒，多饮水，每日饮用适量粗盐水可通大便。因粗盐中含有镁盐，如没有条件可多食蔬菜少渣食物。

治疗：除病情较重者，如肛周脓肿等已有感染的患者可给以 5% 葡萄搪 500CC 加庆大霉素 24 万单位，或再加 0.5% 甲硝唑 250CC 用 3～5 天，一般病人不需其他药物治疗。

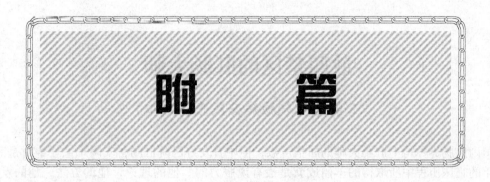

# 目睹"神奇"

许　朔（中日友好医院国际医疗部主任）

　　从小的时候，我就对"神奇"充满了遐想，从大自然的山山水水到宇宙的浩瀚无垠，从生命的起源到人类的智慧，从疾病的产生到健康的恢复，这一切的一切都常常引起我的关注与思考，尤其是在我选择了从医道路后，对人类疾病与治疗产生了浓厚的兴趣。

　　初识安阿玥教授，就对他与他的肛肠病治疗想探个究竟，因为我在学医的临床实习阶段，曾亲手参加了传统的痔疮挂线手术疗法，病虽不大，患者却十分痛苦，术后每日弯着腰，趴在床上，站无法站，坐无法坐，躺无法躺，疼痛之极，记得当时病人痛苦万分并充满着希望问我们"大夫，难道这个病就没有更好的疗法了吗？"作为一名医生对疾病束手无策是我们最尴尬的，应当说对病人也是最残酷的，什么时候能在这个病的治疗上出现奇迹呢？当听说安阿玥教授研制出安氏肛肠治疗方法取得了成功，并在第40届布鲁塞尔世界发明博览会上获得"社会事务部长奖"、个人研究最高奖"军官勋章"、项目"金牌奖"等三项大奖时，自己备感兴奋。一方面为他的研制成功而高兴，另一方面是为病人能获此医治、减轻病痛，且能早日康复而高兴，这个新疗法的确是此病治疗手段质的飞跃，因为作为一名医务人员有什么比看到病人恢复健康、早日过上正常人的生活更为高兴的呢？

　　医生以救死扶伤、治病救人为天职。经过安氏肛肠疗法，奇迹发生了，往日那么痛苦的疾病，只要通过安主任的手，病人的痛苦就降到最低点，手术当天就可下地活动，三至五天基本恢复正常。十余年来，我见证了几千余例病人摆脱了这个病而带来的苦恼，从普通老百姓到中央首长，从国内患者到国际友人，凡是亲身经历者无不赞绝。

　　安教授为什么会取得如此突出的成绩呢？在陪同安教授前往阿联酋作学术交流的飞机上，我了解了安教授刻苦钻研、勇于创新的思维，同样给了我极大的震撼。他告诉我，传统的挂线疗法是让痔疮慢慢坏死、脱落，这个过程十分痛苦且时间长，后来硬化剂的发明使得痔疮的治疗向前迈了一步，但病人依然存在着很大的痛苦，经过思考，他就产生了用软化剂的方法来治疗痔疮的念头，并用中草药不断的试验，加之他外科手术的雄厚功底，终于在痔疮与肛肠疾病的治疗上真正意义的实现了中西医最完美结合的疗法，给病人带来了福音，听后他那极具创新的思维、不怕困难、勇于探索、坚忍不拔的精神深深地让人发自内心的钦佩，我至今记忆犹新。

　　我们的祖国有着五千多年的文明历史与传承，祖国的传统医学也有着举世公认的神奇疗效，我们的人民有着无比的聪明与智慧，在当今信息与知识经济飞速发展的年代，只要我们能向安阿玥教授那样具有不断创新的精神、敢于探索前人没有走过的路，用科学发展观来指导自己，我们一定会攻克一个又一个疾病治疗的难关，为人民的健康与福址不断地创造出奇迹，同时也衷心地祝愿安阿玥教授的事业在新世纪更加辉煌。

# 敢闯禁区的肛肠大师

### 王晏美（肛肠病安氏疗法中心）

当今国内肛肠界称得上肛肠大师的屈指可数，但中日友好医院肛肠科安阿玥主任绝对是其中之一。在其三十年的临床历程中所取得的丰硕成就是最有说服力的。他的理论，他的方法，他的发明，对国内乃至世界的肛肠病诊治水平所产生的影响深刻而久远。

在安主任手下工作一转眼已是十年有余，常言道，成功的背后是巨大的付出，这些年我无时不感受到安主任全身心投入的敬业精神，雷厉风行的执著而又务实的工作作风，想别人不敢想、做别人不敢做勇闯禁区的过人胆识。

伦琴曾说过，我喜欢离开人们通行的小路，而走荆棘丛生的崎岖山路。安主任就是这样一位不习惯走别人老路而喜欢开拓创新的人。注射法治疗痔疮，当人们还停留在坏死剂、硬化剂这个圈圈里讨论如何改变浓度和用量来避免并发症时，他却独辟蹊径巧妙利用三味中药的有效成分配制出完全突破这个框框的高效安全的痔疮注射新药，将注射疗法的整体水平推向新的高度。环状混合痔和急性嵌顿痔，防止术后肛门狭窄通用的方法是切开肛门括约肌来松弛肛管，而他却通过改变传统的手术方法采用多切口浅结扎并配合药物注射来预防术后并发症，不损伤肛门括约肌就可避免肛门狭窄。高位肛瘘和高位肛周脓肿，目前还无人敢一次切开肛管直肠环，传统的挂线术被认为是防止肛门失禁的唯一方法，但该方法盲目制造内口，术后痛苦大、疗程长、瘢痕沟重、易复发等缺点难以避免。他大胆摒弃挂线术，通过独特的内口寻找法，采用低位切开高位引流或直接一次切开术，肛门不失禁，术后不复发，且避免了挂线法的诸多缺点。直肠脱垂，目前的治疗方法主要有切除脱出的肠管、开腹悬吊术、消痔灵内外注射术等，这些方法要么创伤大，要么难以操作，要么疗效差，要么并发症多。他却举重若轻，以巧制胜，通过结扎脱垂直肠的松弛黏膜和黏膜下注射药物，可使各期直肠脱垂一次治愈。此类独创的方法还有许多，每种方法又无不代表当今国内最高水平，难怪由此形成的"安氏疗法"受到吴阶平、王光英、钱信忠、崔月犁等领导的认可。难怪被卫生部选定来向全国推广。

翻开现在的书籍、杂志，"安氏疗法"的这些创新已被众多的医务工作者效仿、使用。就在人们啧啧称赞这些方法的时候，有谁会想到这背后的艰辛。爱迪生说："发明是百分之一的聪明加百分之九十九的勤奋。"安主任的勤奋是出了名的，跟随安主任这么年，我知道什么叫"全身心投入"。安主任几乎将全部的时间都用在工作上，在他的时间表上没有双休日，没有逢年过节，也没有上班下班。虽然现在是主任，但每例手术，每个患者，无不是事必躬亲，哪怕小到普通的换药，他都要过问，都要亲自把关。有时遇到一个疑难病人，一个晚上会被数次叫起。安主任有句笑话："我的患者站起来我恐怕不认识，可躺下来我就知道谁是谁。"每天治疗那么多患者，不是极度认真、极度负责，怎能做到这样。

安主任不仅勤奋而且务实。童第周说："应该记住，我们的事业，需要的是手，而不是嘴。"这句话确实说中了当今学界的要害。许多学术会上虚假成风，假、大、空盛行。就拿肛肠专业来说，为一个"痔是病不是病"命题在那喋喋不休的争论，还把这种毫无意义的争论说成是新理论新发展。临床许多难题仍停留在用理论来解释理论阶段。试想这样得出的结果又有何意义，这样的结果又如何去指导临床。安主任就是因为从来都是用手说话，所以他才有骄人的业绩。一位中央领导来看病，打听唯一的问题是安主任每天能做几台手术？当听到安主任每天都有多台手术后，他满意地点点头，没有再提任何问题。安主任举办的学习班参加的人非常多，而且没有不满意的；安主任主编的四部著作人们爱看，而且奉为至宝。为什么？因为全都是来自于临床千锤百炼实实在在临床需要的东西。科里人对安主任有句这样的描述："会议室的椅子时间再短他也坐不住，手术室的凳子时间再长他也坐得住。"

许多跟安主任有过交往的人可能有这样的感觉，就是安主任性子急。我认为，安主任就是因为有这股"急性子"才成就了他今天的事业。许多时候人们要做一件事前，会先权衡利弊得失，而往往就是因为这种求稳和患得患失的心态使许多机会损失，使时间浪费。雷厉风行往往是用来形容领导的工作作风，而同样用来形容安主任的做事风格一点都不为过。只要是他认准的事，不管有多少困难，也不管有多大风险，他都要去做，而且不成功不罢休。就拿他发明"芍倍注射液"来说，之前的痔注射剂使用后令人防不胜防的并发症促使他下决心研制新的药品，但这又谈何容易，而且新药必须做到在疗效和安全性方面有质的飞跃，否则意义不大。对于一个非药学专业的临床工作者来说更是难上加难。但在几年时间里，所有的困难都被他战胜，而且完全达到了当初的预想。安主任在跟我们谈他当初的那段创业经历时说，当时为了试验药品的毒性，硬是自己把药喝下去亲身感受。试想，这需要的多大的勇气和胆量，如果不是一个对事业有执著追求的人怎会如此不顾一切。

安主任是成功的，这成功是他一手做出来的，不含一点水分。肛肠科因为安主任而声名鹊起，我们因为安主任而荣幸自豪。安主任是我们的楷模，无论做人做事。

适逢这本论文集出版，此为贺。

# 安主任——我的良师益友

范学顺（肛肠病安氏疗法中心）

上世纪80年代末，我大学毕业后分配至中日友好医院肛肠科，记得那时科里只有15张床位，门诊量更是少的出奇，门诊只开放半天，科里的手术方法非常传统，肛肠科更是没有什么名气了。但是到了1992年，由于安阿玥主任的调任，肛肠科从此发生了根本性的变化，我们从一个不知名的小科室变为一个全国知名的、被卫生部列为十年百项推广项目的肛肠专业科室。是安主任带领我们不断奋斗、不断创新，使我的技术得到了迅猛的提高，在他的精心栽培下，我逐渐从一名住院医师变为副主任医师，理论及临床有了较大提高，所以，我发自内心的感激他、尊敬他。

说实在的，在安主任调入我科以前，我也听说过他，但是对他发明的系列疗法存在一定疑虑，认为有那么神奇吗？但是当我做为助手与他为病人手术后，我震惊了，原来那些老的方法太陈旧、太落后了，怪不得安主任那么年轻就在国外获世界级大奖呢，真是名不虚传！从此以后，我暗下决心，一定要好好学习安氏疗法的新技术，努力从理论到临床操作上重新武装自己。10余年来在安主任的精心培养下，我逐渐了解和学会了安氏系列疗法的精髓，对"内痔、混合痔的注射方法"、"直肠脱垂的注射方法"、"注射方法治疗各种肛裂"、"主灶切开对口引流法治疗复杂性肛周脓肿及肛瘘"、"非挂线疗法治疗高位脓肿及肛瘘"、"肛管麻醉法"、"中药内服外灌治疗家族性息肉病"、"脓肿及肛瘘的内口定位"等等手术方法，我真是佩服得五体投地，对所有的"安氏疗法"内容更是感情深厚！由于安主任对这些常见疾病的详细了解和他孜孜不倦的大胆追求，使他能够向传统的理论挑战，并在肛肠届独树旗帜，这是我们所要努力学习的。

对于痔疮，100余年来，业界都在沿袭传统的硬化与坏死疗法，不仅痛苦大、疗程长，而且并发症多（主要是肛门狭窄、坏死与大出血），安主任正是出于对这些弊病的考虑，才大胆创新，经过多年的潜心研究发明了"芍倍注射液"并独创了一套痔疮萎缩疗法新概念。该观念自上世纪90年代初由安氏创建以来，立即在肛肠界引起不小的轰动，该方法不仅安全可靠，且疗效持久，可用于各期内痔、混合痔患者，尤为难能可贵的是安氏注射法容易操作和掌握，他创建的痔疮注射"十六字"方针，即"见痔进针、由大到小、退针给药、饱满为度"的注射原则，已在肛肠界得到广泛推崇。在芍倍注射液临床报批过程中，各地专家经过临床对比试验证实了该药的优秀疗效和安全性，因而在国内一些较有影响的专家对此药给予了高度评价。我们以往治疗肛裂全部采用侧切法将内括约肌下缘切断，不仅痛苦大，恢复慢更容易出现术后继发感染等并发症，而安氏采用安氏肛痛宁注射法治疗肛裂，获得了很大成功，安氏肛痛宁注射于内括约肌肌环上，起到了解痉、消炎、活血之功效，从而取代了传统的侧切术，大大缩短了病程并减轻了并发症的发生，也打破了肛裂必须手术治愈的陈规。在治疗直肠脱垂方面，传统的方法基本采用开腹悬吊术或多点结扎、直肠外硬化剂固定术，原方法不但痛苦大，且恢复慢，容易复发，这在90年代以前我们的老科室里已经多次得到证实，尤其是硬化剂注射后易引起感染而形成很重的高位复杂性脓肿，使临床颇为棘手。所以，传统的方法令人忧虑，直到采用安氏芍倍注射液注射方法以来，这些弊病才迎刃而解，真使我无限佩服。10余年来我们作了很多直肠脱垂的病人，记忆中年龄最大的患者是位101岁的广东老年患者，术后3年了，近期复查仍然很好，真是奇迹啊！对待高位复杂性高位肛周脓肿与肛瘘，目前国内外其他医家尚无人敢于突破传统的挂线术，认为高位脓肿或肛瘘是手术的禁区，安氏在临床实践中发现，传统的挂线术痛苦太大、恢复又慢，于是根据解剖观念和他多年的临床实践总结，他独创造出一系列全新、安全的治疗高位肛瘘新方法——非挂线疗法，这种方法不但痛苦小、恢复快，更重要的是术后外观漂亮，病人更易接受。他的这种非挂线方法既保留括约肌功能及疗效，又不致使肛门变形的特色可以说为肛肠界开了先河。传统认为，结肠息肉病必须手术才能治愈，殊不知，全结肠术后给病人会造成怎样的心理和生理伤害，安主任早已亲生经历过这样的病人，以致后来，他认为必须在提高病人的生存质量和治疗效果上下功夫，根据这一出发点，安氏查阅祖国医学典籍，并逐渐筛选出一些行之有效的方法，即中药内服、外灌法，等等。正是由于安氏疗法这些绝招，才使得安氏及其疗法不但专业界有很大名望，而且在百姓中也得到广泛认可。

在我跟随他这些年的印象中，安主任的敬业精神实在可嘉，按说他已功成名就，可以适当休息、休息，可是这么多年来，我还真没有见他休过一次长假，更难能可贵的是，无论他多么劳累或是多晚，只要病人需要，他总是以最快的时间出现在病人面前。记得2004年7月的某天夜里，安主任刚刚服过安眠药想休息，病房的电话突然打到他家里，值班医生说急诊有个大出血病人，需要抢救，也就10分钟，他已经为病人做手术了，这样的事情还有很多。但他所经常告诫我们的一句老话就是"要把病人当做自己的人"。这句话是他的医德也是他的敬业精神的一种体现。

10余年来，我跟随安主任到过很多地方也接触了不少的各级领导和名人，安主任经常教导我们的话就是"第一要本本分分做人，第二无论官位大小还是贫民百姓，在医生眼里都是病人，我们都要尽心为他们解除痛苦，这是我们的天职"。正是由于这种爱心，使他也同时得到了广大患者的爱戴。

# 我敬佩的安阿玥主任

李　辉（肛肠病安氏疗法中心）

伏案低首，思绪万千，回想跟随安阿玥主任一起工作多年，经历与收获颇多，能够追随安阿玥主任一起工作是我人生当中一大幸事。

我本人于1993年从学校毕业即分配到肛肠科工作，那时安阿玥已经是我们的科室主任，听同事介绍安主任是一年才前从广安门医院调到中日友好医院的，虽然年纪尚不到四十岁，但已经有相当了得的成就，在国际博览会上获得三项大奖，来中日友好医院前已经担任广安门医院分院院长六年，发明安氏疗法为众多的肛肠病患者解除疾苦。我对主任的经历很好奇，敬佩之心油然而生，同时感到在大专家的手下工作，多少有些敬畏。带着这些念头第一次见到主任时心情紧张，只记得主任简短的两句话，"你叫李辉吧，要好好工作！"话语简单、干练。话如其人，看到安主任的手术操作我更加叹服了，几十年的直肠脱垂经安氏化痔液（现芍倍注射液）注射治疗即可痊愈，复杂性肛瘘经主灶切开、对口引流术治疗，创口小，愈合后肛门功能完好如初，看到安主任的手术才深刻体会到手术不仅仅是祛除病灶而已，它是医者严谨负责、精益求精的精神体现。刚参加工作我就学习到新技术，亲眼目睹出神入化的手术演示，我逐渐体会到小专科的大作为，小手术的大境界，从此我开始更加热爱肛肠专业了。

俗话说"十人九痔"，肛肠疾病是常见病，多发病，严重者影响生活与工作，但传统手术方法损伤大，痛苦重，处理不好有严重的并发症和后遗症。在当时消痔灵硬化剂正如日中天的时候，他清醒的看到硬化剂不断带来的感染坏死、大出血的并发症，他本着科学的态度、发挥中医药的优势，经过十多年的不懈努力，终于成功研制出中药制剂——芍倍注射液（原名"安氏化痔液"），该药的高效性、安全性是目前所有的硬化剂和坏死剂所无法比拟的，该药不仅可注射治疗痔疮，还可用来注射治疗直肠脱垂，疗效十分神奇。记得有一位患直肠脱垂近四十年的患者，在外院准备行开腹悬吊术，听到安主任采用注射疗法治疗直肠脱垂，遂要求转到我科治疗。手术中安主任采用芍倍注射液于直肠黏膜下点状注射，同时在近心端行 3 点处结扎，操作简单，痛苦很小，术后第三天开始排便，直肠黏膜未再脱垂，数十年的沉疴终于痊愈了。近期随访复查疗效相当满意。安主任在治疗高位肛周脓肿及复杂性肛瘘上亦摸索出一系列全新术式，他于 1983 年最早提出肛周脓肿主灶切开、对口引流术的方法，现在仍广为沿用。安氏疗法已经应用近二十年，以其理想的疗效，较小的痛苦将肛肠病的治疗水平提到一个崭新的高度。现在安氏疗法已经推广到全国，为广大肛肠病患者解除痛苦。

"做事先做人"、"既要有才又要有德"，这是安主任反复叮嘱我们的。安主任不仅把技艺传授给我们，还在为人处事上树立楷模。记得有一次，一位主管文教卫生的国务院领导慕名来找安主任手术，术后效果十分满意，好心人提议主任与其搞好关系，主任只是淡淡一说"我只是给病人看病的"。但若遇到外地贫困患者辗转来求医，安主任常常嘱咐我们"他很困难，我们要照顾好，尽量给省点钱"。正是这种对病人的无私的爱心和高尚的医德体现出大专家的风范。从安主任身上学到了书本上无法学到的东西，那是真功夫，那是一种境界。"十年磨剑"，安主任得到患者与媒体等多方赞誉，原卫生部部长崔月犁提笔大书——"安氏疗法造福人民"。

# 我的事业引路人 – 安阿玥

### 郑丽华（肛肠病安氏疗法中心）

"安氏疗法"、"芍倍注射液"的发明者安阿玥，是当今全国肛肠界的知名专家。他长期从事临床实践和专业理论研究，精研医术，开拓创新，不断取得突出的成果。他的研究结晶曾荣获多项国际、国内奖项。有幸成为他的学生我倍感骄傲。他对事业认真负责，对业务精益求精，对病人细致入微的工作态度更是值得我们永远学习。

安阿玥主任是个非常敬业的人，他把肛肠事业看得比他的生命还重要，不管何时何地，只要哪里有病人，哪里有病人的疾苦，哪里就能看到他的身影，他对病人那满腔的热忱三十年来从没减弱过，反而责任感、使命感更一天天地增强了。我们主任经常对我们说："病人把生命交给我们，这是何等的信任啊，我们绝不能因为自己的疏忽、不负责任而辜负他们对我们的信任。"安主任是我的启蒙老师，也是我事业的引路人，是他，把我从一个对肛肠专业几乎一无所知的大学毕业生，培养成为现在的热爱肛肠事业并掌握了大部分肛肠专业技能的肛肠科大夫。

记得有一次，安主任因为劳累过度病倒了，输了三天液还不见效，仍高烧不退。晚上我值班，午夜 1 点多来了个大出血的病人，是在外院刚做完手术转来的，我查看肛门外创口没见到出血点，下肛门镜后，凝血块和鲜血一下从肛门镜涌出，我当时刚参加工作没多久，从来没遇到过这种情况，真是束手无策。我赶紧拿起电话要找主任，可又一想主任病得那么重能起来吗？情急之下还是拨通了主任的电话，当主任听到我汇报的情况后，只说了一句："我马上就来。"果然主任 5 分钟后就赶到了，二话没说，穿上手术衣，戴上手套就上了手术台，这一干就是两个小时，看着主任干净利落的动作，苍白的、滴着汗珠的面容，带着血丝的眼睛，我不禁感慨：这样敬业的，人格高尚的，技术高超的好主任值得我一生去学习啊。不光要学技术，更要学做人，能遇到这样的好主任真是我们的福气啊。当主任从手术台上下来时，病人终于脱离危险了，可主任已是筋疲力尽，但他还认真地给我们分析讲解病人出血的原因，如何避免，教我们下次遇到这种情况时如何处理，又给我们讲了他遇到过的几个典型的大出血的病例，以及他是如何处理的等等临床经验，看着主任疲惫憔悴的面容，我们都催他赶紧回去休息，可他说还不放心，再观察会儿病人有没有渗血，直到又过了一个小时，这时曙光已经出现了，看到病人没有新的出血，他才放心地回去休息了，走前还叮嘱我们密切观察病人情况，有问题随时给他汇报，他对待病人、对待工作就是这样认真负责的。

安阿玥主任不仅有丰富的临床经验，而且注重将实践上升到理论，不断指导新的实践。为了使肛肠医疗理论不断发展，他领导我们全科积攒病例数万，照片数千。定期召开专题研讨会，分析特殊病例，总结经验教训，还经常出题目，让我们写专题论文，开展学术交流，不断提高医疗水平和我们的业务能力，要求我们开拓创新，着眼未来，努力培养建设科室梯队，把肛肠医疗事业发展得更快更好。

安主任是我们的好主任，是我们的良师益友，不仅教会了我们肛肠专业技术，更教会了我们对事业孜孜以求的工作态度和做人的根本。

# 我佩服的老师安阿玥

贾兰斯（中日友好医院肛肠科）

2003年深秋，作为一名实习医师我有幸认识了我的老师中国肛肠界的知名专家安阿玥教授。平易近人，这是初识安教授是给我留下最深刻的印象，他用慈父般的口吻询问了我的一些情况，很快缓解了我紧张的心情，让我产生了亲切感，再后来更是发觉他对身边的人从未用领导时的口吻讲话。对周围的人关怀备至，极富同情心这是安教授留给我的第二印象，他关心科里每一个人的生活，包括家中有困难的护工，安教授常拿出自己收入的一部分帮助他，同时安教授也常提醒我们要多关照他，在实习中及后来成为中日友好医院肛肠科大家庭的正式成员的工作学习中，安阿玥教授的闪光之处，更多的印在了我的脑中——精湛的医术、敬业的精神、谦逊的品格、严谨的思维还有特有的幽默感。

第一次观摩安教授的手术，未曾见过肛肠疾病手术的我，很是激动，不知该站在哪个角度，安教授已经开始手术，只看见手中的刀剪，向舞蹈般的游走于患处，折磨病人数载的痔疮，顷刻之间就被安教授妙手消灭，前后不到十分钟，那位深受痔疮折磨的病人，走出手术室的时候还惊讶的反复问到"真的做完了么？"。可我这个刚走出校园的学生，还没站好位置呢！后来问过几位比我早来到此进修的前辈，他们也刚能看清安教授的手术，这岂能一个"快"字了之。

对每一位患者都要予以最精湛的医术、最温暖的关怀，这是安教授的一贯作风，在受他服务的病患中包括普通百姓、党政领导、科学家、富商巨贾无一例外，以解除病痛为己任，以病人的健康为自己最大的幸福。

安教授对下级医师的培养，更是倾注心血，对我们毫无保留，在安教授的亲自指导和其他各位老师的热心关怀下，我学到了大量在学校、在书本中无法知晓的知识，包括怎样成为一名合格的医生，怎样做人，极大的丰富了我的阅历，在此我谨以此文感谢我的老师安阿玥教授。

# 我的好老师

热　娜（肛肠病安氏疗法中心）

人生在世，都希望自己的人生过的有价值，活的有荣誉感，受人尊重。我的老师——安阿玥是这一类型的典范。当我开始步入社会的那一天，我非常荣幸的遇见了我的老师安阿玥，每当在平时工作，生活，与同事相处时遇到困难时，老师给我的帮助和支持是我继续努力，决不放弃的动力和源泉。通过每次跟主任谈话我学到了很多很有用的知识，这些在我今后的学习和工作中收益非浅，给了我很大震动。在医院里，主任除了平时工作外，周末也来查房，临床工作相当繁忙，可老师千方百计地查资料写文章，在每件事上都做我的榜样。

每次主任做手术，大家争着当助手，因为每次主任上台的时候，会非常仔细认真地，边画图边给我们讲解每个部位的解剖部位，发病机制，注意事项等，会不厌其烦地给我们讲解，每当有主任的手术我们争着要看，主任的做的手术就象个艺术，百看不厌。人人都在抓紧机会再学习、讨论，形成了大家都学习的好氛围。

平时有疑难病例，主任一定要拿出来讨论，让大家一起出主意。在这种情况下是将差错降到最少的。安主任每次跟我们说：'医生绝对不是个急功近利的职业，天分再高也得在实践中慢慢磨练，积累经验。这是个不容半点浮躁情绪的职业，要当好医生必须沉下来，做好打持久战的准备，心态平静下来，工作更有动力了。'在这样的学习和工作环境中，我学会了做医生一定要严谨，慎之又慎，严格遵守规章制度。

安主任在关键时真是以院为家。有个病人病情危重，就像看护自己的亲人一样，他每次说："病人是把所有的希望和信任都放在医生手里了，当矛盾和不理解在医患之间出现的时候，我们要先站在病人的角度去想一下，对病人的理解就会多些，就会为病人服务好"。

通过安主任的每一句话，每一件事让我感受到了医生的责任，是这种永不停歇前进的生活吸引了我。下决心努力成为一个象我的老师那样受人尊重的好大夫。

# 我的老师安阿玥

常　青（新疆伊犁州伊宁痔瘘医院院长）

认识安阿玥老师是在1981年春节过后，我在中国中医研究院广安门医院肛肠科进修，正巧，他是带教我的教师。初识的他，是一个年轻精干、直爽、热情的人，尤其他对工作认真负责，一丝不苟的敬业精神，对病人周到的服务作风，都深深感染着我。记得工作的第三天，安老师要带我做手术，有位老医生告诫安老师："常大夫从边疆来的，你要看看，不要过早让他上手术，免得出问题"。安老师说："我了解他，已经在肛肠科干7年了，再说从边疆来的医生，我们就是要重点培养、带教，使他能掌握技术，早日回去，更好地为边疆各民族患者解除痛苦，这也是我的责任"。这位当时不到30岁就肩负起"责任"的年轻老师，使我在三个月中，上手术近40台，在他手把手的精心传教下，奠定了我为边疆各族人民服务的基础，使我在以后的工作中获益匪浅。也是出于对新疆各族人民的感情和这种责任，20年来，安老师不辞辛劳，不远万里，10余次来新疆许多地方，为各族人民治病，传授各族医生。自1981年培养了新疆第一位肛肠科医生以来，相继为该地区培养了一大批各民族医生，这些医务工作者大多在各自的工作岗位上做出了贡献，成为新疆肛肠专业的骨干力量。

安老师对工作认真负责，对技术精益求精的精神也是有口皆碑。记得第一次观看他做手术，那是一台较为复杂的手术。我选好观看的位置，心想这台手术可能需要近1个小时吧。安老师来了，只见他不慌不忙的做好了手术准备，手术开始，手法非常娴熟、轻巧，并不时的给我们讲解手术要领及注意事项，15分钟过去了，手术已完毕，我仿佛不是在看手术，而是在观赏一场精彩的艺术表演。难怪各地慕名来找安老师看病做手术的病人络绎不绝。我曾经问安老师："您的手术是如何练出来的？"。他微微一笑回答："是对病人的责任，我们医生的责任就是要最快最好地解除病人的痛苦，减轻病人的负担，如果没有过硬的技术，那就不能做到更好地为病人服务，还有永不满足于现有的水准，要不断地创新才能进步"。正是有了这种精神，安老师数十年不断在技术领域里探索、改进、创新，终于形成了"安氏疗法"一系列治疗肛肠疾病的新方法。原全国人大副委员长王光英和卫生部老部长崔月犁分别题词："手到痔除"、"精湛医术、开拓创新、安氏疗法、造福人民"就是对安阿玥老师精湛医术的最好评价。

从与安老师 20 余年的交往中，有机会总想去看望他，可每次去，他除了工作，不是翻书，就是查资料，撰写论著，忙于科研课题，真是废寝忘食，我实在不好意思打扰他。他爱人担心他的身体，让我劝劝他。安老师说"我们要在继承祖国医学的基础上走出自己的新路来，中医药博大精深，是中华民族的瑰宝，一定要搞出新的东西，才能对得起祖国，对得起病人，这也是我的责任"。正是这种强烈的责任感，使他顽强拼搏了 30 年。

当他 1991 年在第四十届布鲁塞尔世界发明博览会上一举获"社会事务部长奖"、"军官勋章"、"金牌奖"三项大奖时，当他发明的纯中药制剂"芍倍注射液"2003 年获国家中药二类新药证书时，当他编著的《肛肠病学》和《肛肠病诊疗图谱》由人民卫生出版社出版发行时，当他所创新的"安氏疗法"《痔疮治疗技术的推广应用》项目被卫生部列为"面向农村和基层推广适宜技术十年百项计划"时，我没有丝毫的惊奇，只有为他而高兴，为有这样的老师而自豪，因为他付出了艰辛的劳动，他是用心血谱写了辉煌。安阿玥永远是值得我尊敬和骄傲的老师。

# 医者风范——安阿玥教授

廖　明（广东南海市西樵人民医院）

初识安阿玥教授是在 1999 年进修的时候，他给我的第一印象是个平易近人的兄长；谦虚严谨的学者；磊落无私的医者。

初到北京，虽然人生地不熟，生活环境也不大适应，但细心的安教授总是经常关心我的生活起居，使我身在异乡却感受着亲人般的温暖，一个蜚声中外的大教授，他竟然如此平易近人，可见他坦荡的胸襟，为人的可亲可敬，这是多么慑动人心的人格魅力啊！

在惊叹安教授所取得今天的辉煌成就的同时，我更深地体会到这一切是和他谦虚严谨的治学态度分不开的。在安教授身边学习虽然是短短的几个月，但对我的影响却是十分深远的。从平日里安教授严谨治学的一点一滴，我仿佛看到了他一鸣惊人的背后十几年的艰辛探索。早在 1984 年，安教授看到那么多的患者受痔疮折磨，便决心寻找一条中医中药的治疗之路。于是，经过了对多种中药药理作用的反复研究、筛选、实验，历经了多少个不眠之夜的思考，废寝忘食的探索啊。经过十多年的不懈努力，终于成功地研制了"芍倍注射液"等药物，创出了造福人民的"安氏疗法"。此后，还不断的思考完善肛肠手术，为众多的患者解除了痛苦。并利用空余时间发表论文，编写书籍，总结经验。他正是这样一位怀着对学术孜孜不倦追求的学者。

有幸跟着国内肛肠病的权威——安教授进修学习，我更近距离地领略了这个磊落无私的医者风范。对病人，他真正是医者父母心。来找他的病人，无论贫富贵贱，他总是一视同仁，急病人之所急，想病人之所想，对一些贫困得无法治疗的病人，他常常是送医送药，关怀备至。对带教的学生，他不仅循循善诱，还尽所能给他们创造一个个学习的机会，鼓励他们大胆地进行手术锻炼。那种毫无保留的带教，曾让所有跟过他的学生感动不已！更让我感动的是，安教授不仅给了我许多担当第一助手的机会，还几次掏钱买书送给我，这种为医为师的作风，将会是我今生的典范。

在我进修回来开展业务以后，安教授还不时打电话鼓励我，指引我，甚至多次不顾长途的劳累，亲临我所在的医院指点，这对我业务能力的提高给予了最无私的帮助，以致作为安氏疗法广东分中心的我们取得了很好的开展，并在广东肛肠界取得了较大的知名度。

从安教授的身上，我得到的不仅是医学上的进步，还有为人、为学方面都受到了极大的影响和启发，安教授不愧是一位德艺双馨的医者，他将会是我们医务人员学习的典范。

# 安氏疗法祛痔病　德艺双馨真楷模

吴文宗（福建省三明市第二医院　366000）

贾　雄（深圳市南山区西丽医院　518055）

　　常言道："十人九痔"。肛肠疾病是常见病和多发病。近年来国内外肛肠专业越来越受重视。看到以硬化剂，坏死剂为主的注射疗法治疗内痔、混合痔所致感染、大出血及瘢痕收缩造成局部硬结和直肠狭窄等严重后遗症，中日友好医院安阿玥教授多年不懈探索发明创新一套独特的"安氏疗法"，以其理想疗效，较小的痛苦将肛肠病的治疗水平提高到新的高度，在肛肠界中独树一帜。

　　我们有幸师从安阿玥老师门下学习，言传身教，获益匪浅。安师手术精湛和对解剖的熟练程度，令我们叹为观止，无不赞之为艺术享受。记得一名来自山东的马姓患者，患高位肛瘘于当地医院手术失败，一个月后切口感染化脓，慕名前来中日友好医院找安师求治；手术台上，看到肛瘘术后弧形切口感染后无法愈合，安师成竹在胸，小手术刀轻巧潜行剥离，以放射状切口切开肛瘘主灶，扩创以便引流，既达到治愈的目的，又避免了复发及损伤肛门括约肌等后遗症的可能。复杂的病情就这样简单解决了；术后仅二十余天，患者痊愈出院，满意而归。安师精湛的手术技艺，令我们佩服称奇不已。

　　许多年少、年老患者体弱气虚，易患直肠脱垂，便后直肠滑脱而出，严重者稍用力或咳嗽即可脱出，需用手还纳，严重影响生活质量。目前外科常见的直肠悬吊手术等方法，均不能解决并发症及复发率高的问题。亲眼看到一名72岁吴老太患"Ⅲ度直肠脱垂"30余年，肛门时感下坠不适，直肠经常脱出，活动不便，苦不堪言，前来求治；治疗时安师以"芍倍注射液"作脱出直肠黏膜下点状注射，同时在脱垂直肠的近心端行4点结扎，瘢痕固定；操作简单巧妙安全，痛苦小，术后即可自己行走回到病房。"一天、二天、三天……"一周后，不仅直肠脱垂没有复发，连多年不适的症状也消失了，吴老太终于开心的笑了，数年沉疴终于一去不复返了。一个月后电话随访——患者已往青岛旅游去了！

　　安师声名远扬，全国各地常有患者不辞辛苦慕名求医，争相以接受安师手术治疗为幸。安师待病人如亲人，从不因任何原因拒绝患者求治。常年手术操劳，犯了肩周炎，即便如此，面对接踵而至的患者，有求必应。犯病一月余，也没因此落下一回手术！每当看到安师手术时痛苦皱眉时表情，我们说不出有多心痛！——"以高尚的职业道德精湛细心的技术和赤诚的服务赢得社会的尊重，实现自己的人生价值"〈原卫生部部长陈敏章所题词〉——这无疑是对德艺双馨的安阿玥老师最恰当的评价！！

　　即使在周末，病房里仍可看到安师忙碌的身影。记得有一回值夜班，遇到一名患者急诊，说是刚下飞机，便血数次，面色苍白，脉搏细数。安师闻讯后立即赶到病房，"补液！""扩容！""监测血压、脉搏！""马上通知手术室人员到位！""联系内镜室作急诊肠镜检查！"安师不停地果断下达医嘱，明确病情后，予出血部位结扎止血，直到患者被安全送往病房后，安师才长舒一口气。窗外，正是夜深人静，酣睡之时……安阿玥老师就是这样一个医术精湛，医德高尚，永不疲倦，心中只有患者的大夫！

　　安师为人真诚、直爽、谦逊、风趣、幽默、胸怀坦荡。对身边的青年医生悉心指导，无私教诲，甘当人梯，毫无保留。不仅鼓励、培养青年医生提高业务，严谨求实，还时刻不忘教我们做人的道理，他常对我们说："年轻人对事业必须要有想法"，"要做事先做人"！有幸在安阿玥老师这样的前辈身边学习，我们是幸运的！安师教导令我们终身受益，造福患者。安师为人师表的高尚情操，对事业永无止境的追求精神，是我们永远的榜样！心中的楷模！！！假如今后我们在工作事业上哪怕有一点点成绩和进步的话，我们心里清楚，这都与安阿玥老师的细心教诲，言传身教分不开的。

# 我尊敬的老师安阿玥教授

冯大勇（中日友好医院肛肠科）

时光飞逝，我来到肛肠科工作已有六年了，并在 2012 年有幸通过国家名老中医师承考试，跟随安老师进一步学习。对安老师由最初怀有一丝敬畏，到今天的钦佩、崇敬。工作之前，我就听说安教授是肛肠学界的泰斗级大师，长期担任中央领导保健工作，国家级新药苗倍注射液的发明者，肛肠专业委员会主任委员，让人不免产生一种难以接近的感觉；而来到肛肠科之后，却发现安老师是那样的平易近人，完全没有大专家的架子。

安老师常对我们说，肛肠科是个小科，但要想把它做精做好，不付出艰辛的努力，没有一种不断开拓进取的精神，是不可能的。安老师每天早晨都会早早的来到医院，详细了解前一日手术患者的情况，一年三百六十五天，对安老师来说，似乎都是工作日，我们起初对安老师这样还有些不理解，觉得他完全可以把这些交给下级大夫就可以了，后来安老师对我们说：每一位患者的年龄、体质、排便的情况、睡眠好坏、手术创面的情况千差万别，只有认真系统观察患者的病情变化，归纳总结，才能逐步提高对疾病规律的掌握，才能及时发现术后出现的问题，及时处理，细节决定成败，患者让我们为他手术，是对我们的信任，我们就必须尽力为患者解决痛苦。医学是一门实践性非常强的学科，我们学习的医学理论知识只有在不断的临床实践中，才能逐渐升华，真正成为自己的东西，并使理论知识不断完善。每一位见过老师手术的医生无不为主任精湛的手术技艺叹服，手术清晰流畅，没有一点多余步骤，术后患者疼痛轻，恢复快。"一定要把复杂的手术做简单，绝不能将简单的手术复杂化"这是老师常对我们说的一句话，然而要做到这样，就必须具有熟练的手术基本功，对肛门直肠周围的解剖有清楚的认识，也正因如此，安老师特别重视我们手术基本功的练习，从最基本的手术打结开始，止血钳应该怎样拿，手术剪怎样用，手术切口位置的选择，切口的宽窄、长短都会详细的告诉我们，手术中老师一边做手术，一边为我们讲解手术中应当注意的事项、手术的技巧，使我们有更加直观的认识，并强调平时一定要多练习，熟能生巧，安老师手术可称得上已到了炉火纯青、出神入化的境界，但在他办公桌的抽屉里总放着手术剪、止血钳，他说闲着的时候，就要多练习，要不手就生了，言传身教，从一点一滴之处教育我们，可称得上良师益友。

安老师非常重视中草药在肛门直肠疾病治疗中的作用，常说中西医结合是肛肠科的特色，更是我们的优势所在。安老师应用草药治疗顽固性便秘、慢性溃疡性结肠炎、结肠息肉病、肛周湿疹等疾病都有很好的疗效，他常对我们说要想取得好的疗效，辨证准确是治疗最为关键之处，"法以证立，方从法出"，安老师常在临证之时结合患者实际情况，为我们讲解辨证的要点，如何抓住疾病的主要矛盾，很多时候确有一语点醒梦中人之感。安老师处方用药通常药不过七八味，但章法明晰，主次有秩。他说心中一定要对疾病的主要方面明确，漫无目的的期望用大处方治疗疾病，看似面面俱到，实际效果自然不会好。就治疗便秘而言，安老师总结出宣肺和血润肠通便，滋补肝肾润肠通便，疏肝理气润肠通便，益气养血祛瘀通便的治疗法则。他认为便秘的发生部位虽在大肠，表现为腑气不通，却与肺脾肝肾四脏有着密不可分的联系，肺居上焦，为诸脏之华盖，主气机之肃降，且与大肠互为表里；脾居中焦，为一身气机升降之枢机，可使清阳升，浊阴降，心肺有所养，肝肾有所藏，腑气得通；肝主疏泄，一身气血条畅有赖于此，且肝经循行部位走前后二阴，肝经气血条畅，自然对排便有益；肾居下焦，主封藏、摄纳，司二便，肾阳充，则大肠腑气可得鼓动气化，肾阴足，肠道得阴液濡润，有增水行舟之意；顽固性便秘多病程长，安老师认为久病多瘀，久病多虚，立益气养血祛瘀通便之法，使肠道气血条畅而有所养，传导之功自复。安老师用药的另一特点是，常以单方重剂取效，记得安老师应用苦参、益母草组方治疗肛周湿疹，很多时候用量达到 120 克左右，效果显著，且很少复发。尽管安老师在中医药方面有着很深的造诣，但他同时非常重视现代诊疗手段的应用，在诊断明确的基础上，运用中医药理论辨证施治，认为这样既不会因为中医诊察手段的局限而贻误病情，更有利于为中医的诊疗方法融入新鲜血液，不是倒退而是进步，中医药不是包治百病的灵丹妙药，他有他的适用范围，可见安老师实事求是的精神。

精于医术、诚于医德、言行如一、严以律己、宽以待人；对患者，满腔热忱；对学生，悉心教导，这就是我钦佩、崇敬的安老师。

# 谈笑间，痔瘘灰飞烟灭

李　昕（中日友好医院肛肠科）

礼记有云：修身，齐家，治国，平天下。我的老师，中日友好医院安氏疗法中心主任安阿玥教授，也正以此为训走过了人生的一个甲子。回想当初，第一眼见到安老师，还是个懵懂的学生的我就已经被他并不高大的身材中透露出的沉稳、干练的气质所吸引。毕业了，我留在中日医院就职，也如愿以偿的留在安老师身边学习。这5年时间里，"安某某"是在我耳畔回荡最久的三个字。虽然有着不同的称呼，却带着相同的敬意。

## "安大夫"

每个病人或家属见到安老师，都会送上这三个字。每天，肛肠科要接待数以百计的来自全国各地的患者，而他们中的多数，是慕安老师之名而来。为了尽可能的满足病人的需要，解决更多人的痛苦，安老师在病房工作的百忙之中，依然坚持出门诊。医院考虑到安老师的工作繁重，限制了他的挂号数量，但每次遇到从外地远道而来，或者病情严重的患者，安老师都会毫不犹豫的递上一张加号卡，让更多的病人有机会面对面的坐在他面前。也因此两个小时的门诊往往会变成一个半天。安老师经常教育我们，做医生首先要做好治病救人的本职工作。虽然安老师没有铺天盖地的文章，没有教授学者的头衔，但进过他办公室的人都会注意到，整齐码放的厚厚一摞手术记录。安老师执刀几十年来，几乎每个患者都有详细的记录，包括个人信息、手术方式图解、术后恢复情况，还时常会毫无保留的写下手术技巧和心得供学生们和进修医师参考。十几个本子，不仅见证了安老师的几十年行医历程，更为我们年轻人造就了巨人的肩膀，为后人总结经验、开拓创新奠定了厚实的理论基础。"安大夫"，正是这样一句最朴实又最常见的称呼，道出了患者对安老师的尊敬和信任，也体现出安老师治病救人，大医精诚的修身之道。

## "安主任"

科里的每一位同事，每一个学生，每一名护士、护工，清晨到岗后第一句招呼语都是这三个字，因为每天最先来到科里的往往都是安老师，最后离开的也是安老师。2004年，卫生部公布安氏疗法之痔疮诊疗技术为十年百项计划项目；2005年，中日友好医院安氏疗法中心成立。作为领军人物，安老师将一个没有患者，没有病房，没有手术的肛肠科，逐步建设成为门诊每日门庭若市、一号难求，病房常年满员、年节无休，手术神针妙药、去痔除瘘的医院特色科室、旗帜科室。"别人想到的，你应该知道；别人没有想到的，如果你能想到，就是创新"这是安老师常提到的一句话。在肛肠界还在广泛争论硬化、坏死剂的注射浓度、进针方法时，安老师独辟蹊径，运用中医理论收敛化瘀法，发明了安全有效、易学易用的芍倍注射液及痔疮芍倍注射疗法。安老师的这一在痔疮治疗中有划时代意义的发明，在带来荣誉和经济效益的同时，也为安氏疗法中心的学科建设奠定基础。围绕芍倍注射液和安氏疗法，科研项目逐项开展，教学论文不断产生。在当时肛肠手术多为门诊手术，安老师高瞻远瞩提出肛肠科增开病房，建立独立手术室，患者住院治疗的方针，此举不仅避免了术后出血、感染等并发症给患者带来痛苦，也最大程度减少了科室和医院的医患矛盾。对于科室梯队的建设和人才培养，安老师更是言传身教，尽心竭力，知人善用，根据每位医生的特点和长处，合理分配工作，不仅调动了科室人员的工作热情，也调和了科室和谐的工作氛围。肛肠科也是目前外科系统中唯一的一个科内不分组、组内不独立的团结科室。一句"安主任"，既是对安老师20年来为科室，为医院鞠躬尽瘁的肯定，也展示了安老师大公无私，恩威并重的齐家、治国之道。

**"安老师"**

　　这是他指导过的每一名学生都会发自内心的说出的三个字。每年金秋时节，都有三五成群的入学新生来找他，希望拜师学艺；每逢一季半载，都有进修生络绎不绝；每到学习班召开，都有数以百计的来自五湖西海的学员前来交流学习。全国各地，几乎每个省市都有安氏疗法的分中心，造福当地居民。作为一名老师，他在学术上一丝不苟。安老师会为了病历上一个不恰当的用词要求重写，会为了论文中一个不准确的数据要求核对，甚至会在万字中发现一个不起眼的错别字。对待学生，安老师的脸上少了几分面对病人的微笑，多了一丝严肃和谨慎。虽然从医几十年，执刀数万次，虽然为了培养年轻医生近年来手术量略有下降，但安老师对于每一个病人都是一丝不苟，不仅术中注意每一个细节，术后也经常亲自换药。他告诉我们，这样不仅是对病人负责，观察术后伤口、改进手术方式对自己的成长也是提高。安老师明确的要求我们，作为一名年轻医生，不能怕辛苦，他也用自己无论风吹日晒、周末假期，甚至身体不适也坚持每天到岗的实际行动为我们树立了楷模。可每当病人看到安老师辛苦，送上感谢和慰问，他只是微笑点头，却从不收下任何一份礼物，一幅幅锦旗也早在角落里落上灰尘。我们都曾对此疑惑，安老师关上办公室的门对我们说："我曾经说过，术后肛门的美观不是我手术的目的，而是我注重保护肛门功能的结果，同样，病人的感谢不是我们行医的目的，而是我们尽心尽力，治病救人的结果。"作为安老师的学生，我们不仅在学术上受益匪浅，在生活中更是感受到老师的关怀备至。工作闲暇，安老师经常和学生们一起聊天，关心每个学生的生活状况和心理动态，帮助我们解决困难，调整心态。一句"安老师"，道出了莘莘学子对这位桃李天下的老师最深的敬意，也是安老师传道授业于天下的真实写照。

　　感受过安老师手术的人都知道，安老师经常一边手术一边和患者亲切的聊天，简单的言语不会让老师分心，带给患者的却是莫大的安慰，也放松了紧张和恐惧的心情。经常有患者刚刚聊到兴起，手术已经完成了。这看似只是个细节，但正像安老师说的，细节决定成败。大医精诚的高尚品格，大公无私的处事原则，严谨求实的治学态度，精益求精的手术技术，塑造了谈笑间，痔瘘灰飞烟灭的好大夫、好主任、好老师－安阿玥。

# 我心中的安主任

### 王春晖（中日友好医院肛肠科）

　　在肛肠科工作已经快三个年头了，追随安阿玥主任工作、学习的经历是我这三年来的最大收获，更是我人生中的一大幸事。

　　早在2007年初到中日友好医院实习，就听说安主任是闻名全国的肛肠大师，然而初次见面，安主任并没有想象中的"大师"的架子，却是十分的平易近人，并且给人精神干练、性格直爽的印象。而安主任之所以被称为肛肠学界的大师，是与他精湛的手术技艺和开拓进取的创新精神分不开的。

　　记得初到科里，听几位外地进修医生聊起安主任作手术，无不挑大指，赞叹手术利索、漂亮，甚至有人说看安主任的手术，就仿佛看一场精彩的演出，每一个动作都值得思索、回味。果真如此吗？直到第一次观摩安主任手术，才打消了我的疑虑。记得那是一例嵌顿痔患者，手术时已发病5天，疼痛难忍，并且有逐渐加重的趋势，先后去过几家医院就诊，但均被告知"手术不好做"、"术后会剧烈疼痛"等，最后患者慕名找到了安主任，看过后安主任却并未推脱，欣然同意为其手术。术前我选好观摩位置，心想这台手术的需要1个小时吧，可不好做。正当我还惊讶于患者疾病的严重程度时，安主任已经胸有成竹的开始手术了，只见钳、剪、线在他手中和患处不断轻巧的游走，令人眼花缭乱，而肛门外两个核桃大小的疾患，就在这眼花缭乱中奇迹般的逐渐变小，直至消失。直到患者站起后说了句"真的做完了？才十几分钟"，我才从深深的震撼中清醒过来，此时发自心底的佩服油然而生。

如果说精湛的手术技艺是成为一名大师的基础，那么开拓创新的精神则是其中的关键。众所周知，安主任的"安氏疗法"早已被业界广泛认可和接受，并已被卫生部选定向全国推广。其中芍倍注射液的发明和痔萎缩概念的提出，完全避免了注射硬化剂、坏死剂可能导致的大出血、局部感染等并发症的发生；高位肛瘘和脓肿非挂线疗法，采用低位切开、高位引流或一次切开，术后不影响肛门功能，不复发，且避免了传统挂线法术后痛苦大、病程长、瘢痕重等缺点；"安氏疗法"中，类似的创新点还有很多，可以说，"安氏疗法"为肛肠疾病的治疗翻开了崭新的一页。然而面对已经取得的巨大成就，安主任并未止步不前，他还时常思考着如何改进、如何创新。一次一位医生不经意间提起使用主灶切开对口引流法治疗马蹄形肛瘘，效果虽好，但换药麻烦，常常手术很成功，却因换药不到位而影响创口愈合。安主任听了，没有丝毫的不高兴，反而去和那位医生讨论如何改进手术，并在随后提出弧形切口治疗马蹄瘘，经过一段时间的临床观察，发现此法术后不但换药简便，而且恢复时间并没有延长，完全可推广临床应用。虽然只是一个手术方法的改变，却体现了安主任孜孜不倦大胆追求创新的精神，也应验了他常说的那句话"别人想不到的你想到了，你才能成功"。

时至今日，在安主任的领导下，我已经从一个新入职医师成长为一名合格的住院医，在以后的工作中，我也会继续追随安主任的脚步，努力提升自我素质，更好地为病人服务。由衷地感谢安主任对我的教导和指引。

# 传道医者 授业恩师
## ——我最尊敬的安老师

石玉迎（中日友好医院肛肠科）

寒冬傲雪梅暗香——安老师之行
幽然君子兰独立——安老师之品
参天拔地竹不挠——安老师之德
倾世繁华菊昌盛——安老师之业

古人云"师者，所以传道授业解惑也！"

那么，安老师一定是为医者、为师者的典范，从研究生阶段跟随安老师实习开始，直到现在我也成为一名肛肠医师，一直都深深的被安老师为医求精，为业求勤、为事求真的态度所感染与激励。安老师数十年如一日，致力于肛肠疾病的诊治，肛肠手术的开拓与创新。为达到最好的治疗效果，最大的减少病人的痛苦，不断的发现并发展肛肠疾病的手术方案与技巧，为患者造福，为医者辟路。

**传道医者：**

安老师从事肛肠专业近三十余年，在安老师的办公室里，墙上挂满了他与各界人士的合影照片，科室楼道也布满患者致谢的锦旗。在这些光环与成功的背后，满藏的是安老师努力与汗水。在如此的成功之后，安老师依然每天总是最早到医院，最晚一个离开，每月手术近百例，从未休过春节元旦等任何节假日，励精图治、孜孜不倦的致力于肛肠手术。

曾听安老师讲过二十年前"芍倍注射液"的发明与专利申请的艰难过程。因为从前的坏死剂与硬化剂注射后导致的坏死、硬结、大出血等不良反应与后遗症，为病人带来了极大地痛苦，安老师一直思考如何才能减轻患者的痛苦与后遗症，安老师在医学古籍与现代药理的基础上，从中医的立法组方用药，再到药物的选择与试验，药物的提纯与制备，动物实验的研究，历经数年，功夫不负有心人，安老师终于研制成功了中药的提纯制剂，并取得了发明专利与新药证书，早在1991在布鲁塞尔世界博览会独揽三项大奖，为当时中国医学界之最。几十年的临床应用，芍倍注射液也取得了非常好的治疗效果，为痔疮患者带来福音。

以一知广，安老师在复杂性肛瘘、直肠脱垂、肛门直肠狭窄等肛肠疑难疾病的诊治方面，也是突破沉疴，在无数临床经验与创新的基础上，发明了一系列有效、简便的手术方案，为患者减轻痛苦、提高了疗效。而这一系列的手术与治疗方法，业内尊称为"安氏疗法"，在临床广泛推广，为肛肠疾病患者提供更好的治疗并减少了术后并发症与后遗症的发生。

**授业恩师：**

最初跟随安老师的学习是从研究生阶段跟随老师一起出门诊开始，那时的我还是刚刚结束实习轮转的学生，对于肛肠专业便更是最初的接触，跟随老师出诊，是最直接将书本知识转化至临床的道路，从疾病的问诊、专科检查以及症状的鉴别与诊断、合理的处方用药，还有与病人的沟通，都是要求我们努力学习与掌握。研究生阶段便是跟随老师在病房实习，在病房的这几年，便更能深刻的体会到安老师工作的认真与勤勉。不论工作日还是节假日，每天早晨不到七点，安老师必然已经到达办公室，开始一天的病房巡视与工作安排，包括查看前一天手术患者的伤势与创口恢复情况，重点危重患者的换药进程以及今天的患者手术安排。安老师都亲力亲为，为患者的疾病治疗与恢复提供更好医疗护理。

跟随安老师在门诊与病房工作，从收病人、写病历开始，进而到门急诊工作、独立值班，进一步肛肠术后换药、手术助手，这些都是学习肛肠疾病的诊治与基本功。安老师都耐心与细心的教导与纠正我们，在安老师的指导下，从第一次站在手术台上做助手开始，安老师便从我们的基本功着手，一招一式的教导我们手术的要点，讲解手术中每一步动作的用意与操作，力求手术的成功与圆满完成。再到我们自己主刀手术的时候，安老师也是会时刻关注与指导我们的手术，讲解我们的疑问，用他毕生的经验与总结，来指导我们把手术做到更好。安老师常常说，肛肠手术也是一门艺术，不仅要解决患者的病痛，如何在手术中逐步提高自己的技术，把手术做到更精更好，才是最重要。安老师的谆谆话语与言传身教，都是一门高深的学问，是我在肛肠路上无比宝贵的财富。

古往今来，"大医"者，必博及医源、精勤医术，同富医者仁心、诚挚品德。从安老师的身上，我们看到了他的精湛医术与挚诚品质。

安老师，堪称"大医"！

# 学高为师　德高为范

白志勇（2011 级硕士研究生）

2011 年 3 月，春暖花开的时节，我有幸拜入中日友好医院肛肠科安阿玥主任门下，开始我的研究生学习。至今，时间已经过去了整整两年，在这两年时间里，正是因为有安老师的谆谆教导，我不仅学到了专业知识，心理和思想也得到了升华。人民教育家陶行知曾有言"学高为师，德高为范"，我想，这句话用在我老师身上再合适不过。

肛肠专业是一门小学科，尽管它不像大内科、大外科那么复杂多变，但是因为其位置特殊，组织结构多样，解剖关系复杂等多种原因，使得肛肠科疾病往往难以获得满意的疗效。安老师潜心研究近40 年，在肛肠领域独创了"安氏疗法"，是肛肠学科唯一一个被卫生部以个人姓氏命名的治疗方法。在中日友好医院，每年都有近 2000 人经"安氏疗法"手术治疗，解除了肛肠疾病的痛苦；同时在全国范围内，通过卫生部"十年百项"计划的推广，累计已有百万人接受"安氏疗法"的治疗。老师独创的"安氏疗法"以其痛苦少、创伤小、恢复快，成为广大肛肠科疾病患者的福音。

学好"安氏疗法"，掌握"安氏疗法"，运用"安氏疗法"为更多的患者解除痛苦，这一信念，从我拜师那刻起就深深植入我的脑海。

安老师注重基本功的练习，"先要学会走路，才能去学跑"，他的话朴实而又透出真理。他多次手把手地教我们各种外科打结手法，他亲自为我们准备练习外科结用的丝线，督促我们不断提高打结的速度和质量。打好外科结就是"学会走路"，做不好这个，外科的一切就无从谈起。在老师的细心教导下，我从一开始不会打结，经常打滑结，到最终能熟练、快速打好每一个结，完成了安老师"学会走路"的嘱托。

安老师注重实践，他不厌其烦地告诫我们"一定要多动手"，唯有动手实践，才能对病情有深入的了解，才能对书本知识有进一步的认识。他告诉我，要多换药，不要怕麻烦和劳累，对自己的病人，换药能知道术前、术后的对比；对别人的病人，换药能看到创面的恢复规律。在手术时，安老师要求我们要多做助手，在我看来，做手术助手的时候，我能近距离地观察和学习老师手术方法，能从头到尾看到疾患被一点一点解决。同时，安老师在手术时候也会讲解操作要点，比如内痔结扎，不能把整个痔核全扎紧，只需要结扎上三分之一就行；又如肛瘘手术，不能瞎动刀子，一定要看到坏死管壁，暴露清楚坏死管壁才能解决根本问题。这些都是安老师的言传身教，我才能一一深刻牢记，避免在以后的工作中犯错误。

安老师注重中草药的使用，他时常提醒我们，中药治疗与手术治疗同时重要。肛肠熏洗剂正是安老师的处方，被制成院内制剂广泛使用十余年，取得了良好的临床效果。安老师的中药口服治疗便秘、家族型大肠息肉，外用中药治疗肛门瘙痒，均有满意的临床疗效。老师重视辨证论治，"脉无真相，舌无假象"是他时常挂在嘴边的一句话，他从病人入手，教我们如何辩证，怎样辩准证。安老师注重立法处方，他说，没有明确的处方法则的方子，只能是一堆药物的胡乱堆砌，是不可能有好的效果的。安老师的方子，很少有超过二十味药材的，而且总价也绝对不贵，但是病人使用过后，往往如有神效。

如果说老师的学识如"高山仰止"，那么老师的品德便是"景行行止"。

安老师工作讲究"实事求是"，他要求我们要认真、踏实，有一说一，有二说二，绝不浮夸。最记忆深刻的就是那天，老师叫住我，让我去问某床病人服用他开的中药后效果如何，当时还很奇怪，为什么老师不自己去问呢。后来才知道，安老师是怕病人碍于情面，只说好不说坏。这个病人的中药疗效也是满意的，而我也真切体会到安老师临床工作务实的作风。安老师已经是全国名老中医师带徒学术传承导师，但是他带我们出门诊时候，经常听他对病人说的就是"我给你开的中药，要是你来3次都不见效果，就别再来了"，诸如有些中医大夫忽悠病人包治百病，绝对见效，在安老师诊室里是绝对不会出现的。手术台上，安老师最常对我说的就是"别玩儿花的"，简单的五个字，却饱含他对我们的嘱咐。

安老师追求创新，从不拘泥旧法。正是看到消痔灵注射液在临床上诸多的不良反应及严重的后遗症，老师经过大量的实验和临床，发明了"芍倍注射液"，一举解决了注射疗法导致的大出血、瘢痕、硬结等严重不良反应。安老师的创新并没有止步，他的双氧水定位复杂肛瘘内口法、主灶切开对口引流法治疗重症马蹄形肛瘘、肛裂松解术等等，这些发明和创新推进了我国肛肠事业的新发展。他常对我们说，你们要趁着年轻，思维活跃，有什么新想法就要大胆去尝试。

安老师以身作则，言传身教。几乎每天，他都是到科里最早的，几十年如一日，往往我们刚到医院，老师已经查过一遍房，准备好当天的手术及其他工作了。他用实际行动，为我们树立了榜样。他要求我们对病人要认真负责，多查房，及时解决病人问题。他待病人如亲人，遇到病情急、痛苦大的患者，安老师再累，病房再紧张，他都会创造条件，尽早让病人住上院，尽早安排手术。安老师用自己的一言一行来教导我们如何做一个好医生。

两年的时光很短暂，也很有限，但是我从安老师这里的收获却能让我受益终生。我也将牢记安老师的教诲，在以后的工作中更好地为更多的病人解决病痛，将老师的"安氏疗法"、老师的精神发扬光大。

# 精于医术，诚于品德—我的导师安阿玥教授

向晶晶 （2010 级硕士研究生）

我 2010 年进入中日友好医院肛肠科实习已近三年，时间虽然匆匆走过，但我却非常感激在这人生最宝贵的年华碰上了一位好导师：中日友好医院肛肠科主任安阿玥教授。在跟随安老师学习的这几年里，我深刻感受到安老师作为全国著名的肛肠病专家精湛的医术和令人钦佩的医德。

说起安老师的医术，可以用无可挑剔来形容。从医三十多年来，安老师亲手操刀所做手术不下五

万例，惠及了大量为痔疮所困的病患。不仅如此，安老师在专业上还勇于突破，大胆创新。他利用三味中药的有效成分配制出了高效安全的痔疮注射新液——芍倍注射液。他还改革传统痔疮手术方法，并且不断创新，他之前首创了主灶切开对口引流治疗半马蹄肛瘘，但这种方法术后换药比较麻烦，后来他又进一步改进，改成弧形切口，先定位，沿着坏死灶切开，引流通畅，这样损伤轻伤口愈合快，病人痛苦小。经过多年的积累，安老师以独特的痔疮治疗方法，逐渐形成了以其名字命名的"安氏疗法"。由于他精湛的医术，安老师成为了中国医学界公认的名医。

在还没来中日友好医院之前，我以为跟随这样一位享誉全国的名医做研究生会很有压力。然而，令我没有想到的是，安老师不仅在医术上精湛，对待学生也非常随和。记得我来北京参加研究生复试的第一天，我和安老师恰好在电梯里碰到，安老师主动问我好，接着就问我，对肛肠专业感不感兴趣？然后主动跟我介绍了肛肠专业最新学术状况以及中日友好医院肛肠科的情况。

在我来到中日友好医院肛肠科后，安老师总能抓住机会用生动形象的语言给我们以学术和实践上的指导。有一次，科里进行一次示范痔疮手术，由安老师主刀。安老师一边拿着手术线，一边跟我们讲解。他说："我们做手术的基本功要扎实，比如结扎痔疮，一定要练熟悉，就好像用一根鞋带把一头驴拴住，别让这头驴给跑了，总之四个字鞋带拴驴。"他这么一说，把我们都逗乐了。但同时也让我们记住了痔疮手术中的基本功的重要性。

为了能有更多机会了解我们学生的情况，增进师生之间的交流，他时常组织我们开一个小型学术研讨会。他不仅会传授我们痔疮治疗的知识，也会传授他做教授、做医生的体会。他常说："做人要知足，做事要知不足，做学问要不知足。"他还说："认真是成功的秘诀，细节决定成败；把复杂的手术做精简了是高水平的体现，把简单的手术做复杂了是低水平的重复。"如果说具体的手术指导是培养我现在的手术技巧，那么在这些价值理念上的分享则是指引我在未来医学道路上的前进。

安老师不仅对我们言传，还身体力行，为我们做榜样。安老师有自己的本子专门记工作笔记，已经记了几十年。笔记上密密麻麻记着每天做的手术，需要改进的地方还有自己的想法，比如有这样一句话："我觉得如不能桃李满天下，也应该给弟子以启迪。"他说，我们医生应该勤做笔记，这样能更好的掌握病人的情况，了解自己的缺点，找出改进的方法。在我们肛肠科，安老师可以说是最勤奋的人，一年三百六十五天，几乎每天都来科里看下病人，对他而言，即使在周末和节假日都要想着病人。

对待病人，安老师尽职尽责，无微不至。作为科里的大主任，安老师却坚持每周出两次门诊。由于他是全国知名专家，病人挂他号非常多。好多人挂不上号，而安老师都主动给他们加号。特别是对外地赶过来的病人以及老人和学生，安老师说他们来看病很不容易，从我们个人来说，要给与一定的关照。还有一次在肛肠科病房，收进来一位排便困难的患者，他在外院检查诊断出了一大堆毛病，包括直肠黏膜内脱垂，直肠前突等，病人特别紧张害怕。安老师亲自检查后，耐心的跟病人解释说其实没那么严重，就是上了岁数直肠黏膜松弛。还以此为例告知我们作为一名医生不能盲目依赖辅助检查，对疾病的诊断要眼见为实。病人是弱势群体，对待病人应该实事求是，不能夸大病情，免得病人有心理负担。

从安老师身上，我看到了作为一位医生的伟大，我也希望，在将来能够像安老师一样，能够悬壶济世，帮助病人，为中国医学事业做出贡献。谨以此文献给我的导师——安阿玥教授！

# 从治病救人到授业解惑

## ——我眼中的的安阿玥教授

李俊姣（2011 级硕士研究生）

2011 年对我来说是很幸运的一年，这一年我顺利考上了中日友好医院的硕士研究生；而更幸运的是我能如愿以偿地师从安阿玥教授学习。初识安教授，他的平易近人、干脆利落给我留下了很深刻的印象，从他的身上，我不仅能学习到渊博的学识、精湛的技艺，而且他对同事和蔼可亲、对学生谆谆教诲、对患者无微不至的这种精神境界更是我应该学习的。所谓医者父母心，这种责任感和使命感，在安教授的身上体现得淋漓尽致。为了给我国肛肠治疗领域培养优秀合格的医师，安教授一遍一遍地将他几十年积攒下来的医学经验和我们交流分享，并在临床手术中给予我们实践的机会，以使我们能尽早服务医院、服务社会；为了治疗患者的病痛，他加班加点，以医院为家，几十年如一日坚守着他神圣的岗位。这些年，安教授在他的工作岗位硕果累累，下面我就摘一二事描述一下我眼中的安阿玥教授。

在手术治疗方面，安教授坚持理论联系实际。他在手术中常说的一句话就是："千万不能把简单的手术复杂化了，我们是要把复杂的手术简单化。"安教授经多年的临床实践与总结，对各种肛肠疾病的术式均给予高度提炼，抓住了疾病的本质，针对性强，以损伤小、保护性祛除病灶为原则。同时，安教授善于不断创新，以前对复杂瘘等疾病采用主灶切开、对口引流术等方法，现在采用弧形切口，不但更加减轻了病人痛苦，同时缩短了愈合时间，术后外观整齐，漂亮，不影响肛门功能。最近做的几例典型病人术后来我科复查效果均十分满意。较之传统手术之瘢痕巨大、影响功能等缺点新的治疗方法具有很高的应用价值。再如安教授治疗高位脓肿及高位复杂瘘等传统疑难杂症，采用充分保留括约肌的非挂线疗法治疗不但引流通畅彻底治愈，而且无并发症，复发率低。安教授不仅在手术方面有其独到之处，中药治疗效果也出神入化。安教授将中医学理论及多年经验应用到肛肠领域，如术前、术后腹胀及便秘的中药调理，对结肠息肉病有其完整的辩证诊治方案，并取得了良好的临床效果，术后的中药坐浴及对肛肠术后病症的不同情况采用中药调理有独到之处，如用清热利湿、和血解毒、益气养血，祛瘀生肌、消肿止痛，养阴清热、疏肝健脾、润肠通便的辨证施治，效果甚好。在跟安教授学习期间，印象最深的是有一例息肉病患者，在服用安教授中药两年后，复查时拍胃镜结果显示，大个的息肉采用手术方法摘除，胃内的小息肉经中药调理全部消失，让人称奇。治疗便秘方面安教授也有其独到之处，现代人饮食结构改变，环境因素影响，工作压力增大等诸多因素导致便秘的患者特别多，安教授根据患者个人情况，结合舌脉，例如年老体弱，舌质淡的患者，立法滋补肝肾，润肠通便，均取得满意疗效。后期我对这些开立中药的病人均进行了电话随访，近期结果统计有效率达91.74%，疗效满意。

安教授总是跟我们说，年轻人就不能怕苦怕累，30岁之前一定要有所成就，过了30岁或许生活的负累就会使精力分散。我们每一个年轻的医师都要有一个明确目标，这就是要尽早成才。跟师学习是促进个人成材的一个途径。他不断告诫我们，在肛肠科学习不仅要学习手术，术后换药也是一门大学问，是保证手术疗效的不可缺少的关键过程。很多一些疑难手术术后的病人，安阿玥教授一开始给我们示范如何换药，再下一次就是在旁边指导我们如何换药，给了我们很多自己动手实践的好机会。他常说，外科就是一个练习的过程，各种各样的术后病人都要练习，不要小看换药，这也是门大学问。安教授不仅重视临床，科研方面也经常带着我们这些学习写文章，做课题。放手让我们自己去写文章，然后不厌其烦的给我们修改，一遍又一遍，有时候我自己都不好意思再去麻烦他了，但安教授还是耐心的指出文章哪里需要改动，鼓励我们多写文章。安阿玥教授这种博大的情怀，在学术上广开思路，毫无门户之见的治学精神，极大地影响了我的成长。

安阿玥教授不仅对自己科里的大夫、学生尽职尽责，同时他对患者无微不至的关心也体现在点点滴滴。安教授工作以来，把病人的生命和健康置于至高的地位，我们今天大力倡导的"以病人为中心"的理念正是他这种为人、为医思想的具体体现。不计较个人得失的精神风貌，重视客观实际、实事求是的医疗作风以及不断学习、精益求精的治学态度对我们的医德教育起到了模范作用。从学生对安教授的爱戴、同道对他的敬佩、各级领导对他的重视，尤其是众多病人对他的信赖和感激中，我看到了安教授的成功，也感受到一代名医的风范，更加深刻体会到该如何去成为一个真真正正的名家。

# 安氏疗法溯源

## 王晏美

　　"安氏疗法"的全称是"安氏肛肠病疗法"，名称取自该疗法发明者安阿玥教授的个人姓氏，是目前肛肠专业唯一以姓氏命名的系列疗法。

　　其实最早用"安氏"贯名的并非该疗法，而是药物。1991 年安阿玥教授带着自己研制治疗痔疮和肛裂的两种注射剂"安氏化痔液"和"安氏肛痛宁"奔赴比利时首都布鲁塞尔参加第四十届尤里卡世界发明博览会，在创记录地获得三项发明大奖后，"安氏"的名字通过国内外几十家媒体的宣传迅速传遍大江南北、长城内外，当时国内几乎所有的主流媒体都进行了相关的报道。如《人民日报》的"克痔圣手安阿玥"、"西去进行曲－一项中医药成果布鲁塞尔亮相记"；《光明日报》的"安阿玥开辟治痔、治肛裂新路"；《新华社》的"克痔圣手安阿玥扬名海外"；《健康报》的"为了中医走向世界－记获三项世界发明博览会大奖的中国医生安阿玥"等等，所有的文章均提到"安氏"贯名的两种药物。

　　随着"安氏"药物经媒体的传播和临床上使用出现的神奇效果，"安氏疗法"逐渐被人们接受。1993 年 5 月 26 日《新华每日电讯》报道："杏林又一绝－港澳同胞盛赞安氏疗法"。同年 6 月 4 日《健康报》文章："安氏疗痔法的五大信心保证"。1994 年时任全国人大副委员长的著名医学家吴阶平赴内蒙实地考察该疗法后题写"医无止境再攀高峰－题赠安氏肛肠病疗法"。1996 年 4 月原卫生部部长崔月犁更直接称"安氏疗法"："精研医术开拓创新，安氏疗法造福人民"。1998 年安阿玥主编由人民卫生出版社出版的《肛肠病学》更是单立"安氏疗法"一章。这一称谓真正出现在政府公文上是 2003 年"安氏疗法"被国家中医药管理局批准为国家级继续医学教育项目。2004 年卫生部公布"安氏疗法"之痔疮治疗技术为十年百项计划项目，这是国家批准向全国推广的唯一痔疮治疗方法。2005 年中日友好医院在全国首家以个人疗法成立中心，即"肛肠病安氏疗法中心"。

　　"安氏疗法"的诞生并不仅是媒体和领导的称谓，他有着丰富的内涵。发明者安阿玥教授经过数十年临床的摸爬滚打、对照筛选，除研制出具有划时代意义的痔疮注射药外，可以说他对几乎所有的肛肠常见病、疑难病的疗法都进行了整饰、创新，一方面简化和规范了肛肠常见病的疗法，另一方面解决了许多肛肠疑难病治疗上的难题，从而形成自己的一套有理论有实践，操作简便、高效安全的肛肠病治疗新方法。这些方法如：痔疮注射疗法、环状混合痔手术疗法、肛裂手术疗法、复杂性肛瘘手术疗法、高位肛瘘和肛周脓肿手术疗法、直肠脱垂注射疗法、各种肛肠后遗症处理方法等等。

　　"安氏疗法"非"祖传"，也非"秘方"，因为它不是针对某个疾病的经验体会，它是一组创新体系，是经过临床反复验证具有普遍性意义可以重复的方法，是能学得会用得上的科学方法。所以"安氏疗法"在临床应用以来，不仅大受普通患者、各级领导、各界名人以及世界各地的患者欢迎，同时也受到临床一线医生们的喜爱。从 1994 年开始，"安氏疗法"开始办推广培训班，不包括安氏著作的读者和历年的进修生，截至 2005 年 6 月，直接接受过培训的学员已超过千人，几乎遍布全国各地。2004 年新疆兵团班，75 名学员在调查表是否满意栏内一致给予肯定的回答。翻开现在的行业杂志，处处可见"安氏疗法"的踪影。1992 年以来，安阿玥和他的"安氏疗法"数次被邀请跨出国门，向世界展示中国医术的魅力。在比利时，在奥地利，在挪威，安主任可以破天荒的拿起手术刀给患者治病。不要忘记，这是在欧洲，按惯例是绝不允许的。是东方的神奇医术最终战胜了西方的行业壁垒。

　　"妙药扫开千里雾，神针刺破一天云"，这是原中央党校常务副校长苏星教授亲身体验后对"安氏疗法"的评价。胡启立也寄语："十年磨剑，再创辉煌"。我们有理由相信，"安氏疗法"对我国这个只有短暂历史、学说纷飞、方法杂乱、迷雾重重的肛肠学科能拨云见日，开创我国肛肠事业崭新的局面。

# 安阿玥大事记

## 王晏美

　　安氏疗法是由中日友好医院肛肠科主任安阿玥主任医师发明的一套治疗肛肠病的新方法，该疗法集国家中药二类痔疮特效新药、独创的手术新方法与一体，在治疗痔疮、肛瘘、肛周脓肿和直肠脱垂等方面处于国内领先。具有高效安全、简便易学的特点。自上世纪九十年代初用于临床以来，备受患者和临床医师的好评，在国内外赢得广泛赞誉。卫生部原钱信忠部长、崔月犁部长、陈敏章部长、高强部长，原殷大奎副部长、王陇德副部长，佘靖副部长均给予该疗法极高评价。以下谨记录安氏疗法和其发明人安阿玥教授的数个瞬间。

　　1988－1992年，任中国中医研究院广安门医院肛肠分院院长。

　　1991年，作为国家科委项目赴比利时第四十届布鲁塞尔世界发明博览会参展，一举获社会事务部长奖、军官勋章、个人金牌三项大奖，创我国历届医学参展项目获奖之最，国内外五十多家媒体予以报道，引起轰动，一套治疗肛肠病的先进方法从此被大众了解和接受。

　　1992年至今，任卫生部中日友好医院肛肠科主任。

　　1993年10月起，获国务院政府特殊津贴。

　　1994年5月，吴阶平副委员长亲赴内蒙参加安氏疗法内蒙分中心开业剪彩，并亲自察看治疗后的患者，认为该疗法的确有突破，临床疗效好。题词赠安氏肛肠病疗法："医无止境再攀高峰"

　　1994年，获中日友好医院科技贡献个人奖。

　　1995年2月，获国家发明专利一项。

　　1995年10月，王光英副委员长接受该疗法治疗，走下手术台后题词："手到痔除"四个大字，表达亲身感受。

　　1996年4月，原卫生部部长崔月犁题："精研医术开拓创新，安氏疗法造福人民。"对该疗法给予高度评价并寄予厚望。

　　1996年4月，原卫生部部长钱信忠亲笔为《肛肠病学》作序，认为该疗法是"中西医成功的结合，代表当今国际肛肠学的临床水平。"

　　1996年5月，时任卫生部部长的陈敏章接受该疗法治疗，认为该方法"不亚于攻克一个疑难杂症"，指示"尽快向全国推广"。

　　1996年，获该年度中日友好医院科技进步一等奖。

　　1998年，获国家民委民族事务先进个人。

　　1998年8月，殷大奎部长为安氏疗法题词："继承发扬祖国医学精华，坚持不懈走中西医结合道路，为弘扬中国肛肠外科学做出新的贡献。"

　　1999年7月，原全国政协副主席胡启立题词"十年磨剑，再创辉煌"对安氏疗法抱以肯定和期待。

　　1999年，被国务院授予民族团结进步模范称号并参加国庆五十周年观礼，受到江泽民等党和国家领导人接见。贾庆林亲自为其颁奖。

　　2000年3月，第二次走进中央电视台"健康之路"向全国直播其治疗痔疮的新方法。

　　2000年3月，随卫生部医疗交流代表团赴挪威访问，此前曾出访新加坡、印尼、马来西亚、日本、越南、阿联酋、比利时、奥地利、挪威等，爱地理茜斯堡大学著名外科教授 Gerhara Auer 考察这种方法后说："安阿玥你以前在比利时获的奖太小，应该获更大的奖，比如诺贝尔奖。"可以说这是中医真正走向世界的一个成功范例。

2002 年，被国家中医药管理局授予国家级继续医学教育项目。

2002 年 4 月，聘任为《中国医刊》杂志第五届编辑委员会特邀编委。

2003 年 6 月 3 日，"芍倍注射液"通过国家药品食品监督管理局最后审批，获得国家二类中药新药证书，在临床使用十多年的新一代痔疮注射剂终于获得国家认可，真正走向临床为更多患者造福。该药由安阿玥教授发明，原名安氏化痔液、安痔注射液。可适用于各期内痔和静脉曲张性混合痔的治疗。临床和病理均证实该药不同于以往使用的硬化坏死剂，注射后局部不形成硬结、不坏死、不狭窄，对内痔、痔疮脱垂等疾病，注射依稀即可治愈。

2003 年 7 月，第四部医学专著《肛肠病诊疗图谱》问世，此前已主编《实用肛肠病学》、《肛肠病学》、《肛肠疾病》，其中《肛肠病学》和《肛肠病诊疗图谱》是有医学最具权威的人民卫生出版社出版。

2003 年 7 月，健康报发表题为"中药注射治疗痔疮一针痊愈"文章，盛赞"芍倍注射液"的神奇功效。这是健康报第 12 次对安氏疗法进行报道。

2004 年，该疗法通过卫生部面向农村和基层推广适宜技术十年百项计划审批，并作为重点项目进行推广，是肛肠专业唯一获此殊荣的项目。

2004 年 4 月，《肛肠病诊疗图谱》获得中日友好医院科学技术进步著作奖。

2004 年 4 月，国内第五十家分中心在广西南宁红十字会医院成立。十年来，安氏疗法已建立遍布全国各地的协作点和分中心，这些单位利用这一先进技术均取得良好的经济和社会效益。

2004 年，"芍倍注射液注射治疗痔疮的临床疗效观察"获中华中医药学会科学技术奖二等奖。

2005 年，聘任为中央保健会诊专家。

2005 年，获得中央高干保健工作先进个人。

2005 年 5 月，国务委员彭珮云同志接收安氏疗法治疗，并题词"真诚关心病人　医术精益求精"对安氏疗法提出更高期望。

2005 年 1 月，聘任为《中国肛肠病杂志》编辑委员会委员。

2006 年，被中组部、国家人事部授予"全国老干部工作先进工作者"荣誉称号。

2006 年 9 月，聘任为北京医学会第二届医疗事故技术鉴定专家库成员。

2006 年 10 月，任中国医师协会肛肠专业委员会第一届委员会主任委员。

2006 年年 12 月，"收敛化瘀法治疗痔疮的基础和临床研究"获中华医学科技奖三等奖。

2007 年 4 月，在中国医师协会第 2 次全国会员代表大会上被选举为中国医师协会理事。

2007 年 6 月，安氏疗法在美国、日本、国际肛肠年会（ICCP）等学术会议上宣读，并在美国当选中国首位国际肛肠学会理事及美国结直肠外科协会会员。

2007 年 3 月，任中国人民政治协商会议第十一届全国委员会委员（医卫界）。

2007 年至今，任民进中央科技医卫委员会委员。

2008 年 8 月，参加中国普通干部学院高级专家班理论研究班学习。

2008 年 12 月，被聘为《中国现代医生》杂志编委会编委。

2008 年 10 月，北京中医药大学兼职教授，至今共带教北京中医药大学七年制与三年制硕士研究生十余名。

2009 年 7 月，任中国中医科学院临床医学（中医师承）博士专业学位导师。

2009 年，第四批全国名老中医师带徒，收徒弟 2 名，其中硕士一名，博士一名。

2009 年，再次出席美国肛肠年会，并大会宣读，任美国南加州医药大学客座教授。

2009 年 4 月，由美国、英国、加拿大等 7 个国家的 18 名著名国际结直肠外科专家组成的"人民对人民国际组织"来我科观摩交流"痔治疗新技术"。

2010 年 6 月，任中国医师协会肛肠专业委员会第二届委员会主任委员。

2010 年 8 月，连续聘为中央保健委员会第四届中央保健会诊专家。

2011 年，曾连任第九、十、十一届北京市朝阳区政协常委（自 1999 年起）。

2011 年，荣获民进北京市委年度人物。

2011 年，再次获得中央高干保健工作先进个人。

2011 年 11 月，任全国医师定期考核肛肠专业编辑委员会主任委员。

2011 年 12 月，任中国医师协会技术协作联盟副主席。

2011 年，11 个省卫生厅局邀请合办 11 期安氏疗法培训班。

2012 年，"安氏收敛化瘀法治疗痔疮新技术的建立与应用"通过了卫生部初审，并经卫生部推荐申报国家技术发明奖。

2012 年，第五批全国名老中医师带徒拜师，再次培养 2 名硕士徒弟。

2012 年，出席中华国际肛肠医学大会暨中国首届海峡两岸国际肛肠外科医学交流论坛，并作大会主题发言。

2012 年 12 月，在中国医师协会第三次全国委员代表大会上，再次当选为中国医师协会理事。

2013 年 3 月，任中国人民政治协商会议第十二届全国委员会委员（民族和宗教委员会委员）。

2013 年 2 月，任中国人民解放军总医院（301 医院）普通外科客座教授。

2013 年 4 月，第 22 期全国安氏疗法学习班将在京举办，安氏疗法自 1994 年推广至今，共举办培训班 100 余期，直接培训学员六千余人，院内进修医生 300 余人。一些学员已成当地名医，一些学员还办起了自己的肛肠诊所和医院。许多学员认为无论是内容还是形式，这都是他们参加过的最好的学习班。

2013 年，"安氏收敛化瘀法治疗痔疮新技术的建立与应用"拟申报北京市科学技术发明奖，与中国中西医学会科学技术奖。